Franz Sitzmann
Hygiene daheim

Verlag Hans Huber
Programmbereich Pflege

W0085950

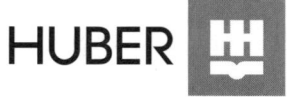

Bücher aus verwandten Sachgebieten

Pflegepraxis

Abraham/Bottrell/Fulmer/Mezey (Hrsg.)
Pflegestandards für die Versorgung alter Menschen
2001. ISBN 978-3-456-83424-5

Borker
Nahrungsverweigerung in der Pflege
Eine deskriptiv-analytische Studie
2002. ISBN 978-3-456-83624-9

Buchholz/Schürenberg
Lebensbegleitung alter Menschen
Basale Stimulation in der Pflege alter Menschen
2005². ISBN 978-3-456-84111-3

Carr/Mann
Schmerz und Schmerzmanagement
2002. ISBN 978-3-456-83680-5

Gehring/Kean/Hackmann/Büscher (Hrsg.)
Familienbezogene Pflege
2001. ISBN 978-3-456-83590-7

Hill Rice (Hrsg.)
Stress und Coping
Lehrbuch für Pflegepraxis und -wissenschaft
2005. ISBN 978-3-456-84168-7

Kasper/Kraut
Atmung und Atemtherapie
2000. ISBN 978-3-456-83426-9

Kitwood
Demenz
Der person-zentrierte Ansatz im Umgang mit
verwirrten Menschen
2005⁴. ISBN 978-3-456-84215-8

Koch-Straube
Fremde Welt Pflegeheim
2003². ISBN 978-3-456-83888-5

Lind
Demenzkranke Menschen pflegen
2003. ISBN 978-3-456-84001-7

Mace/Rabins
Der 36-Stunden-Tag
2001⁵. ISBN 978-3-456-83486-3

Morgan/Closs
Schlaf – Schlafstörungen – Schlafförderung
2000. ISBN 978-3-456-83405-4

Morof Lubkin
Chronisch Kranksein
Implikationen und Interventionen für Pflege- und
Gesundheitsberufe
2002. ISBN 978-3-456-83349-1

Phillips
Dekubitus und Dekubitusprophylaxe
2001. ISBN 978-3-456-83324-8

Sachweh
«Noch ein Löffelchen?»
Effektive Kommunikation in der Altenpflege
2005². ISBN 978-3-456-84065-9

Soyka
**Rückengerechter Patiententransfer in der Kranken- und
Altenpflege**
2000. ISBN 978-3-456-83329-3

Tideiksaar
Stürze und Sturzprävention
2000. ISBN 978-3-456-83269-2

van der Weide
Inkontinenz
Pflegediagnosen und Pflegeinterventionen
2001. ISBN 978-3-456-83351-4

van Seggelen
Parkinson
Professionelle Pflege und Therapie
2001. ISBN 978-3-456-83621-8

Pflegeprozess

Brobst et al.
Der Pflegeprozess in der Praxis
2007². ISBN 978-3-456-83553-2

Wilkinson
Das Pflegeprozess-Lehrbuch
2007. ISBN 978-3-456-83348-4

Doenges/Moorhouse/Geissler-Murr
Pflegediagnosen und Maßnahmen
2002³. ISBN 978-3-456-82960-9

NANDA international
NANDA-Pflegediagnosen
Definition und Klassifikation 2005–2006
2005. ISBN 978-3-456-83322-4

Weitere Informationen über unsere Neuerscheinungen finden Sie im Internet unter:
www.verlag-hanshuber.com

Franz Sitzmann

Hygiene daheim

Professionelle Hygiene in der stationären und
häuslichen Alten- und Langzeitpflege

Verlag Hans Huber

Franz Sitzmann. Krankenpfleger, Lehrer für Pflegeberufe, Fachkrankenpfleger für Krankenhaushygiene.
Gemeinschaftskrankenhaus Herdecke
Gerhard-Kienle-Weg 4
DE-58313 Herdecke
E-Mail: f.sitzmann@gemeinschaftskrankenhaus.de

Lektorat: Jürgen Georg, Jeannette Bischer, Christian Geiger
Bearbeitung: Detlef Kraut
Herstellung: Daniel Berger
Titelillustration: pinx., Design-Büro, Wiesbaden
Grafiken: Angelika Kramer, Stuttgart
Piktogramme: Neidhart Grafik, Bern
Umschlag: Atelier Mühlberg, Basel
Satz: Kösel, Krugzell
Druck und buchbinderische Verarbeitung: Kösel, Krugzell

Printed in Germany

Bibliographische Information der Deutschen Bibliothek
Die Deutsche Bibliothek verzeichnet diese Publikation in der Deutschen Nationalbibliografie; detaillierte bibliografische Angaben sind im Internet unter http://dnb.d-nb.de abrufbar.

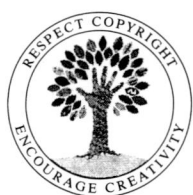

Anregungen und Zuschriften bitte an:
Verlag Hans Huber
Lektorat: Pflege
z.Hd.: Jürgen Georg
Länggass-Strasse 76
CH-3000 Bern 9
Tel.: 0041 (0)31 300 4500
Fax: 0041 (0)31 300 4593

1. Auflage 2007. Verlag Hans Huber, Hogrefe AG, Bern
© 2007 by Verlag Hans Huber, Hogrefe AG, Bern
ISBN 978-3-456-84315-5

Inhaltsverzeichnis

Vorwort

«Das Beispiel ist nicht das wichtigste, es ist das einzige Mittel, um andere zu beeinflussen. Wenn wir einen Menschen sehen, der ehrlich bemüht ist, seinen Mitmenschen zu helfen, dann schöpfen wir neue Hoffnung.» Albert Schweitzer

Wenn im Folgenden der Versuch unternommen wird, die Bedeutung darzulegen, die der Hygiene daheim zukommt, so geschieht dies aus den besonderen Herausforderungen pflegerischer Arbeit in der Langzeitpflege in der heutigen Zeit.

Mir waren die ausführliche Darstellung der Standardhygiene wichtig. Meist werden, insbesondere in Kliniken, sehr eingreifende, nicht menschengemäß wirkende, strikte räumliche Isolierungen praktiziert, ohne dass die hygienische Sorgfalt in der allgemeinen Patientenversorgung eine ausreichende Solidität erreichen würde.

Eine sorgfältige Beachtung der Standard-Hygienemaßnahmen in der täglichen Lebens- und Arbeitspraxis würde Übertragungen potentiellpathogener Keime bei der Versorgung der Betreuten erheblich einschränken und eingreifende Isolierungsmaßnahmen würden sich damit häufig erübrigen.

Ein weiteres Anliegen ist mir, jenen Menschen zu danken, die meiner Berufsarbeit wesentliche Entwicklungsimpulse gaben und die mich durch Ermutigung und Unterstützung förderten:

- aus der Pflegewissenschaft die Fachfrauen Dr. Angelika Abt-Zegelin (Dortmund), Susanne Herzog (Dortmund/Lemgo), Waltraud Marschke (München) und der Pflegefachmann Jürgen Georg (Bern)

- aus der bestaunenswerten Welt der Mikroben die Herren Dr. Heinrich Ratz (Mühlhausen/Thüringen) und Dr. Christoph Rehm (Herdecke)

- aus dem Sozialgefüge des Gemeinschaftskrankenhauses Herdecke Dr. Bärbel Irion

- aus dem Bereich der Krankenhaushygiene Prof. Dr. Franz Daschner (Freiburg)

- und nicht zuletzt die vielen Pflegenden in Ausbildung und praktischer Berufsarbeit während Unterricht, beruflicher Bildungsarbeit und Begegnungen und praktischer Arbeit am Krankenbett.

Herdecke im Oktober 2006
Franz Sitzmann

1 Einführung in die Hygiene

1.1
Gesundheit und Krankheit

Aspekte der Gesundheit und Gesunderhaltung sind Inhalt des nachfolgenden Textes. Faktoren für ein gesundes Leben werden ausgeführt und vielfach festzustellenden Widersprüchen gegenübergestellt.

Einleitung
Zeus schickte den Menschen zur Strafe für den Raub des Feuers durch Prometheus die Pandora, die ein Gefäß trug, angefüllt mit allen Übeln und Krankheiten. Bisher lebten die Geschlechter der Menschen frei von Pein, ohne beschwerliche Arbeit, ohne quälende Krankheit. Ein einziges Gutes war zuunterst in dem Gefäß verborgen, die Hoffnung. Doch als Pandora auf Geheiß der Götter die Übel entweichen ließ, verschloss sie den Deckel rechtzeitig, bevor die Hoffnung das Gefäß verlassen konnte (Sitzmann, 2000).

Mit dieser Begebenheit aus der griechischen Mythologie wird deutlich, dass Krankheit so alt wie das Leben selbst ist. Menschliches Hoffen ist auf den Schutz vor Krankheit und Heilung davon ausgerichtet.

Überlegungen zum Gesundheits- und Krankheitsbegriff
Für Pflegende, die täglich mit Menschen in dem Kontinuum von «Gesund – Krank» umgehen, ist es zur Entwicklung eines eigenen Pflegeverständnisses wichtig, mehr über das Gesundheitsverständnis zu wissen und diese Überlegung in die Arbeit mit einzubeziehen:

■ Ist es korrekt, das Menschenbild wesentlich auf biochemische, endokrinologische, neurophysiologische und verhaltenspsychologische Modelle zu reduzieren, entsprechend der materialistischen Vorstellungen naturwissenschaftlicher Medizin? Erleben wir nicht Bewohner und Patienten mit ihrem klinischen Befund und den mit naturwissenschaftlichen Methoden analysierten Laborparametern und Ergebnissen technischer Untersuchungen, aber auch mit ihrer Biografie, ihrer Individualität und ihren psychosozialen Problemen?

■ Ist Krankheit lediglich als Defekt anzusehen oder kann sie als Entwicklungschance des Menschen erlebt werden? Kann eine Krankheit, nicht nur bei einem Kind durch eine Kinderkrankheit, einen seelischen Entwicklungsschritt anregen?

■ Haben der Pflegende und Therapeut aus einem mechanistischen Krankheitsbegriff heraus die Aufgabe, den «defekten Apparat» Mensch mit seiner Infektion durch Viren oder Bakterien wieder zum Funktionieren zu bringen?

■ Ist es berechtigt, bei Krankheiten nach dem «Warum», d. h. dem Kranksein, als eine Botschaft zu fragen? Darf gefragt werden: Warum bleibt der Mensch gesund? Was ist das Besondere an Menschen, die trotz extremster Belastungen nicht krank werden?

Wert von Gesundheit

Gesundheit wird individuell und gesellschaftlich als ein hoher Wert betrachtet. Vielfach wird die Wichtigkeit erst bei Krankheit oder Einschränkungen durch zunehmendem Alter deutlich, obwohl wir vom ersten Lebensaugenblick älter werden. Körperlich nehmen unsere Kräfte spätestens nach der Lebensmitte ab. Seelisch und geistig aber können sie weiter wachsen.

Der Wert von Gesundheit wird meist erst in diesem Lebensabschnitt bewusst – nach eigenen erlebten Krankheiten, gesundheitlichen Problemen in der Lebensumgebung und dem Zugestehen des sich nähernden Lebensendes. Oft leben jüngere Menschen risikofreudiger und unbeschwerter.

Lebensziele – Behandlungsziele

Mit dem Erreichen des Renteneintrittsalters relativieren sich viele Lebensziele. Berufliche und andere vorher maßgebende Ziele verlieren an Bedeutung, mit dem Auftreten erster altersassoziierter Beschwerden rückt Gesundheit als wichtiges Gut stärker in den Fokus der Aufmerksamkeit. Die Frage nach einer richtigen Behandlung ist auch eine Frage der richtigen Ziele. Zur idealen Zielvereinbarung ist die aktive Teilnahme des betroffenen Menschen erforderlich, was nicht immer einfach und manchmal unmöglich ist.

Für viele ältere Menschen steht die Angst vor Abhängigkeit durch physische Pflegebedarf oder Auftreten von Altersdemenz ganz im Vordergrund. Obwohl in der Altersgruppe der über 80-Jährigen unterschiedliche individuelle Lebensziele existieren, besteht doch Einigkeit darüber, dass für die meisten Menschen der Erhalt von Lebensqualität im Alter noch am ehesten mit Schmerzfreiheit und Vermeidung von Funktionseinschränkungen, also geriatrischen Syndromen, verbunden ist.

Arme leben kürzer

Die Formel «Ungleichheit gegenüber Krankheit und Tod» verweist auf den Umstand, dass arme Menschen eine kürzere Lebenserwartung haben als die so genannten oberen Schichten. Privilegierte Schichten sind gesünder als unterprivilegierte. Diese Ungleichheit fand sich in der Frühphase der Industrialisierung und Entwicklung des Gesundheitswesens. Sie existiert heute fort.

Materielle Armut und Not waren Ursachen von Mangelernährung und Anfälligkeit für tödlich verlaufende Infektionskrankheiten.

Finanzielle Not, verbunden mit Wohnungselend, mindert auch in unseren Tagen die Überlebenschance und wird extrem erlitten in Entwicklungsländern. Die nach sozialer Lage unterschiedliche Lebenserwartung besteht heute allerdings auch in den fortschrittlichsten westlichen Industrieländern, vornehmlich in nordwesteuropäischen Ländern einschließlich Deutschland. Diese Länder sind gekennzeichnet durch:

- ein ausgebautes, praktisch der gesamten Bevölkerung zugängliches modernes Gesundheitssystem

- eine hohe Qualität der medizinischen Versorgung und durch

- ein stabiles Netz sozialer Sicherungsleistungen

Und dennoch finden wir in diesen Ländern ein Gefälle der Lebenserwartung von der höchsten zu der niedrigsten sozialen Schicht, das bei Männern von viereinhalb bis knapp sieben Jahre reicht und das bei Frauen drei bis vier Jahre beträgt. Der Abstand ist in den letzten Jahren kontinuierlich gewachsen (Anonym, 2006).

Eine Erklärung lässt sich nicht allein darin finden, dass degenerative Krankheiten bevorzugt schwer körperlich arbeitende Menschen betreffen, die harte Handarbeit verrichteten. Die entscheidende Frage lautet somit: Wie lässt sich dieser soziale Gradient der Morbidität, d.h. Krankheitshäufigkeit und frühen Mortalität (Sterblichkeit), erklären?

Risiken

Durch Armut und mangelnder Bildung sterben Menschen früher. Das betrifft Kinder, bei denen bekannt ist, dass Fehlernährung u.a. riskantes Verhalten bei sozial benachteiligten werdenden Müttern häufiger zu beobachten sind. Auch im mittleren Lebensalter treten sozioökonomische Unterschiede der Sterblichkeit deutlich auf. Durch Demenz und Depression bestehen im höheren Alter Gefährdungen durch Verwahrlosung u.a. gesundheitsgefährdende Entwicklungen.

Konkrete Hygienehinweise

Die Zunahme technischer Möglichkeiten in der Medizin, verbunden mit dem Glauben an das Machbare, beeinflussten pflegerische Berufe massiv. Schwerpunkt des Berufes wurden unterstützende Tätigkeiten der Behandlung mit Orientierung an der Medizin. Demgegenüber trat eine «ökologische Medizin» in den Hintergrund, welche den Einfluss der natürlichen und sozialen Umwelt auf die menschliche Gesundheit ins Zentrum rückt. Dringend ist die Ergänzung der Berufsarbeit um die Beratung präventiver Inhalte, wie sie in der Hygiene vorliegen. Inhalte zur gesundheitlichen Hygieneberatung, insbesondere im ambulanten Bereich, werden im Buch ausgeführt.

Unterstützen gesundheitsfördernder Aktivitäten

Wir erleben ständig in den Gesundheitseinrichtungen, dass die Förderung und Erhaltung der Gesundheit erheblich geringere finanzielle Mittel benötigt, als der Versuch, Gesundheit durch sog. kurative Medizin wiederherzustellen. Die höheren Erkrankungs- und Sterberisiken sind nicht allein auf die materielle Not und auf einen unterschiedlichen Zugang zur medizinischen Versorgung zurückzuführen, sondern gehen ebenso von Effekten sozialer Benachteiligungen aus (Siegrist, 2003). Die belastenden, schichtspezifisch verteilten Lebens- und Arbeitsbedingungen sowie gesundheitsschädigende Verhaltensweisen

und Einstellungen liegen in Entwicklungen begründet:

- am Lebensbeginn, in der Schwangerschaft und frühen Kindheit

- in ungesunder Lebensweise, die bei bildungsschwächeren Bevölkerungsgruppen viel weiter verbreitet ist als bei besser gebildeten. Vor allem Rauchen, fettreiche und vitaminarme Ernährung, mangelnde Gewichtskontrolle und mangelnde körperliche Bewegung spielen eine wichtige Rolle

- in einer stärkeren Belastung in Lebensbereichen im Erwachsenenalter, in Beruf und Familie als Belastungen vorwiegend psychosozialer Art. Ein Zusammenhang besteht zwischen Belastungen des Erwerbslebens, die zu chronischem Disstress führen, und Krankheiten, welche in unteren sozialen Schichten besonders häufig vorkommen.

Definition

Disstress wird u. a. durch ein ungesundes und der Persönlichkeit nicht entsprechendes Verhältnis von Anstrengung und Erholung ausgelöst. Die Anforderung wird als unangenehm, belastend, überfordernd angesehen, man möchte sie gern umgehen. Man glaubt, die Aufgabe nicht erfolgreich meistern zu können. Man fühlt sich als Opfer der Situation.

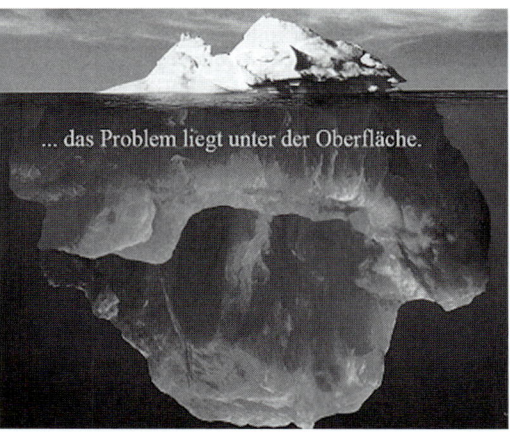

Arbeitslosigkeit (kurz-/ langzeitig)

Unsichere Beschäftigung
(ohne feste vertragliche Bindung, ohne ausreichenden Arbeitsschutz)

Belastende stabile Erwerbsarbeit
(alltägliche Belastungserfahrungen bei der Arbeit mit gefährlicher, krankmachender Wirkung: Ungleichgewicht zwischen hoher Verausgabung und niedrigerer Belohnung)

Abb. 1-1-1: Krankmachende Auswirkungen des Arbeitsmarktes auf die Gesundheit, insbesonders bildungsschwächerer Personen (Eisberg) (modifiziert nach Siegrist, 2003)

Der Hintergrund kann im Bild als Eisberg mit verschiedenen Ebenen wie in **Abbildung 1-1-1** dargestellt werden. Auf der sichtbaren Ebene der Langzeitarbeitslosigkeit ist das Erkrankungs- und Sterberisiko in den ersten 6 Monaten nach Beginn des Ereignisses erhöht. Schwächungen des Immunsystems, Depressivität, Ängstlichkeit, Schlaflosigkeit u. a. sind belegbar (Gillmann, 2000). Da bildungsschwächere Personen von Arbeitslosigkeit häufiger betroffen sind, ist darin eine Teilerklärung für die erhöhte Krankheitslast zu finden.

Darüber hinaus wirken sich jedoch Belastungen des Erwerbslebens aus, die weniger sichtbar, gewissermaßen unterhalb der Meeresoberfläche verborgen sind. Auf der zweiten Ebene sind dies prekäre Arbeitsverhältnisse, d. h. Arbeitsverhältnisse ohne feste vertragliche Bindung und ohne ausreichenden Arbeitsschutz. Geringer qualifizierte Arbeitskräfte, seien sie ausländische oder deutsche Arbeitnehmer, sind von prekärer Arbeit und ihren erhöhten Gesundheits- und Unfallgefahren vermehrt betroffen.

Drittens zeigen sich jedoch selbst auf der Ebene regulärer und vergleichsweise stabiler Erwerbsarbeit Auswirkungen auf die Gesundheit. Ein höheres Maß an materieller oder psychosozialer Belastung verursacht chronischen Disstress. Langdauernde negative Emotionen, wie geringe Anerkennung, Missachtung, können zu Organschäden, wie Bluthochdruck, koronaren Herzkrankheiten und Depressionen führen.

Förderungsinhalte sozial- und gesundheitspolitischer Maßnahmen zur Verringerung sozialer Ungleichheit können unterstützend wirken:

- in der frühen Kindheit
- im mittlere Erwachsenenalter
- durch Faktoren für ein gesundes Leben

Es existieren jedoch erhebliche Widersprüche zu den Faktoren für ein gesundes Leben.

In der frühen Kindheit in erster Linie auf folgende Bereiche:

1. Verbesserte Gesundheitsberatung und Vorsorge während der Schwangerschaft bei sozial benachteiligten werdenden Müttern.

2. Verbesserung der ökonomischen und sozialen Lage alleinerziehender Mütter.

3. Angebote von Programmen «erfolgreicher Elternschaft», z. B. in Elternschulen.

4. Angebote von Krippenplätzen mit guter Betreuung.

5. Verstärkte Unfallprävention.

6. Soziales Kompetenztraining im Vorschul- und Schulalter.

7. Eine verbesserte Koordination zwischen den kommunalen Gesundheits- und Sozialdiensten.

Im mittlere Erwachsenenalter. Es handelt sich um die Lebensphase, in welcher sozioökonomische Unterschiede der Sterblichkeit am deutlichsten zu Tage treten. Die zentrale soziale Rolle in Beruf und Familie wird ausgeübt, in der langandauernde Erfahrungen von Erfolg und Misserfolg, von Zufriedenheit ebenso wie von Benachteiligung das seelische und körperliche Gleichgewicht beeinflussen. Es ist auch eine Phase, in der besondere Belastungen zu bewältigen sind, und dies ganz besonders im Erwerbsleben. Die Förderungsinhalte können sich an den nachfolgenden Faktoren für ein gesundes Leben orientieren.

Faktoren für ein gesundes Leben. Wenn man Menschen betrachtet, die «unerklärliche» Genesungen oder Gesundung erleben und mit «ihrer» Krankheit umgehen können, kristallisieren sich einige Punkte heraus, die zur Verwirklichung des momentanen Lebensgefühls beigetragen haben. Nachstehend werden verschiedene präventive Faktoren für ein gesundes Leben aufgezählt (Sitzmann, 2002; Anonym, 2006), verbunden mit einigen Widersprüchen im persönlichen Verhalten und gesellschaftlichen Bedingungen:

- Souveränität: Jemand entscheidet selbst über seine Behandlungsstrategie. Er/Sie wird vom Erduldenden (dies ist die Übersetzung von «Patient») zum Handelnden.

- Körperliche Bewegung: Ausreichende körperliche Betätigung an frischer Luft (Sport, Spiel,

Arbeit), keine extremen Überanstrengungen. Neue Mobilität löst die bisherige Bewegungslosigkeit ab. Dem anderen Pol entsprechen genug Schlaf, Zeiten der Ruhe, Vermeiden von Hetze.

■ Gesunde Ernährung: Obst, Gemüse, Fisch, Fleisch, Eier, Milch, Kartoffeln, Brot oder andere Getreideprodukte, Hülsenfrüchte etc. Zeitweiser Verzicht auf Nahrung (Fasten) kann der Regeneration des Körpers und der Seele dienen. In diesen körperlichen Bereich fallen zudem eine gesunde natürliche Umwelt (Luft, Wasser, Boden, Licht usw.) sowie eine gesicherte geschaffene Umwelt wie Kleidung, Wohnung, Wärme, Schutz vor Gefahren.

■ Entschlusskraft: Wer Neues beginnt, verändert Bedingungen. «Wenn ich nichts ändere, ändert sich nichts».

■ Lebenswahrhaftigkeit und innere Übereinstimmung: Zu diesem gesundenden Faktor gehören der Gesundheit förderliche Arbeitsbedingungen ohne dauernde Überforderung. Sich wertvoll empfinden: Selbstachtung, Selbstvertrauen, Erfolg und Anerkennung mit Bestätigung, einem förderlichen Arbeitsklima, Kritik und Lob (feedback). Der Mensch ist in der Lage, bisherige Überzeugungen infrage zu stellen und eventuell aufzugeben. Dem Leben wird ein neuer Sinn gegeben. Die eigene Welt wird «stimmig».

■ Lebensfreude: Lachen, Tanzen, Singen und andere Formen partnerschaftlichen Umgehens in positiven Gefühlen nehmen einen breiteren Raum ein. Dazu gehört Entspannung und emotionale Ausgeglichenheit.

■ Beziehungen: Intakte soziale Beziehungen, z.B. ein anerkennender Freundeskreis und fördernde Beziehungen zu Arbeitskollegen. Ein Mensch muss geliebt sein und sich selbst lieben können im Verkehr mit dem Lebenspartner, Kindern, Familie, Mitmenschen. Zur Pflege von Beziehungen braucht es Freundlichkeit, Kontaktfähigkeit, soziale Kompetenz. Verbundenheit bezieht sich auf den Partner, zu Freunden, beinhaltet Konfliktfähigkeit und Bereitschaft zur Versöhnung sowie Erlebnisse mit Erinnerungswert. In verkrusteten Beziehungen zu Nahestehenden wird Neues gewagt, das «Rollenverständnis» geändert.

■ Positive Sexualität, d.h. ein erfüllendes Sexualleben oder dessen gelungenen Ausgleich (Sublimation): Kontraktion und Expansion wechseln sich im sexuellen Erleben. Diese Rhythmik löst Erstarrtes auf, Lust und Leben sind eng verknüpft. Sexuelles Erleben, gleich in welcher Form, verbessert Lebenskraft.

■ Geistige Kreativität und Spiritualität: Jeder Mensch besteht aus Körper, Seele und Geist. Je eher Probleme in einer dieser drei Komponenten auftreten, desto wichtiger ist es, die aus den anderen Komponenten verfügbaren Heilkräfte zu nutzen. Die reparativen Programme für die körperliche Ebene sind in der geistigen komplett vorhanden, die Frage ist nur, wie man diese aktivieren kann. In diesem Bereich fällt auch das Bedürfnis nach Sicherheit: Gefühl der Geborgenheit, Religion bzw. Lebenssinn, Mindest-Sicherheit betreffend Nahrung, Kleidung, Wohnen, Sicherheit der politischen und wirtschaftlichen Verhältnisse. Diese seelisch-geistigen Faktoren brauchen Freiheit mit:

  ■ Gestaltungsmöglichkeiten, auch für das eigene Leben; lohnende Ziele

  ■ Möglichkeit zur Artikulation, Gedankenfreiheit, Redefreiheit

  ■ Berufs- und Partnerwahl

  ■ Kreativität in schöpferischer Betätigung und Spiel.

■ Medizinische und biologisch-medizinische Behandlungen: Dazu gehört eine Evidence Based Hygiene, worunter eine auf zugleich wissenschaftliche und praxisorientierte Erkenntnis oder Wahrnehmung begründete Hygienepraxis verstanden werden kann. Hygiene ist heute eine angewandte Wissenschaft, die sich auf wissenschaftlich begründete Fakten, Daten und möglichst internationale Erfahrungen berücksichtigende Erkenntnisse berufen kann. Evidenz heißt hier, dass ein Prinzip unmittelbar einleuchtend, keines weiteren Beweises bedürfend angewandt werden kann. Es ist augenfällig, offenkundig.

Widersprüche zu den Faktoren für ein gesundes Leben

■ Widersprüche zur Forderung nach gesunder Nahrung: Festzustellen ist, dass die Ernährungssituation der armen Bevölkerung früher durch einen Mangel an Energie und Eiweiß gekennzeichnet war. Heute werden zu viel Fett, Cholesterin und Salz, aber zu wenig Vitamine und Mineralstoffe aufgenommen. Der Gedanke der Prävention durch gesunde Ernährung ist bei hoher Arbeitslosigkeit, niedrigen Sozialleistungen bei Nahrungsmitteln nicht zu realisieren, eine bedarfsdeckende vollwertige Ernährung kann damit nicht eingekauft werden. Zusätzlich fördert noch das Statusdenken den Konsum von Fleisch, es kann sich hinter dem Verzehr von viel Fleisch der Wunsch nach Zugehörigkeit zu einer höheren sozialen Schicht verbergen. Obwohl die Ernährungswissenschaften seit Jahren ständig das Hohe Lied von Vitaminen und Mineralstoffen singen, ist festzustellen, dass in Haushalten mit geringem Einkommen sehr wenig Obst und Gemüse und viel Fleisch gegessen wird. Und mit synthetischen Vitaminen kann der Schutz unserer pflanzlichen Nahrung vor Krebsentstehung nicht ausgetauscht werden, die Vollwertküche ist nicht durch preisgünstige Vitaminpillen und Zusätzen zu Lebensmitteln ersetzbar! Der Teufelskreis schließt sich, wenn Ernährungsaufklärung und -beratung in der heutigen Form nur den eher interessierten und aufgeklärten Teil der Bevölkerung erreicht.

■ Widersprüche zur Forderung einer gesunden natürlichen Umwelt: Gefahren für unser Trinkwasser bestehen durch die Konzentration von Humanarzneimitteln, Desinfektionsmitteln und Kontrastmitteln, die auch bei sachgemäßer Anwendung in das Abwasser

Tabelle 1-1-1: Problematische Anreicherungen im Trinkwasser (verändert entnommen aus Sitzmann, 1999)

Substanzen	Literatur	Vorkommen und einige Wirkungen
Alkylphenole	Wallhäußer, 1995	Desinfektions- und Konservierungsmittel; starkes Protoplasmagift (bakterizid, fungizid, toxisch)
Antibiotika	Kümmerer, 2006	Resistente Bakterien in der Umwelt
Betablocker	Hoffmann, 1996	Organspezifische, z.B. Herz (Verminderung der Kontraktilität, Abnahme der Herzfrequenz)
Clofibrinsäure	Hoffmann, 1996	Lipidsenker mit den Nebenwirkungen: Gerinnungsstörungen, Haarausfall, Potenzstörungen
Diclofenac	Hoffmann, 1996	Antirheumatikum: Anreicherung im Trinkwasser
Östrogene	Lerchl, 1996 Fakten, 1996	Bei Menschen: vermutete Abnahme der Spermienzahl und verringerte Fertilität bei Fischen: starke Zunahme von weiblichen Fischen, Störung der Fortpflanzungsfähigkeit bei Vögeln und Reptilien
Phthalate als Weichmacher in PVC und PCB sowie als Vergällungsmittel in Alkohol, z.B. von Parfüm	Römpp, 1995 Hoffmann, 1996 BgVV, 1996	Sie sind überall verbreitet: es besteht eine geringe akute Toxizität, sie wirken jedoch langfristig karzinogen (krebsauslösend), teratogen (fruchtschädigend) – nachweisbar in Säuglingsnahrung
Pestizide (Sammelbezeichnung für Substanzen zur Bekämpfung von Pflanzen und Tieren, sog. Unkräuter und Schädlinge)		Hierzu gehören auch Antimykotika, Anreicherung in der Nahrungskette
Zytostatika	Kümmerer 2006	Zytostatika haben eine Krebs erregende, mutagene (zellverändernde) und teratogene Wirkung und finden sich im Abwasser

und schließlich ins Trinkwasser gelangen (Kümmerer, 2006). Sie sind oft schwer abbaubar. Keinesfalls sind Krankenhäuser die Haupteintragsquelle, da die meisten Wirkstoffe zu Hause eingenommen werden. Desinfektionsmittel werden auch in großen Mengen in der Nahrungsmittelindustrie, der Leimindustrie und der (Massen-)Tierhaltung verwendet. Jeder vermeidbare Eintrag in das Trinkwasser, z. B. durch die unzulässige «Entsorgung» über den Abfluss, muss vermieden werden (**Tab. 1-1-1**).

Widersprüche zu Forderungen nach gesicherter, geschaffener Umwelt wie Wohnung, Wärme, Schutz vor Gefahren: Es existieren wohnhygienische Einflussmöglichkeiten auf die Gesundheit, die vielfach nicht beachtet werden. Dazu zählen:

- die Intensität der Siedlungsdichte

- allgemeine Wohnraumbedingungen, wie Größe, Bauweise

- Lichtverhältnisse

- Luftinhaltsstoffe wie Allergene, Mikroorganismen z. B. Pilze, Bakterien, chemische Schadstoffe, CO_2-Gehalt, Feinstaub, Gerüche

- Lärm, wie Verkehrslärm, Nachbarn

- physikalische Behaglichkeitswerte wie Raumtemperatur, relative Luftfeuchtigkeit, Luftbewegung

- verwendete Baustoffe, wie chemische Schadstoffe, z. B. Formaldehyd, PCB

- Unfallgefahren, insbesondere in alten Wohnungen durch Schwellen, Treppen u. a.

Widersprüche zur Forderung nach ausreichend Schlaf, Zeiten der Ruhe, Vermeiden von Hetze: Durch Veränderungen der Luft, des Wassers, des Bodens und der Nahrungsmittel, aber auch durch zivilisatorische Einwirkungen wie Lärm und «Pferchungsdruck» geraten mit den Menschen auch Haus-, Nutz- und Versuchstiere unter ökologischen Stress. Dies lässt sich am Beispiel der Intensivtierhaltung und ihrer Veränderung der Fütterung mit humanwirksamen Medika-

menten aus der Gruppe der Antibiotika belegen. Durch die Fütterung und medikamentöse Beeinflussung der Aufzucht der Tiere lassen sich antibiotikaresistente Mikroorganismen inzwischen bei vielen unserer Patienten nachweisen.

Zur weiteren Förderung der Gesundheit werden nachfolgend Schwerpunkte angeführt, wie:

- das Unterstützen gesundheitswissenschaftlicher Erkenntnisse des Public Health-Bereichs

- die Entwicklungschancen aus dem Salutogenese-Konzept nutzen

- die betriebliche Gesundheitsförderung

- das Unterstützen nachhaltiger Hygiene

- das Beeinflussen der Furcht vor Krankheits-*Erregern*.

Unterstützen gesundheitswissenschaftlicher Erkenntnisse des Public Health-Bereichs. Die Wissenschaft der Gesundheitswissenschaften (public health) entwickelt sich in Deutschland seit Anfang der 1990er-Jahre.

Definition

Public Health: (wörtliche Übersetzung aus dem engl. = öffentliche Gesundheit) ist die Wissenschaft von der Gesunderhaltung der Bevölkerung, i. w. S. auch die Infrastruktur des öffentlichen Gesundheitswesens eines Landes. Sie schließt alle staatlich und privat geregelten Maßnahmen zur Gesundheitsvorsorge ein, z. B. Aufklärungsprogramme zur Entstehung und Vermeidung sog. Volkskrankheiten.

Diese interdisziplinäre Wissenschaft versucht, medizinische, soziologische und ökonomische Gesichtspunkte bei der Frage nach der besten gesundheitlichen Versorgung der Bevölkerung zu verbinden. Im Vordergrund steht nicht die individuelle Gesundheit, sondern die größerer Bevölkerungsgruppen. Es werden durch Forschung analysiert, beurteilt und durch praktisches Handeln beeinflusst:

■ Risikofaktoren genetischer, klinischer und sozialer Art

■ Versorgungsstrukturen der Vorbeugung, Pflege und Behandlung, Rehabilitation.

Es geht um Ziele und Maßnahmen zur Verminderung von Erkrankungs- und Sterbewahrscheinlichkeiten durch Senkung von (pathogenen) Belastungen und Stärkung von (salutogenen) Ressourcen. Public Health analysiert und beeinflusst, ausgehend von individuellen Krankheitsfällen, epidemiologisch fassbare Zusammenhänge von Ursachen und Bewältigungsmöglichkeiten von Gesundheitsrisiken vor und nach ihrem Eintritt.

Neu gegenüber herkömmlichen, insbesondere medizinischen Definitionen ist daran:

■ der Bevölkerungsbezug im Gegensatz zum Individuen- bzw. Patientenbezug. Gefordert ist ein Denken mit dem Leitbild der Maximierung gesunder Lebensjahre und der Verminderung sozial bedingter Ungleichheit vor Krankheit und Tod.

■ dass mit diesem Ansatz nicht zwischen «gesund» und «krank» unterschieden wird. Gesundheit wird vielmehr als geglückte, Krankheit als missglückte Balance zwischen Belastungen und Ressourcen gesehen, die sich beständig ändern kann. Deshalb wird nach mehr oder weniger gelungenen Gleichgewichtszuständen gefragt, also auch nach «bedingter Gesundheit».

Entwicklungschancen aus dem Salutogenese-Konzept. Wenige Konzepte haben im Bereich Public Health derart inspirierend gewirkt wie die der Salutogenese, d.h. Entstehung der Gesundheit und des Kohärenzgefühls («sense of coherence») von Aaron Antonovsky (1923 bis 1994). Seine Forschungstätigkeit entwickelte er an der Frage, wie es möglich ist, auch unter schwierigsten Bedingungen gesund zu bleiben. Er fragt nach den Eigenschaften und Fähigkeiten, die den gesunden, gleichfalls unter Belastung gesund bleibenden Menschen auszeichnen.

Im wissenschaftlichen Bereich hat Antonovskys Konzept eine beachtliche Verbreitung gefunden. In den Forschungen zur Salutogenese geht es nicht um die Gründe, warum jemand krank wird, sondern worauf es zurückzuführen ist, dass er gesund bleibt oder wieder gesund wird. Wichtig dafür sind die «Verstehensdimension» und der «Kohärenzsinn». Dies bedeutet, dass derjenige bessere Gesundheits-Chancen hat, der seine Welt und die ihn betreffenden Abläufe versteht und handelnd beeinflussen kann, und derjenige, der seinem Leben einen Sinn geben kann, auch und gerade einen durch die Krankheit veränderten, neuen Sinn.

Betriebliche Gesundheitsförderung. Es empfehlen sich Maßnahmen der betrieblichen Gesundheitsförderung bei stark belasteten Berufsgruppen, die sich aus neuen wissenschaftlichen Befunden zur Stressbelastung im Arbeitsleben direkt ableiten lassen (sog. Anforderungs-Kontroll-Modell, Modell beruflicher Gratifikationskrisen). Solche beruflichen Belastungen sind bei statusniedrigen Gruppen häufiger vorzufinden, so dass hier ein besonderer Gesundheitsgewinn (v.a. bezüglich Herz-Kreislaufrisiken, psychischen Störungen, muskulo-skeletalen Beschwerden) zu erwarten ist.

Nachhaltige Hygiene und unsere Umwelt. Nachhaltigkeit ist ein zentrales Kapitel der Hygiene und Ökologie und wird fachlich mit dem Begriff «Sustainable Development» ausgedrückt. Es verbindet die Erkenntnis, dass ökonomische, soziale und ökologische Entwicklungen als eine innere Einheit zu sehen sind. Beispielhafte Gebiete für nachhaltiges Handeln mit hygienischen und therapeutischen Bezug sind:

■ die Lebensqualität: sie umfasst eine intakte Umwelt ebenso wie eine Agrarpolitik, die den Verbraucherschutz ernst nimmt

■ der Kampf gegen Armut meint auch sozialen globalen Zusammenhalt zur Armutsbekämpfung und zum Umweltschutz, denn Millionen Kinder sterben in Armut an Infekten durch ungenießbares Wasser. Nach Schätzungen der WHO sind etwa 80 % aller Krankheiten der Entwicklungsländer «wasserbezogen», sind also direkt auf eine unzureichende Versorgung mit hygienisch einwandfreiem Trinkwasser und auf ungenügende sanitäre Einrichtungen zurückzuführen

■ Schutz und Förderung der menschlichen Gesundheit: bedeutet auch adäquate Erziehung, Ausbildung und Sensibilisierung für unsere Lebensgrundlagen

Furcht vor Krankheits-*Erregern*. Weil bei vielen Erkrankungen Bakterien und Viren im Spiel sind, konzentriert sich in der Hygiene der Blick vielfach auf den «Außenfeind» Mikroorganismen. Es wird von Krankheits-*Erregern* als die einzigen Faktoren beim Verursachen von Infektionen gesprochen. Diese Einseitigkeit lässt dann bei Bakterien und Pilzen lediglich an krankmachende Störungen im menschlichen Organismus denken. Ihre lebenswichtigen Aufgaben für eine gesunde Organfunktionen, ihre nützliche Bedeutung in der Lebensmittel- und Arzneimittelherstellung und ihre meist noch unentdeckte Existenz in unserer Lebensumwelt, wenn sie abgestorbene organische Substanz wieder in einfache anorganische Komponenten zerlegen, werden gewöhnlich unterschätzt. Es gibt keine *Krankheits*erreger, sondern nur Keime, Mikroben oder Mikroorganismen, die eben bei geeignetem Nährboden keimen oder eben nicht, so wie dies auch im Garten der Fall ist. Es ist angebracht, den Begriff «Erreger» aus den Befunden und dem Sprachgebrauch zu verbannen, um zu einem neuen Bewusstsein zu kommen.

Vielmehr gibt es «empfängliche» Menschen, bei denen Mikroorganismen beim Entstehen nosokomialer Infektionen eine Rolle spielen. Diese sind jedoch vielfach von den Bedingungen, die sich die Menschen selbst geschafften haben, abhängig. Es wird meist nicht die Frage gestellt, auf welchen Wegen es denn zur *Empfänglichkeit* für die eine oder andere Krankheit kommt. Wesentlich sind patientenspezifische Einflüsse, z.B.:

■ das Alter

■ die Schwere der Erkrankung

■ das Ausmaß der Immunsuppression durch Alter, Erkrankung, Medikation u.a.

Zudem wird im Bereich der Hygiene das Salutogenese-Konzept noch zu wenig berücksichtigt, das danach fragt, was den Menschen gesund erhält. Gleichfalls dürfen die Fähigkeiten des Menschen zur Gesundung, zum Prozess des Gesundwerdens durch natürliche Selbstheilung und Selbstordnung (Hygiogenese) beim Ansehen spektakulärer Erfolge der Medizin nicht unterschätzt werden (u.a. bei der Wundheilung, Immunabwehr, Reaktionen auf Chemotherapie). Bedeutsam sind daneben Rahmenbedingungen pflegerischer und therapeutischer Maßnahmen, z.B.:

■ das Ausmaß der Besetzung mit kompetenten pflegerischen Mitarbeitern (Kap. 8.1)

■ ihre Fähigkeit zu Kooperation und Motivation

■ die Bewohnerdichte von Pflegeeinheiten

Vorwiegend sind Mikroorganismen unsere genialen Freunde, ohne sie wären wir lebensunfähig.

Fazit für die Praxis

Aus dem Dargestellten ergeben sich sozial- und gesundheitspolitischer Handlungsbedarf, wenn die ethische Maxime lautet: Vermeidbare, nicht gewollte Ungleichheit von Krankheit und Tod soll verringert werden. Derartige nationale Gesundheitsziele dürfen jedoch nicht nur gedruckt in Wahlbroschüren vorliegen.

1.2
Aufgabengebiete der Hygiene

Hygiene, nicht auf die Akutklinik bezogen, sondern die im Privathaushaushalt, im Altenpflegeheim, der sozialtherapeutischen Wohngemeinschaft und in anderen Betreuungssituationen ausgeführte, ist das Anliegen dieses Buches. Der Begriff von Hygiene und die Bedeutung hygienischen Verhaltens werden in diesem Kapitel abgesteckt.

Einleitung

Es besteht vielfach die Tendenz, Bemühungen um hygienische Arbeit lediglich auf die Funktion einer «Bakterienpolizei» und «Realisieren eines Hygieneregimes» zu beschränken. Dabei leitet sich bereits der Wortbegriff «Hygiene» von einem viel umfassenderen Anliegen ab. Das Wort Hygiene kommt aus dem Griechischen = *hygieinós* und bedeutet eine «der Gesundheit zuträgliche Kunst». Hygiene leitet sich ab von *hygíeia*, die in ihrer Zeit der griechischen Mythologie als Göttin der Gesundheit verehrt wurde; sie verkörperte die Prävention von Erkrankungen. Diese Stellung zur Vorsorge ist bis heute mit dem Begriff der Hygiene verbunden, womit Hygiene als *die* pflegerische Aufgabe anzusehen ist.

Definition

«Hygiene umfasst das Erkennen aller Faktoren, welche die Gesundheit des Einzelnen oder der Bevölkerung beeinflussen, sowie die Entwicklung von Grundsätzen für den Gesundheits- und Umweltschutz. Dazu gehören die Erarbeitung und Anwendung von Methoden zur Erkennung, Erfassung, Beurteilung sowie Vermeidung schädlicher Einflüsse.» (Sitzmann, 2000)

Hygiene ist daher ein sehr weit gefasstes Fachgebiet, das sich in weitere Teilgebiete gliedern lässt:

- Umwelthygiene
- Psychohygiene
- Sozialhygiene

Umwelthygiene. Die Beziehung zwischen Gesundheit und Umwelt, einschließlich der Epidemiologie, also dem Vorkommen und der Verbreitung sowie den Ursachen von infektiösen und nichtinfektiösen Krankheiten, beinhaltet die Umwelthygiene. Als Untergruppen der gesamten Bevölkerung befasst sich die Epidemiologie auch mit dem Auftreten von Infektionen während und kurz nach einem Krankenhaus- oder Heimaufenthalt (= nosokomiale Infektionen oder Hospitalinfektionen). Damit umfasst die Krankenhaus- und Altenheimhygiene auch:

- den Infektionsschutz, die Verhütung und Therapie übertragbarer Krankheiten, einschließlich der nosokomialen Infektionen
- Umwelthygiene mit dem Schutz vor physikalischen und chemischen Innenraumbelastungen, z. B. Schutz vor Lärm, Vibration, Strahlen und chemischen Schadfaktoren
- Lebensmittel- und Ernährungshygiene, z. B. Schutz vor Unterernährung
- Psycho- und Sozialhygiene mit dem Konzept verständnisvollen Zuwendens der Mitarbeiter zur Persönlichkeit des Patienten/Bewohners
- Arbeitsmedizin, z. B. Umgang mit Schadstoffen in Desinfektionswirkstoffen, Infektionsschutz, Schutzkleidung

Psychohygiene. Menschliche Zuwendung vermag in Verbindung mit individueller Betreuung und einer dem Menschen angemessenen Sprache (Sprachkultur, Sitzmann, 2005) dem Bewohner/Patienten die Kraft zu geben, eine Krankheit zu überwinden und Hoffnungskräfte zu entwickeln. In diesen Aufgabenbereich der Begleiter als Professionelle oder Laienhelfer fällt auch, ein Sterben in Würde zu ermöglichen.

Im Sinne der Lebensgestaltung stellt sich dieser Bereich der Hygiene als eine wesentliche pflegerische Aufgabe dar, sie zeigt sich in der Umgebungsgestaltung, der Vermeidung eines abwertenden und verächtlich-machenden Sprachgebrauchs (Sprachkultur) und in der Entwicklung einer therapiegemeinschaftsfördernden Arbeitsatmosphäre.

Sozialhygiene befasst sich mit dem geschaffenen und gestalteten sozialen Umfeld und der Auswirkung auf die menschliche Gesundheit. Dazu gehören Konzepte zum Leben außerhalb Institutionen, im ambulanten betreuten Wohnen (Hausgemeinschaften) von Behinderten, Schwerstpflegebedürftigen, wie Langzeitbeatmeten und alten Menschen.

Risiken

Armut fördert das frühe Versterben. Wir beobachten auch in Deutschland, dass schon für Kinder die Formel gilt: Armut macht körperlich und seelisch krank. Unser Lebensstil, den wir nicht nur auf Kosten der Natur, sondern auch auf Kosten des größeren Teiles der Menschheit führen, muss auf ein Verständnis von Mitwelt – Umwelt – Nachwelt verantwortlich gestaltet werden.

 ### Konkrete Hygienehinweise

Es ist seit ca. 1850 möglich, wissenschaftlich begründete Aussagen zur Hygiene zu entwickeln. Auf Max von Pettenkofer, 1818 bis 1901, ist der Satz zurückzuführen:

«Die Kunst zu heilen kann viele Leiden lindern – doch schöner ist die Kunst, die es versteht, die Krankheit am Entstehen zu hindern.»

Immer wieder ist die Frage zu hören: Wie viel Hygiene ist im Krankenhaus, im Altenpflegeheim und im ambulanten Bereich notwendig? Ganz sicher ist es nicht angemessen, die Frage wie folgt zu beantworten:

«So viel, dass keine Infektionen erworben oder übertragen werden, sich Patienten und Personal wohlfühlen und die Umwelt durch das Betreiben von Gesundheitseinrichtungen möglichst wenig belastet wird. Dabei darf es in den Hygienestandards und im Qualitätsmanagement der Hygiene keine Unterschiede zwischen stationärem und niedergelassenem Bereich geben.» (Kramer, 2001)

In den nachfolgenden Abhängigkeiten und Bedingungen wird begründet, dass Hygiene diese Vorstellung vielleicht ansatzweise erfüllen kann:

- Infektionsursachen sind keineswegs nur Krankheits«erreger»

- Pflege ist meist Laienpflege

- Hygiene mit dem Anliegen zum Zusammenwirken von Laien- und professioneller Pflege

- Hygienekonzepte achten die Lebensentscheidung des Einzelnen

- es existieren Mängel im Bereich interdisziplinärer und gesellschaftlicher Kooperation.

Infektionsursachen sind keineswegs nur Krankheits«erreger». Es ist auch durch die von allen auf das Beste ausgeführte Hygiene nicht möglich, dass «keine Infektionen erworben» werden. Eine Infektionskrankheit wird eben nicht durch einen «Erreger» verursacht, Krankheit bringt ein Schicksal zum Ausdruck und sie bietet Chancen. Auch durch die gewählte Lebensweise, den Lebensstil des Einzelnen, werden durch physischen und psychischen Stress Abwehrmechanismen des Immunsystems eingeschränkt und förderliche Bedingungen für Mikroorganismen geschaffen. Das Konzept der Psychoneuro-Immunologie zeigt nicht nur, dass seelische Betreuung die Überlebenszeit von Krebspatienten erhöhen kann. Vielmehr macht sie deutlich, dass bei einer Krankheitsentwicklung immer mehrere Abhängigkeiten zusammen bestehen, z. B. eine

- biologische Ursache, etwa eine spezielle genetische Veranlagung oder ein Mikroorganismus

- psychologische Komponente, eventuell Stress oder Probleme mit der eigenen Persönlichkeitsstruktur

- soziale Komponente, möglicherweise die Familiensituation oder Probleme auf der Arbeitsstelle

Pflege ist vielfach Laienpflege. Rund 1,4 Millionen Menschen sind in Deutschland Leistungsempfänger ambulanter Hilfen der Sozialen Pflegeversicherung (bmg, 2006). Nach wie vor ist die Familie der «größte Pflegedienst der Nation»: Die meisten der pflegebedürftigen Menschen, die zu Hause leben, werden von Familienangehörigen, im Wesentlichen durch Frauen, versorgt. Sie werden unterstützt von professionellen Pflegenden der ambulanten Pflegedienste. Die Unterschiede in der Pflegeintensität ambulanter Pflegebedürftiger und Bewohnern von Altenpflegeheimen ist fließend. Alte Menschen können völlig unabhängig von Betreuung in separaten Mietwohnungen in Altenwohnheimen leben. Bei Bedarf können sich die Bewohner an Sozialstationen wenden und von Mitarbeitern der ambulanten Pflege betreut werden oder erhalten ambulante Hilfe durch die Mitarbeiter des Altenheimes. In der ambulanten Pflege werden inzwischen Konzepte, z. B. unter dem Begriff «Home care» realisiert, die Angehörigen sehr spezielle Pflegemaßnahmen mit hohem hygienischen Standard vermitteln. Andererseits dienen Altenpflegeheime betagten Menschen als Heimat, sie leben dort und werden dort sterben, evtl. auf der geriatrischen Krankenstation. Besonders in diesen verschiedenen Arbeitsbereichen von Laienpflegenden und professionellen Pflegenden mit ihrem weiten Zeithorizont wird die weitreichende gesundheitsfördernde und -erhaltende Bedeutung der Hygiene deutlich. Neben der Bildungsaufgabe (Erziehungskunst = Agogik) stehen die Aufgaben der Gerohygiene, zu griech. gérōn = Greis, also einer Hygiene im Alter z.B. mit den Aufgabenfeldern:

- Beratung einer altersgerechten Ernährung

- Anleitung zu Bewegung

- Anleitung bei der Körperpflege und persönlichen Hygiene

- Anleitung bei der Einnahme von Medikamenten

- Hygiene des Alterns als Aufgabe der Lebensgestaltung

- Voraussetzungen einer menschenwürdigen erfreulichen Langlebigkeit

Hygiene hat das Anliegen zum Zusammenwirken von Laienpflege und professioneller Pflege. Die Anforderungen hygienischen Verhaltens des einzelnen Mitarbeiters können aus vielerlei Sichtweisen betrachtet werden. Der Prozess der Wechselwirkung in der Begleitung eines Menschen stellt hohe Anforderungen. Wenn wir als Person und Persönlichkeit den hilfebedürftigen Menschen begleiten und pflegen, wird diese Herausforderung unsere ganze Existenz in Bewegung bringen. Unsere seelisch-geistigen Kräfte (etwa Motivation, Aufmerksamkeit bei der Begegnung, Wahrnehmung), unsere körperlichen Kräfte (wie Bewegen, Stützen, Heben) und unsere Beziehung zur Umwelt (z.B. Informationen, Natur, Tiere) prägen das persönliche Verhalten in der begleitenden Beziehung.

Auch in der Funktion als Pflege- und Begleitperson stehen wir selbst kontinuierlich in einem Entwicklungsprozess. Dimensionen, d.h. Reich-

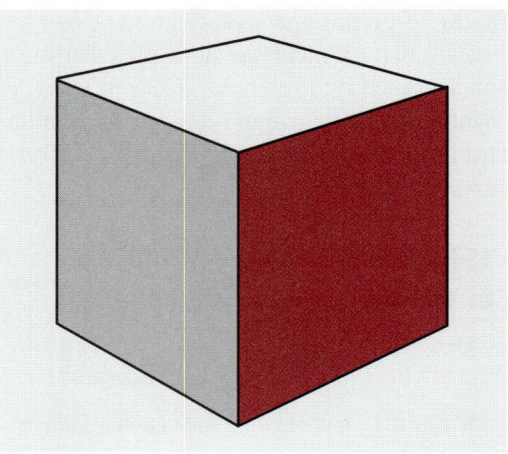

Abbildung 1-2-1: Dimensionen (Reichweiten) beruflichen Handelns

weiten, die unser Denken, Fühlen, Entscheiden, Erleben und Handeln beeinflussen, sind in **Abbildung 1-2-1** dargestellt.

Dimensionen
1. Begleiter/Pflegender als Person:
Biografischer Hintergrund
Wertevorstellungen/Menschenbild
Ethische Haltung
Persönlichkeitsentwicklung

2. Begleiter/Pflegender in seiner Fachkompetenz:
Auffassung von Gesundheit/Krankheit/Pflege
Pflegeverständnis
Pflegeverhalten
Berufliches Wissen
Berufliche Erfahrung/Sicherheit
Berufliche Bildungsarbeit

3. Begleiter/Pflegender in der Kooperation
Beruflicher Standort in der Einrichtung
Leitbild/Ziele der Institution
Standort des Berufes/der Institution in der Gesellschaft
Wechselwirkung: Berufsaufgaben – private Verpflichtungen

Bestehen Hygienedefizite in einer Einrichtung, können Probleme der Akzeptanz von Verabredungen und Verhaltensbarrieren als Ursache gesehen werden. Sie machen den moralischen

Hintergrund von Hygiene deutlich, wenn beispielsweise die Schwierigkeiten um eine korrekte Händehygiene (Kap. 5.2) betrachtet werden. Ein weiteres verhaltensbedingtes Beispiel: trotz des Hygienegrundsatzes «Im Altenpflegeheim/Krankenhaus gehört nichts auf den Fußboden, außer Füße und Räder» werden immer wieder schmutzige Bettwäsche abgelegt, ein leeres Essenstablett oder der Nachttopf auf den Fußboden gestellt (Kap. 4.2). Wer fragt sich nach der Abhängigkeit dieses Verhaltens für den Pflegeabhängigen?

Hygienekonzepte achten die Lebensentscheidung des Einzelnen. Forderungen nach gesunder Ernährung und Fitnesstraining im Alter zur Erhaltung der Gesundheit müssen sich an den Vorstellungen des Einzelnen orientieren. Gesundheit kann nicht absichtsvoll hergestellt werden, sie muss sich aus dem Wunsch des Einzelnen ergeben. Der Einzelne braucht möglicherweise seine Fehlernährung, Trink- und Rauchgewohnheiten, um seine Lebensvorstellung von Kreativität, Leistung, Lebenslust und seinen Stil von Vitalität zu verwirklichen. Gesundheit kann nicht ein Ziel sein, sondern nur ein Mittel zum Leben. Anliegen einer Lebenshygiene kann es sein, ein Arrangement seiner Lebensumstände zu finden.

Mängel im Bereich interdisziplinärer und gesellschaftlicher Kooperation. Ein Präventionskonzept berücksichtigt Risikofaktoren und beabsichtigt das frühe Erkennen von Krankheiten. Bei Kenntnis der Risikofaktoren muss eigentlich erwartet werden, dass eine individuelle oder Hochrisikostrategie der Prävention realisiert wird. Festzustellen ist jedoch, dass es an gesellschaftlicher Verantwortung mangelt, wenn bereits Umweltschäden auf die Verursacher, d. h. auf uns Menschen zurückwirken (**Tab. 1-2-1**), Änderungen aber nicht oder zögerlich realisiert werden.

Tabelle 1-2-1: Verhaltensfaktoren, die eine Ausbreitung von Infektionskrankheiten fördern (modif. n. Sitzmann, 1999)

Verhaltensfaktoren	Beispiele
Ökologische Veränderungen durch den Menschen	Abholzung von Regenwäldern (Förderung der Bedingungen von hämorrhagischem Fieber), Bau von Staudämmen (Förderung der Schistosomiasis, einer Erkrankung durch einen Saugwurm)
Weltweite Erhöhung der Durchschnittstemperatur um einige Zehntelgrade	Verkürzte Vermehrungszeit von Mücken und Parasiten mit Zunahme zecken-assoziierter Erkrankungen und Malaria
Verstädterung mit verbesserten Lebensbedingungen von Nagetieren (Ratten)	Verbesserte Bedingungen für Lassa-Fieber und Hantavirus-bedingten Erkrankungen
Veränderte Lebensverhältnisse mit Zuzug (Migration) in Städte und partnerschaftlichem Verhalten	Flüchtlingsströme (vermehrte Durchfallerkrankungen), Sexualverhalten (sexuell übertragbare Infektionskrankheiten wie AIDS, Syphillis)
Internationaler Reiseverkehr und globaler Handel	Verbreitung von Krankheitsüberträgern wie Mücken (Malaria), Kontamination der Lebensmittel z. B. mit Salmonellen
Erweiterte Technologie und Industrie	Klimaanlagen und Warmwassersysteme (Vermehrung von Legionella pneumophila), Umgang mit Lebensmitteln und (Massen-)Tierhaltung
Herstellungstechnologie von Massenlebensmitteln mit Kontamination von Fleisch	Enterohämorrhagische E. coli
Änderungen im Tierfutterherstellungsprozess (Tierkadavermehl für vegetarische Rinder, Hühnerkot als Fischfutter)	Verbreitung des Rinderwahnsinns (BSE), scrapie-infizierte Schafe werden als Tiermehl verwertet für die Jungrindaufzucht Hühnerkot mit H5N1 wird als Fischfutter genutzt mit Kontamination der Wildvögel (Übertragungsthese)
Mikrobielle Adaption und Veränderungen (Antibiotikaresistenz)	Falscher, ungezielter, zu häufiger Einsatz von Antibiotika bei Menschen, zudem das Anwenden antibiotikahaltiger Tiermastpräparate → Selektionsdruck → Resistenzbildung → Übertragung der Resistenzen innerhalb der Bakterienwelt

Fazit für die Praxis

Hygiene hat auch etwas mit dem Verhalten von Menschen zu tun, z.B. mit der Gestaltung des Lebens, der Fähigkeit, sich selbst zu organisieren. Kennen Sie die Methode, alles auf später zu verschieben? Drücken Sie sich auch vor Unangenehmem und schieben es mit allen guten Gründen einer anderweitigen Arbeitsbelastung von sich? Schreiben Sie auch Geburtstagsgrüße erst auf die letzte Minute, sortieren Sie auch lieber Zahnstocher und machen einen Hausputz, bevor Sie die Steuererklärung ausfüllen?

Die Wissenschaft befasst sich inzwischen mit der Psychologie des Aufschiebens (Prokrastination = pro – für; cras – morgen), mit den Menschen, die für das Aufschieben einer Aufgabe immer Gründe haben (Neudecker, 2006).

In der Praxis des handwerklichen Tuns der Hygiene existieren eine Menge Gründe für das Aufschieben: Die benutzte Waschschüssel muss langfristig in Desinfektionsmittel schwimmen, gesäubert wird sie nicht vom Benutzer; das Fieberthermometer wird in Desinfektionslösung zum «Einweichen» gegeben, obwohl der Benutzer es sofort mit 70 % Alkohol desinfizieren könnte. Zur Beseitigung einer kleinen Verschmutzung auf dem Fußboden wird die routinemäßige Fußboden-Desinfektion durch den Reinigungsdienst abgewartet, obwohl eine gezielte sofortige Desinfektion durch den Verursacher angebracht ist.

Einem chronischen Aufschieber zu sagen: «Tu es einfach!» ist so, wie einem Depressiven zu sagen, er solle doch einfach mal fröhlich sein. Aus einer Reihe von guten Vorsätzen gefiel mir der folgende: *Fang einfach in der Mitte an, wenn es mit dem Anfang nicht klappt.*

1.3
Traditionelle und evidenzbasierte Präventionsempfehlungen

Nachfolgend wird einerseits dargestellt, warum es eine wesentliche Entwicklung im Bereich pflegerisch-medizinischer Primärversor-

gung und Hygiene ist, dass Empfehlungen für eine bessere Früherkennung und des Managements von Gesundheits- und Hygieneproblemen auf Leitlinien und gut geplanten Studien beruhen. Sie werden nicht mehr allein eminenzbasiert, d.h. aus Amt und Würde eines Meinungsführers begründet, verlautbart. Ergänzend wird der Evidenzbegriff kritisch beurteilt.

Einleitung

Versorgungsleistungen für chronisch Kranke und ältere Menschen werden u.a. infolge des demographischen Wandels einer Neubewertung unterzogen. Gleichfalls werden hygienebezogene Empfehlungen seit Anfang 2000 durch die Kommission für Krankenhaushygiene und Infektionsprävention am Robert Koch-Institut (RKI) mit Kategorien versehen veröffentlicht. Sie orientieren sich auf diese Weise an den weltweit am meisten verbreiteten Empfehlungen der Centers for Disease Control and Prevention (CDC, USA). Gegenüber den bisher in Deutschland durch das ehemalige Bundesgesundheitsamt und Fachgesellschaften empfohlenen «Richtlinien» (RKI, 1996) stellen sie eine wesentliche Verbesserung dar.

Traditionelle Hygieneempfehlungen. Aktuelle Empfehlungen, z.B. des CDC und aktuell auch des RKI, weichen zum Teil beträchtlich von den nicht kategorisierten Richtlinien des ehemaligen Bundesgesundheitsamtes ab. Sie waren knapp gehalten, vielfach ohne stichhaltige Begründung und Quellenangabe und waren dem klinisch tätigen Mitarbeiter für die eigene praktische Tätigkeit bezüglich vieler alltäglicher, aber keineswegs nebensächlicher Probleme, keine fundierte Entscheidungshilfe.

Risiken

Vielfach ist in den Kliniken der Vorwurf noch aktuell, dass Empfehlungen zu Hygieneproblemen «eminenzbasiert», an Experten und krankenhausüblichen Hierarchiestufen orientiert sowie praxisfremd formuliert sind. Dadurch werden sie nicht ernst genommen.

Konkrete Hygienehinweise

Diesem Vorwurf ist entgegenzuhalten, dass

- Hygieneempfehlungen heute kategorisiert sind

- es sich in manchen Bereichen empfiehlt, Sicherheitsreserven zu nutzen und hausinterne Tradition zu pflegen

- es angebracht ist, evidenzbasiertes präventives Assessment älterer Menschen anzuwenden

- trotzdem vielfach eine trügerische Sicherheit für Evidenz existiert.

Kategorisierte Hygieneempfehlungen. Gegenüber den bis zum Jahr 2000 in Deutschland durch das ehemalige Bundesgesundheitsamt und Fachgesellschaften formulierten «Richtlinien» werden vom CDC seit Jahren Empfehlungen zur Prävention der häufigsten Krankenhausinfektionen mit detaillierten Angaben herausgegeben. Sie werden mit Kategorien und umfangreichen Literaturangaben veröffentlicht.

Seit Anfang 2000 werden gleichfalls vom RKI Empfehlungen zur Krankenhaushygiene mit Kategorien versehen (Nassauer, 2000). Sie gewinnen an Praktikabilität, ihre Wissenschaftlichkeit wird durch Literaturangaben beweiskräftiger. Sie beschreiben die wissenschaftlich abgesicherte Beweiskraft, ihre theoretische Begründung und praktische Anwendbarkeit. Die Einstufung berücksichtigt ebenfalls ökonomische Auswirkungen und entsprechende gesetzliche Vorgaben (Kategorie IV). Je nach Datenlage sind die Empfehlungen gewichtet, die Formulierungen der einzelnen Kategorien lauten:

- *Kategorie IA:* «Nachdrückliche Empfehlung für alle Krankenhäuser.»
  Hier liegen gut konzipierte experimentelle oder epidemiologische Studien vor.

- *Kategorie IB:* «Nachdrückliche Empfehlung für alle Krankenhäuser.»
  Expertenempfehlungen mit Konsensus-Beschluss der Krankenhaushygiene-Kommission des RKI liegen vor, zu dieser Einteilung führten die Effektivität und gut begründete Hinweise für deren Wirksamkeit der Empfehlungen.

- *Kategorie II:* «Empfehlung zur Einführung/Umsetzung in vielen Kliniken.»
  Die Empfehlungen basieren teils auf hinweisende klinischen oder epidemiologischen Studien, teils auf nachvollziehbaren theoretischen Begründungen oder Studien, die in einigen, aber nicht allen Kliniken anzuwenden sind.

- *Kategorie III:* «Keine Empfehlung oder ungelöste Fragen.»
  Hier liegen keine ausreichenden Hinweise über die Wirksamkeit oder kein Konsens vor.

- *Kategorie IV:* «Rechtliche Vorgaben.»
  Hier schreiben gesetzliche Bestimmungen oder Verwaltungsvorschriften die hygienischen Anforderungen, Maßnahmen oder Vorgehensweisen vor.

Soweit Hygieneempfehlungen dieser Art ausgearbeitet wurden, werden sie in diesem Buch angeführt, kenntlich gemacht werden sie mit dem Hinweis auf CDC oder RKI.

Sicherheitsreserven und hausinterne Tradition. Selbstverständlich ist es nicht angebracht, Sicherheitsreserven im Bereich der Hygiene ohne Not aufzugeben. Es ist jedoch sinnvoll, sie als solche offen auszuweisen, eingeschlossen die jeweilige Aufwands-Ertrags-Schätzung. So ist beispielsweise die Einführung einer verkürzten Einwirkzeit von 1,5 min für die chirurgische Händedesinfektion nicht zwingend, obwohl einzelne Hersteller ihre Präparate in dieser Weise ausloben. Sofern in einer Operationsabteilung Präparate mit unterschiedlichen Einwirkzeiten eingesetzt werden, sind einmal Verwechslungen bezüglich der Einwirkzeit zu befürchten, eine ursprünglich begründete Zeitersparnis relativiert sich zudem in einem einzelnen OP-Team.

Hausinterne Traditionen stellen ein unverzichtbares Element der Verhaltenssteuerung in der Krankenhaushygiene dar, wenn ihre Begründung gegen die Evidenz etwaiger Innovationen sorgfältig gewichtet werden. Auch sie sind offen und wahrhaftig zu deklarieren (Hansis, 2004).

Evidenzbasiertes präventives Assessment älterer Menschen. Das Konzept des aktiven, präventiv orientierten gesundheitlichen Assessments älterer Menschen (Sandholzer, 2004) sieht seine Aufgabe, die Versorgungsleistungen für ältere Menschen einer Neubewertung zu unterziehen. Durch Prüfung der Evidenz sollen eine bessere Früherkennung und Management von Gesundheitsproblemen im Alter erreicht werden. Als Bezeichnung für Standardised Assessment of Elderly Peoply in Primary Care in Europe (Standardisierte Evaluierung älterer Menschen in der medizinischen Primärversorgung in Europa) wurde die Abkürzung STEP gewählt. Mit dieser Abkürzung werden konkrete Empfehlungen zur Evaluierung älterer Menschen im Text des Buches gekennzeichnet.

Trügerische Sicherheit der Evidenz. Im Rahmen der verbreiteten Qualitätsdiskussion wurde aus dem Englischen der Begriff «evidence based medicine» (EbM) übernommen. Er wollte dort sichern, dass nur wissenschaftlich begründete Maßnahmen beim Patienten angewandt werden. Inzwischen wird diese Art der Medizin als Goldstandard und Qualitätsmarker für jede klinische Entscheidungsfindung erklärt (von Wichert, 2005) und auch von Pflegenden bei Hygieneempfehlungen eingefordert. Der Druck, sein individuelles Handeln an evidenzbasierten Erkenntnissen messen zu lassen, nimmt zu. Entscheidungen aus der Praxis, die biologisch gut abgeleitet werden können, werden nicht akzeptiert, da ein «Evidenzgrad» fehlt.

Aus der vergangenen Praxis, unbegründete Forderungen im Bereich der Krankenhaushygiene durchzusetzen, ist dieser Wissenschaftsbezug zunächst sicher legitim. Dieser Ansatz würde erleichtert, wenn statt des Begriffs «Evidenz» ein mehr an «Begründung» oder «nachweisgestützten» Maßnahmen gefordert würde. In einer fundierten Pflege und Medizin ist die Begründung einer Maßnahme selbstverständlich.

Keinesfalls darf jedoch nur auf Studien Bezug genommen werden, die bestimmten methodischen Anforderungen genügen müssen, kontrollierten und randomisierten sowie gegebenenfalls verblindete Verfahren. Die Breite wissenschaftlicher Argumentation wird sonst weitgehend auf statistische Beurteilung von Studienergebnissen verengt.

Allein aus der biologischen Unterschiedlichkeit des Menschen können Studien in der Medizin nie ein Resultat wie etwa in der Physik haben. Ansprüche für den Bereich der Pflege und Medizin, nur statistisch gesicherte Empfehlungen dürften angewendet werden, sind schädlich. Es kommt auf biologisch-wissenschaftliche Wahrhaftigkeit an und die Notwendigkeit, einem individuellen Patienten eine begründete Pflege und Therapie zukommen zu lassen. Ein stures Fordern «evidenzbasierter Pflege», z.B. gegenüber einer Praxis der Dekontamination von Patienten mit MRSA mit antiseptisch wirksamen Pflanzenauszügen (Kap. 9.7), würde jeden Fortschritt durch Erfahrung verbieten und Entwicklungen behindern.

Zur Vorsicht wird auch in Bezug auf aktive Assessments im Bereich der Altenpflege geraten. Es wird darauf hingewiesen, dass sie sehr sorgfältig gehandhabt werden müssen, da sie einige Gefahren in sich bergen. Nicht alle Probleme des Alters lassen sich einer Behandlung zuführen, und es ist wichtig, keine unrealistischen Erwartungen zu wecken. Eine Gefahr ist die Überbehandlung und Multimedikation bei Situationen, in die man besser nicht eingreift. Ein aktives Programm greift in die individuelle Verantwortung ein und läuft Gefahr, die Selbstständigkeit und Fähigkeit zur Selbstversorgung einer Person einzuschränken. Ein aktiver Ansatz sollte jedoch die Erhaltung dieser Selbstständigkeit stets positiv fördern (Sandholzer, 2004).

Fazit für die Praxis
Wir dürfen das wichtige Hilfsmittel, Hygieneempfehlungen mit wissenschaftlich abgesicherter Beweiskraft, nicht überschätzen.

1.4
Hygienepläne

Die Hygiene einer Einrichtung orientiert sich im besten Fall an einer Analyse hygienerelevanter Arbeitsabläufe. Darauf baut sich der Hygieneplan mit innerbetrieblichen Verfahrensweisen auf. Es werden Empfehlungen wiedergegeben, mit welchen Instrumenten ein Hygieneplan erarbeitet werden kann, wie sich die Inhalte differenzieren können und auf welchen gesetzlichen Grundlagen sie beruhen sollen. Die Inhalte müssen im Wesentlichen an den Erfordernissen der einzelnen Einrichtung ausgerichtet sein.

Einleitung

Die hygienerelevanten Regelungen und Verantwortlichkeiten der Einrichtung werden im Hygieneplan festgeschrieben und im Detail für die verschiedenen Arbeitsbereiche formuliert. Nicht nur hier wird Hygiene oft mit einem Vokabular wie «Hygieneregime», «optimales Funktionieren» und «engmaschiges Überwachen» in Beziehung gebracht. Erinnerung an totalitäre Regierungsformen mit Untertanen, die kontrolliert und überwacht werden müssen, wird bei diesem Verständnis wach. Ergebnisfördernde Motivation der Mitarbeiter, vertrauensvolle Zusammenarbeit, gegenseitige Achtung der Arbeit, Fördern einer Fehlerkultur und vertrauensvollen Kommunikation (Kap. 10.2) – solche Gesichtspunkte moderner Arbeitswissenschaften bleiben auf dem Gebiet der Hygiene oft unberücksichtigt. Wenn dann noch die Keule der Gesetze, Verordnungen und Richtlinien geschwungen wird, sind die Hürden so hoch, dass menschen- und ergebnisorientierte Zusammenarbeit verhindert wird.

Gesetzliche Grundlagen. Zunehmend stehen Anforderungen an das Qualitäts- und Hygienemanagement in Langzeitpflegeeinrichtungen im Zentrum gemeinsamer Projekte. Es existieren verschiedene Grundlagen, u.a.:

1. Infektionsschutzgesetz (IfSG) 2001

2. Heimgesetz aus 1974, zuletzt geändert 2005

3. Technische Regel für biologische Arbeitsstoffe (TRBA 250)

1. Infektionsschutzgesetz

In Deutschland regelt entsprechend § 36, Absatz 1 des Infektionsschutzgesetzes die Einhaltung der Infektionshygiene. Es heißt hier: «Die in § 33 genannten Gemeinschaftseinrichtungen sowie Krankenhäuser, Vorsorge- oder Rehabilitationseinrichtungen, … legen in Hygieneplänen innerbetriebliche Verfahrensweisen zur Infektionshygiene fest.» In § 33 IfSG sind u.a. Einrichtungen, in denen Säuglinge, Kinder oder Jugendliche betreut werden, genannt.

2. Heimgesetz

Das Heimgesetz, in der letzten Fassung von 2005, stellt in § 1, Abs. 1 mit den dort genannten Einrichtungen die Grundlage dar. Auf die Hygiene wird nur in indirekter Form Bezug genommen, wenn sich in § 3 Heime verpflichten, «… ihre Leistungen nach dem jeweils allgemein anerkannten Stand fachlicher Erkenntnisse zu erbringen.» In diesen Einrichtungen sind Hygienepläne aufzustellen mit Festlegung innerbetrieblicher Verfahrensweisen zur Infektionshygiene. Diese Einrichtungen stehen in infektionshygienischer Überwachung durch das Gesundheitsamt. Die Mitarbeiter der Gesundheitsämter sind befugt, jederzeit diese Einrichtungen aufzusuchen, zu besichtigen und alle erforderlichen Unterlagen einzusehen.

3. TRBA 250:

Die Technische Regel Biologische Arbeitsstoffe im Gesundheitswesen und in der Wohlfahrtspflege (November 2003) formuliert in Abschnitt 4.1.2.3: «Der Arbeitgeber hat für die einzelnen Arbeitsbereiche entsprechend der Infektionsgefährdung Maßnahmen zur Desinfektion, Reinigung und Sterilisation sowie zur Ver- und Entsorgung schriftlich festzulegen (Hygieneplan) und zu überwachen.»

Strukturelle Hintergründe. Der eindeutige gesetzliche Auftrag zur Formulierung von Hygieneplänen in Spitälern, Heimen und Langzeitpflegeeinrichtungen trägt der Zunahme von Pflegebedürftigkeit und gehäuften Erkrankungen, also Multimorbidität Rechnung. Ursächlich sind die steigende Lebenserwartung mit Zunahme der Pflegebedürftigkeit und die kürzere Verweildauer bei stationärer Behandlung in Kliniken zu nennen. Daher besteht immer mehr die Notwendigkeit, in Heimen auf die Bedürfnisse der Klienten präziser und rascher einzugehen.

Persönliche Verantwortung. Jeder Mitarbeiter in hochspezialisierter Funktion trägt zwar zum Pflege-, Betreuungs-, Diagnose- und Heilungsprozess bei, kein einzelner ist jedoch für das Endresultat alleine zuständig (Kap. 10.4). Das Hygiene- und Qualitätsmanagement ist daher ein ganzheitlicher Auftrag. Es wird eine interne Reorganisation benötigt, in der:

■ Interdisziplinarität, d.h. fach- und berufsübergreifende Ansätze verfolgt werden sowie

■ Komplementarität praktiziert wird, d.h scheinbar widersprüchliche, sich aber ergänzende Merkmale eines einzigen Objekts, als zusammengehörig berücksichtigt werden.

Das Hygiene- und Qualitätsmanagement beschränkt sich nicht nur auf Pflege und Betreuung im engeren Sinne, sondern umfasst sämtliche Leistungen.

Einrichten des Hygieneplanes. Der Plan soll die für die jeweilige Einrichtung geltenden hygienisch relevanten Handlungsabläufe festlegen und muss an die besonderen Gegebenheiten der verschieden differenzierten Abteilungen einer Einrichtung angepasst sein. Zudem ist es erforderlich, dass der Hygieneplan allen Mitarbeitern bekannt ist, um den größten Nutzen für Bewohner und Betreute und gleichzeitig ein hohes Maß an Sicherheit für die Mitarbeiter im Sinne des Arbeitsschutzes zu erreichen. Es empfiehlt sich daher, diese Verabredung entweder schriftlich:

■ in einem Handbuch festzuschreiben (Sitzmann, 1999)

■ in das Netz zu stellen (siehe www.klinik-hygiene.de)

Sie können sinnvollerweise mit den Pflegestandards der Einrichtung (Sitzmann, 1998) kombiniert werden.

Risiken

Auf Grund des ständigen Erkenntniszuwachses, d.h. neuen wissenschaftlichen Erkenntnissen, aktuellen Empfehlungen, z.B. des Robert Koch-Institutes (RKI) und der US-amerikanischen Gesundheitsbehörde (CDC),

neuen hygienerelevanten Gesetzen, Verordnungen sowie Änderungen in den Organisations- und Funktionsabläufen der Einrichtung ist es notwendig, diese Verabredungen regelmäßig zu aktualisieren. Stillstand in den ständigen Aktualisierungsbemühungen bedeutet Gefährdung der Pflegeabhängigen und Mitarbeiter.

Konkrete Hygienehinweise

Hygieneplan – Step by Step. Gestaltungsvorschriften für die Struktur eines Hygieneplanes existieren nicht. Es ist angebracht, einen Hygieneplan Schritt für Schritt mit den nachfolgenden Etappen aufzustellen:

■ Ist-Analyse vornehmen, z.B. durch Begehung besonders relevanter Bereiche der Einrichtung

■ Infektionsrisiken ermitteln, z.B. Gefährdungsanalysen ausarbeiten anhand der Biostoff-Verordnung

■ Soll-Analyse formulieren, z.B. besonders hygienerelevanter Aufgaben

Ist-Analyse durch Hygienebegehung. Eine Hygienebegehung kann der erste Schritt zur Entwicklung eines Hygieneplanes sein. Dabei können die Bereiche festgelegt werden, die im Hygieneplan gesondert ausgeführt werden müssen, z.B. der Langzeitbereich und die Kurzzeitpflege.

Infektionsrisiken ermitteln. Die Ausarbeitung des Hygieneplans kann unter folgenden Gesichtspunkten (Geng, 2002) erfolgen:

■ Infektionsgefahren analysieren, z.B. im Wohn-, Sanitär- und Küchenbereich

■ Risiken bewerten, z.B. hinzunehmende geringe Risiken, zu verändernde hohe Risiken

■ Risikominimierung ermöglichen, z.B. durch Festlegen der Reinigung

■ Überwachungsverfahren festlegen, z.B. Kontrollverabredung

■ Aktualisierung des Hygieneplans festlegen in bestimmten Zeitabschnitten

■ Dokumentations- und Fortbildungserfordernisse festlegen

Inhalte eines Hygieneplanes

Sinnvollerweise umfasst ein Hygieneplan, abgeleitet von Inhalten dieses Buches, folgende Gliederung:

- Strukturen der Einrichtung für die Umsetzung der Hygiene und Infektionsprävention

- Grundlagen der Hygiene zur Keimreduktion

- persönliche Hygiene der Bewohner

- pflegebezogene Standardhygiene

- mitarbeiterbezogene Hygiene und Mitarbeiterschutz

- Umgang mit Personen, die an einer übertragbaren Krankheit leiden

- Umgang mit Personen, die mit multiresistenten Keimen kolonisiert oder infiziert sind

- Lebensmittel- und Küchenhygiene

- hygienischer Umgang mit Wäsche und Abfall

- Festlegen von Kontrollmaßnahmen, z. B. Umgebungsuntersuchungen nach RKI, einschließlich der Dokumentation und vorzunehmende Schulungsmaßnahmen, z. B. jährliche Belehrung der Küchenmitarbeiter nach § 42 IfSG. Eine detailliertere Inhaltsübersicht als Vorschlag ist im Anhang angefügt.

Beachte

Pauschale Festlegungen von Reinigungs- und Desinfektionsmaßnahmen, freundlicherweise von Chemischen Werken (Desinfektionsmittelherstellern) zur Verfügung gestellt, führen genauso wenig zum Ziel wie einheitliche bauliche Forderungen oder «standardisierte» Verhaltensregeln.

Qualitätszirkel

In der Praxis bewährt hat sich die Erarbeitung des Planes in Qualitätszirkeln mit Vertretern aller betroffener Berufsgruppen. Damit werden die erarbeiteten Vorgaben durch die Beteiligten inhaltlich mitgetragen und im eigenen Arbeitsbereich erfolgreicher umgesetzt.

 Fazit für die Praxis

Hygienepläne, inhaltlich von den Beteiligten mitgetragen, haben eine wichtige Funktion. Sie dienen gleichermaßen dem Schutz der Bewohner, der Mitarbeiter und Dritter vor Infektionsgefahren. Es ist jedem Träger einer Pflegeeinrichtung aufgetragen, den Umfang hausinterner Hygienevorgaben durch Selbsteinschätzung festzulegen. Offene Vergleiche mit Erfahrungen anderer Träger verhindern eine zu niedrige Bewertung der Hygiene. Aufsichtsorgane haben wohl einen gesetzlichen Auftrag zu regelmäßigen Begehungen. Vielfach werden jedoch lange Zeiträume zwischen Begehungen, manchmal als Entbürokratisierungspolitik begründet, erlebt. Dies und personelle Unterbesetzung der Ämter lassen keine vertrauensvollen Verhältnisse und Zusammenarbeit bei den Beteiligten entstehen.

Zudem können in der Regel Bewertungen nur aufgrund persönlicher Einschätzung zustande kommen. Letztlich hängt es von der persönlichen Erfahrung aller Beteiligten ab, ob Mängel und unterdurchschnittlicher Standard erkannt und beanstandet werden und argumentativ auf Änderung gedrungen wird.

Keinesfalls ist es sinnvoll, in Gesundheitseinrichtungen auf diese amtliche Fehlerkorrektur zu warten und erst dann mehr oder weniger hektisch zu reagieren. Ziel muss es sein, Verbesserungen durch gegenseitigen partnerschaftlichen Argumentationsaustausch im Konsens zu erzielen.

Literatur

1.1 Gesundheit und Krankheit

Anonym, 2006: Gesundheit. veröffentlich in: http://de.wikipedia.org/wiki/Gesundheit; Zugriff vom 5.6.2006

Gillmann, U.: Raum und Zeit gestalten. In: Kellnhauser, E. et al. (Hrsg) THIEMEs Pflege, 9. Aufl. Thieme, Stuttgart 2000

Kümmerer, K. Herkunft, Vorkommen, Verhalten und Verbleib von Arzneimitteln in der aquatischen Umwelt. In: Daschner, F. et al. (Hrsg): Praktische Krankenhaushygiene und Umweltschutz, 3. Aufl. Springer, Berlin 2006

Siegrist, J. Gesellschaftliche Einflüsse auf Gesundheit und Krankheit. SWR Tele-Akademie, veröffentlicht in: http://www.wissen.swr.de/ta/begleit/ta030413.htm; Sendung vom 13.4.2003

Sitzmann, F.: Hygiene. Springer, Berlin 1999

Sitzmann, F.: Prinzipien der Hygiene und Ökologie. In: Kellnhauser, E. et al. (Hrsg): THIEMEs Pflege, 9. Aufl. Thieme, Stuttgart 2000

Sitzmann, F.: Die unsichtbare Macht der Mikroben - ein vergeblicher Kampf? intensiv 10 (2002) 10:78–83

1.2 Aufgabengebiete der Hygiene

bmg, 2006: Pflegeversicherung. veröffentlich in: http:// www.bmg.bund.de/nn_604242/DE/Themenschwer punkte/Pflegeversicherung/pflegeversicherung-node, param=.html__nnn=true; Zugriff vom 22. 4. 2006

Kramer, A.: Hygienische Aufgabenstellungen in medizinischen Einrichtungen. In: Kramer, A. et al. (Hrsg): Krankenhaus- und Praxishygiene. Urban & Fischer, München 2001

Neudecker, S.: Morgen. Versprochen! Psychologie des Aufschiebens. ZEIT Wissen 03/2006; veröffentlicht in: http://www.zeit.de/zeit-wissen/2006/03/Aufschiebe ritis.xml; Zugriff vom 28. 4. 2006

Sitzmann, F.: Hygiene. Springer, Berlin 1999

Sitzmann, F.: Prinzipien der Hygiene und Ökologie. In: Kellnhauser, E. et al. (Hrsg): THIEMEs Pflege, 9. Aufl. Thieme, Stuttgart 2000

Sitzmann, F.: Reden, wie einem der Schnabel gewachsen ist? Plädoyer für eine Sprachkultur in Pflege, Medizin und Gesellschaft. In: Abt-Zegelin, A., Schnell, M. (Hrsg): Sprache und Pflege, 2. Aufl. Huber, Bern 2005

1.3 Traditionelle und evidenzbasierte Praxisempfehlungen

Hansis, M. L.: Hygiene zwischen Tradition und Erkenntnis. Orthopäde 33 (2004) 4:412–415

Nassauer, A.: Präventions- und Kontrollstrategien nosokomialer Infektionen. Hyg Med 25 (2000) Suppl. 1:11

Robert-Koch-Institut (Hrsg): Richtlinie für Krankenhaushygiene und Infektionsprävention. Fischer, Stuttgart 1996

Sandholzer, H. et al.: STEP – Europäische Leitlinie für das standardisierte evidenzbasierte präventive Assessment älterer Menschen in der medizinischen Primärversorgung. Dtsch Med Wochenschr 129 (2004) 12:183–226

von Wichert, P.: Evidenzbasierte Medizin (EbM) – Begriff entideologisieren. Dtsch Ärztebl 102 (2005) 22:1569–1570

1.4 Hygienepläne

Bühling, A.: Infektionsschutzgesetz. Musterhygienepläne sichern die Qualität. Dtsch. Ärzteblatt 100 (2003) 6: A308

Geng, V., Thieves, M.: Hygienemaßnahmen in der Alten- und Langzeitpflege. Das Gesundheitswesen 64 (2002) 10:534–539

Heimgesetz in der letzten Fassung von 2005. veröffentlicht in: http://www.gesetze-im-internet.de/bundes recht/heimg/gesamt.pdf; Zugriff vom 5.6.2006

IfSG. Infektionsschutzgesetz, Gesetz zur Verhütung und Bekämpfung von Infektionen beim Menschen. Bundesgesetzblatt 2000; Teil I Nr. 33: 1045 ff

Martin, U. et al.: Grundlagen der Hygiene in Pflegeheimen. Das Gesundheitswesen 63 (2001) 10:640–642

Sitzmann, F. (Hrsg): Pflegehandbuch Herdecke, 3. Aufl. Springer, Berlin 1998

Sitzmann, F.: Hygiene. Springer, Berlin 1999

Internet-Anschriften

www.klinik-hygiene.de

Eine vom Autor seit einigen Jahren regelmäßig aktualisierte und völlig unabhängig von Werbung finanzierte Internetseite. Sie wurde vom Autor für die verschiedenen, von ihm beratenen Kliniken eingerichtet, bietet aber auch Anhalt für andere Einrichtungen des Gesundheitswesens.

2 Mikroorganismen und typische Erkrankungen anhand infektiologischer Fallbeschreibungen

Sie sind die ältesten Lebensformen, die wir kennen. Sie existieren seit Milliarden von Jahren, bereits lange vor den Makroorganismen Mensch und Tier. Jetzt leben sie mit uns, aber auch an den lebensfeindlichsten Orten, z. B. 100 °C heißen Schwefelquellen der Tiefsee oder im Dauerfrost der Pole.

2.1 Mikrobiologische Grundlagen

In der überwiegenden Mehrzahl handelt es sich bei den uns besiedelnden Mikroorganismen um nützliche Symbionten, z. B. die für uns nützliche Darmflora unseres Verdauungstraktes. Mit uns leben zudem Bakterien als Kommensalen, d. h. sie leben von unserem Stoffwechsel, schädigen uns aber nicht. An vielen Stellen unseres Körpers wehren Bakterien, Hefen u. a. pathogene (krankmachende) Mikroben ab, die über unsere Atemwege, den Verdauungstrakt oder die Haut eindringen wollen. **Tabelle 2-1-1** stellt die 5 großen für den Menschen pathogenen Mikroorganismen-Gruppen zusammen.

Beim Menschen ist höheres Alter oft gekennzeichnet durch chronische Erkrankungen, die wie z. B. bei Diabetes mellitus und Tumoren zu einer Beeinträchtigung des Immunsystems führen können. In **Tabelle 2-1-2** sind die häufigsten Mikroorganismen geriatrischer Infektionen zusammengestellt.

Weitere Hintergründe zu mikrobiologischen Grundlagen und mikrobenbedingter Erkrankungen können in den nachfolgenden Kapiteln anhand infektiologischer Fallbeschreibungen erarbeitet werden.

2.2 Viren

Zwei Menschen werden mit ihrer Erkrankung geschildert und damit 2 Virengruppen, das HIV und das HBV mit typischen Eigenschaften von Viren dargestellt.

Einleitung
Viren sind die kleinsten Partikel in der Mikrobiologie und i. d. R. nur elektronenmikroskopisch darstellbar (s. Eigenschaften in **Tab. 2-1-1** sowie Größenvergleich mit Bakterien und rotem Blutkörperchen in **Abb. 2-2-1**).

Zur Charakterisierung viraler Erkrankungen werden zwei Krankheitsbilder geschildert, die HIV-Infektion und AIDS sowie die ebenso durch Blut übertragbare Leberentzündung durch Hepatitis B-Virus (HBV). Weitere virusbedingte Infektionen finden Sie behandelt in:

Tabelle 2-1-1: Auf den Menschen pathogen, d.h. krankheitsunterstützend wirkende Mikroorganismen

Pathogen	Eigenschaften	Weitere häufigere Beispiele
Viren s. Kap. 5.4; Kap. 9.4; Kap. 9.5; Kap. 9.6	■ Kleinste Krankheitspartikel ■ Im Gegensatz zur lebenden Zelle besitzen Viren nur eine Erbinformation (Nukleinsäuretyp): entweder DNS oder RNS ■ Viren sind obligate Zellparasiten, d.h. sie sind keine selbstständigen Lebensformen, können sich nur innerhalb lebender Zellen vermehren ■ Es wird oft vergessen, dass Viren nicht antibiotikaempfindlich sind, z.B. bei Erkältungskrankheiten	Grippe-, Hepatitis-, Herpes-, Masern-, Mumps-, Rötelnvirus, HIV, Noro-Virus
Bakterien s. Kap. 6.5; 6.6; 6.8; 7.3; 7.8; 7.9; 9.3; 9.7	Aufbau: ■ Mikroskopisch kleine, einzellige Lebewesen ohne Zellkern (Prokaryonten) ■ Erbgut liegt lose, z.B. als DNA-Faden im Zytoplasma, dadurch schnelle Vermehrung (> 15 min) Form und Anlagerungsverhalten: Kokken (Kugeln, Beeren): runde Bakterien, z.B. Streptokokken, Staphylokokken Stäbchen: plumpe oder schlanke Stäbchen, z.B. Escherichia coli Schraubenförmig: Spirillen, z.B. Syphiliserreger Treponema pallididum Färbeverhalten Gram-Färbung: Die Gramfärbung ist die Standardfärbung der medizinischen Mikrobiologie: sie beinhaltet einen Entfärbeversuch mit Alkohol. Mit ihr können für die Untersuchung unter dem Lichtmikroskop Größe, Form und das Gramverhalten, abhängig vom Aufbau der Mureinschicht in der Zellwand von Bakterien beurteilt werden (grampositives/gramnegatives Anfärbeverhalten). Sauerstoffbedarf: ■ Unterscheidung nach aerober/anaerober Energiegewinnung: Anaerobier vermehren sich nur in Abwesenheit von Sauerstoff	Proteus, Salmonellen, Klebsiellen, extrem kleine Sonderformen der Bakterien: Rickettsien, Mykoplasmen
	Überlebensformen: manche Bakterien können Sporen bilden, d.h. Überlebensformen mit extrem herabgesetztem Stoffwechsel: Bazillen: aerobe Sporenbildner	Bacillus anthracis = Milzbrand
	Clostridien: anaerobe Sporenbildner	Clostridium tetani = Tetanus; Clostridium botulinum = Botulismus
Pilze s. Kap. 6.1; 6.6	Pflanzenähnliche Mikroorganismen, jedoch ohne Fähigkeit zur Photosynthese = Energiegewinnung aus Sonnenlicht und CO_2	Candida albicans = Soor als medizinisch wichtigster Hefepilz; Aspergillus fumigatus = Fadenpilz
Protozoen s. Kap. 9.8	Einzellige tierische Lebewesen (Parasiten)	Plasmoiden = Malariapathogen, Amöben, Trichomonaden
Würmer, Insekten s. Kap. 9.8	Vielzellige tierische Lebewesen (Parasiten)	Taenia saginata = Rinderbandwurm; Kopflaus (Pediculus capitis) Krätzmilbe (Sarcoptes scabiei)

■ aerogen durch Viren übertragene Pneumonien → Kapitel 9.3

■ durch gemeinsame Quellen übertragene Gastroenteritiden: Noro-Virus, Rota-Virus → Kapitel 9.5

■ durch Kontakt mit großen Tropfen oder aerogen übertragene Erkrankungen: Erkältung: «common cold», Grippe: Influenza, Masern, Varizellen: Windpocken, Herpes zoster: Gürtelrose, Röteln → Kapitel 9.4 und → Kapitel 9.6.

Tabelle 2-1-2: Häufige Mikroben geriatrischer Infektionen

Erkrankung	Mikroben
Pneumonie	Pneumokokken H. influenza S. aureus Klebsiellen andere Darmbakterien
Harnwegsinfektionen	E. coli Proteus sp. Klebsiellen andere Darmbakterien
Abdominelle Infektionen	E. coli andere Darmbakterien auch Salmonellen Helicobacter pylori Clostridien
Meningitis	Pneumokokken Neisserien Listerien Darmbakterien

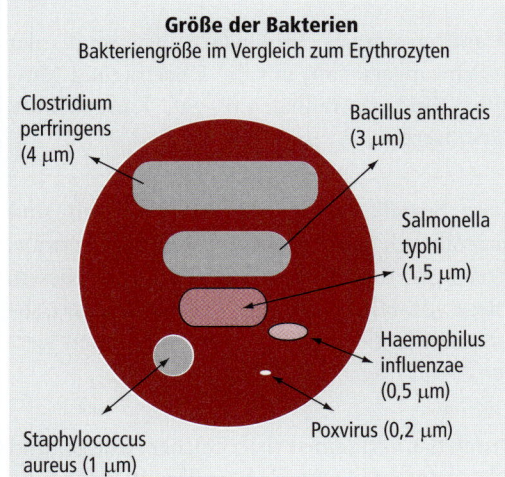

Größe der Bakterien
Bakteriengröße im Vergleich zum Erythrozyten

Clostridium perfringens (4 μm)

Bacillus anthracis (3 μm)

Salmonella typhi (1,5 μm)

Haemophilus influenzae (0,5 μm)

Poxvirus (0,2 μm)

Staphylococcus aureus (1 μm)

Abbildung 2-2-1: Größenvergleich von Viren (Poxvirus) und Bakterien mit einem roten Blutkörperchen (Erythrozyten)

1. HIV-Infektion und AIDS

Symptomschilderung des Erkrankten: Sie erleben in der von Ihnen betreuten Selbsthilfegruppe den 65-Jährigen Klienten F.M. Er klagt über einen seit mindestens sechs Wochen hartnäckig andauernden Herpes. Außerdem fühle er sich schon seit einiger Zeit geschwächt und habe seit einigen Tagen rötliche Flecken auf der Haut bemerkt.

Befund

Herr M. weist folgende Symptome auf:

- reduzierter Allgemeinzustand

- Herpes labialis, kleine in Gruppen stehende Bläschen

- weißliche schlecht abstreifbare Beläge im Bereich der Mundschleimhaut

- Laborbefunde: reichliches Wachstum von Sprosspilzen im Mundabstrich

- Nachweis von Antikörpern gegen HIV

Nach den klinischen Kriterien für die HIV-Infektion wird Herr M. in das Stadium C2 (AIDS-Fall) eingestuft.

> **Definition**
> AIDS (Aquired immunodeficiency syndrome) als Vollbild der Erkrankung nach HIV-Infektion

Pathogen

Die bei AIDS und HIV (Human immunodeficiency virus) zu unterscheidenden Viren sind die zwei Typen: HIV-1 und HIV-2: HIV-1 ist weltweit verbreitet, HIV-2 kommt besonders in Afrika und Indien vor.

Krankheitsentwicklung

Die Übertragung der Erkrankung ist möglich:

- sexuell

- parenteral, d.h. unter Umgehung des Magen-Darm-Traktes

- durch i.v.-Drogenkonsum, Blutprodukte (bei ungenügender Sicherheitstestung),

- Kanülenstichverletzung (Kap. 5.4)

- Blutkontakt auf ungeschützter, verletzter Haut

Tabelle 2-2-1: Klinische Diagnose HIV-Infektion und AIDS

Klinische Kategorie A	Klinische Kategorie B	Klinische Kategorie C
Überwiegend asymptomatische Phase	Symptomatisches Stadium der HIV-Infektion (Erkrankung weist auf Störung der zellulären Immunität hin)	AIDS definierende Erkrankung (Vollbild der HIV-Infektion)
■ Antikörper gegen HIV sind nachweisbar, das kann bereits 2 bis 3 Wochen nach Infektion sein ■ Der infizierte Patient weist keine Symptome auf ■ Mögliches Symptom: Lymphknotenschwellung, bei ca. 70 % der Patienten ■ Diese Phase kann Monate bis Jahre dauern	Klinisch sichtbare Symptome treten auf (AIDS-related complex): ■ Fieber ■ Abgeschlagenheit ■ Anhaltende Diarrhö ■ Gewichtsverlust ■ Ekzeme ■ Rezidivierender Herpes zoster (VZV) ■ Haar-Leukoplakie (Epstein-Barr-Virus): weiße, nicht abstreifbare Beläge am Zungenrand ■ Rezidivierender Herpes simplex (HSV) ■ Rezidivierende Candida-Infektionen ■ Thrombozytopenie häufig	■ Wasting-Syndrom, d. h. zunehmende Auszehrung, ■ Fieberschübe ■ Massive Immunsuppression ■ mit opportunistischen Infektionen und/oder typischen Malignomen ■ und/oder progredienter Enzephalitis ■ HIV-Enzephalopathie (Gedächtnisverlust, Verlust der Orientierung)
Ziel: «Infiziert mit HIV: gesund leben»	Bei Entwicklung der Abwehrschwäche: Krankheiten vorbeugen (Kap. 2.4)	Leben mit AIDS: Arrangement mit der Erkrankung

■ diaplazentar, d. h. auf dem Weg über die Plazenta, während der Geburt und über Muttermilch bei HIV-positiver Mutter

Für die pflegerische Versorgung der Menschen ist die Unterteilung in drei Stadien (**Tab. 2-2-1**) sinnvoll, die US-amerikanische Gesundheitsbehörde CDC unterteilt die klinischen Kriterien nach neun Stadien.

Risiken

Die Übertragungsrisiken von HIV im beruflichen Kontakt sind durch Anwenden korrekter Arbeitstechniken (z. B. Vermeiden von recapping und Nutzen patientennaher Kanülenabwurfsysteme) sowie Nutzen persönlicher Schutzausrüstung (PSA, wie z. B. Schutzhandschuhe bei Blutabnahme) auf extrem niedrige Werte zu beeinflussen. Bei nichtberuflichen Gefährdungen ist die Übertragung zu vermeiden durch die relevanten Präventionsansätze:

■ Screening von Blutkonserven

■ geschützter Sexualverkehr (Kondom!)

■ kein «needle-sharing» bei i. v.-Drogenkonsum

■ antiretrovirale Prophylaxe während der Schwangerschaft, um die Übertragung Mutter-Kind zu reduzieren; ggf. Kaiserschnitt, Stillverbot.

Aber: Sozialkontakte mit HIV-Positiven sind ungefährlich (gemeinsames Essen, z. B. Fondue, Streicheln und Küssen, Husten und Niesen, Pflege von HIV-positiven Pflegeabhängigen, sofern Basishygienemaßnahmen eingehalten werden).

Durch das Vermeiden risikoreicher Arbeits- und Pflegekontakte kann die berufliche Gefährdung weiter reduziert werden:

■ Blutentnahme mit Einmalhandschuhen, insbesondere bei Hautschrunden/Ekzem usw.

■ geschlossene Blutentnahmesysteme (unblutiges Umstecken von Blutentnahme-Röhrchen!)

■ Kanülenabwurfgefäße direkt zum Patienten mitnehmen (recapping bedeutet Stichgefahr, daher niemals recapping!)

■ Impfung ist nicht verfügbar

Konkrete Hygienehinweise bei beruflicher HIV-Exposition

Die nach jeder Blutexposition, insbesondere bei beruflicher Exposition im pflegerisch-therapeutischen Umfeld, erforderlichen Sofortmaßnahmen (Postexpositionsprophylaxe) sind in Kapitel 5.4 ausführlich erklärt.

2. Hepatitis

Symptomschilderung des Patienten: Die 24-Jährige Medizinstudentin Karla C. klagt über Abgeschlagenheit, Appetitlosigkeit und Gelenkschmerzen. Seit 2 Tagen beobachtet sie einen generalisierten Hautausschlag, der zunehmend juckt. Auf Nachfragen berichtet sie, dass sie in den letzten Semesterferien in Bolivien in einer ländlichen Entbindungsklinik ein Praktikum absolviert hat.

Mehr als einmal seien bei der Versorgung der Neugeborenen im Kreißsaal die Schutzhandschuhe gerissen und Blut über ihre Hände gelaufen. Da sie sehr kurzfristig einen günstigen Flug bekommen konnte, war vor der Abreise keine Zeit für ausreichende Impfungen gewesen.

Befund

Die Patientin weist folgende Symptome auf:

- leichte Druckschmerzhaftigkeit im rechten Oberbauch

- gelbliche Verfärbung des Augenweiß (Skleren) sowie Hand- und Fußinnenflächen

- Körpertemperatur 37,9 °C sublingual

- Im Labor ergaben sich folgende Ergebnisse:

  - Urin: Bilirubin +++

  - Blut: Transaminasen erhöht, Bilirubin erhöht, sonst alles im Normbereich

Verdachtsdiagnose: Hepatitis B

Hepatitis-Formen

Hepatitis A: fäkal-oral übertragene Infektion der Leber durch Hepatitis-A-Virus. Eine durch HAV verursachte Leberentzündung hat eine Inkubationszeit von 2 bis 6 Wochen. Die stärkste Virusausscheidung liegt in der Inkubationszeit, d. h. ihre Verbreitung kann nur durch gute Standardhygiene (Händehygiene, insbesondere beim Umgang mit Lebensmitteln) vorgebeugt werden. HAV sind sehr resistent: unempfindlich gegen Hitze und Säuren (Kap. 7.8 und 9.5).

Hepatitis B: parenteral, d. h. unter Umgehung des Magen-Darm-Traktes/sexuell/perinatal (während der Geburt) übertragene Infektion der Leber durch Hepatitis-B-Virus. Übertragung von Betreuten auf Mitarbeiter und umgekehrt möglich, als nosokomiale Infektion in operativen Kliniken, aber auch bei sonstigem Blutkontakt.

Hepatitis C: parenteral/sexuell/perinatal übertragene Infektion der Leber durch Hepatitis-C-Virus

Hepatitis D: parenteral/sexuell/perinatal übertragene Infektion der Leber durch Hepatitis-D-Virus als Co- oder Superinfektion einer Hepatitis B

Hepatitis E: fäkal-oral übertragene Infektion der Leber durch Hepatitis-E-Virus (Kap. 9.5)

Krankheitsentwicklung

Die Übertragung von HBV ist möglich:

- sexuell

- parenteral (Blut- und Blutprodukte, i. v.-Drogenabusus)

- perinatal, mit der Muttermilch

Nach der möglichen Impfung gegen HBV ist keine Übertragung möglich.

Risiken

Die Risiken im beruflichen Kontakt sind durch Anwenden korrekter Arbeitstechniken (z.B. Vermeiden von recapping und Nutzen patientennaher Kanülenabwurfsysteme) sowie Nutzen persönlicher Schutzausrüstung (PSA, wie z.B. Schutzhandschuhe bei Blutabnahme), auf extrem niedrige Werte zu beeinflussen. Zu berücksichtigen ist, dass das Übertragungsrisiko von HBV höher ist als das von HIV (**Tab. 2-2-2**).

Konkrete Hygienehinweise bei beruflicher HBV-Exposition

- Sicherheitsmaßnahmen beim Umgang mit Blut (Schutzhandschuhe): *never recap a needle!*

- weitere korrekte Arbeitstechniken beim Umgang mit Blut (Kap. 5.4)

- Postexpositionsprophylaxe Hepatitis B bei Blutinokulation nicht geimpfter Personen mit Hepatitis B-Immunglobulin sowie korrekter Wundversorgung. Weiteres siehe Kapitel 5.4

Fazit für die Praxis

Risiken aus blutübertragbaren Viruserkrankungen sind im beruflichen Kontakt durch Anwenden korrekter Arbeitstechniken sowie Nutzen persönlicher Schutzausrüstung auf extrem niedrige Werte zu senken.

2.3
Bakterien

Die Zahl bakterieller Erkrankungen ist groß. **Tabelle 2-3-1** zeigt die Verteilung der fünf medizinisch wichtigsten Bakteriengruppen.

Tabelle 2-2-2: Berufsbedingte, durch Blut übertragbare Virusinfektionen (Sitzmann, 2004)

Übertragungsrisiko	Virusempfindlichkeit
Hepatitis B (HBV)	
■ Sehr hoch ■ Übertragungsrisiko bei einzelner perkutaner Nadelstichverletzung > 30 %	■ Virus relativ stabil: übersteht 30 min bei 50 °C ■ Inaktiv bei 100 °C nach 5 min ■ stabil bis −20 °C ■ Eine Woche in getrocknetem Blut noch infektiös
Hepatitis C (HCV)	
■ Eher gering ■ Übertragungsrisiko ca. 2 bis 5 % ■ Risiko steigt bei HCV-/HIV-Koinfektion	■ Gegen Formalin und Hitze empfindlich
Hepatitis D (HDV)	
■ Nicht bekannt für Nadelstichverletzung	■ Resistenz gleicht der des HBV
Human Immunodeficiency Virus (HIV)	
■ Geringer als bei HBV-Infektionen ■ Übertragungsrisiko ca. 0,3 bis 0,5 %	■ Gegenüber äußeren Einflüssen wenig resistent ■ Verliert außerhalb des Organismus 90 bis 99 % seiner Infektiosität ■ Inaktiv bei 56 °C nach 8 bis 30 min

Tabelle 2-3-1: Bandbreite der fünf medizinisch wichtigsten Bakteriengruppen

Bakteriengruppe	Erkrankungsspektrum
Staphylokokken	Abszess, Hauteiterungen, Wundinfektionen, Gastroenteritis als Lebensmittelvergiftung, Osteomyelitis (Knochenmarkentzündung), Sepsis
Streptokokken	Scharlach, Angina, HNO-Infektionen, Wundinfektionen
Pneumokokken	Pneumonie, Otitis, Meningitis (Hirnhautentzündung)
Escherichia coli	Harnwegsinfekte, Lebensmittelvergiftung, nosokomiale (Beatmungs-) Pneumonie, Wundinfektion
Salmonellen	Lebensmittelinfektion, Typhus

In ihrer Rolle als Krankheitsbeteiligte finden Sie bakterienbedingte Infektionen behandelt in:

- Kapitel 6.1 zur hygienebewussten Körperpflege

- Kapitel 6.3: Förderung oraler Ernährung

- Kapitel 6.5 als untere (Zystitis) und obere Harnwegsinfektion (Pyelonephritis)

- Kapitel 6.6 bei Wundinfektionen

- Kapitel 6.10 als Bakteriämien und Sepsis nach Injektionen und Infusionen

- Kapitel 6.11 bei langzeitenteraler Ernährung

- Kapitel 7.2 zur Tierhaltung

- Kapitel 7.3 Gefährdungen durch Wasser

- Kapitel 7.8 Lebensmittelhygiene

- Kapitel 9.3 häufige Mikroben bei ambulant erworbenen Pneumonien

- Kapitel 9.5 Durchfallerkrankungen

- Kapitel 9.7 multiresistente Keime.

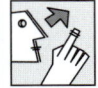 ### Einleitung
Als Fallbeschreibung wird hier die Meningitis vorgestellt. Symptomschilderung des Patienten: Auf ihrer Abendtour wird im Haushalt der Familie B., wo die Krankenschwester des ambulanten Pflegedienstes den 88-Jährigen Großvater pflegerisch betreut, der 12-Jährige Markus vorgestellt. Von den Eltern erfährt die Kollegin Folgendes: nach der Rückkehr aus der Schule habe das Kind über starke Kopfschmerzen und Übelkeit geklagt. Er habe sich zunächst ins Bett gelegt und zwei Stunden geschlafen. Als die Mutter ihn dann weckte, habe er gesagt, dass die Übelkeit und die Kopfschmerzen noch zugenommen hätten. Markus habe sich fiebrig angefühlt. Im Verlauf des Abends habe das Fieber weiter zugenommen. Der Junge sei zunehmend schläfrig geworden und jetzt reagiert er nur auf lautes Rufen. Die Kollegin rät den Eltern, dass sie ihren Jungen sofort in die Notaufnahme des nahen Krankenhauses bringen.

Befund

- stark vermindertes Bewusstsein (Somnolenz)

- deutliche Nackensteifigkeit (Meningismus)

- flohstichartige und einige größere Hautblutungen

- Körpertemperatur: 40,5 °C

Verdachtsdiagnose: Meningitis

Definition
Meningitis: mikrobenunterstützte Entzündung der Hirnhäute

Pathogene
Verschiedene Mikroorganismen können eine Meningitis auslösen. Das Pathogen der (eitrigen) Meningokokken-Meningitis ist Neisseria meningitidis. Auf andere Mikroben weisen zusätzliche Erkrankungen hin **(Tab. 2-3-2)**.

Viren
Virale Meningitiden sind viel häufiger als die mit Bakterien beteiligten, u. a. Masern-Virus, Tollwutvirus (Tierbiss), Varicella-Zoster-Virus, FSME-Virus (Zeckenstich). Sie nehmen im Vergleich zu den bakteriellen Meningitiden meist einen klinisch leichteren Verlauf.

Tabelle 2-3-2: Einige Infektionswege der Meningitis und einzelne Pathogene

Infektionsweg, fortgeleitet	Pathogen (Beispiele)
Über Blutgefäße	Neisseria meningitidis (Meningokokken), Streptococcus pneumoniae (Pneumokokken)
	Paramyxovirus (Mumps)
Direkt von benachbarten Organen: Mittelohrentzündung (Otitis), Nasennebenhöhlenentzündung (Sinusitis)	Streptococcus pneumoniae, Streptococcus pyogenes
Von außen bei offenen Schädel-Hirn-Trauma (Liquorshunt)	Staphylococcus epidermidis, Staphylococcus aureus
Abwehrschwäche	Enterobakterien, Pseudomonas aeruginosa, Staphylococcus aureus

Krankheitsentwicklung

Die Übertragung der Erkrankung ist durch Tröpfcheninfektion (respiratorische Sekrete) bei engem Kontakt möglich. 5 bis 10 % der Bevölkerung sind ohne Symptome besiedelt. Die Mikroben sind fähig, sich an Epithelzellen der oberen Atemwege anzuheften (Adhärenz), durch sie zu dringen, sich im Blut schnellstens zu vermehren und zu verbreiten. Der Übertritt erfolgt dann in den Liquor, wo es zur weiteren Vermehrung kommt.

Risiken

Wenige Stunden können das Schicksal eines Kranken bestimmen: zum Erreichen eines wirksamen Liquorspiegels muss der klinisch Erkrankte möglichst nach Gewinnen von Untersuchungsmaterial ausreichend hochdosiert intravenös mit Penicillin behandelt werden. Die beiden häufigsten bakteriellen Pathogene, Meningokokken und Pneumokokken, sind dafür hochempfindlich.

Komplikationen einer Meningitis sind z. B. Septikämien mit hämorrhagischem Hautausschlag (Petechien), Waterhouse-Friderichsen-Syndrom (Blutungen in Gehirn und Nebennieren). Die Letalität liegt bei 5 bis 30 %, die Rate bleibender Schäden (Epilepsie, Hörverlust, Lähmungen u. a.) liegt bei 20 % der Patienten.

Konkrete Hygienehinweise

Der Patient ist akut an einer Infektionskrankheit erkrankt, die sehr komplikationsträchtig ist und binnen Stunden zum Tod führen kann. Er benötigt intensive Pflege.

Aufgaben der Pflege

Zu den Pflegeschwerpunkten gehören:

- Isolierungsmaßnahmen: Patienten mit Verdacht auf Meningitis werden bis 24 h nach Therapiebeginn im Einzelzimmer isoliert. Danach ist keine spezielle Hygiene mehr notwendig, die über die Standardhygiene hinausgeht. Außerhalb des Körpers sterben die Keime rasch ab. Während der Pflege ist ein Mund-Nasenschutz erforderlich bei engem Kontakt < 2 m (Intubation, Absaugen, Betten, Körperpflege) bis 24 h nach adäquatem Therapiebeginn.

Für die pflegerische Versorgung ist wichtig, dass medizinisch-pflegerische Mitarbeiter i. d. R. keine Chemoprophylaxe benötigen, außer sie hatten zum Patienten sehr engen («Kusskontakt»), z. B. nach Reanimationsmaßnahmen, Intubation, endotrachealem Absaugen ohne Mund-Nasenschutz.

- intensivpflegerische Betreuung und Überwachung

Fazit für die Praxis

Menschen im höheren Lebensalter erleiden die bakterielle Meningitis häufiger und sterben häufiger an ihr (über 20 %). Die typischen Symptome der Meningitis (Fieber, Kopfschmerzen und Nackensteifigkeit, evtl. Lichtscheue und neurologische Beeinträchtigung) können beim älteren Menschen fehlen oder nur schwach ausgeprägt sein. Das kann die frühzeitige Diagnose erschweren.

2.4
Pilze

Am Beispiel eines Menschen mit erworbener Schädigung der Resistenz gegen Mikroorganismen nach Organtransplantation werden einige Eigenschaften von Pilzen dargestellt und hygienische Erfordernisse begründet.

Einleitung

Humanpathogene Pilzerkrankungen (Mykosen) können in 2 Gruppen eingeteilt werden:

- Oberflächliche Mykosen

- Tiefe Mykosen

Einige Pilzgruppen werden in **Tabelle 2-4-1** und **Tabelle 2-4-2** beschrieben.

Fallbeschreibung einer Infektion bei Abwehrschwäche: Pilzinfektion

Symptomschilderung des Erkrankten: Der 25-jährige Patient erhielt vor und nach seiner Nierentransplantation immunsuppressive Therapie.

Tabelle 2-4-1: Oberflächliche Mykosen

Dermatophyten	
Allgemeine Bezeichnung für Pilze, die oberflächliche Haut-schichten befallen. Drei humanpathogene Gattungen sind: Trichophyton, Epidermophyton, Microsporum	
Eigenschaften	Keratinophil, d. h. sie lieben die Oberfläche von Keratinstrukturen: Befall von Haut, Haaren, Nägel. Sie dringen nicht in tiefer gelegenes Gewebe ein
Temperaturoptimum	Bei 28 bis 30 °C
Erkrankungen	z. B. Fußpilz
Übertragung	Durch Kontakt
Symptome	Hautentzündung, Juckreiz
Prävention und Behandlung	Verbesserte Hautpflege (Kap. 6.1) und Hygiene (z. B. kein Barfuß-kontakt, Badesandalen), lokale fungizide Mittel

Tabelle 2-4-2: Tiefe Mykosen, d. h. invasive Pilzinfektion

Aspergillus	
A. fumigatus ist der wichtigste der drei häufig vorkommenden Spezies, die anderen beiden sind A. flavus und A. terreus (Häfner, 2006)	
Eigenschaften	der Pilz ist in der Natur weit verbreitet (ubiquitär); verursacht opportunistische Infektionen bei immungeschwächten Menschen; dringt in Lunge und Blutbahnen ein (exogene Infektion)
Erkrankungen	Aspergillose
Übertragung	auf dem Luftweg durch Inhalation luftgetragener Sporen
Symptome	Pneumonie mit Gewebezerstörung, Arrosion von Blutgefäßen
Prävention und Behandlung	Vermeiden der Luftkontamination (z. B. bauliche Maßnahmen, Renovierung) bei extrem gefährde-ten Patienten, z. B. Knochenmarktransplantierten; systemisch oder inhalativ Antimykotika

Candida albicans	
Hefepilz, Teil der Normalflora von Schleimhäuten	
Eigenschaften	ruft opportunistische Infektionen u. a. bei immun-geschwächten Menschen (z. B. HIV-Infektion) sowie mit Antibiotika behandelten Menschen hervor (endogene Infektion)
Erkrankungen	Candidose, Soor
Übertragung	Teil der Normalflora der Haut, Schleimhaut von Mund, Vagina und Darm, Aspiration in die Alveo-len: Ansiedlung
Symptome	Fieber, Soor: weißliche, schwer abstreifbare Beläge, z. B. auf der Zunge
Prävention und Behandlung	sorgfältige Selbstbeobachtung, z. B. bei HIV; frühzeitiger Therapiebeginn = entscheidende lebensrettende Maßnahme (prophylaktische Inhalation von Antimykotika)

Pneumocystis carinii (P. jiroveci)	
aerogener Organismus (auf Alveolarzellen)	
Eigenschaften	als opportunistische Infektion bei AIDS (reakti-vierte Erkrankung nach Erstmanifestation in den ersten Lebensjahren)
Erkrankungen	Pneumonie, schwer verlaufend in Immunsuppri-mierten; weltweit verbreitet
Übertragung	Tröpfcheninfektion
Symptome	Fieber, Husten und schleimig-eitriges Sputum; Schüttelfrost, Atemnot, Schwäche und Müdigkeit können eine Pneumonie begleiten
Prävention und Behandlung	Antimykotika mit schweren Nebenwirkungen

8 Wochen nach der Transplantation erkrankt er mit Fieber (bei 38 °C), Atemnot und unproduk-tivem Husten. Im ambulanten Computertomo-gramm wird der Verdacht geäußert auf eine durch Schimmelpilzinfektion der Lunge, zu Hause ent-standene Pneumonie («Late-Onset-Infektion»). In dieser Phase infizieren sich Patienten unter Dauermedikation mit Immunsuppressiva au-ßerhalb des Krankenhauses, wenn sie unkontrol-liert Aspergillussporen ausgesetzt sind. Diese Mykosen können noch 3 Monate bis 1 Jahr nach Transplantation auftreten.

Pathogene

Beim direkten Erregernachweis mittels Kultur wurde im Labor die Infektion mit dem Faden-pilz Aspergillus fumigatus bestätigt. Bei dieser Infektion dringt der Pilz in das Wirtsgewebe der Lunge ein.

Krankheitsentwicklung

Die Übertragung der Erkrankung ist möglich durch aerogene Inhalation der ubiquitär ver-breiteten Pilzsporen bis in die Alveolen. Beob-achtet wird ein schrankenloses Wachstum der Hyphen (= fadenförmigen Zellen der Pilze) ins Gewebe.

Risiken

Durch die Zunahme hochwirksamer, eingreifender Diagnose- und Therapieverfahren (Intensiv-, Transplantations- und onkologische Medizin) kommt es zur Zunahme von Infekten durch opportunistische Erreger, wie Pilzerkrankungen (Mykosen).

Im Rahmen einer Chemotherapie kann es je nach Art und Dosis des Zytostatikums zu einer mehr oder weniger starken Myelosuppression (Einschränkung der blutbildenden Funktion des Knochenmarks) kommen. Bei einem Abfall der Granulozyten auf Werte unter < 1000/µl ist auch die Abwehr gegen Mikroorganismen stark reduziert.

Abwehrgeschwächte sterben häufig nicht an der Grundkrankheit, sondern an einer Opportunisten-Infektion. Die Erkennung und Behandlung ist schwierig und es besteht eine hohe Letalität trotz antimikrobieller Therapie.

Konkrete Hygienehinweise

Das Risiko an opportunistischen oder iatrogenen (durch ärztliche Therapie verursachten) Infektionen zu erkranken, besteht bei Patienten nach Transplantation sowie Chemo- bzw. Strahlenbehandlung aufgrund ihrer Resistenzminderung und erhöhten Infektanfälligkeit. Deshalb sind hygienische Vorsichtsmaßnahmen von Bedeutung.

Neben einer sorgfältigen Standardhygiene können folgende Maßnahmen zur Verhinderung einer Infektion beitragen:

- Schaffen einer keimreduzierten Umgebung
- frühzeitiges Erkennen von Infektionszeichen
- beeinflussen einer entstandenen Mukositis
- reduzieren der patienteneigenen Keimflora
- hygienisches Verhalten und Arbeiten
- keimreduzierte Ernährung

Keimreduzierte Umgebung. Durch die Umwelt ist der abwehrgeschwächte Mensch den potenziell pathogenen Keimen ausgesetzt. Deshalb erfolgt insbesondere bei allogener Transplantation oder Granulozytopenie < 1000/µl eine protek-

tive Umkehrisolierung. Die Patienten werden entweder in speziell ausgestatteten Zimmern oder in der Klinik auf abgeschlossenen, künstlich klimatisierten und keimarmen Isolierstationen gepflegt. Dabei schützen getrennte Einzelräume mit Überdruck, Schutzhandschuhe, Gesichtsmasken und Schutzkittel der Mitarbeiter die Patienten, bis sich deren Immunsystem wieder erholt hat.

Wegen der möglichen Besiedlung mit Aspergillen dürfen im Patientenzimmer keine Pflanzen oder Trockenblumen stehen. Fußböden und Oberflächen des Mobiliars werden desinfizierend gereinigt.

Infektionszeichen erkennen. Um Infektionszeichen frühzeitig erkennen zu können, wird die Körpertemperatur des Patienten mehrmals täglich gemessen, dokumentiert und verglichen.

> **Beachte**
> Bei neutropenischen Patienten ist Fieber oft das erste und einzige Zeichen einer Infektion.

Beeinflussen einer Mukositis. Etwa 7 bis 14 Tage nach Zytostatikagabe können im Mundbereich Ulzerationen unterschiedlicher Ausprägung auftreten. Als auslösende Keime der Standortflora kommen Streptokokken, Enterokokken, Herpessimplex-Viren und Candida albicans in Frage. Eindeutige Formen zur Mukositisprophylaxe existieren nicht. Als präventiv wirken bestimmte Ess- und Trinkgewohnheiten. Nahrungsmittel sollen möglichst lange gekocht werden, sodass sie zart und leicht zu kauen sind, möglichst in kleine Stücke geschnitten und mit Flüssigkeit versetzt werden. Hilfreich kann der Einsatz enteraler Zusatznahrung sein. Die Nahrung sollte möglichst püriert sein oder aus anderen weichen Nahrungsmitteln (Pudding, Milchshakes) bestehen. Grobe oder trockene Nahrungsmittel, stark gewürzte, gesalzene und heiße Speisen sowie Zitrusfrüchte sind zu vermeiden, ebenso Alkohol- und Zigarettenkonsum. Bei Auftreten einer schweren Mukositis empfiehlt sich die Anwendung von Lokalanästhetika in Kombination mit einem lokal wirksamen Antiseptikum.

Reduzieren der Keimflora. Während der Zeit im Krankenhaus oder Rehabilitationszentrum kann die patienteneigene Keimflora des abwehrgeschwächten Patienten reduziert werden, indem folgende Maßnahmen angewendet werden:

- Bettwäschewechsel alle 2 bis 3 d

- täglich Wechsel von Strümpfen (60 °C waschbar) und Unterwäsche

- Handtuch- und Waschlappenwechsel nach jeder Körperpflege

- sorgfältige Händehygiene nach jedem Toilettengang

- Verwendung milder Seifen

- Deoroller und Cremetiegel als Keimreservoir durch Tuben oder Sprühflaschen ersetzen

- regelmäßige Inspektion der Mundschleimhaut (Mukositisprophylaxe)

- sorgfältige, regelmäßige Mundhygiene mit antiseptischen Mundspüllösungen

- tägliche Erneuerung des Pflegesets

- Tees mehrmals täglich frisch (gekocht) zubereiten.

Beachte
Um Wasserkeime (z. B. Legionellen, Kap. 6.1, Kap. 6.6) auszuspülen, ist es sinnvoll, das Wasser nach dem Aufdrehen des Wasserhahnes für etwa eine Minute laufen zu lassen. Das gilt besonders, wenn das Wasser für die Mund- oder Körperpflege verwendet werden soll.

Hygienisches Verhalten und Arbeiten. Invasive Maßnahmen, wie z. B. Injektionen, Anlage eines Harnblasen- oder Verweilkatheters erfolgen nur bei strenger Indikation. Dabei ist besonders darauf zu achten, dass die geltenden hygienischen Regeln peinlichst genau eingehalten werden. Die Händedesinfektion muss gezielt und bewusst praktiziert werden.

Beachte
Leiden Patienten mit Immunsuppression an Infektionen der oberen Atemwege oder Herpes labialis, sollte zusätzlich zu den beschriebenen Maßnahmen ein Mund- und Nasenschutz getragen werden.

Keimreduzierte Ernährung. Die bakterielle Besiedlung des Magen-Darm-Trakts bedeutet für den Patienten eine große Gefahr für eine übergreifende Infektion. Durch eine keimarme Ernährung soll das Infektionsrisiko während der therapiebedingten Neutropenie reduziert werden. Bis das körpereigene Immunsystem wieder aufgebaut ist, müssen die Patienten folgende Ernährungseinschränkungen akzeptieren:

- nur frisch zubereitete oder aufgetaute und gekochte Speisen verzehren (kein Fast-Food)

- Gewürze (auch Pfeffer) und Kräuter mitkochen

- angebrochene Lebensmittel innerhalb von 24 h aufbrauchen

- Milchprodukte nur pasteurisiert (keine Rohmilch oder Schimmelkäse) verwenden

- auf rohe Salate oder nicht schälbares Obst verzichten

- Warmgetränke immer mit kochendem Wasser überbrühen, z. B. Tee oder Instantkaffee

 Fazit für die Praxis
Fieber, Durchfall, Hautauschlag können Anzeichen einer Infektion als Folgeerscheinung zytostatischer Chemotherapie oder Immunsuppression sein. Es sollte auf jeden Fall der behandelnde Arzt benachrichtigt werden. Der Patient ist zu ermutigen, bei auftretenden Fragen, Problemen und Beschwerden in der Klinik anzurufen, um dort sachdienliche Hinweise und Handlungsempfehlungen zu erhalten. Nur so können mögliche schwere Komplikationen frühzeitig erkannt und fachgerecht behandelt werden.

2.5
Protozoen (Parasiten)

In einem Text der deutschen Arbeitsverwaltung (2005) wird suggeriert, Menschen, die zu Unrecht Sozialleistungen bezögen, seien noch schlimmer als Parasiten: «Biologen verwenden für Organismen, die zeitweise oder dauerhaft zur Befriedigung ihrer Nahrungsbedingungen auf Kosten anderer Lebewesen – ihren Wirten – leben übereinstimmend die Bezeichnung Parasiten.» Auch wenn es natürlich «völlig unstatthaft» sei, «Begriffe aus dem Tierreich auf Menschen zu übertragen», wird darauf verwiesen, dass Sozialbetrug «besonders verwerflich sei», weil «nicht durch die Natur bestimmt, sondern vom Willen des Einzelnen gesteuert». Diesen Text akzeptierte der scheidende Wirtschaftsminister Wolfgang Clement laut Frankfurter Rundschau online vom 19. 10. 2005 (Abt, 2006).

Man nennt sie Parasiten, diese tierischen Lebewesen und an der Erkrankung eines Menschen mit Malaria werden sie vorgestellt.

Einleitung

In Kapitel 9.8 gibt **Tabelle 9-8-1** einen Überblick von durch Parasiten übertragene Infektionen. Hier wird diese Darstellung ergänzt durch die Protozoen, einzellige, relativ große und hoch entwickelte Lebewesen, die sich mit Flagellen, Zilien o. Ä. fortbewegen können. Es sollen nur in unseren Breiten zu erlebende Krankheitsbilder erwähnt werden (**Tab. 2-5-1**).

Fallbeschreibung einer Infektion mit Malaria

Symptome
Nach einem Urlaub mit den Eltern kommt der 23-jährige Holger M. wieder zurück in die sozialtherapeutische Wohngemeinschaft. Eine Woche darauf wacht er morgens mit Fieber auf, gemessen werden 39,4 °C. Auf Nachfrage bei den Eltern bestätigen sie, dass die Familie ihren Urlaub in Thailand verbracht habe.

Befund aus der Klinik

- Unregelmäßiges intermittierendes Fieber; zu Beginn: unspezifische Infektzeichen (bronchitische Symptome, leichte Diarrhö, Übelkeit, Erbrechen, Kopfschmerzen)

- Mögliche Komplikationen: Splenomegalie, d. h. Milzvergrößerung, Ikterus (d. h. gelbliche Verfärbung der Haut und Schleimhäute und besonders frühzeitig der Lederhaut der Augen (Sklera), durch Übertritt von Gallenfarbstof-

Tabelle 2-5-1: Auswahl von Protozoen, in unseren Breiten krankmachend

Lokalisation	Pathogene	Erkrankung
Darmpathogene Protozoen: Durchfall auslösend	Giardia lamblia	Infektiöses Pathogen wässrigen Durchfalls
	Entamoeba histolytica	Mikrobe bei Amöbenruhr
	Cryptosporidium parvum	Bei abwehrgeschwächten, z. B. AIDS-Patienten Pathogen lebensbedrohlicher Diarrhöen
Auf der Genitalschleimhaut von Frau und Mann lebend	Flagellaten: Trichomonas vaginalis	Durch Geschlechtsverkehr übertragene Entzündung des Urogenitaltrakts mit Ausfluss und Schleimhautirritationen (oft asymptomatische Infektion)
Insbesondere bei geschwächten Menschen Infektionen auslösend	Toxoplasma gondii	*Nach der Geburt erworbene Form:* von Tieren, z. B. rohem Schweinefleisch, Katzenkot u. a. übertragene Infektion; verläuft zu 95 % symptomlos. Bei Abwehrschwäche, z. B. AIDS oder nach Organtransplantation kann es zur Infektion durch Reaktivierung einer Erstinfektion oder das infizierte Spenderorgan kommen. Erkrankung kann zu Lymphadenitis = Lymphknotenentzündung, Pneumonie, Herzmuskelentzündung (Myokarditis) führen.

fen aus dem Blut in die Körpergewebe), Anämie, Thrombozytopenie, zerebrale Malaria, Nierenversagen u. a.

Pathogene
Plasmodium falciparum (Malaria tropica) u. a.

Übertragung
Stich durch infizierte weibliche Anopheles-Mücken (Vektor), Malaria tritt auf in Endemiegebieten Afrikas, Asien, Mittel- und Südamerikas.

Krankheitsentwicklung
Der Entwicklungszyklus ist mit einem Wirtswechsel von der Mücke auf den Menschen verbunden. Plasmoiden kommen unter natürlichen Bedingungen nur im Wirt, also dem Menschen oder Vektor, also der Anopheles-Mücke vor. Zur Entwicklung in der Mücke benötigen die Pathogene mindestens 13 °C und nicht mehr als 33 °C.

Nach der Blutmahlzeit der Mücke dringen Plasmodien über das Blut in die Leberzellen ein, wo sie sich vermehren. Im Entwicklungszyklus der Plasmodien gelangt eine neue Form in die Blutbahn und vermehrt sich wieder in den roten Blutkörperchen (Erythrozyten). Abhängig von der Plasmodienart sind die typischen Fieberschübe durch die Hämolyse (d. h. Auflösung der Erythrozyten) zu beobachten mit Schüttelfrost, hohem Fieber, Abfall der Temperatur und starken Schwitzen alle 48 bzw. 72 h.

Risiken
Tropenrückkehrer mit Fieber haben eine Malaria bis zum Beweis des Gegenteils.

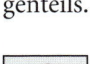
Konkrete Hygienehinweise
Zur Prävention dienen Moskitonetz, Repellents, d. h. auf die Haut aufgetragene Mittel, die durch ihren Geruch stechende und saugende Insekten abwehren, langärmelige Hemden, lange Hosen. Weiter soll während der Reise eine medikamentöse Chemoprophylaxe vorgenommen werden.

Fazit für die Praxis
Ein Zurückdrängen der Erkrankung durch intensives Nutzen von Insektiziden gegen die Vektoren scheint momentan nicht sinnvoll, da (auch hier) die Resistenz der Mücke gegen Insektizide und der Plasmoiden gegen Chemotherapeutika stark zunimmt.

2.6 Mikrobiologische Diagnostik

Zur mikrobiologische Diagnostik werden nachfolgend hilfreiche Materialien und Vorgehensweisen beschrieben.

Einleitung
Die mikrobiologische Diagnostik dient der Mikrobenbestimmung, also dem Nachweis und der Bestimmung von Viren, Bakterien, Pilzen und Protozoen sowie ggf. der Empfindlichkeitsbestimmung gegen Antibiotika.

Vielfach gelingt es Pflegenden durch ihre Nähe und geistige Präsenz, für den Patienten die Chance zu nutzen, an eine primär relativ harmlose und begrenzte Infektion vor dem Entstehen schwerer infektiöser Komplikationen zu denken und darauf angemessen zu reagieren; wir müssen Infektionen für möglich halten. Neben der aufmerksamen Beobachtung der Patienten auf Infektionssymptome stehen zur Diagnostik von Infektionen auch mikrobiologische Untersuchungen zur Verfügung.

Definition
Infektion: unter Infektion (lat. inficere = etwas hineintun) ist die Ansiedlung, das Wachstum und die Vermehrung von Mikroorganismen in einem Makroorganismus zu verstehen, auf die er mit Abwehr und/oder Schädigungen reagieren kann.

Beachte: Infektion ist nicht gleich Krankheit! Erst wenn Symptome vorliegen und Funktionsänderungen von Organen Beschwerden verursachen, liegt eine Krankheit vor.

Basierend auf der Definition der Infektion existieren zur Diagnostik zwei prinzipielle Ansätze:

1. direkter Nachweis = Nachweis der Mikrobe selbst

2. indirekter Nachweis = Nachweis der mikrobenspezifischen Immunreaktion

Zum **direkten Nachweis** dienen folgende Untersuchungsarten:

■ Gewinnen von Material zum Fertigen eines Objektträgerausstriches: In sehr eiligen und wichtigen Fällen (z. B. Liquor bei Meningitisverdacht, Rachenabstrich bei Diphtherieverdacht) wird das gewonnene Material sofort auf einem Objektträger ausgestrichen und nach gezielter Färbung unter dem Mikroskop untersucht.

■ Identifizierung von Mikroorganismen durch Isolierung und Kultur: Für viele uns bekannter Bakterien ist es gelungen, künstliche Nährböden zu entwickeln, auf denen sie wachsen. Viren können in Zellkulturen vermehrt werden. Der Mikrobennachweis ermöglicht evtl. eine Quantifizierung (ihre Anzahl pro Milliliter, z. B. im normalerweise sterilen Urin) sowie die Typisierung und seine Resistenzprüfung (Empfindlichkeit) gegen verschiedene antimikrobiell wirksame Substanzen, z. B. Antibiotika.

Zum **indirekten Nachweis** durch molekularbiologische Verfahren wird das genetische Material, also DNS oder RNS, von Mikroorganismen, die sonst nur sehr schwer oder mit längerem Zeitaufwand zu züchten sind, z. B. Mycobacterium tuberculosis, bestimmt.

Beachte
Im klinischen Alltag werden Bakterien in der Regel kulturell, Protozoen mikroskopisch und Viren serologisch nachgewiesen.

Risiken

Entscheidend für den Erfolg einer mikrobiologischen Untersuchung ist die Sorgfalt, die auf die Materialgewinnung und den Transport des Untersuchungsmaterials verwendet wird. Materialentnahmen (**Tab. 2-6-1**) müssen korrekt vorbereitet und so erfolgen, dass die Kontamination mit physiologischer Standort- oder Begleitflora möglichst vermieden wird.

Konkrete Hygienehinweise

Bedeutend ist die Gefährdung des Untersuchungsergebnisses durch Kontaminationen aus der Umgebung des Entnahmeortes, d. h. durch Begleitflora. Vor Entnahme von Blut, Liquor und Blasenpunktionsurin ist deshalb eine adäquate Hautantiseptik durchzuführen. Andererseits sind Kontaminationen von Material eines Körperbereiches mit physiologischer Bakterienflora meist nicht zu vermeiden.

Fazit für die Praxis

Ein Mikrobennachweis für Infektionen ist häufig wichtig. Die meisten humanpathogenen Bakterien wie Darmbakterien, z. B. Enterobacteriaceae oder Staphylokokken (u. a. Pathogene eitriger Hauterkrankungen und Wundinfektionen), teilen sich alle 20 min. Nach 3,5 h hat sich ihre Zahl vertausendfacht. Das macht die Notwendigkeit korrekter Aufbewahrung und Transport mikrobieller Proben verständlich.

Tabelle 2-6-1: Vorbereitung ausgewählter mikrobiologischer Diagnostik (mod. n. Sitzmann, 2005)

Was brauche ich?	Vorgehen zur Abnahme	Volumen Probenzahl	Transport/Lagerung	Hinweise
Katheterspitze ■ Schutzhandschuhe ■ Hautantiseptikum (alkohol. PVP-Iod oder 70 % Alkohol) ■ sterile Schere ■ steriles Probenröhrchen	Schutzhandschuhe anziehen, Einstichstelle um den Katheter (zum Schutz vor Kontamination des Katheters durch Hautflora beim Herausziehen) mit Hautantiseptikum desinfizieren. Verdunstung des Präparates abwarten (Kontakt mit Desinfektionsmittelresten verfälscht Ergebnis). Katheter herausziehen, Spitze mit steriler Schere abschneiden und in steriles Probenröhrchen geben	4 bis 5 cm des Katheters	In steriles Probenröhrchen	Zur Diagnosesicherung katheter-assoziierter Bakteriämie ist gleichzeitig eine positive Blutkultur erforderlich. Nur eine gezielte Untersuchung der Spitze ist daher sinnvoll: bei klinischen Hinweisen auf Infektion sind neben der Spitze auch Blutkulturen zu untersuchen.
Liquor ■ sterile Probenröhrchen (mind. 3)	Lumbalpunktion nach korrekter Desinfektion der Haut bzw. nach sorgfältiger Desinfektion unter sterilen Bedingungen aus externer Ventrikeldrainage	2 ml aufteilen in mind. 3 sterile Probenröhrchen; größere Volumina bei Untersuchung u. a. auf Pilze, Tb-Bakterien	So schnell wie möglich Transport ins mikrobiologische Labor; nicht kühlen, sondern stehen lassen bei Raumtemperatur	Falls längere Lagerung notwendig: Teil des Liquors in Blutkulturflasche und in Brutschrank geben
Auge: Abstrich Konjunktiva; Kornea ■ sterile Abstrichtupfer	Material möglichst vor Anwendung von Lokalanaesthetika gewinnen (wg. evtl. antimikrobieller Aktivität)	So viel Material wie möglich gewinnen	Abstrichtupfer in Transportmedium geben und so schnell wie möglich ins Labor bringen	Wenn nur ein Auge infiziert ist, beide Konjunktiven abstreichen, um physiologische Besiedlung zu bestimmen
Respirationstrakt: Nase ■ Abstrichtupfer ■ steriles NaCl 0,9 %	Mit NaCl 0,9 % angefeuchteten Abstrichtupfer Material ringsum die Innenseite der vorderen Nasenhöhle abstreichen	Ein Abstrichtupfer für beide Nasenhöhlen ausreichend	Röhrchen mit Transportmedium; Lagerung im Kühlschrank bis zum schnellstmöglichen Transport ins Labor	Tupfer 1 bis 2 cm in die Nase einführen, S. aureus z. B. siedelt bevorzugt in vorderer Nasenhöhle
Mund, Rachen ■ Abstrichtupfer	Mit Abstrichtupfer entzündete Region oder Rachenring abstreichen	Evtl. zweiten Abstrichtupfer für normalen Schleimhautabstrich	Kühlschranklagerung bis zum schnellstmöglichen Transport ins Labor	Abnahme am besten morgens
Sputum ■ steriles Probengefäß ■ Zellstoff	Wenn möglich, vorher mehrfach Mundspülung mit Leitungswasser; respiratorisches Sekret aus Bronchialsystem hochhusten und in steriles Behältnis expektorieren lassen	> 1 ml	Untersuchung innerhalb von 4 h ist dringend anzustreben; im Kühlschrank (4 °C) Zwischenlagerung, bei längerer Transportzeit Kühllagerung	Abgabe sinnvoll unter Aufsicht; am besten ist Nüchternsputum geeignet; Auswurf kann durch Inhalation von NaCl (3 bis 10 %) provoziert werden. Spucke und Speichel ist kein Sputum!
Trachealsekret ■ steriles Probengefäß	Nasotracheale bzw. pharyngotracheale Absaugung	So viel wie möglich	Siehe Sputum	Siehe Sputum

Tabelle 2-6-1: Fortsetzung

Was brauche ich?	Vorgehen zur Abnahme	Volumen Probenzahl	Transport/Lagerung	Hinweise
Urogenitaltrakt: Katheterurin ■ Hautantiseptikum (70 % Alkohol) ■ 10 ml-Spritze, Kanüle ■ steriles Proben-röhrchen	Desinfektion der Punktions-stelle am Drainagesystem und aseptische Entnahme mit Spritze und evtl. Kanüle. Keine Diskonnektion vornehmen, Urin nicht aus dem Urinbeutel entnehmen!	Entnahme von 5 bis 10 ml	Möglichst sofortige Untersuchung oder sofort nach Abnahme in Kühlschrank stellen	Katheterisierung nur zur mikrobiologischen Dia-gnostik ist nicht indiziert (auch nicht bei der Frau) Gefahr der Keimeinschlep-pung! Eintauchnährböden nicht sinnvoll, da Entzündungs-parameter auch beurteilt werden sollen
Blasenpunktions-urin ■ Hautantiseptikum ■ 10 ml-Spritze, Kanüle ■ steriles Proben-röhrchen	Nach Hautdesinfektion supra-pubische Punktion der Blase	s. o.	s. o.	Gefüllte Blase nötig; indiziert zur Abklärung fraglicher Befunde
Mittelstrahlurin ■ Urinaufnahme-gefäß (sauberes Steckbecken) ■ Schutzhandschuhe ■ zwei frische Waschlappen ■ oder einige Mullkompressen ■ Flüssigseife ■ steriles Proben-röhrchen	*Frau:* Waschen des Scheidenbe-reichs von vorne nach hinten *Mann:* Vorhaut zurückziehen und mit Waschlappen oder Kompresse Eichel und die Harnröhrenöffnung abwaschen. Anschließend mit frischem Waschlappen oder frischer Mullkompresse Seife ab-waschen, erste Urinportion in Steckbecken geben, zweite Portion in Probenröhrchen füllen	5 bis 10 ml	s. o.	Keine Schleimhautanti-septik für Reinigung des äußeren Genitals oder der Harnröhrenmündung verwenden (bakterio-logischer Befund könnte durch Desinfektionsmittel verfälscht werden)
Urethralabstrich ■ frische Waschlap-pen oder einige Mullkompressen ■ Flüssigseife ■ steriles Abstrich-röhrchen	Harnröhrenöffnung (Orificium urethrae externa) mit Wasser und Seife reinigen und mit sterilem Tupfer vorsichtig tupfend abtrocknen. Mit 0,9 % NaCl feuchten Abstrichtupfer ca. 2 bis 5 cm tief einbringen und durch Drehen zellhaltiges Material gewinnen	–	Abstrichtupfer umge-hend zur Untersuchung bringen	Urethraabstrich mind. 4 h nach der letzten Miktion abnehmen
Vaginalabstrich ■ frische Waschlap-pen oder einige Mullkompressen ■ Flüssigseife ■ sterile Tupfer ■ steriles Abstrich-röhrchen	Vulva mit Wasser und Seife reinigen und mit sterilem Tupfer abtrocknen. Möglichst unter Spekulumeinstellung Scheiden-wand abstreichen	–	Umgehend zur Unter-suchung bringen, Lage-rung bei 4 °C (Kühl-schrank)	Vaginaler Abstrich auf MRSA aussagekräftig

Tabelle 2-6-1: Fortsetzung

Was brauche ich?	Vorgehen zur Abnahme	Volumen Probenzahl	Transport/Lagerung	Hinweise
Gastrointestinal-trakt: Duodenal-saft/Galle ■ sterile Probenröhr-chen	Nach Duodenalsondierung Aspiration von Galle	So viel wie möglich	Proben in sterilen Probenröhrchen zur sofortigen Untersuchung bringen	Zum Nachweis von Lamblien sofort nach Entnahme in der Klinik ein (ungefärb-tes) Objektträgerpräparat mikroskopieren oder inner-halb von 20 min ins mikro-biologische Labor bringen
Stuhl ■ steriles Proben-röhrchen für Stuhl	Stuhl in sauberes Gefäß abset-zen (ohne Urinbeimengung). Probe mittels Spatel in ein Stuhlröhrchen übertragen	Etwa bohnen-große Portion bzw. 1 ml dünn-flüssiges Material	Am besten sofortige Untersuchung, ansons-ten bei 4 °C (Kühl-schrank) lagern	Bei V. a. Amöben oder Lamblien körperwarmen Stuhl unverzüglich ein-senden (muss innerhalb von 20 min mikroskopiert werden)
Rektalabstrich ■ Abstrichtupfer ■ NaCl 0,9 %	Angefeuchteten Abstrichtupfer vorsichtig 3 bis 5 cm hinter den Analsphinkter einführen, Darm-wand ringsum abstreichen	–	Abstrichtupfer ins Transportmedium einbringen. Lagerung im Kühlschrank bis zum möglichst schnellen Transport ins Labor	Indiziert z. B. zum Nach-weis von MRSA, ESBL oder VRE oder wenn Entnahme einer Stuhlprobe nicht möglich. Zum Nachweis darmpathogener Mikroben, wenn möglich, Stuhlprobe einsenden
Eiter, Abszesspunk-tat, Wundsekret: Abszess ■ Hautantiseptikum ■ 10 ml Spritze, Kanüle	Nach Desinfektion der Haut Punktion des Eiterherdes und Aspiration in sterile Spritze	So viel wie möglich; durch Punktion gewon-nenes Material ist besser geeignet als Abstriche	Material in steriles Röhrchen spritzen, unverzüglich in das Labor bringen	Möglichst vor der chirur-gischen Eröffnung punktie-ren. Bei V. a. Tetanus oder Gasbrand Gewebebiopsie entnehmen; keine Abstri-che
Ulcera, offene ■ 10 ml Spritze, (Knopf-)Kanüle	Wenn möglich Eiter aspirieren mit Spritze; bei wenig Sekret Gewebe vom Wundrand exzi-dieren oder mit sterilem Tupfer Abstrich vom Wundrand ent-nehmen	So viel wie möglich	Lagerung bis zum Transport ins Labor im Kühlschrank; Abstrich-tupfer in Transportme-dium lagern bei Zimmer-temperatur	Exzidiertes Gewebe siehe Biopsiematerial
Gewebe: Biopsiematerial ■ Hautantiseptikum ■ Skalpell ■ Verbandset mit Pinzette ■ steriles Proben-röhrchen ■ NaCl 0,9 %	Aseptisch entnommene Gewe-beprobe in Röhrchen ohne Transportmedium geben. Nicht in Formalin fixieren!	Wenn möglich 1 cm³	Möglichst sofortiger Transport ins Labor (Autolyse), ansonsten Lagerung bei 4 °C im Kühlschrank	Häufig einzige Möglichkeit, eine tiefe Mykose nach-zuweisen (AIDS-Patienten)

Literatur

Häfner, H. ; Lemmen, S. W.: Durch Luft übertragbare Erkrankungen. In: Daschner, F. et al. (Hrsg): Praktische Krankenhaushygiene und Umweltschutz, 3. Aufl. Springer, Berlin 2006

Hahn, H. et al. (Hrsg): Medizinische Mikrobiologie und Infektiologie. 5. Aufl. Springer, Berlin 2005

Sitzmann, F.: Prävention nosokomialer Infektionen. In: Ullrich, L. et al. (Hrsg): THIEMEs Intensivpflege und Anaesthesie. Thieme, Stuttgart 2005

Sitzmann, F.: Infektionsschutz – Vermeiden von Kanülenstichverletzungen. In: Kellnhauser, E. et al. (Hrsg): THIEMEs Pflege, 10. Aufl. Thieme, Stuttgart 2004

Weiterführende Literatur

Abt-Zegelin, A.; Sitzmann, F.: So viel Wortmüll war nie – Sprachkultur in Ausbildung und beruflicher Bildungsarbeit – ABC der «Unworte»: In: Abt-Zegelin, A.; Schnell, M.W. (Hrsg): Die Pflege und ihre Sprachen – Interdisziplinäre Beiträge. Schlütersche Verlagsgesellschaft, Hannover 2006

Miksitis, K.; Hahn, H.: Basiswissen Medizinische Mikrobiologie und Infektiologie, 3. Aufl. Springer, Berlin 2004

Mims, C. A. et al.: Medizinische Mikrobiologie. Ullstein-Mosby, Berlin 1996

3 Infektiologie

3.1
Eindringen, Absondern und Übertragen von Infektionskeimen

Während seiner Evolution, und sie setzt sich weiter fort, ist der Mensch ständig mikrobiellen Infekten ausgesetzt. Dabei kommt es über verschiedene Wege zum Absondern von Mikroorganismen. Aber auch an gesunden Tagen gibt der Mensch Mikroorganismen ab, nimmt sie in seinen Körper auf und lebt mit ihnen. Mit diesen Themen befasst sich der folgende Text.

Einleitung
Über verschiedene Körperfunktionen und Organsysteme des Menschen geschieht der Austausch von Mikroorganismen mit seiner Umwelt. In Kontakt kommen die Mikroorganismen mit dem Menschen über:

- die Haut
- die Atemwege
- den Verdauungstrakt
- den Urogenitaltrakt

Eintrittspforte Haut. Mikroorganismen, die nicht zur normalen Hautflora gehören, werden normalerweise schnell unschädlich gemacht. Dabei spielen eine wesentliche Rolle die Fettsäuren, die der Haut einen pH zwischen 4 und 5 verleihen, sowie Substanzen aus den Talg- und anderen Drüsen und Stoffwechselprodukte der normalen Bakterienflora. So schützt ein Haut-Protein namens Psoriasin vor Infektionen mit Kolibakterien (Anonym, 2004). Zu häufiges Waschen mit alkalischen Seifen zerstört diesen Schutz.

Verschiedene Arten von Pilzen (Dermatophyten) infizieren die Keratinstrukturen der Haut (oberste Hautschicht, Haare, Nägel). Die Pilze wachsen darin nach unten in das Keratin und es kommt zu einer Infektion.

Üblicherweise erfolgt eine Infektion aber an Wunden, Abschürfungen oder Verbrennungen. Selbst minimale Verletzungen der Hautoberfläche können virulenten (mit hoher krankmachender Kraft) Mikroorganismen eine Eintrittspforte bieten. Beißende und stechende Insekten wie z. B. die weibliche Anopheles-Mücke (Überträger der Malaria tropica), Zecken und Flöhe durchdringen die Haut des Menschen zu Ernährungszwecken und können somit infektiöse Mikroorganismen oder Parasiten in den Körper einschleusen.

Die Bindehaut wird durch permanentes Spülen mit Tränenflüssigkeit und die scheibenwischerähnlichen Bewegungen des Augenlides sauber gehalten. Daher müssen die Mikroorganismen, welche die normale Bindehaut infizieren (Chlamydien und Gonokokken) sehr wirkungsvolle Anheftungsmechanismen besitzen. Wenn aber diese lokale Abwehrmechanismen gestört sind, etwa durch verminderte Sekretion der Tränendrüse oder Beschädigung der Bindehaut oder des Lides, dann können selbst übliche Hautkeime die Bindehaut besiedeln.

Eintrittspforte Atemwege. Luft enthält viele Schwebepartikel wie Ruß, Staub und Mikroorganismen. Innerhalb von Gebäuden findet man etwa 500 bis 1000 Mikroorganismen pro m³ Luft. Im Ruhezustand atmet der Mensch 6 l Luft pro min ein und inhaliert somit bis zu 10 000 Keime/d in seine Lungen. Die bakterienhaltigen Schleimmassen der Atemwege werden durch gerichtete Bewegung der Zilien in den Nasenrachenraum (Oropharynx) befördert, abgehustet oder verschluckt. Das einfachste Mittel, diesem Schicksal zu entgehen, ist es, sich fest an die Oberfläche der Zellen der mukoziliären Schicht (Schleim der Flimmerhärchen) anzuheften. Eine andere Möglichkeit, wie die physiologische Reinigung gestört werden kann, ist die Hemmung der Zilienbewegung (Tab. 3-1-1). Das Pathogen des Keuchhustens, Bordetella pertussis, heftet sich nicht nur an die Zellen des respiratorischen Epithels an, sondern lähmt auch die Aktivität der Flimmerbewegung. Die Zilienfunktion stören auch Virusinfektionen und die Inhalation toxischer Gase, z. B. Zigarettenrauch.

Mikroorganismen, welche die Lungenbläschen erreichen, stoßen auf die Alveolarmakrophagen, deren Aufgabe es ist, Fremdpartikel zu beseitigen. Die meisten Keime werden von den Makrophagen aufgefressen und verdaut. Einige pathogene Keime umgehen diesen Abwehrmechanismus, indem sie sich nicht phagozytieren lassen oder aber resistent sind gegenüber den Verdauungsenzymen der Makrophagen. Tuberkelbakterien zum Beispiel überleben in den Fresszellen und erzeugen so vermutlich die Atemwegstuberkulose.

Eindringen über den Verdauungstrakt. Mikroorganismen gelangen in den Magen-Darm-Trakt mit der Nahrung, aus der Mundhöhle und aus den Atemwegen. Reinigungsmechanismen im Verdauungstrakt existieren in Form

- des Einspeichelns des Speisebreies
- der Abtötung durch Magensalzsäure
- des darmwärts gerichteten normalen Flusses des Darminhaltes
- der enzymatischen Verdauung
- der Bindung an sekretorisches Immunglobulin A (IgA) und anschließende Vernichtung durch Makrophagen u. a.

Die Aufnahme einer kleinen Anzahl nichtpathogener Bakterien, die im Darm wachsen können, erzeugt nur eine relativ kleine Menge an Nachkommen innerhalb von 12 bis 18 h, der durchschnittlichen Transportzeit des Nahrungsbreis. Bei der Stuhlentleerung werden 10^{11} Bakterien/g Stuhl ausgeschieden. Bei einem Darmverschluss (paralytischer oder mechanischer Ileus) droht eine Durchwanderungsperitonitis, also eine Bauchfellentzündung durch Mikroorganismen, die das Darmepithel durchdringen.

Eine besondere Form der beschleunigten Ausscheidung stellen Durchfall und Erbrechen dar. Bakterien, die auf den Darm krankmachend

Tabelle 3-1-1: Störung der Zilien(Flimmer)bewegung bei Infektionen u. a. Beeinträchtigungen der Atemwege (mod. n. Mims, 1996)

1. Verursacht durch infizierende Mikroorganismen	
Mikroorganismus	*Wirkung*
Bordetella pertussis (Keuchhusten)	Störung der Zilienaktivität
Haemophilus influenza (respiratorische Erkrankungen)	
Pseudomonas aeruginosa (Pneumonien)	

2. Andere Ursachen	
Ursache	*Mechanismus*
Virale Infektion	Dysfunktion zilientragender Zellen oder Zerstörung durch Influenza oder Masern
Luftverschmutzung (Feinstaub, Autoabgase, Zigarettenrauch)	Vorübergehende Störung der Flimmerfunktion (Zigarettenrauch erreicht die Wirkung für Stunden bis Tage)
Inhalation zu trockener Luft (Tracheotomie ohne künstliche Nase, Intubationsnarkose ohne Befeuchtung)	Vorübergehende Störung der Flimmerfunktion
Chronische Bronchitis, Mukoviszidose	Chronisch gestörte Flimmerfunktion

wirken und sich stark vermehren, müssen sich am Darmepithel anheften, um die schnelle Ausscheidung zu vermeiden. Diese Fähigkeit zur Bindung an die Oberfläche der Darmepithelzellen haben z. B. die Erreger der Cholera und die Rotaviren entwickelt.

Alle Mikroorganismen, deren Infektion durch eine Magenpassage erfolgt, müssen die Säureschranke des Magens (pH 1,5 bis 2), das schützende saure Milieu überstehen. Fast alle mit der Nahrung zugeführten Bakterien sind aber empfindlich gegenüber sauren Bedingungen und bevorzugen eine leicht alkalische Umgebung. Nur Mycobacterium tuberculosis, auch säurefestes Stäbchen genannt, ist in der Lage, durch die Säurebarriere hindurch den Darm zu erreichen.

Eindringen über die Haut in Blutgefäße. Infektiöse Partikel (HBV, HCV, HIV) können durch Injektionsnadeln (Nadelstichverletzung), unkorrekt genutzte Einmalmaterialien und mangelhaft aufbereitete invasive, d. h. eindringende Instrumente übertragen werden. Da Blut bis zu 1 Million infektiöser Partikel pro Mikroliter enthält, können schon winzigste Blutmengen die Infektion übertragen. 0,00 001 ml getrocknetes Blut auf einer Fläche gilt für > 1 Woche noch infektiös. HCV und HDV verbreiten sich auf ähnliche Weise wie HBV, d. h. über Bluttransfusionen usw.

Fallbeispiel einer nosokomialen HBV-Ketteninfektion

Wenige Tage aufeinander folgend wurden zwei akute Hepatitis-B-Fälle (Patient C und Patient D) an das Gesundheitsamt gemeldet. Die betroffenen Personen waren drei Monate zuvor operiert worden. Ein weiterer akuter Hepatitis-B-Fall (Patient B) war zwei Monate zuvor an das Nachbar-Gesundheitsamt berichtet worden. Dieser Patient hatte sich ebenfalls einer OP unterzogen.

Die Ermittlungen ergaben, dass die OP bei den *Patienten B, C und D am selben Tag in derselben Einrichtung und unmittelbar aufeinander folgend* in Allgemeinnarkose durchgeführt worden waren. Sonst wurden keine Allgemeinnarkosen an diesem Tag durchgeführt. Patient B erkrankte vier Wochen später an einer akuten Hepatitis B, die beiden anderen Patienten nach drei Monaten.

Am OP-Tag der ersten Operation stand vor dem Patienten B ein Patient A auf dem Programm, der sich als bisher unerkannt chronisch HBV-infiziert erwies. Dass Patient A zum Zeitpunkt der Operation infektiös war, geht aus den im Nachhinein ermittelten Ergebnissen hervor.

Die Ereignisse zeigen, dass ein Bruch der strikten Regel, Einmalgeräte wirklich nur einmal zu verwenden, schwerwiegende Folgen haben, aber ein solcher Fehler auch später nachvollzogen werden kann. Zur Aufklärung wurde überprüft, ob in der zurückverfolgbaren Zeit von $3^1/_2$ Jahren genügend Einmalmaterialien bezogen wurden, um jeden Patienten entsprechend versorgen zu können. Die Ermittlungen ergaben klare Hinweise, dass die Mehrfachverwendung von Spritzen und Infusionsschläuchen zu den HBV-Übertragungen während der Operationen geführt hatte. Auch die Zahl der bezogenen Handschuhpaare für das Anästhesieteam betrug, bezogen auf die Patientenzahl, nur 54 % (mod. n. Furtwängler et al., 2006).

Eindringen über den Urogenitaltrakt. Mikroorganismen, die über diesen Weg in den Körper eindringen, haben eigene Wege entwickelt, sich in der Harnröhre festzusetzen. Sie dringen in das Urogenitalsystem fast immer von außen ein, d. h. über die Harnröhre. Urin in der Harnblase ist normalerweise steril. Der Harntrakt wird z. B. durch das Spülen mit sterilem sauren Urin alle paar Stunden geschützt. Ein eindringender Mikroorganismus muss zuallererst verhindern, dass er nicht während des Urinierens weggespült wird.

Das Vordringen in die Harnblase ist für die Mikroorganismen keine leichte Aufgabe, besonders beim Mann, wo die Harnröhre etwa 20 cm lang ist. Daher sind Infektionen der Harnwege beim Mann selten, es sei denn, dass Mikroorganismen durch einen Katheter hochgeschoben oder während des Liegens zwischen Katheter und Schleimhaut empor wandern. Eine weitere Möglichkeit ist, dass die Spülkraft des Urins beeinträchtigt ist (Prostataerweiterung).

Bei der Frau sind die Verhältnisse für die Mikroorganismen günstiger. Hier ist die Harnröhre wesentlich kürzer (5 cm) und befindet sich in der Nähe zum Darmausgang, einer Quelle von Darmbakterien. Infektionen des Urogenitalsystems sind daher etwa 14mal häufiger bei Frauen als bei Männern und 20 % aller Frauen erkranken während ihres Lebens mindestens einmal an einer solchen Infektion. Das Eindringen der Bakterien wird durch mechanische Verformung der Harnröhre und der umgebenden Gewebe beim Geschlechtsverkehr begünstigt. Entzündungen der Harnröhre oder der Blase können die Folge sein. Bakterielle Infektionen der Harnwege kommen bei sexuell aktiven Frauen etwa 10-mal häufiger vor als bei Ordensschwestern.

Es kann sich im Harntrakt um Pathogene handeln, die es vermögen, sich am Wirtsorganismus anzuhaften und an unterschiedlichen Stellen zu verbergen. Untersuchungen (Anderson, 2003) zeigen, dass sich die Bakterien am Beginn einer Blasenentzündung an die äußersten Zellen der Blase anheften. Sind sie in die Endothelzellen eingedrungen, reagiert das Immunsystem mit einer lokalen Entzündung und dem Zelltod der betroffenen Zellen. Die Endothelzellen blättern regelrecht ab und befördern die Keime so in den Urin. Über mehrere Tage ist die Keimkonzentration sehr hoch und die abgestoßenen Zellen werden sofort ersetzt. Gegen eine dann oft einsetzende Antibiotikabehandlung haben die Keime die Fähigkeit entwickelt, sich in den Endothelzellen zu verstecken und hier bis zu mehrere Monate zu überleben. Sie verankern sich fest in der Blase über Fasern in einer Matrix. Die Fasern bilden hierbei ein regelrechtes Gerüst, eine insgesamt als Biofilm bekannte Struktur, die besonders hartnäckige Infektionen zeigt. Sie werden oft erst nach Wochen oder Monaten aus diesem sicheren Schutzreservoir befreit und rufen erneute Beschwerden hervor.

Geschlechtsspezifisch wehrt der Vaginalbereich Mikroorganismen ab durch eine dichte Flora Doederlein'scher Bazillen, welche Säuren produzieren und der männliche Samen-/Harnleiter schützt sich durch Spermin.

Risiken

Fast alle Mikroorganismen werden von den Körperoberflächen oder über natürliche Körperöffnungen abgegeben. Folgende Voraussetzungen bestehen für die Infektionsübertragung durch einen anderen:

■ Risiken der Übertragung von Mikroorganismen

■ Fähigkeiten obligat und fakultativ humanpathogener Bakterien

Risiken der Übertragung von Mikroorganismen

Mit der Übertragung von einem Menschen zum nächsten befasst sich die Epidemiologie der Infektionskrankheiten. Ihre Übertragung hängt in erster Linie ab von den Bedingungen:

■ der Zahl der abgegebenen Mikroorganismen,

■ ihrer Stabilität in der Umwelt,

■ der zur Infektion erforderlichen Zahl an Keimen und

■ des Übertragungsweges

Zahl der abgegebenen Mikroorganismen. Es ist verständlich, dass die Chance, einen anderen Menschen zu erreichen, umso größer ist, je mehr Keime, d. h. Viruspartikel, Bakterien, Protozoen, Eier, abgegeben werden. Die Keime unterliegen vielen Risiken. Die meisten der abgegebenen Mikroorganismen sterben ab, und nur ein ganz geringer Anteil schafft es zu überleben und den Fortbestand der Art zu sichern.

Stabilität in der Umwelt. Wie man erwarten kann, verbreiten sich Mikroorganismen, die resistent gegen Austrocknen sind, besser als solche, die dabei zerstört werden. Einige davon müssen in engem Kontakt oder durch Kontamination von Nahrungsmitteln oder Wasser erfolgen.

In der Umwelt bleiben Mikroorganismen länger infektiös, wenn sie sehr widerstandsfähig gegenüber der Abtötung durch Hitze sind. Man-

Tabelle 3-1-2: Resistenz von Mikroorganismen gegenüber Austrocknen und Bedeutung für die Verbreitung. Keime, die bereits eingetrocknet sind, sind weniger empfindlich gegenüber Hitzeinaktivierung. Sporen können Jahre im Schmutz oder im Erdboden überdauern (mod. n. Mims et al. 1996, S. 77)

Resistenz von Mikroorganismen gegenüber Austrocknen und ihre Bedeutung für die Verbreitung		
Stabilität nach Trocknung	**Beispiele**	**Konsequenz für den pflegerischen Alltag**
Stabil	Tuberkelbakterien, Staphylokokken	Verbreitung in der Luft erleichtert (Staub, ausgetrocknete Tröpfchen)
	Clostridiensporen, Anthraxsporen	Gute Verbreitung über Schmutz
	Hepatitis-B-Virus: relativ unempfindlich gegen Austrocknung (1 Woche)	Blutkontaminationen sofort mit Desinfektionsmittel beseitigen
Instabil	Neisseria meningitidis, Streptokokken, Bordetella pertussis, Erkältungsviren, Grippeviren, Masern	Enger (respiratorischer) Kontakt erforderlich (< 50 cm)
	Gonokokken, HIV, Treponema pallidum	Sexualkontakt erforderlich
	Poliovirus, Hepatitis A, Vibrio cholerae, Leptospiren	Übertragung durch Wasser und Nahrungsmittel
	Gelbfiebervirus, Malaria, Trypanosomen	Verbreitung über Vektoren; die Keime müssen in einem Wirt verbleiben

che Mikroorganismen haben dazu Sonderformen entwickelt, z.B. die Sporen der Clostridien **(Tab. 3-1-2)**. Dadurch ist es ihnen möglich, Austrocknen, Hitze oder Behandlung mit Chemikalien gut zu überstehen.

Die zur Infektion erforderliche Zahl an Keimen. Damit wird ein Maß für die Wirksamkeit der Infektion festgelegt. Sie schwankt stark zwischen den verschiedenen Mikroorganismen. Nachfolgend einige Beispiele:

- zehn Keime von Shigella dysenteriae, einer tropischen Durchfallserkankung, lösen eine Infektion aus

- mindestens eine Million Salmonella sp. sind mit einer verkeimten Nahrung (durch Ei, Geflügelfleisch o. Ä.) durch einen Gesunden aufzunehmen, um eine Lebensmittelinfektion auszulösen.

- entweder 10 Noro-Viruspartikel inhaliert oder mit verschmutzten (kontaminierten) Speisen oder Wasser aufgenommen, können eine Noro-Virus-Durchfallserkrankung bedingen.

Infektionen, abhängig vom Übertragungsweg. Auch der Übertragungsweg und Aktivitäten des Keimträgers spielen eine entscheidende Rolle für die Infektionsübertragung.

Aktivitäten des Wirtes können die Wirksamkeit der Abgabe und Übertragung von Keimen steigern. Husten und Niesen sind Reflexe, mit denen der Wirt sich die oberen und unteren Atemwege freimacht. Sie nutzen allerdings auch den Mikroorganismen. Virusstämme, die im Vergleich zu anderen eine höhere Sekretion von Flüssigkeit anregen oder das respiratorische Epithel reizen, fördern das Husten und Niesen stärker, werden dadurch schneller übertragen. Ähnliches gilt für den Durchfall (Diarrhö). Durchfall sorgt für eine schnellere Ausscheidung der Infektion; aus der Sicht der Mikrobe dagegen ist dieses Material hervorragend geeignet, die Umgebung zu kontaminieren und die Keime auf neue Wirte zu verteilen. Am wirkungsvollsten geschieht die Übertragung direkt von Mensch zu Mensch. Die gewöhnlichen, weltweit verbreiteten Infektionen werden über die Atemwege, über den fäkal-oralen Weg oder durch Geschlechtsverkehr übertragen. Das Gleiche gilt für Altenpflegeheim und Klinik durch die Hände der Mitarbeiter (Kontaktübertragung).

Fähigkeiten obligat und fakultativ humanpathogener Bakterien
Als *obligat* humanpathogene Bakterien werden für den Menschen krankmachende Bakterien bezeichnet, wenn er wenigstens zum ersten Mal

Kontakt mit einer ausreichenden Menge dieser Mikroben bekommt. Zur Illustration können hier die Salmonellen genannt werden, von denen z.B. S. typhi die klassische Typhus-Erkrankung hervorrufen, während fast alle 2000 anderen Arten relativ kurz dauernde, aber lästige Magen-Darm-Erkrankungen (Salmonellen-Enteritis) übertragen.

So genannte *fakultativ pathogene* Bakterien, d.h. wahlweise, nicht unter allen Umständen krankmachende Bakterien: Hier bestimmen offensichtlich nicht nur bakterielle Eigenschaften den Ausbruch der Krankheit.

Zu diesen Bakterienarten gehören viele Vertreter unserer normalen bakteriellen Darmflora, wie z.B. Coli-Bakterien, die im Darm harmlos, ja sogar nützlich sind (von Ausnahmen der Toxin-produzierenden Coli-Stämmen abgesehen). Wenn sie aber ihren Standort verlassen, in die Harnwege oder in die Blutbahn gelangen, so werden sie zu den häufigsten Mikroben einer Blasen- oder Niereninfektion und zu den häufigsten Keimen einer Sepsis, der schwersten Form einer bakteriellen Erkrankung.

In der amtlichen Begründung des Infektionsschutzgesetzes (IfSG) wird geschätzt, dass es sich bei 25 bis 30 % aller Diagnosen und Behandlungen in der ambulanten und stationären medizinischen Versorgung der Bevölkerung in Deutschland um Infektionskrankheiten oder infektiöse Komplikationen bei anderen Krankheiten handelt (Just, 2006). Dies verdeutlicht die erhebliche Bedeutung der Infektiologie als einer wissenschaftlichen Disziplin, die in Deutschland in den letzten Jahrzehnten stark vernachlässigt wurde.

Konkrete Hygienehinweise

Bedeutung der Standardhygiene. Es sind im Wesentlichen Maßnahmen der Standardhygiene erforderlich, wie sie in Tabelle 4-4-1 zusammengestellt sind. Damit haben wir die Instrumente, um das Weitertragen von unerwünschten Mikroorganismen auf andere und auf uns als Mitarbeiter entscheidend zu reduzieren.

Hygienische Konsequenzen der Tenazität (Widerstandsfähigkeit) von Mikroorganismen. Für ihre Vermehrung benötigen die Mikroorganismen entsprechende Milieufaktoren, einige sind nachfolgend geschildert.

Resistenz gegenüber Austrocknen. Es ist zu erwarten, dass Mikroorganismen, die stabil gegen Austrocknen sind, sich besser verbreiten können als andere. So sind Streptococcus pyogenes, die typischerweise eitrige Infektionen (Angina, Pyodermien, Meningitis) und toxinbedingte Erkrankungen (Scharlach) hervorrufen können, gegen äußere Einflüsse vergleichsweise resistent. Sie halten sich wochenlang im Staub oder in der Bettwäsche vermehrungsfähig. Trotzdem spielen diese Übertragungsmedien eine geringe Rolle. Ihre Lebensfähigkeit ist nicht aktiv genug, die Infektiosität von Erregern aus diesen Quellen ist gering (Hahn, 2005). Die Übertragung erfolgt durch Tröpfcheninfektion. Weitere Beispiele sind in Tabelle 3-1-2 dargestellt.

Fazit für die Praxis

Therapeutische und pflegerische Faktoren, die in den natürlichen Schutz des Menschen vor Infektionen einwirken, sind in **Tabelle 3-2-1** formuliert. Am Beispiel HIV ist zu erkennen, dass der Mensch oft jahrelang mit seiner Infektion, hier mit dem Immunschwäche-Virus, leben kann. Nach dieser Periode fortdauernder Gesundheit beginnt für viele Patienten eine Zeit, in der bisher harmlose Keime zu Erkrankungen führen können. Diese Keime sind für den Körper oft nicht neu; sie lebten bisher im Einklang mit dem Immunsystem. Mit der allmählichen Schwächung des Immunsystems durch die HIV-Infektion verliert dieses Gleichgewicht an Stabilität, und die Aufrechterhaltung oder Wiederherstellung bedarf der gelegentlichen, später häufigeren Unterstützung durch Medikamente. Bei AIDS führt dieses Nichtvermögen, mit opportunistischen Mikroorganismen umgehen zu können, nicht mehr zur Heilung. Opportunistische Mikroben sind Keime (Bakterien, Viren, Pilze, Protozoen), die dem gesunden Menschen nichts anhaben können, den immungeschwächten aber krank machen. Zu den wichtigsten opportunistischen Keimen gehören:

- Pneumocystis carinii (PCP)

- Toxoplasmoskeime

- Zytomegalieviren (CVM)

3.2
Lebenslange Auseinandersetzung mit Infektionen

Zum Verständnis der Wirkung des Immunsystems (Abwehrsystems) und seiner Folgen für den Körper wird eine Kurzbeschreibung gegeben. Kritische Ergänzungen zu Impfungen und dem Hygienewahn werden eingefügt.

Einleitung
Funktion und Aufgaben des Immunsystems

Um sich vor dem beständigen Eindringen von Fremdkörpern und Mikroorganismen (z. B. Bakterien, Viren und Pilze) zu schützen, verfügt der menschliche Körper über ein Abwehrsystem. Wichtigste Aufgabe dieser auch Immunsystem genannten Abwehrkette ist es, im Körper zwischen Selbst und Fremd zu unterscheiden, den Körper selbst zu schützen und alles (Körper-)Fremde zu bekämpfen.

Das Immunsystem setzt sich zusammen aus drei unterschiedlich funktionierenden Anteilen, den Barrieren, der unspezifischen und der spezifischen Abwehr (**Abb. 3-2-1**).

Barriere. Durch ein System von Barrieren wird verhindert, dass Fremdmaterial in den Körper gelangt. Solche Barrieren sind von Innen nach Außen gerichtete Transportsysteme (z. B. auf den Bronchien, im Magen), wie Hustenreiz, Niesen, Erbrechen und Durchfall nach dem Genuss unverträglicher Speisen, häufiger Harndrang bei Reizung oder Infektion der Harnwege. Die Schleimhaut, die den Magen-Darm-Kanal und die Atemwege auskleidet, ist die wichtigste Barriere, die den Körper vor dem Eindringen von z. B. Bakterien schützt. Dieser Teil des Immunsystems wehrt den größten Teil von Mikroben ab, noch bevor es zu einer Infektion kommt. Tabelle 3-2-1 gibt einen Überblick zum natürlichen Schutz des Menschen vor Infektionen.

Unspezifische Abwehr. Eine Reihe von Abwehrmechanismen bietet Schutz gegen infektiöse Mikroorganismen, welche die Barriere der Haut und

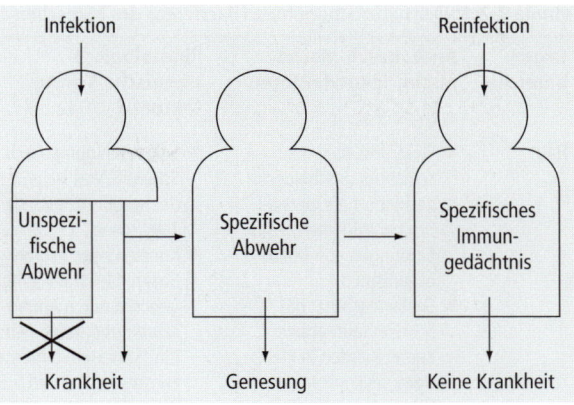

Abbildung 3-2-1: Das Immunsystem entscheidet, ob mich ein Krankheitskeim krank macht oder nicht

der Schleimhaut durchdrungen haben. Bei diesen Hauptbeteiligten der Abwehr handelt es sich um:

- körpereigene, keimschädigende Substanzen, z. B. Interferon oder Lysozym, die im Blut gelöst sind (humoral) sowie um

- spezielle Fresszellen, wie Granulozyten und Makrophagen. Sie bewirken die Phagozytose (Aufnahme fester Partikel in das Innere der Fresszellen mit ihrem Abbau).

Diese daher auch unspezifisch genannte Abwehr kann eine Vielzahl von Krankheitskeimen erkennen und unschädlich machen, ohne dass der Organismus vorher mit diesen Mikroben konfrontiert war. Es handelt sich dabei vor allem um Keime, mit denen der Körper häufig konfrontiert wird (z. B. verschiedene Bakterien) und die eine beständige Abwehr notwendig machen. Sie kann die Eindringlinge jedoch nicht nach ihrer Gefährlichkeit für den Organismus unterscheiden.

Spezifische Abwehr. Die spezifische Abwehr ist gekennzeichnet durch ihre Fähigkeit, ein immunologisches Gedächtnis aufzubauen. Sie reagiert auf alle häufigen, aber eben auch auf die seltenen und seltensten Mikroben und Fremdkörper (wirksam als Antigene) mit einer Abwehrreaktion.

Hierzu braucht das Immunsystem einen Kontrolldienst, ein Nachrichtensystem (um z. B. die Alarmreaktion zu verbreiten) und dann einen sehr effektiven Apparat, um die erkannten

Tabelle 3-2-1: Der natürliche Schutz (Barrieren) des Menschen vor Infektionen

Organ-bereiche	Anatomisch-mecha-nische Schutzfaktoren	Physiologisch-chemische Schutz-faktoren	Schutz durch Platz-halterfunktion der Standortflora	Beeinträchtigungen des Schutzes durch Behandlung und Pflege
Haut	■ Geschlossene, mehr-schichtige Epitheldecke verhindert als mecha-nischer Widerstand das Eindringen von Mikro-organismen ■ Schleim schützt das Schleimhautepithel: Keime werden in kleb-rigen Glykoproteinen des Schleims eingebettet und dringen nicht bis zum Wandepithel ■ Durch regelmäßige Abschilferung gehen aufgelagerte Bakterien verloren	■ Selbstreinigung durch Schweiß, Verhinderung der Sprödigkeit durch Talgdrüsen, ■ Konstanz des Säuren-Basen-Gleichgewichts, gebildet durch Amino-säuren und freien Fettsäu-ren (Säureschutzmantel zwischen pH 4 und 5,5). Die freien Fettsäuren auf der Haut wirken wie Seifen, d.h. bakterio-statisch ■ Ein durch die Schweiß-drüsen gebildetes anti-biotisches Peptid (Derm-cidin) kann eine Reihe Keime und Pilze abtöten (z.B. E. coli, Candida albicans, S. aureus)	Gesundes Neugeborenes ist zunächst keimfrei. Während der Geburt und in der Neu-geborenenphase beginnt die Kolonisation der äuße-ren Haut, der Atem-wege, des Magen-Darm-Traktes und der Scheide mit Mikroorganismen. Auf der äußeren Haut befinden sich etwa 10^6 Keime/cm², sie bieten Schutz vor hochvirulenten Keimen z.B. durch Nähr-stoff- und Platzkonkurrenz.	Schädigung durch Opera-tion, Verletzung, Verbren-nung, Aufweichen z.B. Hände («Waschfrauen-hände»). Virusinfektionen, z.B. Influenzaviren können diesen Schutz zerstören. Folgen: Superinfektionen durch Bakterien. Selbstreinigungsprozess wird durch Verhornung gestört.
Augen	Durch Tränenfluss und die regelmäßige Lidbewegung wird die Augenbindehaut gereinigt	–	Besiedelung von wenigen coryneformen Bakterien und Staph. epidermidis	Fehlender Lidschlag bei Lähmungen fördert Aus-trocknen und Infektionen.
Atem-wege	■ Behaarung in Nase ■ Langer Weg der Luft («Totraum») ■ Schleimabsonderung ■ Mukosa-assoziiertes lymphatisches Gewebe des Waldeyer'schen Rachenringes ■ Gerichtete Bewegung der Zilien Der bakterienhaltige Schleim wird durch Räus-pern, Husten- und Niesreflex nach außen befördert, abgehustet oder verschluckt	■ Sekretabsonderung mit seiner Antikörperwirkung ■ Husten- und Niesreflex	In der vorderen Nasenhöhle sind bis in 1 cm Tiefe die Hautkeime vertreten: häufig pathologische Kolonisation von Staph. aureus. Im Rachen befindet sich meist Mundflora (s. u.). Unterhalb des Kehlkopfs ist der Respirationstrakt physiologisch steril, ebenso das Innenohr und die Nebenhöhlen.	Angeborene oder erwor-bene Störungen der Zilien-funktion (Dysfunktion zilientragender Zellen = Mucoviszidose) führen zu Sekretstau und chronischen Atemwegserkrankungen. Virusinfektionen und Inhala-tion toxischer Gase, z.B. Autoabgase, Zigaretten-rauch stören die Zilien-aktivität. Ausfall der Nasenatmung durch Schnupfen, Intuba-tion, Umgehung der oberen Luftwege bei Intubation und Tracheotomie, Verlust der Tonsillen.
Mund	Tägliche Speichelmenge beträgt 1500 ml. 1 ml Speichel enthält ca. 10^9 Bakterien und reinigt die Schleimhautoberfläche des Mundes.	Teilweise durch Lymph-gewebe	An den Zähnen haften viele Keime, sie spielen eine Rolle bei der Pathogenese der Karies, bes. bei dauernu-ckelnden Kindern = „die Streptokokken-Millionäre"; das Plaquematerial der Karies enthält 10^{10} Keime/g Material.	Speichelfluss und Selbstrei-nigung der Mundhöhle bei Intubation gestört. Hospita-lismuskeime wuchern in der nur unzureichend durch Mundpflege gereinigten Mundhöhle.

Tabelle 3-2-1: Fortsetzung

Organ-bereiche	Anatomisch-mechanische Schutzfaktoren	Physiologisch-chemische Schutzfaktoren	Schutz durch Platzhalterfunktion der Standortflora	Beeinträchtigungen des Schutzes durch Behandlung und Pflege
Magen-Darm-Trakt	Kein eigentlicher mechanischer Schutz gegen Einnahme von Mikroorganismen. Nur teilweise Entfernung durch Ausscheidung.	Durch die Säureschranke des Magens (Salzsäure, pH zwischen 1 bis 2) werden fast alle mit der Nahrung zugeführten Bakterien abgetötet. Nur M. tuberculosis und Helicobacter pylori überleben bis in den Darm. Scharfes Würzen der Nahrung fördert die Produktion der schützenden Magensäure zur Abwehr enteraler Infektionen (z. B. im vorderen Orient, Asien)	Obligat anaerobe Bakterien: Zahnfleischtaschen und Tonsillen-Krypten, verursachen die Parodontitis. Kolonisation der Zahnoberfläche ist stark von der Zahnhygiene und der Ernährung abhängig.	Hyp- und Anazidität kann zum Keimwachstum mit Gefahr für die Atemwege führen. Zu große Mengen mit der Nahrung aufgenommene Bakterien (z. B. Salmonellen und Shigellen) können den Dünndarm erreichen.
Darm des Säuglings	–	–	Gestillte Säuglinge haben eine Darmflora, bei denen Bifidobakterien überwiegen (bis 99 %), daraus resultiert ein pH-Wert von 5 bis 5,5	Mit Kuhmilch oder Industrie-Babynahrung gefütterte Säuglinge haben die Bakterienflora eines Erwachsenen
Uro-Genital-Trakt	■ Entleerung des Urins (täglich etwa 1 l) ■ einseitige Flussrichtung des Urins (Spüleffekt) ■ Länge der Urethra (Frau wesentlich kürzer als beim Mann, d. h. geringerer Schutz)	pH-Wert der Vagina (stabil zwischen 4,0 bis 4,5).	Saures Milieu wird durch Laktobazillen (Döderlein-Flora) aufrecht erhalten, die das Glykogen des Vaginalepithels abbauen. Dadurch ist eine Besiedlung nur wenigen Bakterienarten möglich.	Ausschalten der Barriere durch Katheter. Veränderung der Bakterienflora durch Antibiotika-Therapie, Vaginalspray, Hormonbehandlung, immunsuppressive Therapie.
Blutkreislauf	Abschluss nach außen, nach Kontamination ist Blutbahn jedoch Transportbahn für Mikroorganismen und Toxine.	Zelluläre (mononukleär-phagozytäres System) und humorale (Antikörper) Abwehrmechanismen.	Blut gilt als steril. Schleimhäute sind jedoch nicht dicht gegenüber der Standortflora, z. B. werden beim Kauen Keime der Zahnfleischstandortflora ins Blut gepresst	Jede Eröffnung nach außen, Verletzung der Haut, Arterien- und Venenverweilkatheter.
Lymphbahnen	siehe oben	siehe oben	Durch die gesunde Darmschleimhaut können Keime in die Lymph- und Blutbahn eindringen	Der physiologische Translokationsprozess kann bei entzündeter oder nekrotischer Darmschleimhaut sowie nach Strahlen- und Zytostatika-Therapie maligner Tumoren pathologisch gesteigert sein: Ursache für lebensgefährliche Septikämien. Analog bei der Vagina

Krankheitskeime zu zerstören. Dieser Kontrolldienst besteht aus einer Vielzahl von Antikörpern, die im Blut frei schwimmen (humoral) oder z. B. auf Schleimhäuten vorkommen. Sie befinden sich überall dort, wo eine Begegnung mit etwas Fremdem (Antigen) zu erwarten ist. Ein Antikörper ist eine kleine Eiweißstruktur, in der eine mögliche Feindinformation gespeichert ist.

Andere Kontrollorgane (Rezeptoren) finden sich auf spezialisierten Abwehrzellen, den Lymphozyten. Daher sind die Lymphozyten Hauptbeteiligte der spezifischen Abwehr. Lymphozyten, die im Knochenmark reifen, werden in Anlehnung an das englische «bone» (Knochen) B-Lymphozyten genannt. Jene, die sich im Thymus ausdifferenzieren, werden als T-Lymphozyten bezeichnet.

Eine wirkungsvolle spezifische Abwehr bedingt, dass zunächst eine Auseinandersetzung mit einem Infektionskeim stattfinden muss, d. h. eine Markierung mit Antikörpern, ehe die Vernichtung erfolgen kann. Jeder Antikörper oder Lymphozyt erkennt nur einen einzigen möglichen Krankheitskeim. Unvorstellbar groß ist also die Vielzahl der Antikörper und Rezeptoren, um möglichst alle Krankheitskeime zu erkennen.

Passt ein Antigen auf einen Antikörper, verbinden sich beide miteinander (Immunkomplex). Das Antigen ist jetzt durch den Erkennungsdienst als fremd gekennzeichnet und wird im Körper abgebaut.

Passt ein Antigen zu dem Rezeptor an einem Lymphozyten, bindet es sich ebenfalls daran. Wird es nach Darbietung bei einer Kontrollstelle (T-Lymphozyt) als fremd bestätigt, beginnt sich der Antigen-tragende Lymphozyt schnell zu vermehren, und die neu gebildeten Zellen (Plasmazellen) produzieren wieder genau passende Antikörper gegen das ursprüngliche Antigen.

Beachte
Aufgaben des Immunsystems:

- Erkennen und Inaktivieren von in den Organismus eingedrungenen Krankheitskeimen (Viren, Bakterien, Pilze, Protozoen und Würmer) oder deren Toxine

- Erkennen und Abtöten virusinfizierter Körperzellen

- Erkennen und Abtöten von Krebszellen

Es verleiht ihm Immunität, d. h. unter Umständen lebenslangen Schutz.

Impfung
Durch aktive und passive Impfungen wird versucht, Mängel der spezifischen Abwehr zu beseitigen.

Fallbeispiel
Die 80-jährige Frau M. K. zog sich im Garten eine Schürfwunde des rechten Unterarmes zu. Fünf Tage später traten Schluckstörungen, eine Kiefersperre (Beginn des Risus sardonicus = verzerrtes Lachen) und ein Beugekrampf der rechten Hand auf. Bei der stationären Aufnahme 8 d nach der Verletzung wurde außerdem eine Verkrampfung der Hals- und Schlundmuskulatur beobachtet. Eine Tetanusimpfung war seit Jahren nicht mehr durchgeführt worden.

In der Klinik erfolgte nach chirurgischem Debridement (Kap. 6.6) sowie Tetanus-Antitoxingabe und Tetanus-Toxoidgabe (Simultanimpfung, d. h. einer gleichzeitigen Gabe von Antigenen und Antikörpern) die Behandlung auf der Intensivstation. Die Patientin konnte 4 Wochen nach Aufnahme ohne weitere Komplikationen entlassen werden (Blaich, 2006).

Aktive Impfung. Bei einer aktiven Impfung wird ein lebender, vermehrungsfähiger, aber abgeschwächter Keim auf den Körper übertragen (Lebendimpfung); oder es wird ein abgetöteter Keim bzw. Teile (Hüllen, Bestandteile) davon benützt. Das menschliche Immunsystem bildet in einer Abwehrreaktion gegen diese Mikroben Antikörper und ist evtl. nach Wochen gegen den abgeschwächten oder abgetöteten Keim und das gefährlichere Original geschützt (= immun). Diese Abwehrreaktion setzt ein funktionierendes Immunsystem voraus (Kap. 5.4).

Passive Impfung. Ist das Immunsystem sehr geschwächt, kann es bei der Lebendimpfung zu schweren Infektionen mit dem abgeschwächten Keim kommen, da eine wirkungsvolle Antikörperbildung unterbleibt. Zu einer Immunität kommt es bei geschwächtem Immunsystem oft nicht.

Dagegen werden bei einer passiven Impfung Antikörper, die gegen eine bestimmte Erkrankung gerichtet sind, als Infusion oder Injektion verabreicht. Diese Antikörper wurden von anderen Menschen oder Tieren gebildet, die mit dem Pathogen oder einem ihm sehr ähnlichen Keim Kontakt hatten. Solange genügend von diesen Antikörpern im Körper sind, ist man gegen die Erkrankung, gegen die geimpft wurde, geschützt. Innerhalb einiger Wochen bis Monate werden solche Antikörper dann wieder abgebaut und der Schutz lässt nach.

Eine passive Impfung ist also dann sinnvoll, wenn in der nächsten Zukunft ein Kontakt mit einem bestimmten gefährlichen Krankheitskeim zu erwarten ist, gegen den das eigene Immunsystem noch keine Antikörper gebildet hat. Bei Krankheiten, bei denen zwischen Infektion und Ausbruch der Erkrankung eine längere Zeit liegt, kann auch versucht werden, dem Ausbruch der Erkrankung mit einer passiven Impfung zuvorzukommen (Kap. 5.4).

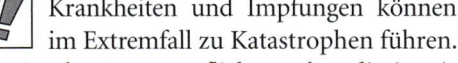

Risiken

Krankheiten und Impfungen können im Extremfall zu Katastrophen führen. Daher ist der Arzt verpflichtet, über die jeweiligen Risiken der Impfung und der Häufigkeit und Gefährlichkeit der Krankheit aufzuklären, der man vorbeugen will.

Über das Risiko und die genauen Entstehungsmechanismen von Impfkomplikationen ist aufgrund der Tatsache, dass Forschungsgelder und Motivation fehlen, kaum etwas bekannt (Hirte, 2005, S. 63).

Konkrete Hygienehinweise
Funktionen der Hygiene zur Impfung

Spätestens mit dem dritten Lebensmonat des Kindes werden Eltern mit der Impffrage konfrontiert: bis zum 15. Lebensmonat summieren sich 31 Einzelimpfstoffe (Hirte, 2005), die in Abständen und Kombinationen verabreicht werden sollen. In den Impfempfehlungen der Ständigen Impfkommission (STIKO) am Robert-Koch-Institut dokumentiert sich das Interesse des Staates und internationaler Organisation wie der WHO an möglichst umfassend akzeptierten Impfungen. Damit werden im Wesentlichen epidemiologische und ökonomische Ziele verfolgt: die Ausrottung weltweit verbreiteter Krankheiten und Krankheitskomplikationen, das Wegimpfen von Krankheiten und die Reduzierung von Kosten im Gesundheitssektor und sozialen Bereich.

Damit sind die Interessen des Einzelnen jedoch wenig berücksichtigt. Diesem geht es in erster Linie um eine möglichst gute Lebensqualität, den Eltern für ihre Kinder um die Vermeidung von Krankheits- und Impfkomplikationen. Sie wünschen sich eine gute seelische, geistige und körperliche Entwicklung des Kindes und dass es ohne bleibende Schäden groß wird.

Wird der Körper bei der Impfung mit Krankheitskeimen in abgeschwächter Form behandelt, bildet er Antikörper, die den Organismus vor der Gefahr schützen sollen. Die Simulation ist jedoch nicht perfekt: «Bei einigen der Impfungen, die für Kleinkinder heute empfohlen werden, reagiert das Immunsystem anders als bei der echt durchlebten Krankheit. Bei Masern z. B. bewahrt der Körper seine Immunität meist lebenslänglich, wenn er die in der Regel harmlos verlaufende Kinderkrankheit durchlebt; beim Kontakt mit dem MMR-Impfstoff nur etwa 20 Jahre. Und nur die Überwindung der Krankheit selbst, nicht die Impfung, bietet … erhöhten Asthmaschutz.» (Anonym, 2001).

Das Konzept, immer harmlosere Erkrankungen mit hochwirksamen und risikoreichen Arzneimitteln oder Impfungen beseitigen oder unterdrücken zu wollen, muss aus dem Blickwinkel einer ökologisch und auf den einzelnen Menschen hin orientierten Medizin äußerst kritisch gesehen werden. Akute Erkrankungen haben einen wichtigen Stellenwert in der Entwicklung des Immunsystems und wahrscheinlich auch der Persönlichkeit. Es mehren sich z. B. die Hinweise, dass fieberhafte Erkrankungen, auch die typischen «Kinderkrankheiten», einen gewissen

Schutz vor Krebserkrankungen, allergischen Erkrankungen und Autoimmunkrankheiten (z.B. Rheuma, Diabetes mellitus) darstellen (Hirte, 2005).

Weitere Empfehlungen der Hygiene zur Impfung werden nicht gegeben, sie sind Entscheidungen des Patienten und Arztes.

Funktionen der Hygiene zum «Hygienewahn»

Ein gesundes Immunsystem wird mit den alltäglichen Keimen gut fertig, Keimkontakt schult das Immunsystem. Erst der Kontakt mit dem potenziellen Krankheitserreger macht die körperliche Abwehr stark. Was geschieht, wenn er fehlt, zeigt sich am Beispiel keimfrei aufgezogener Versuchstiere; sie sind zwar lebensfähig, aber kümmerlicher und krankheitsanfälliger als ihre Artgenossen.

Im gesunden Körper wird das Immunsystem bei Krankheiten aktiv oder gegen Keime, die durch Wunden in die Blutbahn gelangen. Ein wenig erfahrenes Immunsystem reagiert mit einer Abwehrreaktion mitunter schon beim Kontakt mit Erdbeeren oder Birkenpollen.

Verschiedene Beobachtungen sprechen gegen die Praxis des «Hygienewahns», d.h. routinemäßige Desinfektion von Flächen zu Hause und im Altenheim, der WC-Brille, chemischer Desinfektion nach Todesfällen, gehäuftes Nutzen von Antibiotika u.a. Derartige Praktiken schaden, was sich z.B. in den nachstehenden Studienergebnissen zeigt:

- Jüngere Kinder sind in großen Familien seltener anfällig für Asthma als Einzelkinder. Ihre älteren Geschwister sorgten für genügend Keime, um die körpereigene Abwehr der Jüngeren für die Konfrontation zu schulen.

- Die frühe Konfrontation des Immunsystems gegenüber einer Vielzahl von Keimen in Luft und Nahrung kann das Immunsystem derart aktivieren, dass mit einem geringeren Risiko der Entwicklung allergischer Krankheiten im Kindesalter zu rechnen ist (von Mutius, 2000).

- Die Häufigkeit allergischer Krankheiten war in den ehemaligen GUS-Staaten und in Ostdeutschland tief. Es wird argumentiert, dass durch häufigere Atemwegsinfekte das Immunsystem dieser Kinder anders stimuliert wurde, sodass die Kinder deswegen weniger häufig mit Allergien reagierten. Insbesondere die Kinder aus den Städten Ostdeutschlands wurden sehr jung in Kinderkrippen untergebracht, mit der Konsequenz häufiger Atemwegsinfekte.

- Ein bestimmter Lebensstil (restriktives Nutzen von Antibiotika und Antipyretika bei Infektionen, individuelle Entscheidung zum Impfen) schützt Kinder vor Allergien (Flöistrup, 2006). Die Untersuchung wurde international an 4600 Kindern im Vergleich zu 2000 durchgeführt.

Mikroben, Viren, Homo sapiens und Umwelt

Viele Mediziner und andere Wissenschaftler hatten prophezeit, dass die Infektionskrankheiten durch den Einsatz von Impfstoffen, immer wirksamer werdender Antibiotika und eine durch sauberes Trinkwasser und geklärte Abwässer verbesserte Hygiene weitgehend bedeutungslos werden würden. Spätestens das Auftreten von Aids und dem Rinderwahnsinn haben auch dem medizinischen Laien klar gemacht, dass neuartige Infektionskrankheiten mit großem gesundheitlichem Bedrohungspotenzial jederzeit auftreten können. Bei genauerer Überprüfung stellt sich heraus, dass die Infektionskrankheiten, die ohnehin stark im Ausmaß ihrer Verbreitung und im Schweregrad ihrer Symptomatik schwanken können, weltweit zunehmen.

Vermutlich wird die Infektiologie von den Fortschritten der Biotechnologie ebenso profitieren wie die genetische Analyse der Infektionserreger, die Entwicklung von Impfstoffen und die Beeinflussung von Antibiotikaresistenzen. Doch es ist unwahrscheinlich, dass Infektionskrankheiten allein im Labor besiegt werden können. Daher wird das Interesse der Wissenschaftler nicht nur neu auftauchenden Mikroorganismen und Resistenzmustern gelten, sondern mehr und mehr den dafür verantwortlichen Vorgängen.

Mikroben, Viren, Homo sapiens und Umwelt: Dieses Netzwerk ist ein untrennbares Ganzes.

Viele Forscher nehmen an, dass vor allem ökologische Veränderungen für den Wandel verantwortlich sind. Soziale und sanitäre Verhältnisse sind zwar nach wie vor ein entscheidender Faktor, doch Eingriffe in die Natur und angestammte Lebensräume gelten inzwischen als wichtigste Faktoren bei der Entstehung neuer Reservoire von Mikroben. Verstädterung und Slums fördern ihre Übertragung auf den Menschen. Hohe Mobilität und sexuelle Verhaltensänderungen begünstigen dann die weitere Ausbreitung und die Entstehung von Seuchen (Sitzmann, 2002).

Fazit für die Praxis

Wir Menschen sind hoffnungslos in der Minderheit – nicht nur auf der Erde, sondern auch in unserer eigenen Haut: in und auf unserem Körper leben mehr fremde Organismen als menschliche Zellen. Eine vielfältige Flora und Fauna aus Bakterien, Amöben, Pilzen, Milben und oft auch Würmern besiedelt den Lebensraum Mensch. Und dies keineswegs nur dann, wenn wir krank sind, im Gegenteil. Gerade das Vorhandensein dieser meist harmlosen, oft sogar nützlichen Mitbewohner ist eine wichtige Voraussetzung für unsere Gesundheit. Fehlen sie, droht Gefahr …

3.3
Fieber

Die häufigste Ursache von Fieber sind bakterielle Keime, Pilze sowie Viren und damit auch für Fieber bei nosokomialen Infektionen. Mit der Funktion von Fieber, durch die der Mensch Mikroben abwehrt, befasst sich dieser Text.

Einleitung

Die normale, über das zentrale Nervensystem regulierte Körperkerntemperatur beträgt 37,2 bis 37,7 °C, wobei die Temperatur in den Abendstunden regelhaft höher ist als am Morgen. Die verlässlichsten Werte werden bei rektaler Messung erhoben.

Definition

Temperaturen > 38 °C werden als Fieber bezeichnet.

Fieber. Fieber ist eine Reaktion auf Infektionen, hauptsächlich wirken endogene und exogene Stoffe fiebererzeugend (Pyretika). Es sind Bestandteile von Keimen wie Bakterien, Viren, Pilzen (exogene Pyrogene), die im Organismus zahlreiche Prozesse aktivieren. Diese bilden bestimmte Stoffe (Zytokine) u. a. endogene Pyrogene, die zu der Fieberreaktion führen (Herzog, 2004). Andauernde Hyperthermie von 42 °C führt durch sehr hohen Sauerstoffbedarf (Hypoxie) und Gewebezerstörungen zum Tod.

Modellhaft kann man sich die Fieberentstehung **(Abb. 3-3-1)** wie folgt vorstellen: Beim Fieberanstieg wird die Wärmeabgabe durch Verminderung der Hautdurchblutung herabgesetzt, es entsteht ein Kältegefühl, außerdem wird die Wärmeproduktion durch Muskelzittern erhöht (Schüttelfrost). Dies dauert an, bis sich der Istwert dem erhöhten Sollwert angeglichen hat. Beim Fieberabfall sinkt der Sollwert wieder, so dass nun der Istwert zu hoch ist und es zu verstärkter Hautdurchblutung mit Hitzegefühl und Schwitzen kommt (Herzog, 2002).

Fiebersenkende Medikamente (Antipyretika) senken den Sollwert, er liegt jetzt unter dem Istwert.

Merke

Fieber ist als ein adaptiver Vorgang zu verstehen, bei dem die normale Körpertemperatur als Antwort auf zirkulierende Pyrogene auf eine höhere Ebene verstellt wird.

In den meisten Fällen ist Fieber Ausdruck einer selbstbeschränkenden (selbstlimitierenden), kurz anhaltenden, infektiösen Erkrankung, die meist keiner bestimmten Diagnostik oder Therapie bedarf. Hervorzuheben sind die positiven Effekte von Fieber als sinnvolle Antwort des Menschen auf eine Infektion. Es dient der Unter-

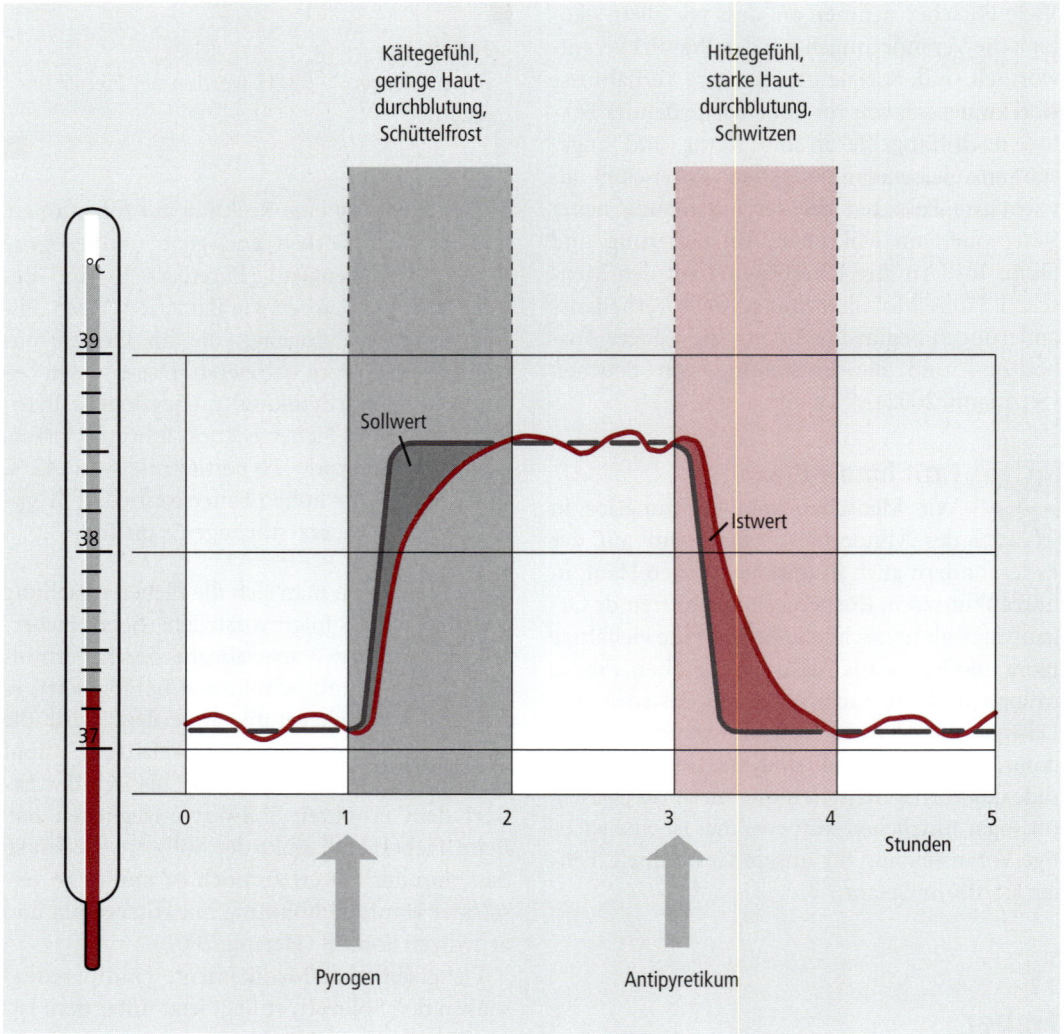

Abbildung 3-3-1: Veränderung des Sollwertes im Fieber (mod. n. Jessen, 1996)

stützung des Immunsystems und beschleunigt und verstärkt immunologische Infektabwehrmechanismen. Zudem hat Fieber eine hemmende Wirkung auf die Vermehrung vieler Mikrobenarten. Nach Möglichkeit sollte auf fiebersenkende Maßnahmen verzichtet werden, da hohe Temperaturen das bakterielle Wachstum und die virale Vermehrung (Replikation) behindern.

Symptome. Auf eine Infektion als Ursache des Fiebers weisen die folgenden Symptome hin:

- abrupter Beginn des Fiebers und Anhalten (Persistenz) der hohen Körpertemperatur

- Temperaturen über 40 °C mit oder ohne Schüttelfrost

- Husten, Erkältung, Schnupfen

- schweres Krankheitsgefühl mit Muskel- oder Gelenkschmerzen, Schmerzen bei Augenbewegungen, Kopfschmerzen

- Brechreiz, Erbrechen, Diarrhö

- akute Vergrößerung der Lymphknoten

- Nackensteifheit (Meningitiszeichen)

- erhöhte Zahl weißer Blutkörperchen (Leukozytose über 12 000 mm³) oder erniedrigte Zahl (Leukopenie unter 5000 mm³, vor allem bei Virusinfektionen)

- schmerzhafte Harnentleerung (Dysurie), Harndrang und Flankenschmerzen

Fieber im Alter. Die Zahl der Fresszellen, also Mikroben phagozytierende Zellen wie Granulozyten, Makrophagen (Kap. 3.2), sind wohl im Alter im Vergleich zu jüngeren Menschen nicht wesentlich verändert (Ullmann, 2005). Trotzdem erhöht eine Reihe von Faktoren die Infektanfälligkeit im Alter, dazu zählen:

- erhöhte Zahl chronischer behandlungsbedürftiger Krankheiten (Multimorbidität)

- Zunahme psychischer und intellektueller Veränderungen wie Zunahme der Schmerzunempfindlichkeit und Gleichgültigkeit (Indolenz), Verringerung der Merkfähigkeit, geringerer Lebenswille, Interesselosigkeit und Altersdepression

- Mangel- und Unterernährung, z. B. durch Schluckbeschwerden, Kauprobleme

- dünnere und weniger robuste Haut, die Verletzlichkeit fördert

Fieber fehlt vielfach bei Infekten im Alter.

Fieberverlauf. Der Fieberverlauf ist für eine Reihe von Infektionskrankheiten kennzeichnend, obwohl durch die Anwendung moderner Medikamente (u. a. Antibiotika, Zytostatika, Analgetika, Psychopharmaka) die Fieberverläufe wesentlich verändert werden. Pathophysiologische Hintergründe charakteristischer Fiebertypen sind jedoch nicht bekannt:

- Rekurrierendes Fieber ist ein Fieber mit relativ regelmäßig wiederkehrenden Temperaturerhöhungen und freien Intervallen, die beide mehrere Tage dauern z. B. bei der Malaria. Einer Fieberzacke folgt eine fieberfreie Periode.

- Beim remittierenden Fieber treten zwar auch Fieberzacken auf, dazwischen normalisiert sich die Körpertemperatur aber nie ganz. Es ist ein Fieber mit Temperaturschwankungen von mehr als 1 °C, die Minimaltemperatur liegt immer über der Normaltemperatur («Sägeblattkurve»). Es ist typisch bei Sepsis.

- Ein Fieberverlauf mit undulierenden Werten liegt vor, wenn das Fieber mit längeren, evtl. Wochen dauernden Temperaturerhöhungen in Form allmählichen Anstiegs und langsamen Abfalls und fieberfreien Perioden festzustellen ist, z. B. bei Brucellose auftretend.

- Tagesschwankungen zwischen hohen Temperaturen und freien Intervallen finden sich beim intermittierenden Fieber. Die Morgentemperatur geht unter 37 °C zurück. Dieser Fiebertyp ist bei Sepsis und Pyelitis, der Nierenbeckenentzündung, zu beobachten (Sitzmann, 1996).

Risiken

Manchmal steckt hinter hohem Fieber eine ernsthaftere Erkrankung, die schnell diagnostiziert und adäquat behandelt werden muss. Hohes Fieber kann das Herz-Kreislauf-System eines kritisch Kranken in gefährlicher Weise belasten.

Konkrete Hygienehinweise zu Fieber

Fiebersenkung. Umstritten ist, ob generell physikalische Kühlungsmaßnahmen während der Fieberplateauphase mit Antipyretika zu kombinieren sind. Zu den bekanntesten Antipyretika gehören Paracetamol (Togal), Acetylsalicylsäure (Aspirin) und Metamizol (Novalgin).

Einerseits wird argumentiert (Ullmann, 1996), dass die alleinige Anwendung einer äußeren Kühlung (z. B. Wadenwickel) wärmeproduzierendes Kältezittern auslösen kann.

Pflegende (Herzog, 2005) berichten jedoch von effektiven physikalischen Maßnahmen zur Fiebersenkung, z. B. mit körperwarmen Waschungen, ohne dass Kältezittern ausgelöst wurde. Die für den einzelnen Pflegeabhängigen geeignete Vorgehensweise muss kompetent gesucht werden.

Fieber stellt eine sinnvolle physiologische Abwehrreaktion des Organismus dar. Zunehmend
werden die positiven Effekte von Fieber auf das
Immunsystem und die hemmende Wirkung auf
die Vermehrung bzw. die Zerstörung vieler Mikrobenarten beachtet. Eine voreilige Fiebersenkung, die lediglich an einen bestimmten
Messwert (z. B. ab 39 °C) gebunden ist, ist nicht
angebracht (Brüderlein, 2006). Eine Fiebersenkung ist nur gerechtfertigt, wenn der Betreute
durch die Folgen des Fiebers wie Tachykardie,
beschleunigte Atmung (Hyperventilation), kar-
diopulmonale Risiken und Verwirrtheitszustände gefährdet wird!

Merke

Sofern Fieber einem Menschen nicht schadet,
besteht keine Indikation zu einer antipyre-
tischen Therapie (medikamentösen Fiebersenkung)!

Fieber und geriatrische Patienten. Auftreten und
Verlauf von Fieber ist oft das einzige zuverlässige
Zeichen einer Infektion. Bei alten Menschen
können die bekannten physiologischen Symptome einer Infektion wie Fieber, Schmerzreak-
tion, Leukozytose infolge der abgeschwächten
physiologischen Reaktionen weitgehend fehlen.
An ihre Stelle treten Verwirrtheitszustände, mangelnder Appetit, Übelkeit, Gewichtsverlust, Austrocknung (Exsikkose) oder Beeinträchtigung
des Herz-Kreislauf-Systems. Damit ist der Mensch
stärker gefährdet und muss hinsichtlich der gesamten aktuellen Erkrankungssituation genau
beobachtet und eingeschätzt werden.

Aufgrund der allgemein niedrigeren Körpertemperatur sollte bei älteren, geschwächten
Menschen in Pflegeheimen eine wiederholt gemessene rektale Temperatur von mehr als 37,5 °C
oder eine wiederholt gemessene orale Temperatur von mehr als 37,2 °C bereits als Fieber gewertet werden (Scherübl, 2004). Die an ihre
Stelle tretenden neu zu beobachtenden Verwirrtheitszustände, Lethargie, Appetitlosigkeit müssen frühzeitig an eine Infektion denken lassen.

Ziel ist, Komplikationen rechtzeitig zu erkennen und adäquat darauf zu reagieren.

Fazit für die Praxis

Um Infektionskrankheiten im Alter zu
vermindern, sind penible persönliche
Körper- und Mundhygiene angebracht. Eine sorgfältige Raum- und Küchenhygiene unterstützt Infektionskrankheiten bei Senioren zu reduzieren.

3.4
Nosokomiale Infektionen

Der folgende Text hat zum Inhalt Ausführungen zu «Krankenhausinfektionen» oder
die weiter gefassten «health-care associated
infections», die ausdrücklich den ambulanten
Bereich mit einschließen. Es geht außerdem
um die Infektionsdisposition, d. h. die Bereitschaft, sich eine Infektion zuzuziehen.

Einleitung

Man kann bakterielle Infektionen, aber
auch durch andere Mikroorganismen
ausgelöste Erkrankungen gliedern nach den so
genannten:

- «community acquired», d. h. außerhalb des
  Krankenhauses erworbenen Erkrankungen,
  z. B. den im üblichen Lebensumfeld des Menschen erworbenen cMRSA = community acquired methicillinresistente S. aureus (Kap. 9.7)

- «hospital acquired», d. h. Krankenhausinfektionen, auch nosokomiale Infektionen genannt. Zunehmend wird erkannt, dass die
  «Krankenhaus»-infektionen alle Gesundheitsinstitutionen, wie Tageskliniken, Rehabilitationseinrichtungen, Pflegeheime einschließlich
  des ambulanten Bereiches, wie Arztpraxen, betreffen. Von daher trifft die weiter gefasste Be-
  grifflichkeit der «nosokomialen» Infektionen
  besser (vom griechischen «nosos» = Krankheit
  und «komein» = begleiten) sowie die im Englischen benutzte Wortbedeutung für «health-
  care associated infections».

Schuld? Wenn eine nosokomiale Infektion zeitlich und kausal, d. h. ursächlich, mit einem Aufenthalt in einer Gesundheitseinrichtung steht,

heißt «kausal» dabei allerdings nicht, wie es in Medien und interessierten Kreisen oft falsch geschildert wird, dass die Mitarbeiter Schuld an der Infektion tragen. Für den Krankenhausbereich rechnen seriöse Hygieniker mit einer Vermeidungsquote nosokomialer Infektionen von 16 % (Kappstein, 2002). Mit Ausschöpfen aller geeigneten Vorbeuge-, Datenerhebungs- und Kontrollprogramme können Infektionen nur zu diesem Anteil vermieden werden. Die anderen sind Schicksal des betroffenen Menschen.

> **Definition**
>
> Eine nosokomiale Infektion ist definiert als Infektion, die durch bzw. während eines Krankenhaus- oder Heimaufenthaltes auftritt. Im Zusammenhang stehen Infektionen die bei der Einweisung ins Krankenhaus oder Übersiedlung ins Altenpflegeheim und innerhalb der ersten 48 h noch nicht bestehen. Sie sind daher nicht der Grund für die Einweisung, sondern treten erst während des Aufenthaltes auf, z.B. nach einer Operation, nach einem transurethralen Katheter oder erst nach der Entlassung.

Infektionskette

Für die Entwicklung einer Infektion im Sinne einer Infektionskette sind drei Faktoren von Bedeutung:

- Infektionsquellen
- Übertragungswege
- Empfänger

Infektionsquellen. Betrachtet man die große Zahl von Infektionskeimen, die eine nosokomiale Infektion hervorrufen können, kommt man zu folgenden Aussagen zu den Infektionsquellen:

- endogene Infektion: hier ist der Einzelne selbst Reservoir bzw. Quelle von Mikroorganismen, z.B. seine Darm-, Haut-, Nasenrachenraumflora
- exogene Infektion: hier ist die Ursache in anderen Menschen oder im unbelebten Umfeld des Patienten zu suchen

Als unbelebtes Umfeld gelten z.B. transurethrale oder Venenkatheter, Drainagen, Pharmaka, Nahrung, patientennahe und -ferne Gegenstände. Als belebtes Umfeld sind Menschen, mit denen der Patient Kontakt hatte (z.B. die kontaminierten Hände der Mitarbeiter) zu betrachten.

Übertragungswege. Den Hauptübertragungsweg für nosokomiale Infektionen stellen die Hände der Mitarbeiter aus Therapie und Pflege dar. Daneben unterscheidet man als weitere Übertragungswege zum Empfänger (Kap. 9.2):

- Übertragung durch Kontakt
- luftgetragene Übertragung

Übertragung durch Kontakt. Bei der Erregerübertragung durch Kontakt können die drei folgenden Formen unterschieden werden:

- direkter Kontakt: es erfolgt eine Übertragung durch Körperkontakt von einer infizierten oder besiedelten Person auf eine andere, z.B. die Hände der Mitarbeiter übertragen einen Herpes zoster (Gürtelrose)
- indirekter Kontakt: z.B. über kontaminierte Gegenstände, den verschmutzten Toilettenstuhl infiziert sich ein weiterer Benutzer mit Noro-Viren
- große Tröpfchen: respiratorisches Sekret, das nur kurze Strecken nach dem Husten zurücklegt, verursacht eine Infektion bei einem anderen bis zu einem Abstand von 2 m

Luftgetragene (aerogene Übertragung). Ein über längere Zeit in der Luft lebensfähiger und sich in Form schwebender Partikel weitertragender Mikroorganismus kann, z.B. als Tröpfchenkern bei nahem Kontakt zum anderen eine offene Lungentuberkulose übertragen.

Empfänger, d.h. der zu Betreuende/Klient. Bei Betreuten und Bewohnern können als Faktoren erhöhter Infektionsbereitschaft zutreffen:

Medizinischer Fortschritt und Faktoren nosokomialer Infektionen

- höhere Lebenserwartung der Bevölkerung und immer jüngere Frühgeborene

- verlängertes Überleben von Menschen mit chronischen Krankheiten, z. B. Diabetes mellitus

- Häufung und Intensivierung invasiver Instrumentierung in Diagnose und Therapie, z. B. im Bereich endoskopischer Eingriffe

- Implantation von prothetischem Material, z. B. nach Knochenfrakturen das Osteosynthesematerial

- eingreifende Chemotherapie bei Neoplasmen

- Organtransplantationen mit immunsuppressiver Therapie, d. h. die medikamentöse Unterdrückung der körpereigenen Immunabwehr

- gesteigerter Gebrauch und Missbrauch (z. B. Tierzucht) von Antibiotika

Keimträger. Als Keimträger können Menschen in der Patientenumgebung fungieren, aber auch Mitarbeiter der Gesundheitseinrichtung sein. Sie präsentieren sich wie folgt:

- sie sind ohne klinische Krankheitssymptome

- sie sind Träger von Infektionserregern auf Haut und Schleimhäuten, z. B. im vorderen Drittel der Nase bei MRSA und können infektiös wirken.

Beispielsweise sind:

- bis zu 80 % Keimträgertum mit Staphylococcus aureus bei Krankenhausmitarbeitern gefunden worden, dagegen 20 % in der Allgemeinbevölkerung

- Streptokokken der Serogruppe A

- Meningokokken

- Enterobacteriaceae bei Keimträgern auf der Haut oder Schleimhaut gefunden worden

Die Liste nosokomialer Infektionen ist lang und wird in Ansätzen in Tabelle 9-2-1 gezeigt. Wie in der Mehrzahl der Akutspitäler stehen bezüglich Häufigkeit die Harnwegsinfektionen an erster Stelle, die in der Mehrzahl der Fälle asymptomatisch verläuft. Die Infektionsliste wird vervollständigt von den Infektionen der oberen und unteren Atemwege, der Haut und der Weichteile und des Magen-Darm-Trakts.

Risiken

Es existieren u.a. folgende Faktoren, die bei Betreuten von Langzeitpflegeeinrichtungen (Altenpflegeheimen, sozialtherapeutischen Einrichtungen) zu einer erhöhten Infektionsanfälligkeit und gesteigerten Bereitschaft (Disposition) für Healthcare-assoziierte Infektionen führen können (**Tab. 3-4-1**).

Eine noch nicht ausreichend untersuchte Rolle spielt die frühzeitige Übernahme von Krankenhauspatienten, bei denen z. B. eine postoperative Wundheilung noch nicht abgeschlossen ist oder die bisher noch stationär im Krankenhaus behandelt wurden. Es ist festzustellen, dass die veränderte Krankenhausfinanzierung mit diagnosebezogenen Fallpauschalen (DRGs) dazu führt, dass Alten- und Pflegeheime vermehrt mit der medizinisch-pflegerischen Versorgung kranker, infektionsanfälliger und meist alter Menschen betraut werden. Folge können nosokomiale Infektionen (**Abb. 3-4-1**) sein, die erst nach der (verfrühten) Entlassung in die ambulante pflegerische Versorgung, die Rehabilitationsklinik oder das Altenpflegeheim symptomatisch werden.

Konkrete Hygienehinweise zur Prävention

Die Infektvorbeugung typischer nosokomialer Infektionen muss die Lebensumstände und Ansprüche an die Lebensqualität in Langzeitpflegeeinrichtungen berücksichtigen. Einige Elemente aus der Klinik empfehlen sich jedoch auch in die Lebensbereiche des Altenpflegeheimes und der ambulanten Pflege zu übertragen:

- Vermindern der Risikofaktoren bei den Pflegebedürftigen

- Verminderung der Keimübertragung

Tabelle 3-4-1: Risikofaktoren der wichtigsten nosokomialen Infektionen in Langzeitpflegeeinrichtungen (mod. n. Sax et al., 1999; Vogel et al., 1998) mit Übersicht der Mikroorganismen

Infektion/Problem	Risikofaktoren	Spezifische Mikrobenreservoire
Allgemeine Infekt-anfälligkeit	Unterernährung (Proteine, Vitamine, Mineralien, v. a. Zink), «Altern» des Immunsystems bzw. der Infektionsabwehr-möglichkeiten, Steroide, Kolonisation durch multiresistente Keime, Zunahme hygienischer Probleme durch erhöhte Zahl dementieller Erkrankungen	–
Harnwegsinfektionen	Östrogenmangel (Frauen), Urinstauung durch Prostatahyper-plasie, Medikamente: Antidepressiva, Antihypertensiva, transurethrale Langzeitkatheter	Stuhlflora des Betreuten, d. h. Escherichia coli, Enterokokken, P. aeruginosa, Klebsiellen, Flora des ersten Drittels der Urethra (Harnröhre), seltener Hände und Spülflüssigkeit
Infektionen des Respirationstrakts, Pneumonie	■ verminderte physiologische Reservekapazität von Organ-systemen, z. B. verminderte Vitalkapazität ■ Schluckstörungen durch Beeinträchtigung des Bewusst-seinszustandes mit Aspirationsrisiko durch Schlaganfall (Lähmung), medikamentös durch Sedativa ■ schlechter Zustand des Gebisses und mangelnde Zahnhy-giene ■ Folgen der Arzneimitteltherapie, z. B. erhöhen H_2-Blocker den pH-Wert des Magens, damit werden oral aufgenom-mene Keime weniger gut reduziert ■ Antidepressiva reduzieren die mukoziliäre Dekontamina-tion von Mikroorganismen ■ Verminderung der Magensäure durch Antazida (säure-bindende Medikamente) ■ Tracheostoma	S. aureus, Enterobakterien und P. aeruginosa, d. h. aus der Flora des Nasenrachenraumes und des Magens, der Nasennebenhöhlen, der Stuhlflora, seltener Inhalationslösungen und Hände
Haut- und Weichteil-infekte	■ Verletzlichkeit der Haut ■ Verletzung durch Stürze ■ Operationen ■ Dekubitus durch Immobilität ■ Häufung von Begleiterkrankungen (Multimorbidität, z. B. Diabetes mellitus) ■ vaskuläre Insuffizienz (Venenschwäche)	S. aureus, Staphylococcus epidermidis, Entero-bakterien, wie E. coli, d. h. Flora des Nasen-rachenraumes des Operationsteams, die Hautflora des Patienten sowie Intestinalflora des Patienten bei Darmeingriffen, die Hände der Mitarbeiter, selten die Luft, mit Ausnahme bei Fremdkörperimplantationen
Infektionen des Magen-Darm-Traktes	■ verminderte Azidität des Magens ■ verminderte Produktion von Immunglobulin A (IgA)	z. B. Rotaviren, Noroviren
Lungentuberkulose, Gürtelrose (Varizella Zoster)	■ verminderte zelluläre Immunität	Mycobacterium tuberculosis, Varizellen-/Zostervirus
Sepsis	■ transurethrale Katheter (Urosepsis) ■ Harnwegsinfektionen ■ Infektionen der Bauchorgane ■ Wund- und Weichteilinfektionen ■ Venenkatheter ■ Infusionstherapien	Hautflora, z. B. bei Venenkatheter, Flora des Magen-Darm-Traktes (physiologische Trans-lokation = Durchtreten von Keimen aus dem Darm), Flora des Respirationstraktes (Pneumo-nie), Flora des Urogenitaltraktes (z. B. Harnweginfektionen)
Kolonisation mit multiresistenten Keimen	■ intensivere Exposition gegenüber virulenten Pathogenen durch vermehrte und im Vergleich zu nicht gehandicapten Menschen verlängerte Krankenhausaufenthalte und häufige Antibiotikaeinnahme, transurethrale Blasen-katheter, Hautläsionen (chronische Wunden) ■ Veränderung der physiologischen Keimbesiedlung im Alter mit erhöhtem Auftreten gramnegativer Keime und Staphylokokken	methizillinresistente S. aureus (MRSA) Vancomycin-resistente Enterokokken (VRE) multiresistente P. aeruginosa, mehrfach resistente Mycobacterium tuberculosis

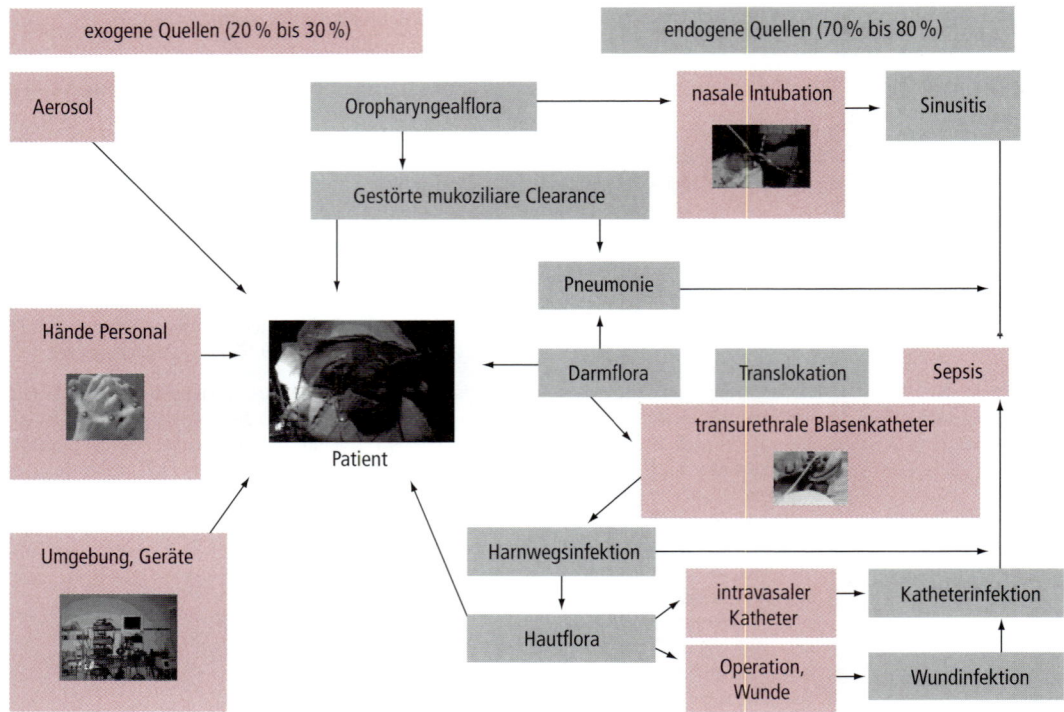

Abbildung 3-4-1: Einteilung der Ursachen und Faktoren der Ausprägung nosokomialer Infektionen (mod. nach Panknin, 2005)

- isolierende Schutzmaßnahmen bei Patienten zur Kontrolle von Clostridium difficile-Infektionen

Vermindern der Risikofaktoren bei Pflegebedürftigen. Ein längst nicht voll ausgeschöpfter Ansatz zur Verminderung nosokomialer Infektionen ist die Verringerung von Risikofaktoren bei Pflegebedürftigen.

Dazu gehören:

- Einschränkungen des Gebrauchs von Blasenkathetern und Antibiotika

- die Beeinflussung von Inkontinenz

- das Vermeiden von exzessiver Polymedikation (die Zahl rezeptpflichtiger Medikamente nimmt mit dem Alter und bei Krankenhauseinweisung zu)

- die Verbesserung des Ernährungszustandes und die

- Förderung von Mobilität und Hautqualität

Beachte
Die Abwehr des Menschen reduzieren nicht nur Eingriffe in die Integrität des Körpers, auch Rauchen, exzessiver Alkoholkonsum, Drogenmissbrauch, Schlafentzug und Mangelernährung wirken sich auf die Abwehrfähigkeit von Infektionen aus.

Verminderung der Keimübertragung. Das Reduzieren der Keimübertragung beruht vor allem auf dem Anwenden des Prinzips der Standardhygiene (Kap. 4.4) und hier vor allem der Händehygiene. Die zur Infektionsprävention im Einzelnen erforderlichen hygienischen Maßnahmen sind wesentlich abhängig von der Art des pflegerisch-medizinischen Eingriffs. Der Behandlungsort ist zweitrangig. Daher wird auch auf die entsprechenden Kapitel, z.B. 6. Pflegebezogene Standardhygiene und 7. Umgebungsbezogene Hygieneanforderungen verwiesen.

Isolierende Schutzmaßnahmen bei Patienten zur Kontrolle von Clostridium difficile-Infektionen. Antibiotika können durch verschiedene Einflüsse Durchfall verursachen:

■ einer Zerstörung der normalen Bakterienflora des Darmes mit nachfolgender Überwucherung durch pathogene Mikroorganismen

■ einer direkt toxischen oder allergischen Wirkung auf die Darmflora

■ einen motilitätsfördernden Einfluss auf den Darm, d. h. beschleunigte Darmpassage

Tabelle 3-4-2: Empfehlungen zur Hygiene bei Infektionen durch C. difficile

Aspekt	Maßnahmen
Pathogen	Clostridium difficile
Infektiöses Patientenmaterial	Stuhl
Übertragung	Fäkal-oral; mit Stuhl kontaminierte Zimmereinrichtung, wie Nachtstuhl sowie Instrumente, wie z. B. das Rektalfieberthermometer
Erweiterte Hygienemaßnahmen (mitarbeiterbezogen)	
Schutzkittel	Schutzkittel/-schürze tragen und pro Dienstschicht erneuern: ■ bei Möglichkeit der Kontamination der Arbeitskleidung (Kontakt mit Körperflüssigkeiten, Ausscheidungen, Sekreten, Betten des Patienten, Kontakt mit kontaminierten Körperarealen) ■ bei Betreuten mit schwerer Symptomatik auch bei üblichen Pflegetätigkeiten wegen der stärkeren Kontamination des Patientenumfeldes. Kittel im Bewohnerzimmer mit der Außenseite nach außen aufhängen
Händehygiene	Händehygiene vor und nach dem Patientenkontakt bzw. Betreten des Zimmers; ausnahmsweise ist hier die Waschung mit Wasser und Seife anzuraten, da die Sporenform von C. difficile durch alkoholische Händedesinfektionsmittel nicht inaktiviert wird! Händedesinfektion bei allen infektionsgefährdenden Tätigkeiten in der üblichen Weise
Einmalhandschuhe	Schutzhandschuhe: ■ bei Kontakt mit Körperflüssigkeiten, Ausscheidungen, Sekreten ■ bei Kontakt mit kontaminierten Körperarealen. Sofort nach Benutzen die schmutzigen Handschuhe ohne Kontamination der Hände ausziehen!
Erweiterte Hygienemaßnahmen (patientenbezogen)	
Unterbringung	Einzelzimmer bei inkontinenten Patienten (Zimmer kennzeichnen, Besucher müssen sich bei Pflegenden anmelden, bitte einweisen) oder bei unzureichender Patientenhygiene. Mehrbettzimmer bei mäßiger Symptomatik möglich, jedoch nicht mit immunsupprimierten und Patienten mit Antibiotikatherapie
WC/Nachtstuhl	Eigenes WC oder Nachtstuhl zuweisen, täglich ist sorgfältige desinfizierende Reinigung erforderlich
Hände waschen	Patienten in die sorgfältige Händehygiene einweisen, z. B. nach WC-Benutzung
Pflegematerialien	Desinfektion nach Benutzung der Pflege-/Behandlungs- und Untersuchungsmaterialien (Steckbecken, Urinflaschen, Thermometer, Nagelschere, Haarbürste)
Flächendekontamination	■ Flächen (von Fußboden, Möbel, Leisten, Nachtschränke, Bettgestelle u. a.) und Gegenstände (Bücher, Spielzeug u. a.) werden desinfiziert. Alternativ ist auch die gründliche Reinigung ausreichend, da Sporen bei der üblichen Anwendung von Desinfektionsmitteln nicht inaktiviert werden. ■ Sichtbare Verunreinigungen (Kontaminationen durch Ausscheidungen, Sekreten, Blut) müssen sofort desinfizierend gereinigt werden
Wäsche und Müll	Müll und Bettwäsche in der üblichen Weise entsorgen (Bettwäsche vorsichtig abziehen, um Sporenverbreitung zu verhindern)
Dauer der speziellen Maßnahmen	Abschluss der Isolierungs-Maßnahmen nach Sistieren der Durchfälle für mehr als 48 h, keine Kontrolluntersuchungen vornehmen, da häufig eine asymptomatische Ausscheidung möglich ist.
Kommentar	Schlussdesinfektion nach Abschluss der Isolierung durchführen; Flächendesinfektionsarbeiten mit einem viruziden Desinfektionsmittel auf Peressigsäure-Basis (wirkt gegen Sporen) und Schutzhandschuhen ausführen.

Infektionen durch C. difficile nehmen unter den nosokomialen gastrointestinalen Infektionen den bedeutendsten Platz ein. Der natürliche Standort ist der Darm von Mensch und Tieren, Nachweis im Boden und Gewässern sind möglich. Der normalerweise in der natürlichen Darmflora lebende Keim kann unter bestimmten Umständen, z.B. während oder nach antibiotischer Therapie oder im Falle eines durch invasive Eingriffe, Tumoren oder Immunsuppression vorgeschädigten Organismus zu einem Infektionserreger werden und durch das Wirken spezifischer Exotoxine schwere Durchfallerkrankungen mit Dickdarmentzündung (Kolitis) mit Schleimhautschäden auslösen. In der durch Antibiotika in wesentlichen Teilen zerstörten natürlichen Darmflora selektioniert sich C. difficile. Bei milden Symptomen genügt oft das Absetzen der Antibiotikatherapie **(Tab. 3-4-2)**.

Das Pathogen kann fäkal-oral als Kreuzinfektion übertragen werden und zu Ausbruchsituationen (Kap. 9.1.) in Krankenhäusern und Altenpflegeheimen führen. Sorgfältige Standardhygiene, allen voran eine besondere Beachtung der Händehygiene sowie die möglichst eingeschränkte Anwendung von Antibiotika zur Verhinderung der Selektion wird als wesentliche Prävention angesehen.

> **Beachte**
> Grundsätzlich ist bei rektaler Fiebermessung auf peinlichste Hygiene (Schutzhülle, Händedesinfektion des Mitarbeiters, Desinfektion des Thermometers) zu achten, da die Übertragungen von darmpathogenen Keimen wie z.B. Clostridium difficile zu befürchten sind. Alkohol ist hier nicht angebracht, da nicht sporenwirksam!

Fazit für die Praxis

In Alten- und Pflegeheimen besteht eine besondere Gefährdung von Betreuten und Bewohnern für Infektionen. Die Maßnahmen müssen vor allem die primäre Aufgabe dieses Lebensbereiches respektieren, ihren Bewohnern einen würdigen Lebensraum – und häufig auch einen Ort des humanen Sterbens – zu bieten. Mit der zunehmenden Verlagerung medizinisch-pflegerischer Versorgung weg von der Klinik entstehen neue Infektionsrisiken.

Weitere Gefährdungen in der ambulanten Versorgung und in Alten- und Pflegeheimen entstehen durch den immer noch praktizierten unkritischen Antibiotikaeinsatz bei vernachlässigter Hygiene mit Zunahme multiresistenter Keime (MDRO's = Multi-drug resistant organism).

Literatur

3.1 Eintritt, Austritt und Übertragung von Infektionspathogenen

Anderson, G. G. et al.: Intracellular Bacterial Biofilm-Like Pods in Urinary Tract Infections. Science Band 301 (2003) S. 105–107

Anonym, 2004: Ein Antibiotikum in den Fingerspitzen schützt vor Coli-Infektionen; veröffentlicht in: http://science.orf.at/science/news/131040; Zugriff vom 29.11.2004

Furtwängler, M. et al.: Nosokomiale Hepatitis-B-Übertragungen. Dtsch Arztebl 103 (2006) 16:1084–1087

Gassner-Bachmann, M.; Wüthrich, B.: Bauernkinder leiden selten an Heuschnupfen und Asthma. Dtsch med Wochenschr 125 (2000) 31/32:924–931

Hahn, H. et al.: Streptokokken. In: Hahn, H. et al. (Hrsg): Medizinische Mikrobiologie und Infektiologie, 5. Aufl. Springer, Berlin 2005

Just, M.: Anforderungen des Infektionsschutzgesetzes an den Chirurgen. Der Chirurg – Online-Ausgabe, veröffentlicht in: http://www.springerlink.com/(exsw1ivshwjwdsafhdo3yh45)/app/home/contribution.asp?referrer=parent&backto=issue,5,23;journal,1,119;browsefavoritesresults,1:100466,4; Zugriff vom 24.5.2006

3.2 Lebenslange Auseinandersetzung mit Infektionen

Anonym, 2001: Hygiene – Unsere täglichen Keime gib uns heute. GEO (2001) 5:1–6

Blaich, A. et al.: Tetanus nach Schürfwundenverletzung. Dtsch Med Wochenschr 131 (2006) 17:979–981

Flöistrup, H. et al.: Allergic disease and sensitization in Steiner school children. Journal of Allergy & Clinical Immunology 117 (2006) 1:59–66

Hirte, M.: Impfen – Pro & Contra. Das Handbuch für die individuelle Impfentscheidung. Knaur, München 2005

Sitzmann, F.: Die unsichtbare Macht der Mikroben – ein vergeblicher Kampf? Intensiv 10 (2002) 10:78–83

Sitzmann, F.: Mikrobielles Versteckspiel in der Blase: Infektionen zu Hause und in der Klinik. In: Georg, J. (Hrsg): HUBER Pflegekalender 2005. Huber, Bern 2004

3.3 Fieber

Brüderlein, U. et al.: Fieber in der Intensivmedizin. Anästhesiol Intensivmed Notfallmed Schmerzther 41 (2006) E8–E18

Herzog, S.: Einflüsse auf Entscheidungen in der Pflege von Menschen mit Fieber. Master-Arbeit Studiengang Master of Science in Nursing. Universität Witten/Herdecke, 2002

Herzog, S.: ATL Körpertemperatur regulieren. In: Kellnhauser, E. et al. (Hrsg): THIEMEs Pflege, 10. Aufl. Thieme, Stuttgart 2004

Herzog, S.: Regulation der Körpertemperatur. In: Ullrich, L. et al. (Hrsg): THIEMEs Intensivpflege und Anästhesie. Thieme, Stuttgart 2005

Jessen, C.: Temperaturregulation und Wärmehaushalt. In: Klinke, R., St. Silbernagel (Hrsg).: Lehrbuch der Physiologie, 2. Aufl. Thieme, Stuttgart 1996

Scherübl, H.: Infektionen beim älteren Menschen. In: Suttorp, N. et al. (Hrsg): Infektionskrankheiten. Thieme, Stuttgart 2004

Sitzmann, F.: Mit wachen Sinnen wahrnehmen und beobachten, Teil 2. RECOM, Basel/Baunatal 1996

Ullmann, U.: Infektionen bei geriatrischen Patienten. Hahn, H. et al. (Hrsg): Medizinische Mikrobiologie und Infektiologie. 5. Aufl. Springer, Berlin 2005

3.4 Nosokomiale Infektionen

Just, H. M. et al.: Infektionsprävention in Heimen. Bundesgesundheitsbl 48 (2005) 9:1061–1080

Kappstein, I.: Nosokomiale Infektionen. Zuckschwerdt, München 2002, Seite 429

Panknin, H.-T.: Prävention schwerer systemischer nosokomialer Infektionen im Krankenhaus und in der Intensivmedizin. intensiv 13 (2005) 1:24–35

Sax, H. et al.: Spitalhygiene in Langzeitpflegeeinrichtungen. SWISS-Noso 6 (1999) 4:1–6

Vogel, F. et al.: Infektionen in Altenpflegeeinrichtungen. Medizin im Dialog 2 (1998) 6:1–3

Weiterführende Literatur

Hirte, M.: Impfen – Pro & Contra Das Handbuch für die individuelle Impfentscheidung. Knaur, München 2005
Ein sehr hilfreiches Buch zur individuellen Impfentscheidung und Entscheidungshilfe zur Impfung der einzelnen Infektionserkrankung.

Mims, C. et al.: Medizinische Mikrobiologie. Ullstein, Berlin 1996

Müller, H.E.: Steht die Hygiene vor einem Paradigmenwechsel? Dtsch Med Wochenschr 127 (2002) 1/2:38–41
Sehr eingängige Darstellung der Folgen einer fast besessenen Bekämpfung aller Infektionserreger mit dem Entstehen einer «Epidemie ohne Infektionserreger», dem Asthma bronchiale.

Suttorp, N. et al. (Hrsg): Infektionskrankheiten. Thieme, Stuttgart 2004
Ein aktuelles Mehrautorenwerk, das einen guten Einblick in die Vielzahl von Infektionskrankheiten gibt.

4 Grundlagen der Hygiene zur Keimreduktion

Zur Reduzierung von Mikroben, die vorwiegend aus Wasser, Eiweiß und Nukleinsäuren als Träger des Erbgutes bestehen, werden verschiedene Techniken eingesetzt.

Abhängig davon, welchen Grad der mikrobiellen «Sauberkeit» man benötigt, werden zur Keimreduktion (Keimminderung) Reinigung, Desinfektion und Antiseptik sowie die Sterilisation angewendet. Durch Einsatz korrekter Standardhygiene werden weniger Keime auf den Betreuten übertragen. Wäsche von Bewohnern muss dem Risiko der Keimübertragung entsprechend behandelt werden. Diese Verfahren werden nachfolgend, teilweise mit Verweis auf andere Kapitel, erläutert.

4.1 Reinigung

Dieses Kapitel begründet zunächst, warum Reinigung von Flächen und Gegenständen zur Keimreduktion häufig ausreichend ist, handelt von Erfordernissen der Reinigung und schildert dabei die wechselseitige Abhängigkeit der Einflussfaktoren Temperatur, Zeit, Mechanik und Chemieeinsatz. Ein weiterer Aspekt gilt dem Schutz unserer Umwelt, Mitwelt und Nachwelt mit wichtigen Hinweisen zu Reinigungsmitteln.

Einleitung

Reinigung ist Beseitigung von Schmutz und Rückständen. Zur Unterstützung der mechanischen Reinigung kann eine große Palette unterschiedlicher Behandlungsmittel eingesetzt werden (Tab. 4-1-1). Bevor bestimmt wird, ob Flächen oder Gegenstände desinfiziert werden, muss ihre potenzielle Infektionsgefahr (Kap. 4.2) bedacht werden. Es ist nicht angebracht, aus Gewohnheit, Mikrobenangst, wohlverstandenem Industrieinteresse oder falsch verstandener Vorsicht Desinfektionsverfahren anzuwenden. Meist ist eine fachgerechte Reinigung ausreichend.

Definition

Schmutz ist Materie am falschen Ort. Er ist eine vielfältige Zusammensetzung von unerwünschten Substanzen, meist ein Gemisch organischer und anorganischer Substanzen. Die meist mikroskopisch kleinen Teilchen können fest, halbfest oder flüssig sein.

Risiken

Bei der Reinigung bestehen durch die Reinigungschemie und die angewandte Technik Anwendungsrisiken:

- Mitarbeitergefährdung, z.B. können Reinigungsmittel Haut- und Schleimhautirrita-

Tabelle 4-1-1: Produktübersicht von Reinigungsmitteln

Produktgruppe	Wesentliche Inhaltsstoffe	Anwendungshinweise, Besonderheiten	Ökologische Bewertung
Reinigungsmittel			
Alkoholreiniger	Alkohole bis 30 % (meist Isopropanol) Tenside 4 bis 6 %	Für alle glänzenden Flächen, geringe Dosierung! Nicht mit heißem Wasser verwenden	Empfehlenswert
Allzweckreiniger (Neutralreiniger)	Tensidgehalt 10 bis 20 %, z. Tl. Ammoniak	Bei starken (verkrusteten oder fetthaltigen) Verschmutzungen	Nur empfehlenswert, wenn Alkoholreiniger nicht ausreicht
Saure Sanitärreiniger	Säuren, Tenside	Entfernung von Kalk- und Urinsteinablagerungen, Rostablagerungen, Oberflächenempfindlichkeit beachten!	Empfehlenswert sind Mittel mit «sanften» Säuren, z. B. Zitronensäure
Handgeschirrspülmittel	Tenside 20 bis 30 %	Geschirrreinigung, Oberflächenreinigung (Küche), sparsam dosieren!	Empfehlenswert
Kombinationsprodukte			
Reinigungsmittel und Desinfektionsmittel	Desinfektionsreiniger, Desinfektionswischpflege auf der Basis von Zitronensäure und Tensiden	Desinfektion von Sanitärbereichen	Nicht empfehlenswert, es erfolgt meist unnötige Desinfektion; gezielte Desinfektion erfolgt ungenau dosiert

tionen auslösen oder allergene Wirkung verursachen. Zudem erhöht die Aufbewahrung giftiger Mittel die Unfallgefahr

Beachte
Schmierseife wird, ebenso wie Essig, oft als gutes altes Reinigungsmittel und dazu noch als umweltschonend empfohlen. Schmierseife ist als kritisch zu bezeichnen, weil sie häufig überdosiert wird. Leicht kann es dann zu einem pH-Wert bis zu pH 12 kommen, wodurch sowohl Hautschäden entstehen können als auch Oberflächen angegriffen werden. Essig, bzw. Essigsäure, kann nicht empfohlen werden, da starke Geruchsbelästigungen entstehen, und Korrosionsgefahr (Grünspanbildung) an Armaturen besteht. Wird Essig zum Entkalken von Geräten erhitzt, bilden sich stark schleimhautreizende Dämpfe. Alternativ kann die weniger bedenkliche Zitronensäure empfohlen werden.

- Materialschädigungen, z.B. durch Aufbau schwer entfernbarer Schichten, die wiederum mit aggressiven und daher meist umweltschädlichen Mitteln durch Grundreinigung beseitigt werden müssen

- Kontamination der Reinigungsutensilien mit anschließender Keimverbreitung

- Umweltschädigung, z.B. durch abwasserbelastende Reinigungsmittel und überflüssigen Wasser- und Energieverbrauch.

Konkrete Hygienehinweise

Für die Reinigung sowie einer differenzierten, d.h. gezielten Flächendesinfektion im Altenpflegeheim und Klinik lassen sich eine Reihe von Zielen aufstellen. Sie bestimmen die Technik der Reinigung:

- Vermeiden einer Keimverschleppung

- Keimzahlreduktion der Gefährdungszone entsprechend

- Wirtschaftliche und ökologische Reinigungsverfahren

- Gepflegte und sehr saubere Wirkung der Räumlichkeiten

Vermeiden einer Keimverschleppung. Bei der sachgerechten Reinigung werden Staub und Schmutz von Flächen und Gegenständen entfernt. Eine professionelle Hausreinigung wird nur durch das Anwenden staubbindender Reinigungsverfahren hygienisch sicher durchgeführt. Für die Krankenwohnung sowie Alten- und Pflegeheim lautet daher die Devise: nie trocken fegen, sondern immer mit feuchtem Tuch wischen. Zusammen mit dem Staub wird eine große Zahl (bis zu 80 %) Mikroorganismen, auch pathogene, von der Oberfläche entfernt. Sie befinden sich an den Reinigungsutensilien (Wischwasser, -bezug, Putztücher). Einige Bedingungen unterstützen das Ziel, keine Keime zu verschleppen:

- Durch die Feuchtwischmethode, z. B. das Bezugswechselverfahren mit jeweils frischen Bezügen für einen Raum, werden die Keime wohl von der Fläche reduziert, es erfolgt jedoch keine Keimverschleppung in einen vorher kaum kontaminierten Bereich.

- Voraussetzung ist der regelmäßige Wechsel des Wischlappens oder Wischbezuges (ein nasser Fransenbezug und ein trockener Nachwischbezug pro Raum)

- kein Wiedereintauchen benutzter Bezüge/Tücher in die Reinigungslösung

- ein Mopp kann nass max. vier bis sechs Stunden nach desinfizierender Aufbereitung verwendet werden. Soll er darüber hinaus gelagert werden, ist sofort nach der Aufbereitung die Trocknung erforderlich, um eine Aufkeimung, z. B. mit dem «Pfützenkeim» P. aeruginosa zu vermeiden

- eine Keimverschleppung darf auch nicht durch die Hände des Mitarbeiters geschehen, wenn er den benutzten Mopp vom Boden aufnimmt. Die Wischfläche des Mopp darf nicht mit Schutzhandschuhen angefasst werden, eine Verteilung der Keime auf Türklinken und Mobiliar wäre die Folge

Frage aus der Praxis
Nach Auffassung des Geschäftsführers soll die Reinigung im Hospiz nicht nach Kranken haus-Richtlinien erfolgen. Genügt es, die für die getrennte Reinigung sämtlicher 20 Waschbecken und 16 WC benutzten zwei Wischlappen zum Arbeitsende auszuspülen und zum Trocknen für den nächsten Tag aufzuhängen?

Antwort
Aus RKI-Empfehlungen kann hier keine Antwort gefunden werden, außer, dass das Ziel formuliert wird, dass es nicht zu einer Keimvermehrung und -verschleppung kommen darf. Ein Wischlappen für alle Waschbecken und WC für einen Arbeitstag mit Weiternutzung am folgenden Tag hat jedoch diese Wirkung. Eine derartige Praxis kann für keinen öffentlichen Bereich gut geheißen werden. Im Hospiz werden z. B. Menschen mit Inkontinenz und resistenten Mikroorganismen gepflegt, daher fordert der Klienten- und Mitarbeiterschutz Sauberkeit und die Verhütung der Keimverbreitung. Das macht den Wechsel der Lappen nach Bewohnerzimmern und die thermische Aufbereitung nach dem Arbeitsende erforderlich.

Hygienisch akzeptables Praxisbeispiel aus einem anderen Hospiz
In jedem Gastzimmer werden die Wischlappen getrennt nach WC und Waschbecken aufbewahrt und zum Trocknen aufgehängt. Die Mitarbeiter des Nachtdienstes wechseln sie mit den ebenfalls im Gastzimmer aufbewahrten Schürzen jeden Mittwoch und Sonntag, die Lappen werfen sie beim Wechsel weg (mangelnde Aufbereitungsmöglichkeit). Dies erfolgt gleichfalls bei Bewohnerwechsel.

Keimzahlreduktion der Gefährdungszone entsprechend. Mikroorganismen finden im Sanitärbereich meist ideale Klima- und Lebensbedingungen mit Feuchtigkeit, Wärme, Seifen- und Schmutzreste (u. a. Haare, Hautschuppen). Wasser und Tücher sind entsprechend zu wechseln. Eine sorgfältig ausgeführte Reinigung ist meist ausreichend, wenn durch professionelle Reinigung verhindert wird, dass verschmutzte Reinigungsmittellösungen und Tücher als Verschlepper von Mikroorganismen wirken. Gegen eine Nutzung des Reinigungstuches in der Reihenfolge: Nachttisch des Patienten und dann WC-Schüssel wäre nichts einzuwenden, umgekehrt aber unbedingt. Deshalb ist es sinnvoll und in der professionellen Reinigung etabliert, neue oder jeweils frisch gekochte und getrocknete Reinigungstücher in farblicher Abstufung (z.B. gelb für Nassbereich ohne WC, blau für Mobiliar, rot für WC) zur Verfügung zu stellen und ihre korrekte Anwendung zu überprüfen.

Wirtschaftliche und ökologische Reinigungsverfahren. Dieses Ziel wird erreicht, wenn die Reinigung:

- mit einem vernünftigen Zeitaufwand und

- mit rationalem Materialaufwand (Verzicht auf «Ökohämmer» und korrekte Dosierung) erfolgt sowie

- dem Werterhalt von Gebäuden und Einrichtungen dient

Das routinemäßige Anwenden von Desinfektionsmittel ist nicht notwendig bei:

- der Fußbodenreinigung

- der Sanitärreinigung (z.B. Toilettensitze, Duschen, Waschbecken), ausgenommen bei Benutzung durch einen Menschen mit Infektion oder bei sichtbarer Verunreinigung mit Körperausscheidungen

- der Reinigung von Möbeln, Wänden und Decken. Es empfiehlt sich, Desinfektionsmaßnahmen einrichtungsbezogen in einem Hygieneplan eindeutig festzuschreiben.

Die bei der Reinigung mit Wasser wirksamen Einflussfaktoren Temperatur, Zeit, Mechanik und Chemieeinsatz sind wechselseitig abhängig und werden nachstehend im Sinner'schen Kreis **(Abb. 4-1-1)** beschrieben. Er stellt das Zusammenwirken dieser vier Faktoren und deren Gewichtung oder Bedeutung für das Reinigungsverfahren dar.

Oft wird versucht, den Faktor Zeit zu reduzieren, in dem mehr Chemie eingesetzt wird. Dies wirkt umweltschädigend und kann mitarbeitergefährdend sein.

Gepflegte und saubere Wirkung der Räumlichkeiten. Eine gepflegte Sauberkeit von Räumen

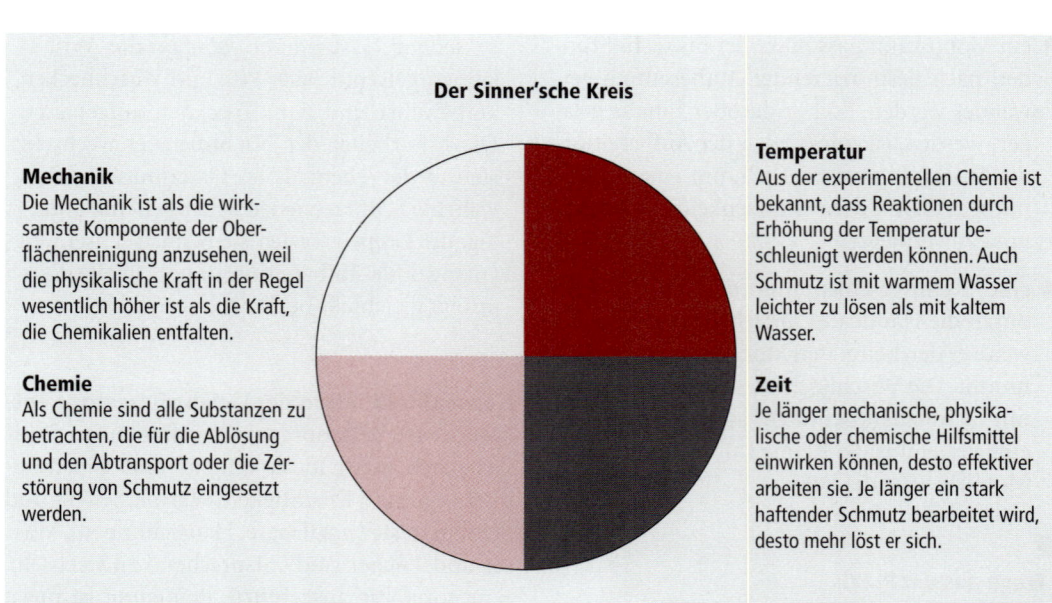

Der Sinner'sche Kreis

Mechanik
Die Mechanik ist als die wirksamste Komponente der Oberflächenreinigung anzusehen, weil die physikalische Kraft in der Regel wesentlich höher ist als die Kraft, die Chemikalien entfalten.

Chemie
Als Chemie sind alle Substanzen zu betrachten, die für die Ablösung und den Abtransport oder die Zerstörung von Schmutz eingesetzt werden.

Temperatur
Aus der experimentellen Chemie ist bekannt, dass Reaktionen durch Erhöhung der Temperatur beschleunigt werden können. Auch Schmutz ist mit warmem Wasser leichter zu lösen als mit kaltem Wasser.

Zeit
Je länger mechanische, physikalische oder chemische Hilfsmittel einwirken können, desto effektiver arbeiten sie. Je länger ein stark haftender Schmutz bearbeitet wird, desto mehr löst er sich.

Abbildung 4-1-1: Der Sinner'sche Kreis (Sitzmann, 2001)

fördert bei den meisten Menschen Wohlbefinden. Zudem ist eine regelmäßige Reinigung von Flächen und Gebrauchsgegenständen erforderlich, um ihre Funktion zu erhalten. Erfahrung zeigt, dass saubere Räume eher sauber gehalten werden als verschmutzte. Der im öffentlichen Bereich weit verbreitete Vandalismus wird durch mangelhafte Unterhaltspflege gefördert. Auch ist es nicht angebracht, durch Duftstoffe in Reinigungs- und Desinfektionsmitteln Schmutzgerüche überdecken zu wollen. Vielmehr ist es notwendig, die Ursache von schlechten Gerüchen zu beseitigen, z. B. durch regelmäßigen und zeitgerechten Wechsel von Inkontinenzeinlagen bei Betreuten, die Reinigung von Bodenabflüssen (Gullys) und Anpassen der Reinigungsfrequenz an die tatsächlichen Bedürfnisse.

Beachte

Unterstützt werden kann die Hausreinigung durch das Anwenden von ätherischen Ölen. Langjährige gute Erfahrungen mit der antiseptischen und reinigenden Wirkung bestehen im Krankenhaus des Autors mit einem reinigenden Zusatz ätherischer Öle zum Putzwasser, z. B. kombiniert mit einem Neutralreiniger, für Patientennachttische, anderes Patientenmöbel, Kinderbettchen, Wickeltischauflagen u. a. Das Ölgemisch enthält Eukalyptusöl, Feldthymianöl und Litsea-Cubeba-Öl (afrikanische Kletterpflanze).

Reinigung Daheim. Beim normalen Hausputz ist es nicht sinnvoll, neben gängigen handelsüblichen Haushaltsreinigern andere, aggressivere Mittel oder gar Desinfektionsmittel einzusetzen. Sie belasten die Umwelt und bergen gesundheitliche Risiken.

Verkalkte Brauseköpfe als Aufenthaltsort für Legionellen und P. aeruginosa können zum Entkalken für einige Stunden in warmes Zitronensäurewasser gelegt werden: zwei Drittel Zitronensäure, ein Drittel Wasser, danach kräftig ausspülen.

Zudem existieren aussagefähige Studien (von Mutius, 2000), dass sich ein Lebensstil, der ein vernünftiges Umgehen von Kindern mit Schmutz toleriert, positiv auf das Immunsystem von Babys und Kindern auswirkt.

Übliche Reinigungsmaßnahmen sind auch dann ausreichend, wenn der Patient in der Wohnung verstorben ist (Kap. 6.12). Bei Verschmutzungen mit Sekreten, Exkreten usw. ist eine gezielte Flächendesinfektion, z. B. mit preisgünstigem Alkohol 70 %, angebracht.

Fazit für die Praxis

Es existiert eine große Palette von Reinigungsmitteln. Aus hygienischer, ökologischer sowie ökonomischer Sicht haben sich folgende Absichten herausgebildet:

- *Reduktion chemischer Produkte:* Man versucht, in der Unterhaltsreinigung die chemischen Hilfsmittel auf einige wenige zu reduzieren. Dies sind häufig ein Allzweckreiniger, ein saurer Reiniger und einige wenige mehr.

- *Gezielte Desinfektion:* Es bildete sich die gezielte Desinfektion, festgelegt nach Risikobereichen (Kap. 4.2) von Reinigungs- und Desinfektionsmaßnahmen, heraus. Ausgedehnte routine- oder turnusmäßige Flächendesinfektionsmaßnahmen einschließlich des Fußbodens werden nicht mehr empfohlen.

- *Desinfektion der Fläche: Einwirkzeit = Trockenzeit:* Die Wiederbenutzung desinfizierter Flächen darf nach allen routinemäßig durchgeführten Flächendesinfektionsmaßnahmen erfolgen, sobald sie sichtbar trocken sind. Lediglich bei extrem verschmutzten Flächen, die desinfiziert werden müssen, ist die auf den Produkthinweisen angeführte Einwirkzeit einzuhalten.

- *Sauberkeit reduziert Keimwachstum:* Mikroorganismen benötigen für ihre Vermehrung Feuchtigkeit, Wärme und Nährstoffe, sprich Schmutz. In sehr sauberen Bereichen, die täglich gereinigt werden, finden sich aus Nährstoffmangel kaum Bakterien.

4.2
Desinfektion

Verschiedene Methoden der Dekontamination, d. h. gezielten Verringerung der Anzahl von Mikroorganismen, werden in diesem Kapitel behandelt.

Einleitung

Für die Desinfektion existieren physikalische und chemische Verfahren mit unterschiedlichen Kombinationen:

Definition

Desinfektion ist die Abtötung, Reduzierung und Inaktivierung von Mikroorganismen, wobei bakterielle Sporen ausgenommen sind.

Keinesfalls ist es das Ziel einer Desinfektion, nicht infektionsrelevante Umweltkeime zu vernichten; diese Auswahl oder Differenzierung können jedoch die verschiedenen Verfahren nicht vornehmen! Zu den wichtigsten Desinfektionsverfahren zählen:

1. Verfahren mit physikalischen Einflüssen: es existieren Verfahren, bei denen trockene und feuchte Hitze sowie Strahlen für hitzestabile Materialien angewendet werden. Wärmewirksame Verfahren der Desinfektion beruhen auf der Einwirkung von Wärmeenergie auf den Mikroorganismus, sodass er abstirbt. Dabei bestehen fließende Übergänge zur Sterilisation, da in Abhängigkeit von Energiemenge und Einwirkungszeit auch ein Sterilisationseffekt erreicht werden kann.

2. Desinfektionsverfahren mit chemischen Wirkstoffen:

   2.1 die Kombination thermischer Verfahren mit chemischen Wirkstoffen (chemothermische Desinfektion) für hitzeempfindliche Gegenstände.

   2.2 der Einsatz ausschließlich chemischer Wirkstoffe (Desinfektionsmittellösun-

gen), bevorzugt eingesetzt bei manuellen Desinfektionsverfahren der Instrumenten- und Flächendesinfektion.

Chemische Wirkstoffe zur Haut- und Schleimhautantiseptik sowie die antiseptische Wundbehandlung werden in Kapitel 6.6 erläutert.

Risiken

Für Betreute und Mitarbeiter entstehen bei unkorrekter Durchführung von Desinfektionsverfahren Risiken. Ihre Bedeutung besteht:

- als Gefahrstoffe

- im Infektionsrisiko aus dem Keimwachstum

Gefahrstoffe. Viele Reinigungs- und Desinfektionswirkstoffe sind Gefahrstoffe. Sie wirken gesundheitsgefährdend bei Berühren, Einatmen oder Verschlucken, darüber hinaus sind einige aufgrund eines niedrigen Flammpunktes leicht entzündbar. Die Gefahrstoffverordnung (GefStoffVO) regelt auf der Grundlage des Chemikaliengesetzes die Handhabung von gefährlichen Stoffen, u. a. bei der Anwendung; sie schließt auch Umweltschutzmaßnahmen bezogen auf diese Materialien ein. Reinigungs- und Desinfektionsmittel können neben ihrer Brennbarkeit reizend, gesundheitsschädlich, ätzend und giftig sein.

Beachte

Kurzgefasste Regeln zum Herstellen von Desinfektionslösungen:

- Trage flüssigkeitsdichte Haushaltshandschuhe!

- Dosiere entsprechend Vorschrift, nutze geeignete Dosierhilfen!

- Stelle Lösungen i. d. R. mit kaltem Wasser her!

- Decke Lösungen ab (Verdunstung und Geruch)!

- Mische keine Desinfektions- und Reinigungsmittel!

Diese Risiken bringen es mit sich, dass die mit Reinigung und Desinfektion betrauten Mitarbeiter geeignet, geschult und eingewiesen sein müssen. Das ergibt sich u. a. aus den Empfehlungen des RKI «Anforderungen an die Hygiene bei der Reinigung und Desinfektion von Flächen» 2004, der TRGS 525 (Technische Regel – Umgang mit Gefahrstoffen in Einrichtungen zur humanmedizinischen Versorgung), TRGS 540 (Technische Regel für Gefahrstoffe – Sensibilisierende Stoffe).

Faktoren des Keimwachstums mit Infektionsrisiko. Feuchtigkeit, Wärme und Nährstoffe, sprich Schmutz, fördern das Wachstum von Bakterien (Kap. 4.1). Bakterien überleben für sie ungünstige Wachstumsbedingungen nur kurz, sie sterben ab. Eine Ausnahme stellen nur Sporenbildner dar, z. B. das:

- Clostridium tetani, kann mit Toxin die Tetanuserkrankung bedingen

- Clostridium botulinum, dessen Toxin eine neuromuskuläre Vergiftung auslöst.

Unter schlechten Umweltbedingungen wandeln sie sich von der vegetativen in die Sporenform um und überdauern Jahrzehnte. Weitgehend werden sie durch übliche Reinigungsverfahren entfernt.

Beachte
Wichtiges Hygienegebot ist es, Räumlichkeiten und Arbeitsflächen sauber und trocken zu halten.

Für ihre Vermehrung sind Bakterien auf Wärme angewiesen. Mit Ausnahme von Pseudomonaden und Listerien, die sich im Kühlschrank noch bei 4 °C vermehren, stellen sie bei Temperaturen <12 °C ihr Wachstum vollständig ein.

Auf den Menschen krankmachend wirkende Mikroorganismen haben sich an Temperaturen

Tabelle 4-2-1: Dekontaminationsverfahren entsprechend des Infektionsrisikos

Infektionsrisiko	Dekontaminationsverfahren	Beispiele
Dekontamination von Gegenständen und Flächen mit hohem Infektionsrisiko	Gegenstände mit engem Kontakt zu geschädigter Haut und ansonsten sterilen Körperregionen Erforderlich: **Sterilisation**, d.h. Abtötung aller vermehrungsfähigen Mikroorganismen einschließlich bakterieller Sporen	Instrumente, Kanülen, Wundverbände, Katheter usw.
Dekontamination von Gegenständen und Flächen mit mittlerem Infektionsrisiko	Gegenstände mit Kontakt zu intakter Schleimhaut des Patienten Erforderlich: möglichst die **thermische Desinfektion**, andernfalls **chemische Desinfektion**. Vor einer manuellen Reinigung ist bei Verletzungsgefahr eine Desinfektion durchzuführen.	Steckbecken, Urinflasche, Fieberthermometer usw.
Dekontamination von Gegenständen und Flächen mit geringem Infektionsrisiko	Gegenstände mit Kontakt zu intakter Haut des Patienten Erforderlich: je nach Gefährdung des Bewohners oder Patienten oder Infektiosität des Kranken eine **Reinigung bzw. die Desinfektion**.	Geschirr, Besteck, Stethoskop, Wäsche Blutdruckmanschetten, Waschschüsseln usw.
Dekontamination von Gegenständen und Flächen mit minimalem Infektionsrisiko	direkte Umgebung des Patienten oder Bewohners Ausreichend: **korrekte Reinigung**, nur bei Bedarf soll eine **gezielte Desinfektion** von Verunreinigungen mit Körperausscheidungen (Sekreten, Blut, Stuhl, Urin o. Ä.) erfolgen.	Wände, Decken, WC, Fußboden, Möbel, Bettgestelle, Waschbecken usw.

um 35 °C angepasst. Sobald die Temperatur – wie beim Fieber – in den Bereich von 40 °C steigt, erleiden sie nicht wiedergutzumachende Schäden, die die Geschwindigkeit ihrer Vermehrung einschränkt. Bei Temperaturen ab 60 °C sterben in Abhängigkeit von der Einwirkzeit die meisten Keime mit Ausnahme von Bakteriensporen ab.

Mögliches Infektionsrisiko von Materialien und Flächen. Bevor festgelegt wird, ob Flä-chen oder Gegenstände desinfiziert werden müssen, ist ihre potenzielle Infektionsgefahr zu bedenken. In vielen Fällen sind korrekte Reinigungsmaßnahmen allein schon ausreichend, um einen Gegenstand oder eine Fläche angemessen zu dekontaminieren, d. h. die mikrobielle Flora zu beseitigen. Abzugrenzen sind Dekontaminationsmaßnahmen bei Gegenständen und Flächen mit unterschiedlichem Risiko (**Tab. 4-2-1**).

Tabelle 4-2-2: Begriffsdefinitionen zu antimikrobiellen Maßnahmen

Begriff	Maßnahmen/Erläuterung
Laufende Desinfektion	als Desinfektion am Krankenbett reduziert sie eine Verbreitung von Mikroben während der Pflege und Behandlung des Betreuten.
Schlussdesinfektion	erfolgt nach Abschluss einer Behandlung bei Patienten mit ■ septischem Krankheitsbild (z. B. chronischer Wundheilungsstörung wie Ulcus cruris, Gangrän) oder ■ Infektionskrankheiten. Sie ist als einzig wirksame Methode in Form einer Wischdesinfektion indiziert, wenn Mikroorganismen durch Kontakt über Flächen o. Ä. verbreitet werden können. Auf das Sprühen im Rahmen der Flächendesinfektion soll vollständig verzichtet werden: Vernebeln z. B. von Formaldehyd ist nur bei extrem seltenen, einzeln indizierten übertragbaren Krankheiten auf ausdrückliche behördliche Anordnung im Infektionsfall erforderlich (§ 18 IfSG).
Antiseptik/Antisepsis	Antimikrobielle Maßnahmen am Ausgangsort bzw. an der Eintrittspforte einer möglichen Infektion bzw. am Infektionsherd auf der Körperoberfläche (Haut, Schleimhaut, Wunden) oder operativ freigelegten Arealen.
Asepsis	Gesamtheit aller Maßnahmen zur Verhütung einer Infektion oder Kontamination, d. h. vorbeugendes Prinzip der Keimfreiheit bei Operation o. a. Eingriffen.
Dekontamination	Weitgehende Beseitigung mikrobieller Flora durch physikalisch-chemische Einwirkungen, z. B. Reinigung mit Trocknung. Begriff wird auch benutzt beim Einsatz von Desinfektionsmitteln oder lokalen Antibiotika vor operativen Eingriffen, z. B. Darmdekontamination. Kontamination meint das Auftreffen von Mikroorganismen auf oder in den Makroorganismus, z. B. die transiente Flora (Anflugflora) der Hand.
Desinfektion	Ziel ist die Abtötung, Reduzierung, Inaktivierung bzw. Entfernung von (pathogenen) Mikroorganismen von Flächen und Gegenständen soweit, dass davon keine Infektion bzw. Erregerübertragung mehr ausgehen kann. Die Definition kann nicht lauten: Abtötung aller pathogenen Keime; Desinfektionsverfahren und -mittel können nicht zwischen pathogen und apathogen unterscheiden.
Infektion	Aktives Eindringen und Vermehrung von Krankheitserregern in Geweben und/oder Körperflüssigkeiten mit einer Wirtsreaktion, jedoch nicht unbedingt (z. B. bei latenter Infektion) mit Krankheitserscheinungen. Kolonisation meint die mikrobielle Besiedlung ohne klinische Krankheitszeichen.
Sterilisation	Abtötung aller vermehrungsfähigen Mikroorganismen einschließlich bakterieller Sporen; sorgfältige Vorreinigung ist Voraussetzung, da sich sonst die definitorische Kontaminationswahrscheinlichkeit von 1:1 000 000 erhöht.

Beachte

Zur Desinfektion von mit Krankheitskeimen kontaminierten Textilien erreicht eine Wäsche bei 60 °C im Waschautomaten eine Abtötung sämtlicher Keime in ihrer vegetativen Form – auch ohne die Zugabe chemischer Desinfektionsmittel (Widmer, 1996). Sie ist bei personenbezogener Verwendung ausreichend.

Konkrete Hygienehinweise zur Desinfektion

Zunächst sollen:

- Definitionen für Begriffe der Keimreduktion gegeben werden. Weiterhin werden

- Listen vorgestellt, aus denen geprüfte Desinfektionsverfahren zu entnehmen sind. Als

- Funktionen der Hygiene werden eine Reihe praktischer Hinweise zu Desinfektionsverfahren erläutert

Begriffserklärungen keimreduzierender Verfahren

Zur Verhütung und Behandlung von Infektionen sind Verfahren der Keimreduktion unerlässlich. Hierzu zählen insbesondere die Sterilisation, Desinfektion und Antiseptik.

Die korrekte Anwendung der einzelnen Begriffe (**Tab. 4-2-2**) ist nicht nur von wissenschaftlichem Interesse, sondern hat unmittelbare praktische Auswirkungen, auch für das Verständnis des Stellenwertes der Verfahren zur Keimreduktion.

Prüflisten zur Wirksamkeit von Desinfektionsverfahren und -mitteln

Das Prüfungsergebnis der Wirksamkeit von Desinfektionsverfahren und -mitteln wird in Listen nach unterschiedlichen Tests veröffentlicht (**Tab. 4-2-3**). Im Rahmen der in allen Lebensbereichen beobachtbaren formal-rechtlichen Anpassungen in Europa erfolgt inzwischen auch eine Prüfung der Wirksamkeit von Desinfektionswirkstoffen nach Europa-Normen. Als Argumente werden Firmeninteressen nach Internationalisierung ihres Verkaufs, Verzicht auf sehr differenzierte nationale Prüfmethoden und Einsatz praxisnaher Testmethoden genannt.

Es empfiehlt sich, institutionsbezogen das Desinfektionschemie-Sortiment an diesen Kriterien orientiert auszuwählen. Die Wirksamkeitsprüfung nach Europa-Normen ermöglicht eine Reduzierung der Sortimentvielfalt.

Funktionen der Hygiene (praktische Hinweise)

Folgende Desinfektionsempfehlungen sind in diesem Zusammenhang angebracht:

- Verwenden wirksamer Desinfektionsmittelchemie

- korrekte Dosis und Einwirkzeit (Konzentrations-Zeit-Relation)

- Methoden der chemischen Desinfektion

- professionelle Geräte- und Instrumentendesinfektion

- sinnvolle Betten- und Wäscheaufbereitung (**Kap. 4.5**)

- adäquate Schlussdesinfektion

Tabelle 4-2-3: Prüflisten zur Wirksamkeit von Desinfektionsverfahren und -mitteln (Auswahl)

Anwendungsbereich	Prüfung und Bewertung durch
Routinemäßige und prophylaktische Desinfektionsmaßnahmen einschl. Lebensmittelbereich (Küche)	Desinfektionsmittel-Kommission im Verbund für Angewandte Hygiene (VAH) in Zusammenarbeit u. a. mit Dt. Gesellschaft für Hygiene und Mikrobiologie (DGHM), Dt. Veterinärmedizinische Gesellschaft (DVG)
behördlich angeordnete Desinfektionsverfahren (entsprechend § 18.1 des IfSG)	Robert Koch-Institut (RKI)
einheitlich für Humanmedizin, Lebensmittel, öffentliche Einrichtungen, Veterinärbereich, Haushalt, Industrie	Europäisches Komitee für Normung (CEN)

Tabelle 4-2-4: Chemische Desinfektionswirkstoffe und einige Eigenschaften

Wirkstoffe	Beispiel für Handels-präparat	Vorteil	Nachteil	Anwendungsbeispiel Desinfektion von
Aldehyde Formaldehyd (FO) Glutaraldehyd	Incidin perfekt Melsept	Gut abbaubar niedrige Einsatzkon-zentration gute Materialverträglichkeit Denaturieren das Eiweiß der Mikroorganismen	Reizen Haut und Schleimhaut stark hohes Sensibilisie-rungsrisiko fixieren eiweiß-haltigen Schmutz	Flächen Instrumente
Aktivsauerstoff-verbindungen (Oxidationsmittel) Peressigsäure	Perform Dismozon	Sehr gut biologisch abbau-bar schnelle Wirkung	Muss täglich neu angesetzt werden korrosiv für Metalle	Flächen Wäsche
Alkohole Ethanol Isopropanol	Terralin liquid	Problemlos abbaubar breites Wirkungsspektrum schnelle Wirkung rasche Abtrocknung gute Hautverträglichkeit	Viruzide Wirkung oft nur durch Zusätze Brandgefahr: max. 50ml/m² Fläche ausbringen	Haut Händedesinfektion kleine Flächen, z.B. Desinfektionstücher aus einer Spenderbox
Glucoprotamin	Incidin plus Sekusept plus	Breites Wirkungsspektrum sehr gute Reinigungs-wirkung	Wirkt auf Haut ätzend	Flächen Instrumente
Oberflächenaktive Substanzen (Tenside) quaternäre Ammo-niumverbindung	Korsolex AF	Gute Materialverträglichkeit fast geruchlos gering humantoxisch	Wirkungslücken mäßige Umweltver-träglichkeit	Instrumente
Phenole und Phenol-derivate Phenol (Karbolsäure)	Gevisol	Geringe Eiweißempfind-lichkeit hohes Reinigungsvermögen	Toxische Abbau-produkte langsamer Abbau	Flächen Ausscheidungen

Verwenden wirksamer Desinfektionsmittel-chemie. Die Desinfektionsmittel lassen sich aufgrund ihrer chemischen Struktur und der damit verbundenen Wirkungsweise **(Tab. 4-2-4)** unterscheiden und werden in alphabetischer Folge kurz erläutert.

Hinweis

Wurde mangels ausreichender Studien Formaldehyd bisher als Substanz mit «begründetem Verdacht auf ein krebserzeugendes Potenzial» eingestuft, stellt das Bundesinstitut für Risikobewertung (Anonym, 2006) nach Untersuchungen der WHO klar, dass eine «… expositionsabhängig erhöhte Sterberate durch Tumore im Nasenrachenraum» bestehe, d.h. Formaldehyd «krebsauslösend für den Menschen» sei. Für Luftkonzentrationen bis 0,124 Milligramm/cbm Raumluft wird

kein erhöhtes Risiko erwartet. Außer in Desinfektionsmitteln ist FO in zahlreichen Haushaltsreinigern, kosmetischen Mitteln, diversen Farben, Lacken sowie in hohen Dosen im Zigarettenrauch enthalten.

Korrekte Dosis und Einwirkzeit (Konzentra-tions-Zeit-Relation). Nicht ausreichend konzentrierte Desinfektionslösungen können zu einer Infektionsquelle v.a. mit feuchtigkeitsliebenden Bakterien (z.B. Darmkeime wie Enterobacteriaceae, Pseudomonaden) werden. Für eine erfolgreiche Desinfektion ist die Einhaltung der für wirksam befundenen Konzentrations-Zeit-Relationen erforderlich. Die Festlegung der Dosierung erfolgt im Reinigungs- und Desinfektionsplan durch Angabe der Dosierung. Nach allen routinemäßig durchgeführten Flächendesinfektionsmaßnahmen kann die Fläche wieder

Dosiertabelle

Korrekte Dosierung von Desinfektionsmitteln

- ist praktizierter **Umweltschutz**

- hilft **Krankenhausinfektionen zu reduzieren**

- **erspart** uns unnötige **Kosten**

Konzentration in %	0,5 %	0,75 %	1 %	1,5 %	2 %
Liter-Lösung					
1 Liter	**5 ml**	7,5 ml	10 ml	**15 ml**	20 ml
2 Liter	**10 ml**	15 ml	20 ml	**30 ml**	40 ml
4 Liter	**20 ml**	30 ml	40 ml	**60 ml**	80 ml
8 Liter	**40 ml**	60 ml	80 ml	**120 ml**	160 ml
10 Liter	**50 ml**	75 ml	100 ml	**150 ml**	200 ml
15 Liter	**75 ml**	112,5 ml	150 ml	**225 ml**	300 ml
20 Liter	**100 ml**	150 ml	200 ml	**300 ml**	400 ml
30 Liter	**150 ml**	225 ml	300 ml	**450 ml**	600 ml

Anwendungsbeispiel: Für Desinfektionsmaßnahmen ist die Gebrauchsfüllung eines 10 Liter-Eimers (= 8 Liter) erforderlich. Zur Herstellung benötigen Sie bei einer Konzentration von 0,5 % Incidin plus = 40 ml Konzentrat.

Abbildung 4-2-1: Dosiertabelle

benutzt werden, sobald sie sichtbar trocken ist. Die angegebene Einwirkzeit muss abgewartet werden bei der:

- Badewannendesinfektion, da durch das Einlaufen des Wassers die Desinfektion abgebrochen ist

- gezielten Desinfektion von Flächen, wenn diese grob mit Blut, Stuhl, Urin o. Ä. kontaminiert sind.

Die exakte Dosierung eines Desinfektionsmittels wird erleichtert durch Dosiertabellen **(Abb. 4-2-1)** und -hilfen (Messgefäße, Dosierpumpen, dezentrale Zumischgeräte).

Rechenformel zur korrekten Herstellung einer Gebrauchslösung. Zur korrekten Bestimmung des benötigten Desinfektionsmittel-Konzentrates zur Herstellung einer Gebrauchslösung kann die folgende Formel verwendet werden:

Formel

$$\frac{\text{Benötigte Menge des Desinfektionsmittel-Konzentrates [in ml oder g]}}{\text{Gewünschte prozentuale Lösung [\%]}} = \frac{\text{Herzustellende Menge der Desinfektionsgebrauchslösung [in ml oder g]}}{\text{Konzentration des Konzentrates [\%]}}$$

Anwendungsbeispiel

Herzustellende Menge der Desinfektionsgebrauchslösung [in ml oder g] = 8000
Gewünschte prozentuale Lösung [%] = 0,5
Konzentration des Konzentrates [%] = 100
Benötigte Menge des Desinfektionsmittel-Konzentrates [in ml oder g] = X

$$X = \frac{8000 \times 0,5}{100}$$

X = 40 [in ml oder g]

Siehe auch **Tabelle 4-2-5**: Vergleich von Dosiersystemen.

Tabelle 4-2-5: Vergleich von Dosiersystemen

Dosiersystem	Vorteile	Nachteile
Schussmethode, Schwappmethode	Keine	Schlechte Handhabung, Gefahr des Verschüttens groß, Über- und Unterdosierung nicht vermeidbar, grundsätzlich abzulehnen
Schraubkappen auf Flaschen, Kanistern	Keine	Schlechte Handhabung, Gefahr der Fehldosierung groß, Gefahr des Verschüttens groß, Hautkontakt leicht möglich
Messbecher	Einfach zur Hand	Umständlich, Nichtnutzung, da verlegt/verloren, Gefahr des Verschüttens, Hautkontakt
Dosierpumpen	Billige Lösung	Auf- und Abschrauben auf das Gebinde erforderlich (Verlegen, Wegwerfen mit Leergebinde, Vertauschen, Kontakt mit Konzentrat möglich), Funktionsfähigkeit nicht zuverlässig (Fehldosierung)
Portionsbeutel	Genaue Zuteilung der benötigten Menge (personenbezogen) möglich, genaue Dosierungsmöglichkeit, kein Herumtragen schwerer Gebinde, keine Verkeimungsgefahr	Herstellung aufwändig/teuer, Hautkontakt beim Aufreißen möglich, häufig schwer zu öffnen (Schere), Dosierung an bestimmte Wassermenge gebunden
Dosierflasche (Kleingebinde mit integrierter Dosiereinrichtung)	Genaue Dosierung möglich, leichte Handhabung (kein Verschütten, kein Hautkontakt), empfehlenswert	Keine
Desinfektionstücher aus einer Spenderbox, z. B. mit Alkohol 70 % oder Cleanisept Wipes (Dr. Schumacher)	Jederzeit zur Hand, auch in der ambulanten Pflege, schnelle Wirkung	Finanziell etwas aufwändiger
dezentrale Mischanlage	Konzentration festgelegt, einfache Handhabung, Mischung nicht personenabhängig	Installation und regelmäßige Wartung erforderlich, Preis für Anschaffung, Gefahr des Kontaktes mit Konzentrat bei Wechsel des Kanisters

Chemische Desinfektionsmethoden. Es existieren verschiedene Methoden, um etwas zu desinfizieren:

- Einlegemethoden
- Wischmethode
- Sprühmethode

Einlegemethode. Die Einlegemethode wird angewendet, wenn Gegenstände vollständig in die Desinfektionslösung eingelegt werden. Dies trifft z. B. auf scharfe und spitze Gegenstände zu, wenn keine thermische Desinfektion in vollautomatischen Reinigungs- und Desinfektionsmaschinen erfolgen kann.

Wirksame Wischmethode. Die *routinemäßige* Desinfektion von Fußböden und Wandflächen sollte nicht mehr durchgeführt werden. Eine Desinfektion ist während der Zimmerreinigung dann erforderlich, wenn eine flächenhafte Verschmutzung mit Erbrochenem, Stuhl, Urin oder Blut erfolgte. Dann ist bei der Reinigung ein korrekter Zusatz von Desinfektionswirkstoffen zum Wischwasser vorzunehmen.

Verbleiben Verunreinigungen an den Reinigungsutensilien bzw. in den Reinigungstüchern oder Feuchtwischbezügen, kann ein Desinfektionsmittel dadurch inaktiviert werden und seine Wirksamkeit verlieren. Auch besteht die Gefahr einer Erregerpersistenz, d. h. Überleben des Erregers, mit nachfolgender Resistenzbildung gegenüber der eingesetzten Desinfektionschemie. Aus diesem Grund muss auch bei Verwendung eines Desinfektionsmittels die Verunreinigung der Desinfektionsmittellösung verringert werden, z. B. vor dem desinfizierenden Waschen der Wischbezüge das Ausschütteln von grobem Schmutz.

Standpunkt zur Sprühmethode. Die eingesetzte Technik hat wesentlichen Anteil am Desinfektionserfolg. Neben einer Unterdosierung können falsch angewandte Verfahren, z. B. eine Sprühdesinfektion anstelle einer mechanischen Einwirkung der Lösung, die Ursache für wandanhaftende Biofilmbildungen sein, wodurch die Mikroorganismen vor Biozideinwirkung geschützt sind. Sprühen von Desinfektionsmitteln ist mit wenigen Ausnahmen nicht sinnvoll, auch wegen der inhalativen Belastung.

Die mechanische Reinigung ist wesentlich wichtiger in der Keimreduktion als der Desinfektionsmittelprozess. Außerdem wird die Abtötung von Bakterien verlangsamt oder verhindert, da Sprühdesinfektion schmutzige Oberflächen sowie Protein- und Fettreste nicht durchdringen. Die Wischdesinfektion ist daher heute die einzige gut wirksame Methode der Oberflächendesinfektion.

Professionelle Geräte- und Instrumentendesinfektion. Auch in Altenpflegeheimen und in der ambulanten Pflege werden Medizinprodukte eingesetzt, die keimarm oder steril aufbereitet werden. Ihre Aufbereitung muss den Angaben des Herstellers entsprechend mit nachvollziehbaren Verfahren erfolgen, wodurch Gesundheit und Sicherheit der Betroffenen nicht gefährdet werden. Grundlage für die Aufbereitung sind das Medizinproduktegesetz, die Medizinprodukte-Betreiberverordnung sowie die Empfehlung des RKI «Anforderungen an die Hygiene bei der Aufbereitung von Medizinprodukten».

Beachte

Es kann hier kein Überblick über das Recht der Medizinprodukte gegeben werden, es ist eine sehr umfangreiche Materie. Es empfiehlt sich eine gesonderte, auf die jeweilige Einrichtung bezogene Vertiefung des Themas. Sie bezieht sich auch auf eine evtl. erforderliche Weiterbildung von Mitarbeitern. Zu erarbeiten sind je nach Erfordernis detaillierte Aufbereitungsschritte mit der Festlegung von Verantwortlichkeiten im Verfahrensprozess. Grundlegende Informationen sind über die Internetanschrift http://www.dimdi.de/static/de/mpg/recht/ zu erhalten.

Im Folgenden werden einige allgemeine Anforderungen für den ambulanten Bereich und (Altenpflege-)Heime geschildert:

- Bewerten des Aufbereitungsrisikos
- benutzte Instrumente können trocken zur Aufbereitung gegeben werden
- Bevorzugen thermischer Aufbereitungsverfahren

Bewerten des Aufbereitungsrisikos. Das RKI formulierte Anforderungen an die Hygiene bei der Aufbereitung von Medizinprodukten und unterteilte die Instrumente entsprechend der Anwendung und dem daraus abzuleitenden Risiko (**Tab. 4-2-6**).

Tabelle 4-2-6: Risikobewertung der Medizinprodukte vor Aufbereitung

Klassifizierung	Beispiele	Aufbereitung durch
Unkritische Medizinprodukte kommen lediglich mit intakter Haut in Berührung	Steckbecken, Urinflaschen, Nierenschalen, Stethoskope, Pumpen zur enteralen Ernährung	Reinigung, nach Kontamination Desinfektion
Semikritische Medizinprodukte kommen mit Schleimhaut oder krankhaft veränderter Haut in Berührung	Thermometer, Beatmungs- und Anästhesiematerial, Inhaliermaske und Verneblerteil, Utensilien für Mundpflege, Manikürset	Desinfektion, evtl. vorher mit Einmaltuch Rückstände abwischen
Kritische Medizinprodukte, durchdringen Haut oder Schleimhaut, kommen in Kontakt mit Blut, innerem Gewebe oder Organen, einschließlich Wunden	Pinzetten, Scheren für Verbandwechsel, Klemmen, Schalen für Verbandwechsel	Reinigung, Desinfektion (bevorzugt kombiniert maschinell), Verpackung, Dampfsterilisation

In Heimen werden i.d.R. Medizinprodukte verwendet ohne besondere Anforderungen an die Aufbereitung, wie sie für Instrumente mit Hohlräumen (z.B. Knopfkanülen) sowie Instrumente, deren Sauberkeit nicht durch Inaugenscheinnahme geprüft werden kann (z.B. Endoskope), in Frage kommen.

Benutzte Instrumente können trocken zur Aufbereitung gegeben werden. Sämtliches Instrumentarium kann ohne vorherige chemische Desinfektion im Bewohnerbereich trocken in die zentrale Instrumentenaufbereitung transportiert werden.

Bevorzugen thermischer Aufbereitungsverfahren. Wenn möglich, sollte die Desinfektion mit maschinell-thermischen Verfahren vorgezogen werden (z.B. Absauggefäße, Steckbecken, Instrumente, Waschschüsseln). Rein chemische Desinfektionsverfahren sind immer nur Prozeduren zweiter Wahl. Die thermische Desinfektion in Reinigungs- und Desinfektionsautomaten, das Auskochen in einem Vaporisator **(Abb. 4-2-2)** oder die Dampfdesinfektion sind wirksame Verfahren, die standardisierbar sind. Meist sind es die notwendigen Investitionen, die gefürchtet werden. Dafür müssen jedoch Verbrauchskosten für

chemische Wirkstoffe, Mitarbeiter- und Materialschädigungen gegen gerechnet werden. Die verursachten Umweltschäden gehen dabei in keine Rentabilitätsberechnung ein.

Bei thermolabilen Gegenständen, z.B. Thermometern, genügt ein sofortiges Abwischen mit 70% Alkohol.

Frage aus der Praxis
Was ist sinnvoll: die Desinfektion des Steckbeckens im Steckbeckenspülautomat mit Desinfektionsmittel-Zusatz oder lediglich mit heißem Dampf?

Antwort
Die Dampfdesinfektion im Steckbeckenspülautomat ist ökonomisch, ökologisch und hygienisch am Sinnvollsten. Nur wenn danach das Steckbecken optisch nicht sauber geworden ist (Reste von Zäpfchen = Suppositorien o.Ä.) ist es angebracht, dieses desinfizierte Becken in eine Seifenlösung zu geben und anschließend manuell zu reinigen. Chemiezusatz in den Steckbeckenspülautomaten ist nur angebracht in Form des Zusatzes eines Klarspülers oder Entkalkers für den Dampferzeuger.

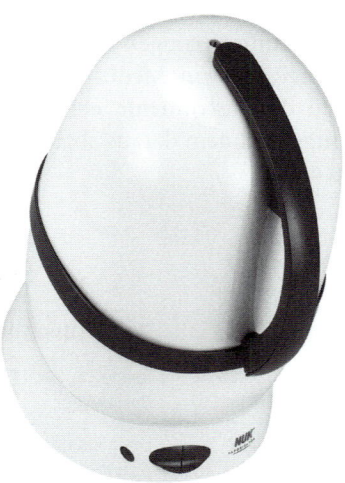

Abbildung 4-2-2: Thermisches Aufbereitungsverfahren mit dem Vaporisator. Neben Milchflaschen und Saugern können mit diesem physikalische Verfahren (100°C bei einer Haltezeit von 3 min.) auch Verneblerteile von Inhalationsgeräten u.a. wirkungsvoll desinfiziert werden.

Sinnvolle Betten- und Wäscheaufbereitung. Nur beim Vorliegen bestimmter Risikofaktoren ist eine desinfizierende Aufbereitung der Betten **(Tab. 4-2-7)** erforderlich. Materialschonend ist es, atmungsaktive und desinfektionsfähige Schutzbezüge für Matratzen zu nutzen.

Bettwäsche sofort beim Abziehen in Wäscheabwurf entsorgen, nicht auf dem Fußboden zwischenlagern (Kontamination der Hände und Berufskleidung). Sie wird in Institutionen meist nicht bewohnerbezogen gewaschen. Daher muss das Waschen der vermischten Schmutztextilien entweder:

- bei Temperaturen über 80°C (Kochwäsche) oder

- bei temperaturempfindlichen Materialien vor dem Waschen in Desinfektionslösung (z.B. 0,5% Incidin plus) eingelegt werden oder während des

Tabelle 4-2-7: Sinnvolle Bettenaufbereitung in Heimen

Art des Bettes	Bettenaufbereitung
Hotel-Kategorie, d. h. bei Nutzung durch Bewohner ohne besondere Kontaminationsgefährdung	Bettgestell und flüssigkeitsdicht bezogene Matratze werden in regelmäßigen Abständen und bei Bewohnerwechsel gereinigt. Kissen und Zudecke werden frisch bezogen und bei Verschmutzung gewaschen.
Kontaminiertes Bett, z. B. Betten von Bewohnern, die inkontinent waren, geblutet haben oder eine septische Wunde hatten	Bettgestell und flüssigkeitsdicht bezogene Matratze werden bei Verschmutzung und bei Bewohnerwechsel desinfizierend gereinigt. Kissen und Zudecke werden gewaschen.
Isolierbett, z. B. nach Entlassung eines Bewohners mit MRSA-Kolonisation o. Ä. multiresistenten Erreger, einer Infektionskrankheit wie TBC o. Ä.	Im Isolierzimmer werden nach dem Abziehen der Bettwäsche (Infektionswäsche) Bettgestell und flüssigkeitsdicht bezogene Matratze desinfizierend gereinigt, Kissen und Zudecke werden zur Wäsche gegeben.

- Niedertemperaturwaschens (z. B. 60 °C) mit desinfizierenden Waschmittel (z. B. ELTRA) behandelt werden (Kap. 4.5)

Adäquate Schlussdesinfektion. Eine Wischdesinfektion im Sinne einer Schlussdesinfektion ist erforderlich nach Entlassung eines Infektionskranken z. B. mit:

- offener Lungentuberkulose, Influenza

- darmpathogenen Infektionen, z. B. Noro- und Rotaviren, Clostridium difficile

- resistenten Mikroorganismen, z. B. ESBL, MRSA, VRE

Dazu erfolgt als Vorbereitung im Zimmer des Bewohners die Desinfektion von Instrumenten, Geräten u. a. nach dem üblichen Desinfektionsplan, bevor sie in den normalen Verkehr kommen. Die Materialien werden dazu in die Lösung (0,5 % Konzentration) eingelegt oder abgewischt mit 70 % Alkohol.

Es gibt für die Behandlung von Abfällen, deren Sammlung und Transport Vorschriften. Aus infektionsvorbeugender Sicht innerhalb des Heimes sind besondere Vorsichtsmaßnahmen einzuhalten (z. B. für Kanülen, mit Blut, Sekreten und Exkreten behafteten Einmalartikeln, Stuhlwindeln, Wundverbände). Sie gelten bei allen Bewohnern, unabhängig von deren Grundkrankheit, insbesondere zum Schutz der Mitarbeiter (Anhang).

Das Abziehen des Bettes wird im Zimmer vorgenommen im Zusammenhang mit der anschließenden desinfizierenden Aufbereitung des Bewohnerzimmers.

 Fazit für die Praxis

Aus der Beobachtung praktischer Mängel an vielen Orten werden wichtige Regeln zur Material- und Flächendekontamination zusammengefasst **(Tab. 4-2-8).**

Tabelle 4-2-8: Kurz und bündig: Regeln der Material- und Flächendekontamination

Infektionsgefährdungen u. a. Gefährdungen	Hygiene bedeutet Vorbeugung …
Fußböden sind auch nach routinemäßiger Desinfektion (3 h später) wieder kontaminiert und können nicht als Ablage für Schmutzwäsche, Steckbecken o. Ä. oder saubere Barfußfläche genutzt werden	… durch Befolgen der Hygieneregel: «Außer Rollen und Füßen kommt im Heim und in Klinik nichts mit dem Fußboden in Berührung!»
Physikalische Desinfektionsverfahren wirken sicherer als chemische Desinfektionssubstanzen	… durch Bevorzugen physikalisch-thermischer Verfahren mit: - geringeren Kosten - geringerer Umweltbelastung - höherer Sicherheit, da automatisierbar - fehlender Toxizität, keine Allergisierung von Haut und Atemwegen
Sprühdesinfektion: - verlangsamt oder verhindert die Abtötung von Bakterien, falls die Oberfläche nicht optisch sauber, d. h. frei von Proteinen und Fett ist - fördert Resistenzentwicklung von Keimen - gefährdet Mitarbeiter durch Allergien , Augenschäden, Hautreizungen - stellt auf größeren Flächen kombiniert mit Alkohol Feuergefahr dar.	… durch die Hygieneregeln: - Sprühdesinfektion (großflächig) unterlassen! - Wischdesinfektion ist die einzige gut wirksame Methode der Oberflächendesinfektion

4.3
Sterilisation

Ohne gesonderte Weiterbildung werden Pflegende nicht mehr im Bereich der Zentralen Sterilgutversorgung tätig. Trotzdem sind Kenntnisse in der Vorbereitung des Sterilisationsprozesses, im Umgang mit Sterilmaterial und in vielen Bereichen mit Klein-Sterilisatoren erforderlich.

 ### Einleitung
Die Anforderungen an die sterile Aufbereitung von Medizinprodukten steigen andauernd.

Definition
Mit Sterilisation soll erreicht werden, dass alle vermehrungsfähigen Mikroorganismen einschließlich bakterieller Sporen am oder im Sterilisiergut abgetötet sind. Um die definitorische Kontaminationswahrscheinlichkeit von 1 : 1 000 000 zu erreichen, ist zumindest sorgfältige Vorreinigung Voraussetzung.

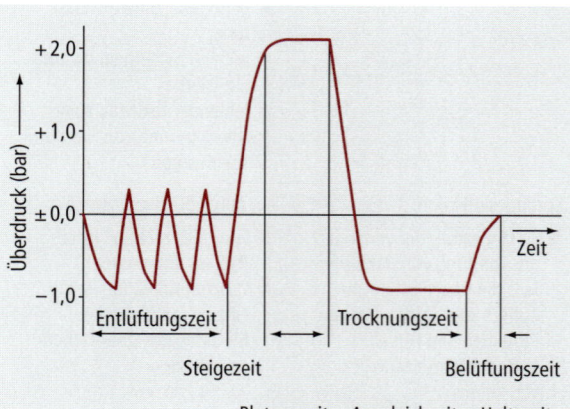

Abbildung 4-3-1: Ablaufschema der Dampfsterilisation: zur Haltezeit von 5 min bei 134 °C (Abtötungszeit) müssen noch Entlüftungs-, Steige-, Trocknungs- und Belüftungszeit hinzugerechnet werden

Welche in Pflege und Medizin benötigten Medizinprodukte müssen steril sein? Steril müssen u. a. eingesetzt werden:

- Gegenstände, die in engem Kontakt mit geschädigter Haut und Schleimhaut, z. B. Wundverbände, stehen

- Gegenstände, Lösungen und Zubereitungen, die in Kontakt mit normalerweise sterilen Körperregionen kommen, z. B. den Blutgefäßen, dem Körpergewebe, der Harnblase, dem Liquorraum

- Lösungen, die injiziert oder infundiert werden

- Analysegefäße und Kulturmedien, die für mikrobiologische Untersuchungen benötigt werden

Sterilisationsverfahren. Das zu wählende Sterilisationsverfahren hängt von der Beschaffenheit des zu sterilisierenden Materials (z. B. Temperaturbeständigkeit) sowie Art und Umfang der mikrobiellen Kontamination ab. Im Einzelnen existieren u. a. die nachfolgenden Verfahren:

- thermisch (Sattdampf, trockene Luft)

- Strahlen

- chemisch (Ethylenoxidgas, Formaldehyd …)

- Filtration

Thermische Sterilisationsverfahren mit

- *Wasserdampf.* Bei der Dampfsterilisation mit Autoklaven (**Abb. 4-3-1**) wird das Sterilisiergut in einem geschlossenen Behältnis unter Luftabschluss (Vakuum)

  - heißem gesättigten (d. h. maximal feuchtem),

  - gespanntem (d. h. unter Druck stehendem) Wasserdampf ausgesetzt. Als Dampftemperaturen werden zur Abtötung 121 °C für 15 bis 20 min oder 134 °C für 5 min eingesetzt.

- *heißer trockener Luft.* Sie hat den Nachteil der sehr heißen Sterilisationstemperatur von 180 °C über 30 min reine Sterilisationszeit. Die Heißluftsterilisation ist für Sterilisiergut mit hoher Temperaturstabilität geeignet; es kann über einen längeren Zeitraum behandelt werden, ohne zu verkohlen oder sich zu verformen, z.B. leeres Glas, Metallteile. Die heiße Luft muss das Sterilgut ungehindert umströmen.

Beachte
Die großen Temperaturunterschiede zur Dampfsterilisation erklären sich in der höheren Widerstandsfähigkeit der Mikroorganismen gegenüber trockener Hitze. Proteine werden in feuchtem Milieu viel leichter denaturiert als in wasserarmen Zustand. Die beiden Sterilisationsmedien Wasserdampf und Luft haben eine unterschiedliche Wärmekapazität. Wasser hat die größte spezifische Wärme, d.h. die in Joule gemessene Wärmemenge, die nötig ist, um 1 kg des Körpers um 1°C zu erwärmen. Nachzuvollziehen ist dies, wenn man einen Liter Wasser und einen Liter Luft gleichzeitig erwärmen muss. Da 1 l Wasser eine viel größere Menge als 1 l Luft enthält, ist beim Erreichen der Temperatur von 100°C die Wärmekapazität des Wassers enorm viel größer, was man leicht beim Hereinstecken eines Fingers in die beiden Medien merken kann. Wohltuend erlebt man den Saunagang in heißer trockener Luft bei nicht viel weniger als 100°C (Luft als schlechter Wärmeleiter), in 100°C heißem Wasser würden wir tödlich verbrühen.

Niedertemperatur-Sterilisationsverfahren

- *Strahlen:* Sterilisation mit ionisierenden Strahlen, z.B. γ-Strahlen (Gammastrahlen), wird industriell genutzt zur Sterilisation von Einmalartikeln.

- *chemisch:* Sterilisation mit Ethylenoxidgas, Formaldehyd mit Wasserdampf (NTDF) und H_2O_2-Plasma (Wasserstoffperoxid-Plasma) werden zur Sterilaufbereitung thermolabiler, nicht dampfsterilisierbarer Instrumente o.Ä. genutzt. Der besondere Vorteil liegt in den niedrigen Sterilisiertemperaturen zwischen 50 bis 75°C.

Sterilisation durch Filtration. Bei der Herstellung von medizinischen Gasen und Arzneimitteln kommt die Sterilfiltration zur Anwendung. Sie kann bei Patienten zur Wundspülung mit Trinkwasser genutzt werden (Kap. 6.6).

Auch wenn heute in Arztpraxen und Altenpflegeheimen bevorzugt trockene Heißluft angewendet wird, soll bei Neukauf dem Dampf-Sterilisationsverfahren der Vorzug gegeben werden (Becker, 2006). Ihre Sicherheit ist höher. In Kliniken werden heute am Häufigsten die Dampfsterilisation und für thermolabile Güter die Formaldehydsterilisation eingesetzt.

Risiken
In Kliniken findet die Aufbereitung von Instrumenten und Materialien heute zentral in der Zentralen Sterilgut Versorgung (ZSVA) statt. Alle dezentralen Maßnahmen auf Stationen und in Ambulanzen sind größtenteils entfallen. Nach den Anforderungen des Medizinproduktegesetzes und den Empfehlungen des Robert Koch-Institutes können die hohen Ansprüche an die Keimfreiheit nur so erfüllt werden. Der Erfolg ist gefährdet bei Fehlern in der Vorbereitung der Instrumente, dem Sterilisationsprozess sowie bei Lagerung und Anwendung steriler Materialien. Daher sollten Sterilisationsprozesse auch in Alten- und Pflegeheimen sowie anderen nichtklinischen Bereichen ausschließlich von geschulten Mitarbeitern mit qualitativ hochwertigen automatisierten Aufbereitungs- und Sterilisationsverfahren vorgenommen werden. Die hygienischen Risiken für den Pflegebedürftigen sind zu hoch und die Verknüpfungen aus dem Medizinproduktgesetz und der Medizinproduktebetreiberverordnung sind zu anspruchsvoll.

Konkrete Hygienehinweise zur Sterilisation
Fehlleistungen beim Umgang mit Sterilgut fördern Infektionsrisiken. Die nachfolgenden Fehler sind häufiger zu beobachten:

- Verwechslung von destilliertem Wasser und steriler Lösung

- ungenügende Vorreinigung («steriler Dreck»)

- Vorstellung: Verpackung spielt bei Medizinprodukt keine Rolle

- fehlerhafte Beladung des Sterilisators

- Vorstellung: Jede Restfeuchte bedeutet mangelnde Sterilität

- Sterilgut wird vor dem Öffnen nicht kontrolliert

- unkorrekte Lagerung von Medizinprodukten

- Sterilgut wird unsachgemäß benutzt

Verwechslung von destilliertem Wasser und steriler Lösung. Der beim Erhitzen entstehende Dampf wird wieder zu Wasser abgekühlt (kondensiert), zuvor im Wasser enthaltene Salze bleiben zurück (weiches Wasser). Es ist stark hypoton und darf nicht getrunken werden (Lebensgefahr!). Zudem ist destilliertes Wasser nicht steril (Dampf erreicht max. 100 °C). Daher darf es nicht zur Verneblung, Inhalation oder Spülen steriler Instrumente verwendet werden.

Ungenügende Vorreinigung («steriler Dreck»). Vielfach ist das Argument zu hören, inkrustierte Verunreinigungen auf Instrumenten seien unproblematisch. Alle zu sterilisierenden Materialien müssen sauber sein! Mikroorganismen sind durch Einschluss in Schleim-, Blut-, Fett- und Serumreste oder anderen Schmutz und Auflagerungen (z. B. Kalkflecken nach Abspülen der Materialien mit normalem Trinkwasser) vor der ausreichenden Einwirkung des sterilisierenden Wasserdampfes geschützt. Die für die verschiedenen Sterilisierverfahren vorgeschriebenen Temperaturen, Konzentrationen und Einwirkzeiten gelten für einwandfrei gereinigte Objekte, wodurch die Überlebenswahrscheinlichkeit von Mikroorganismen stark reduziert werden.

Vorstellung: Verpackung spielt bei Medizinprodukt keine Rolle. Medizinprodukte, welche die Haut oder Schleimhaut durchdringen oder mit Wunden oder Blut in Berührung kommen, müssen in sterilem Zustand angewendet werden. Der Einsatz von zu lagernden Sterilgüter kann nur erreicht werden, wenn diese in der Endverpackung sterilisiert worden sind. Sie muss für das Sterilisationsverfahren geeignet sein und die völlige Luftentfernung sowie das Eindringen von Dampf in das zu sterilisierende Gut zulassen. Es können Papier (entsprechend Norm), Tücher oder spezielle Polyamidfolien (entsprechend Norm) verwendet werden. Werden genormte luft- und wasserdampfdurchlässige Container verwendet, ist auf den regelmäßigen Wechsel der Filter (Verfilzungsgefahr mit erschwertem Dampfeintritt) zu achten.

Fehlerhafte Beladung des Sterilisators. Es ist auf die Lage von zu sterilisierenden Gefäßen, z. B. Nierenschalen, Schüsseln, zu achten. Sie müssen senkrecht mit der Öffnung nach der Seite liegen, damit das Kondensat ablaufen kann. Aus dem gleichen Grund ist eingetütetes Material senkrecht in den Sterilisationskorb zu stellen. Container mit Wäsche dürfen nicht zu dicht gepackt werden, da sonst der Dampf die Textilien nicht durchdringen kann. Die flache Hand muss zwischen die Tücher eingeschoben werden können.

Werden keine speziellen Sterilisationskörbe verwendet, können die Innenwände des Sterilisators mit der Verpackung verkleben und die Verpackung bei der Entnahme beschädigen.

Vorstellung: Jede Restfeuchte bedeutet mangelnde Sterilität. Diese Aussage bezieht sich auf verpacktes Sterilisiergut. Weist die Verpackung Feuchtigkeitsränder auf oder enthält sie Feuchtigkeit, können durch nasse Weichverpackung Keime hindurchwachsen. Es können zudem im Innern von nassen Verpackungen Wachstumsbedingungen geschaffen werden, bei denen ein einziger Keim ausreichend wäre, um sich zu vervielfachen und damit das Gut bei Lagerung wieder zu rekontaminieren. Aus diesem Grund darf Sterilmaterial auch nicht in Umverpackung auf dem Fußboden gelagert werden, da beim Putzen die Kartonagen feucht werden und die Feuchtigkeit durch die Weichverpackung durchschlägt.

Es existieren jedoch noch heute Sterilisationsprozesse ohne Trocknung, z. B. in der Zahnheilkunde (Becker, 2006), unter der Voraussetzung, die Instrumente sofort am Patienten steril einzusetzen.

Sterilgut wird vor dem Öffnen nicht kontrolliert. Alle sterilen Medizinprodukte sind vor dem Öffnen zu kontrollieren auf:

- Sterilisationsdatum? Überschrittenes Verfallsdatum?

- Weist die Verpackung Feuchtigkeitsränder auf oder enthält sie Feuchtigkeit (Kondenswasser, Ränder)? Das in feuchter Weichverpackung gelagerte Sterilgut gilt als unsteril!

- Sind die Siegelnähte der Beutel/Tüten korrekt verschlossen (Kanalbildung durch falsch gewählte Temperatur des Schweißgerätes)?

- Wurde die Verpackung durch schlecht geschützte Instrumente beschädigt (Pinzette, spitze Schere usw.)?

- Ist der Behandlungsindikator umgeschlagen?

Bei Mängeln ist es wichtig, bei industriell verpacktem Sterilgut die Chargennummer angeben zu können. Hausintern verpacktes Material sollte den Namen des packenden Mitarbeiters erkennen lassen.

Nicht korrekte Lagerung von Medizinprodukten. Die Lagerdauer ist abhängig von den Lagerbedingungen und sollte innerhalb der Institution festgelegt werden. Dabei ist von Belang, ob das Sterilgut:

- trocken

- in geschlossenen Schränken bzw. geschlossenen Lagersystemen und

- nach dem Prinzip «first-in-first-out» genutzt wird

- übersichtlich geordnet gelagert wird

Unter trockenen geordneten Lagerbedingungen gibt es keine nachweislichen Anzeichen dafür, dass Mikroorganismen sterile Außenverpackungen durchdringen und sich im Innern vermehren. Eine Sterilverpackung gilt als keimdichte Barriere. Ursachen für Unsterilität liegen im Umgang mit der Verpackung:

- durch Beschädigung

- schlechte Ordnung, die ständiges Berühren weicher Verpackungen bedingen, mit Übertragen von Schweiß und Mikroorganismen auf die Verpackung und evtl. Penetration

- Verformen und Knicken der Verpackung, z. B. beim Umlagern und Stauchen in Schubladen

- hoher Luftfeuchtigkeit

Sterilgut mit der Angabe langer Lagerungsdauer wird «gehamstert», es entsteht eine unnötige Kapitalbindung. Sehr kurze Lagerzeitenangaben erhöhen den Aufwand für die Überprüfung der Verfalldaten, die im Verantwortungsbereich des Endnutzers liegen sowie die Neuaufbereitung mit ökonomischen und ökologischen Folgen. Zwei Beispiele für sinnvolle Lagerzeiten lauten bei zweifach verpacktem Sterilgut:

- Lagerung im Schrank 6 Monate und

- ungeschützter Lagerung auf Regalen 6 Wochen

Sterilgut wird unsachgemäß benutzt. Beim Öffnen von Sterilgut ist auf den Erhalt der Kontaminationsfreiheit zu achten, indem:

- beim Öffnen nicht gesprochen und Sterilmaterial nicht angehustet wird usw.

- das Sterilgut nicht durch die Papierverpackung gestoßen wird. Ausgefranste Ränder kontaminieren das Sterilgut beim Herausnehmen. Korrekt ist es, die Peel-Funktion der Tüten zu nutzen.

- das Sterilmaterial möglichst erst direkt vor dem Gebrauch ausgepackt wird

 Fazit für die Praxis
Der Umgang mit zu sterilisierenden Materialien erfordert hohes Fachwissen, sorgloser Umgang damit ist kein Kavaliersdelikt, sondern gefährdet Menschen.

4.4
Personenbezogene Standardhygiene

Der nachfolgende Text begründet die erforderlichen und sinnvollen Hygienemaßnahmen, die für alle Bereiche des Gesundheitswesens identisch, zusammengefasst als Standardhygiene bezeichnet werden.

Einleitung

Eine sorgfältige Beachtung der Standard-Hygienemaßnahmen in ambulanten und stationären Bereichen des Gesundheitswesens würde Übertragungen möglicher pathogener Keime bei der pflegerischen und therapeutischen Arbeit erheblich einschränken.

Vielfach besteht auch in Altenpflegeheimen die Vorstellung, dass «alles Mögliche» bei Infektionskrankheiten und multiresistenten Keimen getan werden müsste. Die Praxis der Standardhygiene ist jedoch vielfach verbesserungsnotwendig.

Da sich Mikroben nicht selbst übertragen, sondern übertragen werden, und meist der Status des Bewohners/Patienten nicht bekannt ist, sollte sich als bester Schutz eine gute hygienische Praxis bei allen Pflegebedürftigen durchsetzen. Denn jeder Mensch kann an irgendeiner Körperstelle mit sog. «Problemkeimen» besiedelt sein.

Bei der Betreuung pflegebedürftiger Menschen müssen Hygienestandards berücksichtigt werden, die die persönliche Situation bedenken. Sie sind einerseits erforderlich, andererseits aber auch ausreichend. Wird bei den Mitarbeitern in einer Institution oder einem Pflegedienst eine gute Compliance, d.h. Bereitschaft zur aktiven Mitwirkung, erreicht, werden Patienten oder Bewohner, aber auch die Mitarbeiter vor Gefahren potenziell pathogener Keime ausreichend geschützt.

Risiken

Eine gute hygienische Praxis im Umgang mit allen Patienten stellt zunächst sicher, dass einerseits Bewohner und Patienten vor exogener Kontamination (z.B. Hände der Pflegenden, Umgebungskeime) geschützt werden. Zum anderen werden durch eine korrekte Standardhygiene Mitbewohner und der Pflegebedürftige selbst vor evtl. infizierenden Kontakt, z.B. bei invasiven Eingriffen, vor der eigenen potenziell pathogenen Keimbesiedlung behütet.

Konkrete Hygienehinweise zur Prävention

Standardhygienische Maßnahmen werden in **Tabelle 4-4-1** genannt. Sie stellen ein praxisnahes Konzept dar und sollen mit hoher Bereitschaft im Alltag angewendet werden.

Praxisanfrage: Hygienischer Umgang mit dem Stethoskop?

Als Reizthema bietet das kleine (Prestige-)Objekt Stethoskop einige Projektionsfläche. Zum Mitarbeiterschutz sollte es personenbezogen genutzt werden. Auch in dieser Verwendungspraxis sollte es mit 70% Alkohol und Stieltupfer an der Ohrolive regelmäßig desinfiziert werden, viel mehr noch bei kollegialem Gebrauch.

Es kommt zudem mit einer Vielzahl von Patienten in Kontakt und kann daher die Weiterverbreitung von Krankheitskeimen fördern. Sicher dominiert die Hautflora, es wurden jedoch auch Staphylococcus aureus, VRE und MRSA nachgewiesen (Kramer, 2002). Zur Desinfektion der Schallmembran ist die Wischdesinfektion mit 70% Alkohol und Einmaltuch geeignet, wegen der inhalativen Belastung ist Sprühen nicht zu empfehlen.

Und … umgehängt mitgenommen in den Mitarbeiterspeisesaal hat es auf dem Tischtuch neben dem Essbesteck nichts zu suchen!

Weitere Empfehlungen zur Hygiene sind den einzelnen Übertragungswegen und Mikroorganismen den Kapitel 9.3 bis 9.8 zugeordnet.

Fazit für die Praxis

Situationsgerecht angewendet Standardhygiene, insbesondere eine korrekte Händehygiene, gibt Mitarbeitern und Pflegeabhängigen Sicherheit.

Tabelle 4-4-1: Standardhygienemaßnahmen

Schutzschürze/Schutzkittel	Hygienische Händedesinfektion	Schutzhandschuhe
■ Bei zu erwartender Kontamination der Kleidung mit potenziell infektiösem Material (z. B. Stuhl, Urin, Blut, Sekrete) ■ Schutzkittel bei speziellen Isolierungsmaßnahmen (MRSA, Infektionskrankheiten) → vor dem Ausziehen: Hygienische Händedesinfektion	Eine hohle Hand voll – etwa 3 ml des Händedesinfektionsmittels – gründlich einreiben bis zur vollständigen Abtrocknung für mind. 30 sec. *Indikationen (Auswahl):* Vor «invasiven» Tätigkeiten an Patienten, z. B.: ■ Legen von Venenkathetern oder Manipulationen daran, Injektionen (auch in Infusionssystem), Blutentnahmen ■ Legen von Harnwegskathetern ■ Vor dem Richten von Injektionen Medikamenten, Infusionen ■ Immer, wenn eine Berührung mit potenziell infektiösem Material erfolgt ist (z. B. Stuhl, Urin, Blut, Sekrete) Manipulationen daran ■ Absaugen, Manipulationen an Tubus und Beatmungsschläuchen ■ Manipulationen an allen Arten von Drainagen (z. B. Liquor-, Wunddrainagen) ■ Nach jedem direkten Kontakt mit Patienten bei speziellen Isolierungsmaßnahmen (z. B. Kontaktisolierung bei MRSA, Isolierung bei Übertragung durch Tröpfchen bei Influenza, Meningokokken) ■ Nach dem Ausziehen von Handschuhen und vor dem Ausziehen von Schutzkitteln	■ Bei zu erwartendem Kontakt mit potenziell infektiösem Material (z. B. Stuhl, Urin, Sekrete) zum Mitarbeiterschutz ■ Vor Berühren von Schleimhäuten und nicht intakter Haut (zum Patientenschutz ggf. sterile Handschuhe) ■ Im Rahmen spezieller Isolierungsmaßnahmen Begrenzt sind Schutzhandschuhe desinfektionsfähig! → nach dem Ausziehen: hygienische Händedesinfektion
Mund-Nasenschutz		**Flächendesinfektion**
(normal: chirurgischer Mundnasenschutz, ggf. FFP 2- oder FFP 3-Halbmaske) mit **Schutzbrille,** wenn die Gefahr besteht, dass sich Tröpfchen/Aerosole bilden (z. B. endotracheales Absaugen, Influenza) → Mitarbeiterschutz Bei Atemwegsinfektionen der Mitarbeiter → Patientenschutz Im Rahmen spezieller Isolierungsmaßnahmen (z. B. aerogene Übertragung von Tbc)		■ Desinfektion der *Arbeitsfläche* vor dem Aufziehen von i. v.-Medikamenten und -Infusionen, vor Richten einer sterilen Arbeitsfläche ■ Desinfektion *aller Flächen* bei Kontamination mit potenziell infektiösem Material (Blut, Sekret, Ausscheidungen), sichtbare Verschmutzungen sind vorher zu entfernen → 70 % Alkohol + Einmaltuch für kleine (1 bis 2 m²) Flächen
		Schutz vor Stichverletzungen
		■ Bei Umgang mit spitzen oder scharfen Gegenständen, Abwurfgefäß patientennah nutzen ■ Ordnung auf Spritzen- und Blutentnahmetablett

4.5
Hygienischer Umgang mit Wäsche

Wäsche von Bewohnern muss dem Risiko der Erregerübertragung entsprechend behandelt werden. Mit dem hygienischen Umgang und der Wäsche dieser Textilien befasst sich dieses Kapitel.

 ### Einleitung

Erfahrungen über die Verbreitung von Infektionserregern durch Bettwäsche liegen für Heime und den Haushalt nicht vor. Dennoch ist das Thema für das Wohlbefinden und beim Vorliegen bestimmter Risikofaktoren von Bedeutung. Wäscheschäden sind ein häufiges Qualitäts- und Kostenproblem im Bereich Wäschepflege von Großhaushalten.

Obwohl nur ein kleiner Teil der Wäsche einer Einrichtung als infektiös anzusehen ist, besteht vielfach keine Bereitschaft zur Abtrennung von Wäsche nichtinfektiöser Bewohner oder nicht grob kontaminierter Wäsche. Aus Unkenntnis und Sorge über mögliche Infektionsgefahren wird oft die gesamte Wäsche so aufbereitet, als handele es sich um infektiöse Wäsche. Sowohl ökonomische als auch ökologische Gesichtspunkte verlangen eine Modifikation des Waschverfahrens für nichtinfektiöse Wäsche, das jedoch Hygieneanforderungen gerecht wird.

Risiken

Nicht korrekt aufbewahrte Textilien sind Grund für Geruchsbildung und Keimwachstum. Eine Übertragung von Krankheitserregern mit Urin, Fäzes, Wundsekret und Schweiß soll durch ordnungsgemäß aufbereitete Textilien vermieden werden.

Konkrete Hygienehinweise

Wäschewechsel. Die Möglichkeiten eines Wäschewechsels weichen ab zwischen Pflegebedürftigen daheim und in der Langzeitpflegeeinrichtung. Während er sich in der ambulanten Pflege im Wesentlichen an der Menge des zu Verfügung stehenden Vorrates orientiert, bestehen in Institutionen meist großzügigere Verhältnisse. Trotzdem lauten dazu Empfehlungen:

- Unterwäsche. Ein Wechsel der Unterwäsche ist alle 2 Tage angebracht.

- Handtücher und Waschlappen. Bei Patienten ohne Hauterkrankungen sollten diese mehrfach feuchten Textilien ein- bis zweimal wöchentlich gewechselt werden. Davon ausgenommen sind Utensilien, die zur Reinigung und Trocknung des Genitalbereiches verwendet wurden. Diese sollten nach jeder Benutzung gewechselt werden. Benutzte Handtücher und Waschlappen müssen frei trocknend aufbewahrt werden, damit kein Schimmel am Wandbelag oder dichtes Keimwachstum in den Textilien erfolgt.

- Nachtwäsche. Diese Wäsche sollte je nach Bedarf täglich gewechselt werden. Hautkrankheiten, starkes Schwitzen oder Inkontinenz geben hier Orientierung. Meist ist auch hier ein Wechsel, je nach Beanspruchung, einmal wöchentlich ausreichend. Für alle anderen Kleidungsstücke müssen die individuellen Gewohnheiten des Pflegebedürftigen berücksichtigt werden.

- Bettzeug. Kopfkissen- und Bettdecken sollten waschbar sein. Der Wechsel der Bettwäsche orientiert sich an der Allgemeinhygiene und muss bei Verschmutzung oder Durchnässung sofort erfolgen. Die Bettwäsche soll bei Bettlägerigen wöchentlich, sonst alle 2 Wochen gewechselt werden. Zweckmäßig ist die Verwendung von desinfektionsmittelbeständigen Matratzenschutzbezügen, um Kontamination bei Inkontinenz zu verhindern.

Beachte

Oft ist bei Bettlägerigkeit ein Wechsel zwischen Tag- und Nachtwäsche hilfreich. Weiche, anschmiegsame und feuchtigkeitsausgleichende Materialien sind angebracht. Alte Menschen lieben nachts Bettjacken und Socken, sie frieren leichter. Nachthemden der Institutionen Krankenhaus und Altenheim enthalten vielfach einen hohen Anteil Mischgewebe und fördern das Frieren und Schwitzen.

Vorsorge für den nächtlichen Wäschewechsel. Als sehr belastend kann das nächtliche Schwitzen bei verschiedenen Erkrankungen, z. B. AIDS oder die Notwendigkeit des Wäschewechsels bei Inkontinenz sein. Durch Vorsorge kann dem Kranken und den betreuenden Personen länger währender Wäschewechsel in der Nacht erspart werden. Angebracht ist es, frische Leibwäsche, Ersatzkissen und Zweitdecke griffbereit zu haben. Eine saugfähige Unterlage auf dem Bettlaken, z. B. großes Frotteehandtuch sowie ein Frotteehandtuch auf dem Kopfkissen ist zudem nützlich.

Wäschesortierung. Fehlerhafte Sortierung in der Pflegestation kann in vielen Fällen nicht mehr korrigiert werden, da eine zweite Sortierung durch die hauswirtschaftlichen Mitarbeiter in der Wäscherei aus Gesundheitsschutzgründen nicht zulässig ist. Sinnvoll ist eine Unterscheidung und Sortierung der Wäsche in:

- bewohnereigene Kleidung

- bewohnereigene Wäsche bei Schwerpflegebedürftigkeit

- institutionseigene Wäsche (u. a. Bettwäsche, Handtücher, Waschlappen)

- Wäscheanfall während eines Krankheitsausbruchs mit Mikroorganismen, die durch Kontakt (z. B. Skabies, MRSA-Kolonisation) übertragen werden

Tabelle 4-5-1: Wäschesortierung und Waschverfahren (Beispiel)

Wäschesortierung	Wäschesack	Waschverfahren
Persönliche bewohnereigene Wäsche, z. B. Kleidung	Weiß	Bewohner nimmt teilweise die Wäsche selbst vor, je nach Temperaturempfindlichkeit, Haushaltwaschmaschine, haushaltübliches Waschmittel
Persönliche bewohnereigene Wäsche bei Schwerpflegebedürftigkeit	Rot	Haushaltwaschmaschine, haushaltübliches Waschmittel, mindestens 60 °C, bei niedrigerer Waschtemperatur muss die Wäsche vor dem Waschgang in 0,5 % Flächendesinfektionslösung eingelegt werden oder das Waschverfahren mit einem desinfizierenden Waschmittel erfolgen
Institutionseigene Wäsche, u. a. Bettwäsche, Handtücher, Waschlappen, Schutzkleidung	Gelb	Desinfizierendes Waschverfahren, z. B. nach Regelwerk RAL-GZ 992, entspricht Krankenhauswäsche
Berufskleidung	Grün	Wäsche in der Institution, Lohnwäscherei, im Haushalt des Mitarbeiters, mindestens 60 °C
Spezialwäsche, wie Anti-Thrombosestrümpfe, Kompressionsbinden	Netzsäcke	Desinfizierendes Waschverfahren, z. B. nach Regelwerk RAL-GZ 992, entspricht Krankenhauswäsche
Durchfeuchtete Wäsche (Blut, Stuhl, Urin, Erbrochenes) sowie Wäscheanfall während eines Krankheitsausbruchs	Gelb mit umhüllenden Plastiksack	Desinfizierendes Waschverfahren, z. B. nach Regelwerk RAL-GZ 992, entspricht Krankenhauswäsche

Diese Sortierung bestimmt das Waschverfahren (Tab. 4-5-1) und kann in einem Schmutzwäscheplan geregelt werden (Kap. 4.2).

Da Bettwäsche in der Institution Altenpflegeheim und in sozialtherapeutischen Einrichtungen meist nicht bewohnerbezogen verwendet wird, erfolgt eine Mischung der Wäsche während des Aufbereitungsprozesses. Desinfizierende Waschverfahren (z. B. Kochwäsche oder Waschen bei 60 °C und Nutzen eines desinfizierenden Waschmittels) mit nachträglicher heißer Trocknung und Bügeln der Wäsche reduzieren die Kontamination durch potenziell infektiöses Material (Kap. 4.2). Für die häusliche Pflege ist das Vorhandensein einer Waschmaschine sehr empfehlenswert, Waschtemperaturen ab 60 °C mit einem guten Waschmittel sind ausreichend. Ein Wäschetrockner kann sehr unterstützend sein.

Beachte

Außer bewohnereigener Kleidung (Unterscheidung nach Temperaturempfindlichkeit) darf Schmutzwäsche in der Wäscherei nicht nachsortiert werden.

Institutionsinterne Wäschereien. Eine Trennung der Räumlichkeiten in reine und unreine Seite sowie eigenem Frischwäsche-Lagerraum ist erforderlich. Dem gemäß erfolgt die Aufstellung der Waschmaschinen mit Entnahme auf der reinen Seite. Die hier tätigen Mitarbeiter tragen dem Kontaminationsgrad gemäße Schutzkleidung, auf der unreinen Seite zusätzlich Schutzhandschuhe. Ein Reinigungs- und Desinfektionsplan soll die Reinigung der Räumlichkeiten und der Maschinen (mindestens zweimal wöchentlich) bestimmen.

Bewohnerwäsche. Teilweise wäscht der Bewohner seine Wäsche selber mit, je nach Temperaturempfindlichkeit in Haushaltwaschmaschinen mit haushaltsüblichem Waschmittel.

Vorsichtsmaßnahmen vor dem Waschen. Zum Schutz der Mitarbeiter im Bewohnerbereich, während des Transports und in der Wäscherei sollen zum Vermeiden möglicher Erregerübertragung verschiedene Vorsichtsmaßnahmen beachtet werden. So soll:

- zum Betten und Lagern von Pflegebedürftigen eine Textilschürze oder ein vorn geschlossener Schutzkittel getragen werden

- verschmutzte Bettwäsche immer unmittelbar am Bett in Wäschesäcke gegeben werden. Ausnahmen bleiben auf Bedingungen der Krankenlagerung beschränkt, wo keine Wege dazwischen gegangen werden können oder sollten. Nur hier ist eine Zwischenlagerung der Wäsche auf einer ausklappbaren Ablagefläche oder einem Hocker usw. möglich, keinesfalls jedoch auf dem Fußboden. Beim Aufheben vom Fußboden erfolgt sonst eine massive Kontamination der Hände und evtl. Schutzkleidung. Aus dem gleichen Grund verschmutzte Bettwäsche frei in den Händen halten, nicht an den Körper drücken

- eine unnötige Staubaufwirbelung durch vorsichtiges Abziehen der Bettwäsche vermieden werden

- Fremdmaterial, wie Kugelschreiber, Kanülen, Scheren, Steckbecken, -deckel usw. sorgfältig aussortiert sein, damit Verletzungen der Wäschereimitarbeiter und Maschinenschäden vermieden werden

- der Transport der Schmutzwäsche in widerstandsfähigem und ausreichend dichtem Textilmaterial erfolgen

- Problemwäsche, wie blutige, durchnässte, mit Schmutz stark kontaminierte Wäsche usw. zusätzlich in einen flüssigkeitsdichten Sack gegeben werden, damit ein direkter Kontakt der Transport- und Wäschereimitarbeiter vermieden wird

Wäschelagerung. Für die Sammellagerung voller Wäschesäcke, insbesondere Wäsche von inkontinenten Bewohnern, infektiöser Wäsche von Infektionserkrankten und mit Exkreten stärker durchtränkte Wäsche, ist ein Entsorgungsraum sinnvoll. Keinesfalls darf Schmutz- und Frischwäsche in einem Raum gelagert werden. Frischwäsche soll vor Verschmutzung und Geruchsbindung geschützt immer in geschlossenen, feucht wischbaren Schränken oder in abgedeckten Rollcontainern gelagert werden.

Feuchtwäsche. Vor der Abgabe feuchter Schmutzwäsche in Wäschesammelsäcke müssen Verabredungen getroffen werden, wie eine möglichst baldige Aufbereitung gewährleistet wird.

Textilien werden durch Mikroorganismen zerstört, wenn die Entwicklungsbedingungen, z.B. Nährstoffe, pH-Wert, Temperatur und Feuchtigkeitsgehalt für die Mikroben günstig sind. Dann entwickeln sich celluloseabbauende Mikroorganismenarten, die dabei zu sehenden «Stockflecken» können ganze Flächen in Textilgewebe unbrauchbar machen. Bei den Mikroorganismen handelt es sich um Bakterien mit Actinomycten, Hefen und Schimmelpilze, meistens Penicilliumarten.

Aufbereitung von Anti-Thrombosestrümpfen. Entweder werden Antithrombosestrümpfe sehr kostenaufwändig lediglich als Einmalmaterial angewendet oder sie werden in der Fremd- oder betriebsinternen Wäscherei gewaschen, ohne dass eine Qualitätssicherung dieses Medizinproduktes für die weitere Wirksamkeit zur Thromboseprophylaxe erfolgt. Die Wirksamkeit ist jedoch nur möglich, wenn die Aufbereitungsqualität der Wäscherei und die Häufigkeit der Waschgänge gesichert ist. Von den Herstellern werden nach 10 Wäschen nur sehr geringfügige Veränderungen der elastischen Dehnbarkeit im Vergleich zum Neuzustand zugesichert. Dienstleistungsangebote zur hochwertigen Aufbereitung sollen mindestens folgende Positionen enthalten:

- Zentrale Abholung in Netzsäcken/Anlieferung paarweise und größensortiert gepackt

- Waschen nach RAL-RG 992/1 und RAL-GZ 992/2 und schonendes Trocknen bei 80°C (maximale Ablufttemperatur wegen Latexmaterial)

- Sortierung nach Größe

- Optische Qualitätskontrolle

- Markieren mit Wäschestift am Haftband

- Paarweise nach Größe zusammenlegen

- Eintüten in Polybeutel und Verschweißen.

 Fazit für die Praxis
Ein häufiger Wäschewechsel kann, bezogen auf das Pflegeheim und die Wohnung des Betreuten, eine gepflegte Atmosphäre

unterstützen. Die Häufigkeit des Wechsels und die Sauberkeit der Oberbekleidung und Unterwäsche, verbunden mit angemessener Körperpflege, kann gepflegtes Wohlbefinden fördern. Das Ausmaß ist jedoch Zeichen der Individualität des Menschen und wird vom Zeitgeist bestimmt.

Literatur

Anonym, 2006: Krebserregende Wirkung von eingeatmetem Formaldehyd hinreichend belegt. Veröffentlicht in: http://www.bfr.bund.de/cms5w/sixcms/detail.php/7858; Zugriff vom 30.5.2006

Becker, J. et al.: Infektionsprävention in der Zahnheilkunde – Anforderungen an die Hygiene. Bundesgesundheitsblatt 49 (2006) 4–116

Kramer, A.: Desinfektion des Stethoskopes nach jedem Patienten? InfectoPharm Consilium Infectiorum. Ausgabe 1999 vom 30.9.2002

Mielke, M. et al.: Anforderungen an die Hygiene bei der Aufbereitung von Medizinprodukten.
Bundesgesundheitsblatt 44 (2001) 11:1115–1126

von Mutius, E.: Ein traditioneller bäuerlicher Lebensstil – Schutzfaktor vor Allergien? Dtsch Med Wschr 125 (2000) 31/32:923

Sitzmann, F.: Der Sinner'sche Kreis. In: Landschaftsverband Westfalen-Lippe (Hrsg) Schwamm drüber. Umweltschonende und gesundheitsbewusste Reinigung in öffentlichen Einrichtungen. Münster, 2001

Sitzmann, F., Ullrich, L.: Prinzipien der Wundbehandlung. In: Kellnhauser, E. et al. (Hrsg): THIEMEs Pflege. Thieme, Stuttgart 2004

Widmer, H.-R.: Grob- und Feindesinfektionsmittel: eine aktuelle Übersicht. Pharmazeutische Zeitung 141 (1996) 11:873–881

Internet-Anschriften
Leitfaden zur Beschaffung eines Dampf-Klein-Sterilisators für Arzt- und Dentalpraxen, sowie für andere medizinische Einrichtungen. Veröffentlich in: http://www.swissmedic.ch/md/pdf/kleinsteri-d.pdf; Zugriff vom 11.4.2006
Brauchbare Empfehlung angelehnt an die Norm EN 13060:2004, Stand 9/2005

5 Mitarbeiterbezogene Hygiene und Mitarbeiterschutz

5.1 Persönliche Hygiene

Im Unterschied zu Körperpflege des Pflegebedürftigen (Kap. 6.1) befasst sich dieser Abschnitt mit der Individualhygiene des Mitarbeiters, gesund, dynamisch, meist schwer in Arbeit und jünger als der Betreute. Es sollen keine Richtwerte geäußert werden, sondern Beschreibungen zur Auseinandersetzung.

Einleitung

Individualhygiene. Die selbstverantwortete individuelle Lebensführung kann den Gesundheitszustand des einzelnen Menschen nachhaltig beeinflussen, denn sie umfasst:

- Körperhygiene mit Körperpflege, Ernährungsgewohnheiten und seine Bewegungspraxis

- Bekleidungshygiene

- Wohnhygiene

- Hygiene der Lebensführung mit Freizeit und Erholung

- Infektionsvorbeugung

In der Pflege ist es normal, in die körperliche Intimsphäre fremder Menschen einzugreifen. Wir sollten uns bewusst sein, dass dies eine Grenzüberschreitung (Hofmann, 2001), auch wenn unvermeidlich, darstellt. Als Grenzüberschreitung

Definition
Die Individualhygiene befasst sich mit der Einwirkung von Faktoren auf den Einzelnen, soweit diese für die Erhaltung seiner Gesundheit und die Förderung seiner Leistungsfähigkeit von Bedeutung ist.

empfinde ich es ebenfalls, mich inhaltlich in einem Hygienebuch mit der Körperpflege der Pflegenden zu befassen.

Es kann nicht darum gehen, für das individuelle Sauberkeitsverhalten Normen und Verhaltensvorschriften aufzustellen, auch wenn man persönlich manchmal den Eindruck hat, dass es erhebliche Defizite bei einigen Zeitgenossen gibt. Sauberkeitsverhalten ist nicht angeboren, sondern entwickelt sich aus Erziehung und Prägung der Umgebung.

Körperliche Nähe der Pflegearbeit. Nähe zu einem Menschen bedeutet emotionale Einbeziehung und vermittelt darüber auch Verlust an Objektivität ihm gegenüber. Das im Verhältnis zwischen Betreuten und Pflegenden immer wieder erwähnte Vertrauensverhältnis, was uns erst erfolgreich arbeiten lässt, basiert auf Nähe, gefühlter Nähe auf Seiten des Betreuten sowie auf positiven Erfahrungen mit uns.

Das auch durch Körperreinigung und -pflege bestimmte äußere Erscheinungsbild eines Menschen besitzt eine erhebliche soziale Funktion, da es bewusst oder unbewusst zur Einordnung charakterlicher Fähigkeiten herangezogen wird. Manche Menschen verbinden Unsauberkeit mit den Bewertungen schmierig, ungepflegt, stinkend, verwahrlost. «Sauber» wird oft den Eigenschaften freundlich, ordentlich, gewissenhaft, selbstsicher, sympathisch und gesund zugeordnet.

Eine professionelle Haltung bedeutet beim Thema Körperhygiene, dass Pflegende die eigenen Gefühle wahr und ernst nehmen und sich damit auseinander setzen. Es muss möglich werden, Gefühle wie Scham, Peinlichkeit, Ekel, Widerwillen haben und gegenüber Kollegen aussprechen zu dürfen, ohne sofort befürchten zu müssen, man sei für den Beruf ungeeignet (Hofmann, 2001).

Leben mit dem Menschen. Diese Überschrift, die durch J. Blech (2000) angeregt ist, soll die Gemeinschaft mit den Mikroben verdeutlichen. Sie besiedeln fast jeden Teil unseres Körpers, der in Kontakt zur Außenwelt steht. Die übliche Keimflora wandelt sich von Körperregion zu Körperregion (Sitzmann, 2003). Auf trockener Haut finden sich weniger Bakterien als auf eher feuchten Arealen wie Körperfalten (Gesäßfalte, unter den Brüsten, zwischen den Oberschenkeln). Auch auf talgdrüsenreichen Arealen sind mehr Keime zu finden, dazu zählen die Nase, das Kinn, die Stirn sowie die Schweißrinnen auf Brust und dem Rücken. Auf 1 cm^2 trockener Haut finden sich ca. 1000 Staphylokokken, in 1 ml Speichel fühlen sich dagegen 100 Millionen unterschiedliche Mikroorganismen wohl.

Unsere Hautbesiedlung ist vor allem ein Schutzschild gegen fremde Mikroben. Verdeutlichen kann man dies mit dem Blick auf eine Stelle des Körpers, die man nicht einsehen kann: jeden Tag befördern wir eine Unmenge Bakterien aus dem Darm, und natürlich bleiben viele zunächst neben dem After kleben. Nach wenigen Stunden sind sie verschwunden, vernichtet von den hier heimischen Bakterien. Sie erfüllen die Aufgabe einer Hygiene-Polizei, die uns sauber und gesund erhält.

Zur aktiven antimikrobiellen Abwehr steht der Haut ein erst vor kurzem entdecktes natür-

liches Antibiotikum im menschlichen Schweiß zur Verfügung, das Dermcidin (Anonym, 2001). Die bisher beim Menschen bekannten, an der Haut antibiotisch wirksamen Peptide werden erst bei Verletzungen oder bereits aufgetretenen Infektionen freigesetzt. Das Dermcidin wirkt gegen Bakterien und Pilze der Haut dauernd und stellt einen Schutz der Haut vor Infektionen dar. Nicht die Wirkung des leicht sauren pH-Wertes wirkt als Schutzmechanismus an der Hautoberfläche allein. Das Dermcidin reguliert die Keimbesiedlung der Haut, wird von Schweißdrüsenzellen der Haut produziert und gelangt mit dem Schweiß auf die Oberfläche der Haut.

Unsere Hautbewohner lassen sich in 2 Gruppen einteilen, die transiente und residente Flora. Die Eigenarten der transienten Flora («Anflug»-Flora) zeigen sich darin, dass sie:

- durch Kontakt mit anderen Menschen und der Umwelt erworben ist

- eine große Variation an Mikroorganismen nach Art und Zahl aufweist

- locker auf der Haut liegt

- jedoch an Hautfett und Schmutz gebunden ist

- sich besonders zahlreich unter den Fingernägeln befindet

- insgesamt mehr der unbedeckten Haut der Hände und des Gesichts als der bedeckten Haut aufliegt

- leicht zu entfernen ist durch Waschen oder Reiben an der Kleidung

- zum Teil auch von selbst verschwindet

- sich oft an die neue Umgebung anpasst und «resident» wird

Die zu uns gehörende residente Hautflora («ansässige» Flora) ist durch folgende Besonderheiten charakterisiert:

- jeder Mensch hat eine relativ konstante Population in Keimzahl und Zusammensetzung

- es besteht ein Gleichgewicht zwischen Abnahme durch Waschen, Abrieb, Absterben sowie Zunahme durch Wachstum

■ meist ist die Keimzahl auf bedeckten Hautpartien größer als auf unbedeckten Arealen

■ sie ist relativ fest an die Haut gebunden, lässt sich kaum fortwaschen und ist zählebig

■ potenziell pathogene, d. h. leidbringende Keimspezies sind selten und in geringer Zahl vorhanden.

Es ist deutlich, dass sich die Mikroorganismen im und auf dem Menschen in einer sensiblen Balance befinden. Die Symbionten Mensch und Mikrobe bilden eine regelrechte Partnerschaft, die im Idealfall lebenslang einträchtige Züge trägt, bei Unstimmigkeiten aber dramatische Akzente zeigt. Ein gesundes Verhältnis zwischen Mikroflora und Mensch schützt offenbar vor der Ansiedlung pathogener Keime.

Schwitzen. Schwitzen ist ein normaler Vorgang bei körperlicher und emotionaler Belastung und dient der Aufrechterhaltung einer konstanten Körpertemperatur und Hautfeuchtigkeit. Zwei Milliliter Schweiß können 1 l Blut um fast 1 °C abkühlen. Unter maximaler Belastung und in extremen Situationen können bis zu 4 l Schweiß pro Stunde abgesondert werden.

Für die meisten Menschen ist die Schweißbildung auf der Haut allenfalls eine unangenehme Nebensächlichkeit, zumal der Schweiß geruchlos ist und erst durch Einwirkung von Hautbakterien Geruch annimmt. Die Intensität des Geruchs ist dabei sehr verschieden und wird neben der individuellen Hautflora von zahlreichen Faktoren wie Art der Ernährung und von Getränken, emotionalen Stress, Medikamenten oder auch von Hormonen beeinflusst (Spahn, 2006).

Schweiß wird ausgeschieden von drei verschiedenen Arten von Schweißdrüsen, den ekkrinen, apokrinen und gemischten, also apoekkrinen Drüsen.

Apokrine Schweißdrüsen kommen vor allem im Bereich der Haarfollikel der Kopfhaut, den Unterarmen und im Genitalbereich vor. Ekkrine Schweißdrüsen befinden sich nahezu überall am Körper, wobei jeder Mensch zwischen 2 und 5 Millionen dieser Drüsen aufweist. In größter Zahl sind diese Drüsen in den Handinnenflächen, den Fußsohlen und in den Achselhöhlen zu finden.

Die thermale und emotionale Schweißsekretion werden von unterschiedlichen Zentren des Gehirns gesteuert. Im Gegensatz zur thermalen Schweißsekretion tritt die emotionale nicht im Schlaf auf.

Körpergeruch. Körper- oder Regionalgerüche haben ihre Ursachen in:

■ Duftstoffen der drei verschiedenen Arten von Schweißdrüsen,

■ Fettsäuren, z. B. Buttersäure aus Schweiß und Hauttalg,

■ Abbauprodukten von Fettsäuren,

■ Eigengerüche der mikrobiellen Hautflora,

■ bakteriellen Zersetzungsprodukten von Eiweißkörpern und Aminen.

Jeder Mensch entwickelt sein individuelles Geruchsmuster, sozusagen einen «olfaktorischen Fingerabdruck». Dieser Geruch ist abhängig von:

■ dem Ausmaß seiner Hygiene,

■ seiner Stimmung,

■ von ca. 300 000 Talgdrüsen, aus denen

■ Milliarden von Mikroorganismen riechende Stoffe herstellen und

■ den Schweißdrüsen (Duftdrüsen).

Seine Geruchserinnerungen speichert der Mensch im langfristigen Gedächtnis, was an den folgenden charakteristischen Beispielen verdeutlicht werden kann:

■ Goethe soll Charlotte ein Mieder entwendet haben, um daran zu schnüffeln

■ Oskar Matzerath (Günter Grass «Die Blechtrommel») lag als Kind am liebsten unter den Röcken seiner kaschubischen Großmutter: «Da flossen die Ströme zusammen, da war die Wasserscheide, da wehten besondere Winde, da konnte es aber auch windstill sein».

■ Frühchen schmiegen sich an das getragene Hemd der Mutter

■ Napoleon ließ vor seiner Heimkehr aus dem Krieg an Joséphine ausrichten: «Bitte nicht waschen, komme nach Hause!»

Beachte

Duftwahrnehmungen führen zu einer direkten emotionalen Reaktion, sie können Auslöser einer Abneigung, d.h. Antipathie oder von Sympathie sein und werden meist unbewusst wahrgenommen. Wir sollten sie durch unsere berufsspezifischen Gerüche, z.B. starken Geruch nach Zigaretten, sehr intensiven Parfumgeruch, älteren Schweißgeruch nicht zum Negativen beeinflussen.

Trockene Haut. Die Gründe für trockene Haut sind äußerst vielfältig. Zum einen spielen veranlagungsbedingte Gründe eine Rolle, zum anderen wird trockene Haut durch äußere Einflüsse ausgelöst. Beispiele dafür können sein:

- Klima und Umwelt wie zum Beispiel Hitze, Kälte, Klimaanlagen bzw. trockene Heizungsluft und damit einhergehende niedrige Luftfeuchtigkeit sowie UV-Strahlung durch Sonneneinwirkung, Solarium

- alltägliche Belastungen wie Rasieren

- chemische Einflüsse durch aggressive Reinigungsmittel und häufiges Waschen mit Seife und heißem Wasser

- hormonelle Einflüsse wie zum Beispiel in den Wechseljahren oder durch die Einnahme von Medikamenten

- biologische Hautalterung

- Haut- und Stoffwechselerkrankungen wie z.B. Neurodermitis, Diabetes und Psoriasis

- unausgewogene Ernährung, insbesondere unzureichende Trinkmenge pro Tag

Biotop Zähne und Mundhöhle. Es ist gut, dass wir Bakterien in unserem Mund haben. Auf die gesunde Mischung dieser Bakteriengemeinschaft kommt es an. Sie schützen uns vor krankmachenden Mikroben und Pilzen, die es damit nicht schaffen, heimisch zu werden. Bei mangelnder Hygiene wuchern die Besiedler allerdings derart, dass sie schwefelige Giftgase bilden, Zahn und Zahnfleisch schädigen und Mitmen-

schen belästigen. Unsere Nahrung und abgestorbene Zellen der Mundschleimhaut sorgen für Nachschub.

Karies und Zahnfleischerkrankungen gehören zu den meistverbreiteten und fast immer selbstverschuldeten Krankheiten, mit denen ein Zahnarzt in seiner Praxis konfrontiert wird. Karies ist leider unheilbar, denn einmal verletzt, können sich die Zähne nicht mehr wie die Haut oder andere Organe regenerieren.

Piercings und Tätowierungen. Vor allen bei jüngeren Menschen erfreut sich dieser Körperschmuck ziemlicher Beleibtheit. Die Körperpunktionen und das Tragen des Schmuckes ist mit einem nur wenig untersuchten Gesundheitsrisiko verbunden.

Risiken

Abzugrenzen ist der Eindruck eines momentanen Ungepflegtseins, z.B. nach der Gartenarbeit, von einem gesundheitsgefährdenden Verhalten mit den Zeichen von Verwahrlosung (Kap. 8.3).

Bei trockener und strapazierter Haut ist die Hautschutzbarriere angegriffen. Sie wird durchlässig, verliert Feuchtigkeit und neigt zu Entzündungen oder Allergien.

Mangelnde Zahnhygiene fördert Erkrankungen von Zähnen und Mundhöhle

Risiken von Wundinfektionen bestehen bei Piercings und Tätowierungen, zudem wurden HBV-, HCV- und HIV-Infektionen beobachtet.

Konkrete Hygienehinweise zur persönlichen Hygiene

Die Pflege von Haut, Haaren und Nägeln hat insbesondere für Pflegende eine besondere Bedeutung.

Körperwäsche und Kleiderwechsel. Dass wir nicht nur mit Mikroben leben müssen, sondern ohne sie gar nicht leben können, ist inzwischen in der Hygiene akzeptiert. Sauberkeitswahn durch Zerstörung sämtlicher Mikroben, z.B. mittels antibakterieller Chlorchemie (s.u.) soll hier nicht propagiert werden. Krankheiten können nicht durch übertriebene Sauberkeit verhindert werden sondern eher ausgelöst (Kap. 3.2).

Voraussetzung für einen frischen Körpergeruch sind regelmäßige sorgfältige Körperreinigung und entsprechender Wechsel der Unterwäsche und Oberbekleidung. Die tägliche Schweißerzeugung des Menschen beträgt bei normaler Tätigkeit etwa 500 bis 1000 ml und steigt bei körperlicher Schwerstarbeit und intensiver sportlicher Aktivität unter normalen Klimabedingungen auf rund 1 l/h. Diese Zahlen erklären die unterschiedliche Anschmutzung der Wäsche bei verschiedenen Menschen und verdeutlichen, warum es keine Standards für die Häufigkeit der Körperwäsche geben kann.

Im Bereich der Analschleimhaut kann mehrmals tägliches Waschen mit Seife, Duschgels oder Feuchttüchern Juckreiz und Ekzeme fördern. Eine schonende Reinigung ohne Wasser mit WC-Papier und Vaseline kann hier hilfreich sein.

Bei empfindlicher Haut, wie sie Pflegende durch ihren Beruf oft aufweisen, besteht die Notwendigkeit, der Austrocknung entgegenzuwirken sowie wieder eine gesunde Hautbarriere herzustellen. Wichtig ist das Vermeiden exogener Hautschädigungen. Betroffene sollten daher heiße Bäder und Standardseifen meiden und rückfettende Seifen oder milde Reinigungssyndets verwenden. Regelmäßiges Eincremen mit Hautpflegemitteln, die Harnstoff und Milchsäure enthalten, schützt die Hautbarriere. Insbesondere wenn die Haut älter wird und das beginnt schon ab dem 30. Lebensjahr, benötigt die Haut gute Pflege. Stress, schädliche Umwelteinflüsse, zu viel Sonne oder auch Kälte verlangen der Haut viel ab. Mit den Jahren nimmt die Talg- und Schweißproduktion deutlich ab, die Haut wird dadurch trockener und dünner. Sie verliert an Spannkraft und Elastizität. Eine medizinische Hautpflege regeneriert und pflegt die trockene Haut.

Funktionen der Hygiene beim Schwitzen. Häufige Folgen einer vermehrten Schweißneigung sind Pilzinfektionen der Nägel, vor allen an den Zehen, da sich Pilze in einem warmen und feuchten Milieu besonders gut vermehren. Eine Pilzerkrankung kann letztendlich den ganzen Fuß befallen, wobei Hyperkeratosen und Rhagadenbildung («Athlete's Foot») zu einer schmerzhaften Bewegungseinschränkung führen können. Eine vermehrte Bildung von Warzen durch das Humane Papilloma-Virus (HPV) kann ebenfalls Folge der vermehrten Schweißneigung sein.

Zur Bekämpfung einer erhöhten Schweißneigung können eine Reihe von Maßnahmen hilfreich sein. Dazu gehören:

- Täglich Baden: ein tägliches Bad oder Duschen reduziert die bakterielle Besiedelung der Haut und kann deshalb die Geruchsbildung vermindern.

- Gründliches Trocknen der Füße: speziell die Zehenzwischenräume sollen nach dem Baden mit besonderer Gründlichkeit getrocknet werden.

- Schuhe und Socken aus natürlichen Materialien: Lederschuhe und Baumwollsocken sind zu bevorzugen, weil sie Schweiß besser aufsaugen. Auch besondere Sportsocken können hilfreich sein, das sind aber nicht triclosanhaltige Materialien (s. u.).

- Schuhe innen und außen gut trocknen lassen, täglich Socken wechseln: es ist wichtig, Schuhe immer erst dann wieder anzuziehen, wenn sie trocken sind. Daher empfiehlt es sich, mehrere Paare Schuhe abwechselnd zu tragen. Die Socken sollten mindestens täglich gewechselt werden.

- Barfuss laufen: so oft es möglich ist, sollte barfuss gelaufen oder zumindest mit leichten Slips gelaufen werden.

- Nahrungsauswahl: Verzicht auf Nahrung oder Getränke, welche eine erhöhte Schweißneigung und Geruchsbildung provozieren. Dazu gehören Nahrungsmittel wie Zwiebel oder Knoblauch. Ebenso Getränke wie z. B. Alkohol oder Kaffee, falls sie bei individueller Erfahrung die Schweißneigung fördern.

Schweiß und Funktionskleidung. Gegen Schweißgeruch werden immer mehr Textilien, u.a. (Diabetiker-)Socken, Strümpfe, Unterwäsche, Pullover, Bettwäsche, Decken, Handschuhe, Badetücher, Bademäntel, Frotteewäsche und das gesamte Sortiment der Sport-, Freizeit- und Berufsbekleidung getragen, die mit umstrittenen Chemikalien behandelt sind (Anonym, 2006). Die Produkte werden u.a. lizenziert unter dem

Namen «Sanitized». Die antibakterielle Chlorchemikalie Triclosan wird häufig nachgewiesen (Greenpeace, 2006). Sie greift die natürliche Mikroflora der Haut an und ist beispielsweise in einem Produkt zur antiseptischen MRSA-Dekontamination enthalten. Als weitere Wirkungen der Chemikalie sind Reizungen von Augen und Haut (Kontaktallergen) sowie Schäden der Leber und Nieren beschrieben. Sie steht unter dem Verdacht, das Erbgut zu verändern. Das Bundesinstitut für Risikobewertung warnt vor Triclosan, um Resistenzbildungen von Mikroorganismen vorzubeugen (BfR, 2006).

Funktionen der Mundhygiene. Die regelmäßige tägliche Zahnhygiene hat neben den Ernährungsgewohnheiten eine elementare Bedeutung für die Zahngesundheit. Erkrankungen der Zähne und des Zahnhalteapparates kann durch gründliche regelmäßige Entfernung von Speiseresten und beginnenden Zahnbelägen (Plaque) langfristig vorgebeugt werden. Rückt man den Bakterien nicht täglich mehrmals mit Bürste, Wasser und Zahnpaste zu Leibe, bilden sie den zähen Belag, der Karieslöcher in den Zahn ätzt, sich ins Zahnfleisch frisst oder andere Mundschleimhauterkrankungen wie Soor oder Aphten fördert oder deren Abheilung behindert.

Beim üblen Mundgeruch, der auch als foetor ex ore bezeichnet wird, können soziale Kontakt nachhaltig gestört werden. Es kann unterschieden werden nach:

■ Intraoral bedingtem Mundgeruch, der verursacht werden kann durch ungenügende Zahnpflege, mangelhaft gereinigten Zahnersatz, schmutzige Zahnzwischenräume, Stomatitiden, d.h. Entzündung der Mundschleimhaut, Entzündung des Zahnfleisches, heißt auch Gingivitiden, Parodontose (Zahnbetterkrankung), Zahnfleischbluten und andere pathologische Veränderungen im Bereich der Mundhöhle.

■ Extraoral bedingter Mundgeruch, der bei Intestinal-, Infektions- oder Stoffwechselerkrankungen auftreten kann. Auch Medikamente, Kaffee und Speisen sowie Zigarettenrauch können zu unangenehmem Mundgeruch führen.

Viele Betroffene sind sich der Intensität des Mundgeruchs nicht bewusst. Der Pesthauch kann beeinflusst werden, wenn man die Gepflogenheiten der Anaerobier, die zum Leben keinen Sauerstoff benötigen, kennt. Die meisten verstecken sich zwischen den Zähnen und auf dem hinteren Teil der Zunge. Penible Mundhygiene ist erforderlich, um Abhilfe zu schaffen. Unterstützend wirkt eine regelmäßige professionelle Zahnreinigung.

Fingernägel. Fingernägel sollten so gepflegt und geschnitten sein, dass dabei weder Risse noch Bagatellverletzungen entstehen, die Eintrittspforten für Infektionserreger sein können. Die Nägel müssen so kurz geschnitten bzw. gefeilt werden, dass zum einen keine Verletzungen für die Pflegeabhängigen bei der Pflege entstehen können und außerdem Schutzhandschuhe intakt bleiben. Die Fingerkuppen sollten die Nägel nicht überragen. Nagellack soll wegen der Gefahr des Abplatzens in der Küche nicht benutzt werden, in anderen Pflegebereichen soll die Oberfläche unbeschädigt sein. Mikroben sollen in der abplatzenden Lackierung keine Nischen finden. Aufgeklebte Kunstnägel fördern Keimwachstum in den Zwischenräumen.

Haarpflege. Die Haare und die Kopfhaut nehmen im Vergleich zu anderen Hautregionen eine besondere Stellung ein. Der Anteil an pathogenen Keimen ist häufig höher **(Tab. 5-1-1)**.

Der hohe Anteil an E. coli auf der Kopfhaut bleibt rätselhaft, er ist nur durch Kontamination nach dem WC-Besuch zu erklären. Haare als Reservoir von antibiotikaresistenten Staphylococcus aureus stellt bereits eine Arbeit aus 1965 vor (Summers, 1965). Die Kontamination mit po-

Tabelle 5-1-1: Pathogene Keimbesiedlung von Haaren und Kopfhaut (nach Wallhäußer, 1995).

Keimbesiedlung von Haaren und Kopfhaut	Maximaler Anteil (%)
Staphylococcus aureus	30
Escherichia coli	20
Streptokokken	10

tenziellen Krankheitserregern zeigt, dass die Haare auch unabhängig vom Hauttyp häufiger gewaschen werden müssen. Die Haarwäsche darf sich nicht nur nach dem Fetten der Haare, also dem Aussehen, richten. Das Hygieneprinzip: «Beherrsche Deine Hände!» lässt sich auch aus der Kontaminationsdichte der Haare begründen. Es meint alle Vermeidungsmöglichkeiten, die dem Pflegenden mit seinem wichtigsten Arbeitsinstrument zustehen. Dieser Rat kann hilfreich sein, die Hände nicht in unkontrollierter Weise vom Verband des Patienten zur juckenden Nasenspitze, durch die herunterhängende Haarsträhne und wieder zurück auf den Verband (Hand-Gesichtskontakte) zu führen.

Hygienische Prophylaxe bei Piercings und Tätowierungen. Durch Verletzung der Haut besteht, vor allem beim Piercing, ein lokales Infektionsrisiko. An Erregern werden vor allem P. aeruginosa, Staphylococcus aureus oder Streptococcus pyogenes festgestellt. Insgesamt wird eine Komplikationsrate von 17 bis 23 % (Glück, 2003) für Piercing allgemein angegeben, wobei das Nabel-Piercing besonders häufig Komplikationen verursacht. Diese Werte liegen um ein Vielfaches über der Infektionsrate postoperativer Wundinfektionen.

In Einzelfällen wurde von Übertragungen von Hepatitis C oder HIV durch Piercing berichtet.

Beim Ohrpiercings besteht das Risiko bei Verwendung einer Ohrlochpistole in der Übertragung von P. aeruginosa mit Abszessen und schmerzhaften Ohrmuschelentzündungen, einer Infektion des Ohrknorpels (Chondritis).

Ein eindeutig erhöhtes Risiko besteht für den Erwerb einer Hepatitis C durch Tätowierung.

Außer einer nur sehr schwer durch den Einzelnen durchzuführenden Kontrolle der hygienischen Sicherheit in den Studios bleibt nur der Rat, die Körperpunktionen zu unterlassen.

Bei nicht entzündeten Punktionsöffnungen stellt das Tragen von Piercings kein hygienisches Risiko dar.

Fazit für die Praxis
Diese Hinweise haben einen sehr persönlichen Charakter und können Ablehnung oder Unbehagen bei Ihnen erzeugen.

Die Inhalte sollen es ermöglichen, einen eigenen gesunderhaltenden Lebensstil bei der Gestaltung der persönlichen Hygiene zu leben.

5.2
Händehygiene

Zu einer optimalen Händehygiene gehört nicht weniger als das:

- «Beherrschen der Hände»
- Beachten von Prinzipien der Distanzierung
- Waschen der Hände
- richtige Abtrocknen
- Einreiben von Alkohol
- und die heilende Hautpflege

Mit diesen fundamentalen Elementen der Infektprävention befassen sich die folgenden Seiten.

Einleitung
Durch die Hände der Mitarbeiter werden am ehesten Krankheitskeime übertragen. Deshalb gehört die Händehygiene seit über 150 Jahren zu den wichtigsten Maßnahmen zur Verhütung von Infektionen. Sie dient sowohl dem Schutz der Betreuten als auch dem Schutz der Mitarbeiter. Bei Mitarbeitern im Krankenhaus übersteigt die Rate der Compliance für Händedesinfektion, d. h. der Bereitschaft zur aktiven Mitwirkung, selten 50 %.

Handflora. Man unterscheidet in der Regel zwei Typen von Hautflora: die residente und die transiente Flora (Kap. 5.1). Da die residente Flora sehr widerstandsfähig ist, kommt es durch den Einfluss von Händedesinfektionsmitteln zur Abtötung transienter Mikroorganismen und nur zu einer Reduktion der residenten Flora.

Risiken
Die transiente Flora besteht aus kontaminierenden Mikroben, die der Mitarbeiter erst kürzlich von einem kolonisierten

oder infizierten Patienten, von kontaminiertem Material oder aus der Umgebung oder seiner eigenen Keimflora, z.B. Haare, Nase erworben hat. Diese Flora zeichnet sich dadurch aus, dass sie sich auf der Handoberfläche nicht vermehrt und meist nicht lange überleben kann. Dies begründet sich auf dem schützenden Effekt der residenten Flora (Kap. 5.1) und der ungünstigen Umgebung (z.B. Kälte, Trockenheit). Die häufigsten Keime der transienten Händeflora sind gramnegative Darmbakterien, z.B. Klebsiella pneumoniae, Escherichia coli u.a. und grampositive Bakterien wie der Staphylococcus aureus.

Die Gruppe der Enterobacteriaceae sowie die Staphylokokken gehören zu den heute am häufigsten als Krankheitskeimen isolierten Bakterien und sind oft für nosokomiale Infektionen verantwortlich.

Konkrete Hygienehinweise

Es sind sehr simple, meist händische Hygienemaßnahmen, die – richtig ausgeführt – eine wesentliche Funktion bei der Prävention nosokomialer Infektionen haben. Es könnte bei korrekter Durchführung eine große Zahl verschiedener Probleme auf relativ einfache Weise gelöst werden.

Funktionen der Hygiene zum «Beherrschen der Hände». Bei vielen Gelegenheiten kann beobachtet werden, dass die Hände in den Haaren, den Nasenlöchern oder sonst sich im Gesicht von Pflegenden, Therapeuten und anderen Mitarbeitern befinden. Aus Gewohnheit und Verlegenheit ist dies in der Großküche, beim Verbandwechsel, sterilen Absaugen und Warten vor der Verkehrsampel zu beobachten.

Eine Beobachtungsaufgabe, bei uns selbst oder unseren Mitmenschen für eine Weile bewusst auf die Wirkorte von Händen und Fingern aufzupassen, macht uns die hygienische Wichtigkeit deutlich.

Bekannt ist, dass invasive Staphylococcus aureus-Infektionen oft durch Stämme verursacht werden, mit denen die Patienten schon zuvor – meist nasal – besiedelt waren. S. aureus siedelt besonders gern im vorderen Drittel des Nasenvorhofs.

Funktionen der Hygiene zum Beachten von Prinzipien der Distanzierung. Durch korrektes Benutzen von Schutzhandschuhen, beachten von Hinweisen zu Schutzkleidung (Kap. 5.3), Benützen von sterilen Instrumenten (Kap. 4.3) sowie verschiedenen Hinweisen zur Standardhygiene (Kap. 4.4) kann der Mitarbeiter einen Kontaminationsschutz bei den verschiedenen Tätigkeiten erreichen. Durch diese Praktiken des Mitarbeiters ist sichergestellt, dass eine Übertragung pathogener Keime weder auf sich selbst noch auf den Pflegebedürftigen erfolgt **(Tab. 5-2-1)**.

Das Motto «auf den Fußboden des Krankenzimmers gehört nichts außer Rollen und Füßen» gilt für die Pflegematerialien Steckbecken, Essenstablett, schmutzige Bettwäsche u.a. auch zu diesem Prinzip der Distanzierung. Diese sollen eben nicht erst auf den Boden abgelegt werden und dann beim Aufheben Hände und Kleidung kontaminieren.

Funktionen der Hygiene zum Waschen der Hände. Die Wirksamkeit des Händewaschens wird von vielen Faktoren beeinflusst, z.B. durch:

- das Waschen nach WC-Besuch
- die Technik des Waschens
- die Praxis bei grob verschmutzten Händen.

Waschen nach WC-Besuch. Studien zeigen auf, dass das Waschen der Hände nach Toilettenbesuch unzureichend ist (Stender, 1998). Von den beobachteten Menschen waschen sich nach dem Benutzen der Toilette:

- 32 % gar nicht die Hände
- 30 % nur mit Wasser
- 38 % mit Wasser und Seife

Das selbstverständliche Händewaschen nach dem Toilettenbesuch und vor dem Essen ist eine der wichtigsten Hygienemaßnahmen in Gemeinschaftseinrichtungen ebenso wie in der persönlichen Hygiene oder auf Reisen. Es stellt den Normalfall der Händehygiene dar.

Technik des Waschens. In Deutschland empfiehlt das RKI bei tatsächlicher wie auch fraglicher mikrobieller Kontamination der Hände

Tabelle 5-2-1: Praxis der Vermeidung einer Mikrobenübertragung durch die Hände (Sitzmann, 1999)

Indikationen	Ziele
Hände sind mögliche Überträger für transiente Flora: wechselnde Keime, durch Kontakt erworben, locker auf der Haut liegend, an Hautfett und Schmutz gebunden, besonders unter Nägeln. Teilweise erfolgt eine Anpassung an die Umgebung, d. h. sie können resident werden. Vor (wahrscheinlicher) Kontamination der Hände, z. B. Verbandwechsel bei infizierter Wunde	Hände vor Schmutz schützen durch Non-touch-Methode (berührungsloses Arbeiten): ■ Instrumente statt Finger gebrauchen ■ Schutzhandschuhe benutzen und rechtzeitig ausziehen ■ Schutzhandschuhe lassen sich begrenzt häufig desinfizieren
Nach (wahrscheinlicher) Kontamination der Hände z. B. nach Kontakt mit Körperflüssigkeiten oder Sekreten	Hände säubern als Keimelimination: ■ hygienisches Händewaschen ■ hygienische Händedesinfektion
Vor und nach: ■ invasiven Eingriffen ■ Kontakt mit dem Bereich von Eintrittsstellen von Kathetern, Drainagen u. a.	Hygienische Händedesinfektion trotz Nutzen von Schutzhandschuhen
Hände sind mögliche Infektionsquelle durch residente Flora: das ist die normale Hautflora in relativ konstanter Population in Keimzahl und Zusammensetzung, mit einem Gleichgewicht zwischen Abnahme durch Waschen, Reibung und Absterben sowie Zunahme durch Vermehrung. Vor invasiven oder operativen Eingriffen oder Kontakt mit einem resistenzgeschwächten Patienten	Hinderung der Keimabgabe: ■ kurzzeitiges Händewaschen mit ■ chirurgischer Händedesinfektion ■ Tragen steriler Handschuhe
Infizierte Hand des Mitarbeiters ist mögliche Infektionsquelle durch Infektionserreger, z. B. eitriger Prozess an den Fingern	Flüssigkeitsdichten Verband nutzen und/oder Verzicht auf infektionsgefährdende Tätigkeit bis zur Heilung der Wunde

eine hygienische Händedesinfektion vorzugsweise mit alkoholischem Präparat (RKI Kat. I A). In der Schweiz kann hygienische Händedesinfektion mit Wasser und antiseptischer Seife erfolgen (Pittet, 2001). Trotzdem gilt auch hier, dass das Einreiben von Alkohol die beste Möglichkeit ist, die Händehygiene zu verbessern.

■
Beachte
Bei der Diskussion um die Art der hygienischen Dekontamination, d. h. der Handlung mit dem Ziel, die transiente oder kontaminierende Flora zu eliminieren und zu zerstören, steht sicher die Compliance im Vordergrund. Es kann also bei der Händehygiene in Abwandlung des Werbeslogans nicht heißen: «Es gibt viel zu tun – lassen wir's liegen.» Sondern muss lauten: «Was zählt, ist die Tat.»

Das korrekte Händewaschen muss berücksichtigen:

■ Die richtige Wassertemperatur unbedingt < 40 °C; wärmeres Wasser entfettet die Haut stärker.

■ Die korrekte Technik: die Daumen, die Finger- und Handrücken sowie das Areal unter den Fingernägeln werden oft schlecht gewaschen.

■ Den Reduktionsfaktor (RF) im Vergleich zur Händedesinfektion. Im Experiment kann ermittelt werden, dass beim normalen Händewaschen RF von 2 $\log_{10}$ Keimen, beim Waschen mit antiseptischer Seife von 2 bis 3 $\log_{10}$ und bei der Anwendung alkoholischer Händedesinfektionsmittel ein RF von 3 bis 4 $\log_{10}$ erreicht werden. Gemäß dem oben angeführten Ziel globaler Hygienebemühungen ist die tatsächlich ausgeführte Händehygiene wichtiger als der im Labor ermittelte RF.

■ Das gründliche Abspülen der Tensidreste. Denn einerseits werden die Keime mit dem Wasser eliminiert, andererseits können Seifenreste langfristig zu Hautschäden führen.

Getestet werden kann dies durch mechanisches Weiterwaschen nach dem Abspülen: entstehen noch Schaumbläschen, befinden sich noch zu viel hautschädigende Tensidreste auf den Händen.

■ Das re-kontaminationsfreie Abdrehen des Wasserhahns mit dem benutzten Papierhandtuch **(Abb. 5-2-1)**.

Häufiges Waschen der Hände, verbunden mit einer qualitativ schlechten Waschsubstanz und mangelnde Hautpflege, wirken vielfach schädigender auf die Haut als konsequente Händedesinfektion mit Alkohol. Die Haut ist nicht in der Lage, z.B. viermal in der Stunde gewaschen zu werden und die physiologischen Parameter jeweils wieder auf ihr Ausgangsniveau zu normalisieren.

Praxis bei grob verschmutzten Händen. Wurden die Hände während der Pflege durch biologisches Material makroskopisch sichtbar verschmutzt, ist das Händewaschen mit Seife notwendig.

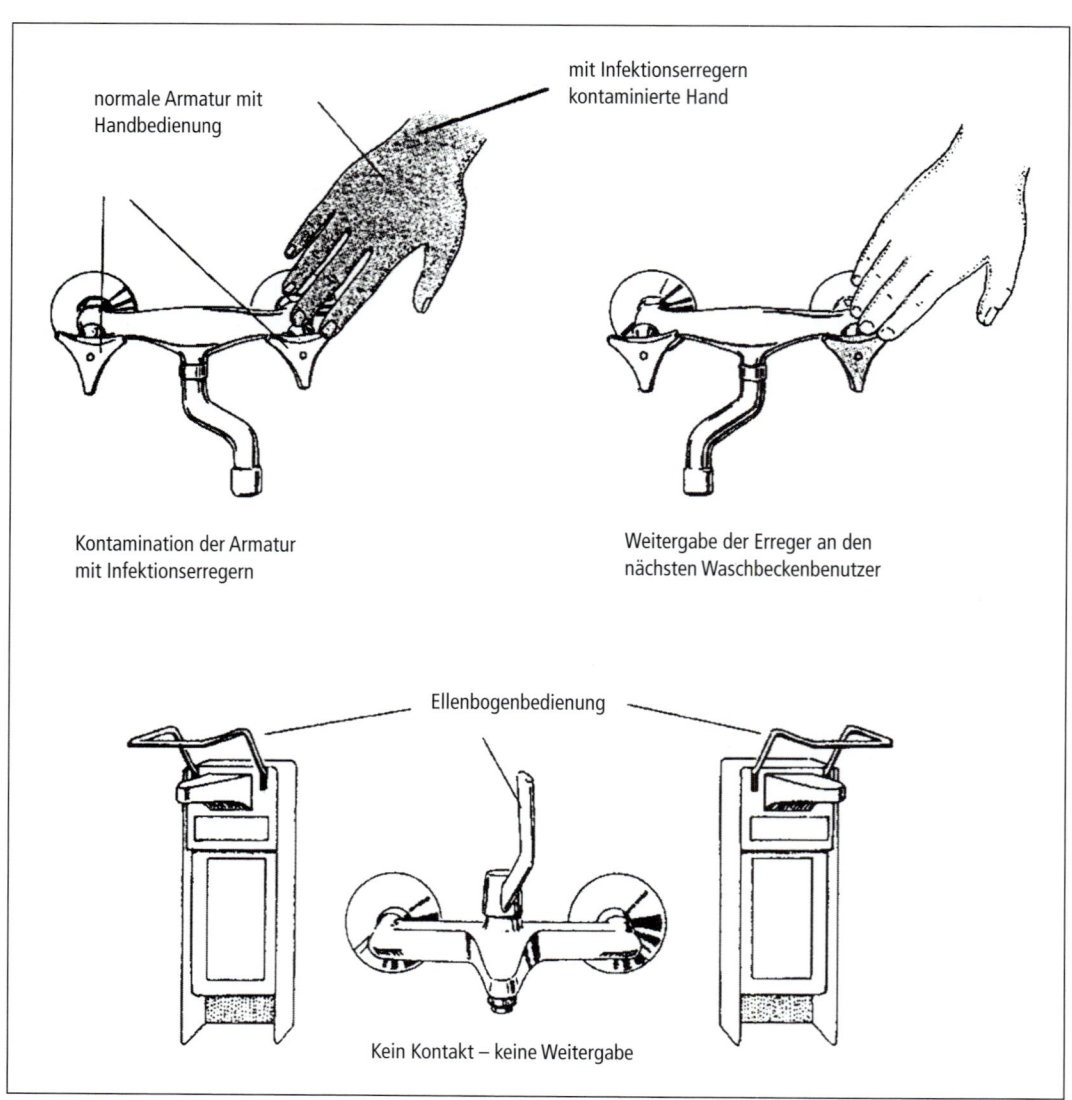

Abbildung 5-2-1: Kontaminationsmöglichkeiten und Vorbeugung bei und nach der Händewaschung

Hände-Desinfektion

Standard-Einreibemethode für die hygienische Hände-Desinfektion gem. CEN EN 1500

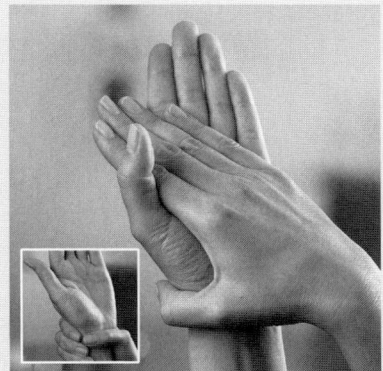

1. Schritt:
Handfläche
auf Handfläche

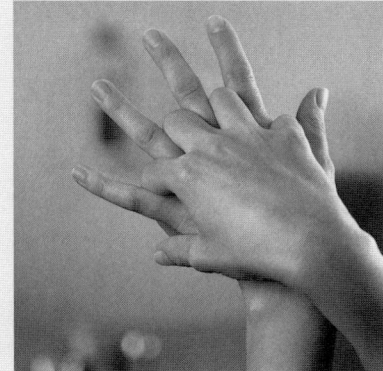

2. Schritt:
Rechte Hand-
fläche über
linkem Hand-
rücken und
linke Hand-
fläche über
rechtem
Handrücken

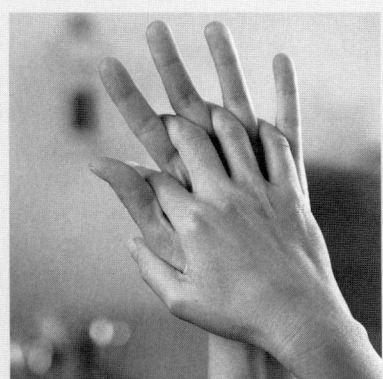

3. Schritt:
Handfläche
auf Hand-
fläche mit
verschränkten
gespreizten
Fingern

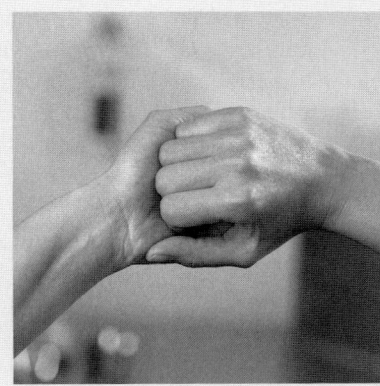

4. Schritt:
Außenseite
der Finger
auf gegen-
überliegende
Handfläche
mit verschränk-
ten Fingern

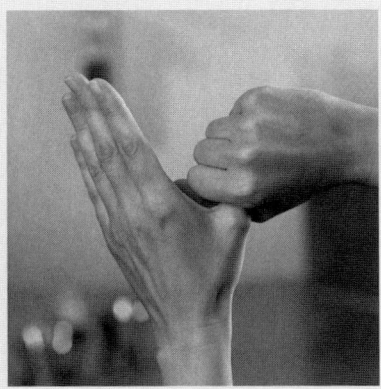

5. Schritt:
Kreisendes
Reiben des
rechten
Daumens in
der geschlos-
senen linken
Handfläche
und umge-
kehrt

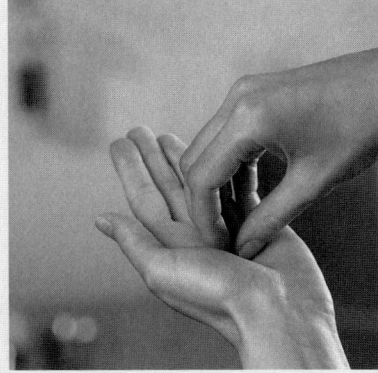

6. Schritt:
Kreisendes
Reiben hin
und her mit
geschlossenen
Fingerkuppen
der rechten
Hand in der
linken Hand-
fläche und
umgekehrt

Das Desinfektionsmittel in die hohlen, trockenen Hände geben. Nach dem oben gezeigten Verfahren das Mittel 30 Sekunden in die Hände bis zu den Handgelenken kräftig einreiben. Die Bewegungen jedes Schrittes fünfmal durchführen. Nach Beendigung des 6. Schrittes werden die einzelnen Schritte bis zur angegebenen Einreibedauer wiederholt. Im Bedarfsfall erneut Händedesinfektionsmittel entnehmen. Achten Sie darauf, dass die Hände die gesamte Einreibezeit feucht bleiben.

Abbildung 5-2-2: Einreibemethode für die hygienische Händedesinfektion (Bilder: BODE Chemie)

Tabelle 5-2-2: Vergleich der verschiedenen Techniken der Händehygiene (korrigiert auf der Grundlage von Pitten, 2001)

	Hygienisches Waschen mit einfacher Seife	Hygienische Desinfektion mit antiseptischer Seife	Hygienische Desinfektion mit alkoholischer Lösung
Elimination der transienten Flora	90 %	99,9 %	99,999 %
Elimination der residenten Flora	keine Wirkung	50 %	99 %
Elimination von Schmutz	ja	ja	nein
Dauer der Behandlung	= 30 s	= 30 s	10 bis 15 s
Dauer der Handlung	60 bis 90 s	60 bis 90 s	20 s
Hautreizung der Hände	+	++	(+)

Funktionen der Hygiene zum richtige Abtrocknen der Hände. Durch korrektes Abtrocknen sind Hautirritationen eher zu vermeiden. Aus praktischen Gründen werden für das Trocknen der Hände wegwerfbare Handtücher zur Verfügung gestellt. Papiertücher sind hygienischer als Stoffhandtuchrollen und Heißlufttrocknung. Auch im Privathaushalt sollte von den Pflegenden im ambulanten Pflegedienst jeweils ein frisches Textilhandtuch erbeten werden.

Ein gründliches Abtrocknen ist gerade in kalter Jahreszeit mit Wind und Frost wesentliche Grundlage der Hautpflege.

Funktionen der Hygiene zum Einreiben von Alkohol. Das Einreiben von Alkohol ist die Referenzmethode, d. h. ausdrückliche Empfehlung, in Sache Händehygiene. Dies wegen der raschen und größeren Wirksamkeit und der einfacheren Handhabung von alkoholischen Lösungen im Vergleich zum Händewaschen **(Tab. 5-2-2).**

Bei der Standardeinreibemethode für die hygienische Händedesinfektion **(Abb. 5-2-2)**, bei der es um eine Beseitigung von Kontaktkeimen (transiente Flora) von der Hautoberfläche geht, wird zunächst eine genügende Menge Desinfektionsmittel in die hohlen, trockenen Hände gegeben. Entsprechend der Abbildung wird das Präparat 30 s in die Hände bis zu den Handgelenken unter Berücksichtigung der bekannten Schwachstellen **(Abb. 5-2-3)** eingerieben. Für die Einwirkzeit müssen die Hände feucht bleiben, d. h. es muss evtl. erneut Händedesinfektionsmittel auf die Hände

gegeben werden. In der Regel werden Präparate der DGHM-Liste verwendet

Keinesfalls soll eine Kombination der Händedesinfektion mit dem Händewaschen erfolgen. Dadurch wird die Haut stärker geschädigt.

Benetzungslücken. Mit dem Fluorosept-Test (Buchrieser, 1996) ist es möglich, die bei der Händedesinfektion nicht ausreichend benetzten Bereiche (Abb. 5-2-3) aufzuzeigen. Bestimmte Hautpartien werden besonders häufig ausgespart, etwa der Daumen und die Fingerkuppen.

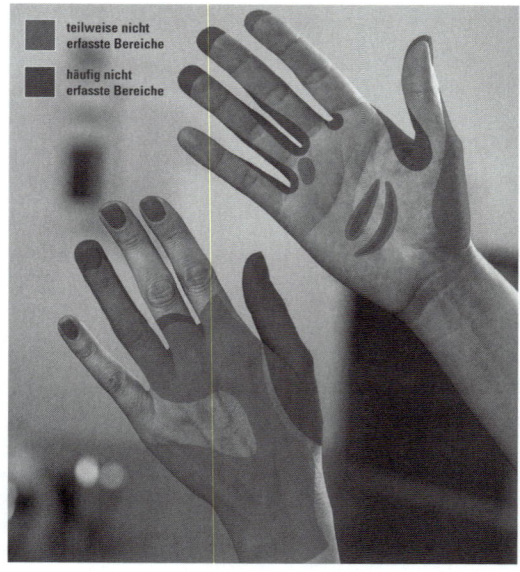

Abbildung 5-2-3: Benetzungslücken bei der Händedesinfektion (Bild: BODE Chemie)

Die indikationsbezogene Gegenüberstellung von Händewaschen und Händedesinfektion **(Tab. 5-2-3)** soll eine Hilfe für die Praxis sein.

Funktionen der Hygiene zur heilenden Hautpflege. Hautpflege ist nicht nur Frauensache. Das zeigt sich bei alternder Haut, bei der es zu einer Abnahme der Elastizität kommt und dies muss auch den Jungen des starken Geschlechtes verdeutlicht werden. Und: die Haut wird nicht «faul» durch sorgfältige Pflege, wie es manchmal noch heißt. Die Funktion der verschiedenen Hautdrüsen, hier insbesondere die Talgdrüsen, muss unterstützt werden, um die Elution, d. h.

das Herauswaschen der schützenden Fettschicht, durch die aktive Chemie auszugleichen. Es ist Hautpflege zur Vermeidung von Dermatosen, d. h. Hautkrankheiten.

Ein von Mitarbeitern angegebener Grund, weshalb die Regeln der Händehygiene schlecht befolgt werden, ist die Qualität der Produkte und deren Akzeptanz. Das Austrocknen der Haut und die Reizung der Hände bis hin zur akuten Dermatitis führen zu einer verminderten Compliance und erhöhen das Risiko einer Kolonisation mit potenziell pathogenen Keimen. Es existieren Konzepte für eine hautschonende Händehygiene **(Tab. 5-2-4)**.

Tabelle 5-2-3: Indikationen (Beispiele) zum Händewaschen oder zur Händedesinfektion

Kontaminationsarmes Händewaschen	Hygienische Händedesinfektion
■ vor und nach Arbeitsende ■ vor dem Essen und dem Verteilen von Essen ■ bei sichtbarer Verschmutzung durch biologische Flüssigkeiten ■ nach dem Naseputzen sowie Husten und Niesen mit der Hand vor Mund und Nase ■ nach pflegerischen Kontakt mit nichtinfizierten Bewohnern ■ dort, wo wenig pflegerische Arbeit nötig ist ■ bei Unverträglichkeit alkoholischer Lösungen (auch Alternativen) ■ nach WC-Benutzung	■ unmittelbar **vor** dem Anziehen von Handschuhen bei invasiven Maßnahmen (Manipulation am Blasenkatheter, Infusionsbesteck u. a.) ■ **vor** Kontakt mit stark abwehrgeschwächten Bewohnern (z. B. neutropenischen Patienten, Bewohnern unter Zytostasetherapie) ■ **vor** dem Herstellen von Infusionen, Injektionen usw. ■ **während** der Pflege einzelner Patienten zwischen einer kontaminierten oder wahrscheinlich kontaminierten Körperstelle und einer sauberen Stelle ■ **nach** Kontakt mit biologischen Flüssigkeiten oder Sekreten, Schleimhäuten, nicht intakter Haut ■ **nach** Tragen von Handschuhen und starker Kontaminationsmöglichkeit wegen möglicher Undichtigkeit der Schutzhandschuhe (z. B. endotracheales Absaugen, Umgang mit Abfall)

Tabelle 5-2-4: Hautschonende Händehygiene (Sitzmann, 2004)

Gelegenheiten zur Hautschonung durch:	Womit? Wodurch? Was muss ich vermeiden?
Vermeiden von Schmutz	■ Puderfreie Schutzhandschuhe (unterschiedlicher Materialien) tragen ■ Hygienische Händedesinfektion durchführen nach dem Benutzen von Handschuhen ■ Schutzhandschuhe nicht länger als erforderlich tragen
Schonende Händewaschung	■ Ohne Händeringe (Seifenreste sind hautschädigend) ■ Mit Wassertemperatur unbedingt unter 40 °C, heißes Wasser reizt trockene Haut noch mehr ■ Mit milden (Pflanzen-)seifen (im privaten Bereich) oder nicht überdosierten Flüssigseifen ■ Gründliches Abspülen der Tensidreste
Korrektes Abtrocknen der Hände	■ Mit hautschonenden (Textil-)Handtüchern (im Beruf nur einmal nutzen) sonst Einmalpapierhandtücher ■ Sorgfältig ohne Restfeuchte
Hygienische Hände-desinfektion	■ Nur auf absolut trockene Hände ■ Möglichst nur mit farbstoff- und parfümfreien Produkten
Wirksamer Hautschutz vor und nach der Arbeit	■ Rechtzeitig schützende Handschuhe im Freien tragen (nicht erst bei Frost!). Die Talgdrüsen stellen bei zunehmender Kälte die Produktion ein und die Folge ist gerötete und juckende Haut ■ Nacht-Handpackung mit fettreicher Hand-Hautcreme und Baumwollhandschuhen nutzen ■ spezielle Hautschutzsalben sind in der Pflege nur an manchen (Feucht-) Arbeitsplätzen möglich
Konsequente Hautpflege	■ heilungsfördernde feuchtigkeitsregulierende Creme-Pflege mit individuellen Mitteln: möglichst keine Silikonpräparate, keine Erdölprodukte, Naturkosmetik ■ vor der Arbeit, in Arbeitspausen, nach der Arbeit, zu Hause

Tabelle 5-2-5: Hitparade der Bakterien- und Pilzbesiedlung oft berührter Gegenstände

Gegenstände	Keimbesiedlung	Kommentar
Platz 1: Einkaufswagen im Supermarkt	1100 KBE/mg	Eine leckere Vorstellung, guten Appetit
Platz 2: Computermaus im Cybercafe	690 KBE/mg	Da man getrost davon ausgehen kann, dass die Maus auch im Büro und Zuhause nie abgewischt wird, wird es da nicht viel anders aussehen. PC-Freaks überrascht das nicht: Auch von Keyboards ist bekannt, dass sie gemeinhin mehr Bakterien beherbergen als eine durchschnittliche Klobrille.
Platz 3: Haltegriffe in Bussen	380 KBE/mg	Ein Ergebnis, das nicht wirklich überrascht. Klar: halten, husten, halten, heißt hier der Alltag. Tagein, tagaus. Handschweiß, Nieser, Hände, die nach dem WC-Besuch nicht gewaschen wurden.
Platz 4: Toiletten-Türgriffe	340 KBE/mg	
Platz 5: Aufzug-Knöpfe	130 KBE/mg	
Platz 6: Haltegriffe in U-Bahnen	86 KBE/mg	Nur Großstädter können das Rätsel lösen, warum Busse so viel schlechter abschneiden als U-Bahnen: Im stets wackelnden und schwankenden Bus sucht man nach Halt. In der U-Bahn braucht man das nicht. Entweder man sitzt, weil sie leer ist oder man wird von den Mitmenschen gehalten.
(KBE/mg = koloniebildende Einheiten im Verhältnis zum ausgeimpften Probenvolumen (mg)		

Durch die Verwendung wenig aggressiver Desinfektionsmittel und dem wiederholten Gebrauch rückfettender Handcremes kann die Häufigkeit von Dermatitiden infolge Austrocknung reduziert werden. Solche einfache Maßnahmen können die Compliance für die Händehygiene massiv verbessern. Im Anhang ist das Muster eines Hautschutzplanes beigefügt.

Fazit für die Praxis

Um sich und Pflegebedürftige zu schützen, ist eine korrekte Händehygiene öfter angebracht. Das zeigt eine Studie (Anonym, 2006), die die Bakterien- und Pilzbesiedlung oft berührter Gegenstände im öffentlichen Raum untersuchte **(Tab. 5-2-5)**.

5.3
Berufs- und Schutzkleidung

Nachfolgend werden hygienische Gesichtspunkte zu Berufs- und Schutzkleidung dargestellt.

Einleitung

Kleidung am Arbeitsplatz muss mindestens drei wesentliche Anforderungen erfüllen:

- sie muss angenehm zu tragen sein, d.h. guten Bekleidungskomfort erfüllen

- sie muss sicher sein

- sie muss wirtschaftlich sein

Häufig besteht Unsicherheit, wann welche Kleidung bei der Arbeit zu tragen ist, ob Kleidungsvorschriften stationärer Pflegeeinrichtungen auch auf ambulante Einheiten übertragbar sind, und ob es sich dabei z.B. um Arbeits-, Berufs- oder Schutzkleidung handelt. Analog gilt für die Auswahl von Handschuhen, dass der Anwender sich nur bei sachgerechter Beratung für die unterschiedlichen Tätigkeiten den jeweils richtigen Handschuh anziehen kann. Im Folgenden werden die Begriffe und Mindestanforderungen erläutert und es wird ein Berufskleidungs- und Handschuhplan für die verschiedenen Pflegeeinrichtungen im Gesundheitsdienst vorgestellt.

Arbeits- oder Berufskleidung hat die Aufgabe, die private Straßenkleidung zu ersetzen. In Pflege und Therapie verliert sie an Bedeutung. Vielmehr setzt sich immer mehr durch, dass Therapeuten und Pflegende in Krankenhaus und Altenheim private Kleidung tragen und im Fall von kontaminationsgefährdenden oder hygienisch sensiblen Tätigkeiten persönliche Schutzausrüstung (PSA) nutzen. Sowohl in den RKI-Empfehlungen als auch in den berufsgenossenschaftlichen (bgw) Vorschriften (BGR 250/TRBA 250) wird der Einsatz von situationsgerechten Gesundheitsschutzmaßnahmen verlangt.

Risiken

Durch den richtigen und konsequenten Einsatz werden Infektionsketten unterbrochen und Ansteckungsgefahren minimiert. Es hängt von den Tätigkeiten und vom Grad der Gefährdung ab, welche persönliche Schutzausrüstung notwendig ist.

Konkrete Hygienehinweise

Zur Begriffsverwirrung um eine Dienst-, Berufs- und Schutzkleidung sollen Erläuterungen gegeben werden.

Berufskleidung. Berufskleidung ist eine berufsspezifische Arbeitskleidung ohne wesentliche Schutzfunktion gegen schädigende Einflüsse. Einige Einrichtungen kultivieren eine wohnliche Atmosphäre, weswegen auch die Pflegenden bei der Arbeit ihre übliche Privatkleidung tragen. Dennoch handelt es sich dabei um Arbeitskleidung. Wenn Therapeuten und Pflegende in Krankenhaus und Altenheim private Kleidung tragen, nutzen sie im Fall von kontaminationsgefährdenden oder hygienisch sensiblen Tätigkeiten eine Schürze oder einen Schutzkittel.

Falls davon auszugehen ist, dass die Berufskleidung mit Schmutz und Mikroorganismen kontaminiert wurde, ist sie wie Schutzkleidung zu wechseln.

Es bestehen aus hygienischer Sicht keine Bedenken, die Berufskleidung in der Institution oder im Haushalt wenigstens bei 60 °C zu waschen.

Schutzkleidung. In Bereichen oder bei Bewohnern, bei denen auf jeden Fall mit einer erhöhten Kontaminationsgefahr zu rechnen ist, soll Schutzkleidung angelegt werden:

- Langärmliger Schutzkittel mit Bündchen, wenn eine Kontamination der Arme und Kleidung mit pathogenen Keimen vermieden werden soll (nicht jedoch im PKW des ambulanten Pflegedienstes oder als Wärmeschutz).

- Eine Schürze schützt den Träger bzw. die Berufskleidung des Trägers vor schädigenden Einwirkungen bei der Arbeit oder deren Arbeits- oder Privatkleidung vor der Kontamination durch biologische Arbeitsstoffe.

Damit ist klar, dass es sich bei Schutzkleidung um zusätzlich zur Dienst- oder Berufskleidung oder auch zur privaten Kleidung getragene Kittel und Schürzen handelt, die den Mitarbeitern zur Verfügung gestellt werden müssen. Nach den Regeln der Berufsgenossenschaft ist Schutzkleidung u. a. geeignet, wenn:

- bei Schürze oder Kittel die Vorderseite des Rumpfes bedeckt ist

- sie desinfizierbar ist, wenn es sich nicht um Einmalmaterial handelt

Bei Kitteln und Schürzen ist textile oder Plastik(Einmal- oder Mehrweg)-Qualität hilfreich. Bei Durchfeuchtungsgefahr muss eine flüssigkeitsdichte Qualität gewählt werden.

Schutzkleidung ist entsprechend dem während der Tätigkeit verbundenen Kontaminationsrisiko zu wechseln. Bei bewohnerbezogener Verwendung von Kitteln und Schürzen sollen sie im Bewohnerzimmer mit der markierten Außenseite nach außen aufgehängt werden. Auf dem Flur aufgehängt, begünstigen sie eine Ausbreitung der Mikroben.

PSA (Persönliche Schutzausrüstung). Weitere Teile der PSA wie Schutzhandschuhe, Kopfhaube, Mund-/Nasenschutz und Schutzbrille helfen, die Gesundheit der Mitarbeiter und umgekehrt, ihrer Schutzbefohlenen, zu bewahren.

Daraus ergeben sich die folgende Empfehlungen:

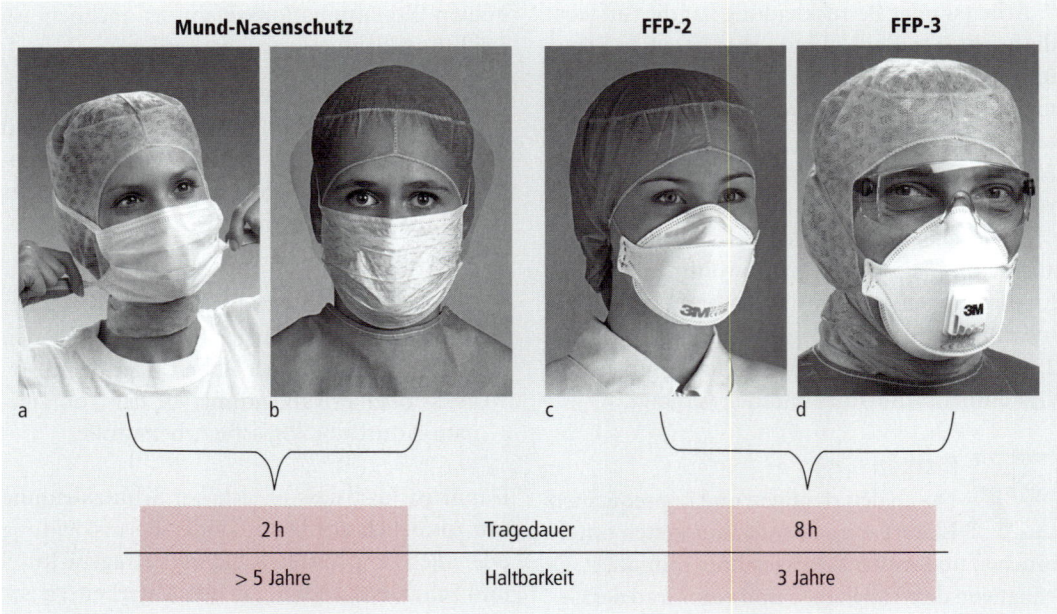

Abbildung 5-3-1a–d: Mund-Nasenschutz (a); Mund-Nasenschutz (chirurgische Maske) mit Schutzschild (b); Atemschutzmaske der Schutzstufe FFP 2 bei körpernaher Pflege eines Patienten mit offener Lungen-Tbc (c); dichtsitzende Atemschutzmaske der Schutzstufe FFP 3 bei epidemisch oder pandemisch auftretender Influenza (d)

1. Kopfhaube. Kopfhauben werden eher zum Schutz des Patienten als zum Selbstschutz getragen. Wichtig ist, dass Haare nicht den Eingriffbereich kontaminieren können; lange Haare sollen deshalb zusammengebunden werden.

2. Mund-/Nasenschutz. Geeigneten, dicht anliegenden Mund-Nasenschutz tragen, um das Infektionsrisikos durch Mikroorganismen enthaltende Aerosole sowie Blut- und Speichelspritzer **(Abb. 5-3-1a)** zu verringern, z.B. beim Absaugen tracheotomierter Bewohner.

Die Gefährdung durch Spritzer kann auch durch einen mit einem Schutzschild kombinierten Mund-Nasenschutz **(Abb. 5-3-1b)** reduziert werden.

3. Schutzbrille. Schutzbrille nutzen, die die Augen möglichst auch seitlich abdeckt, bei der Übertragungsgefahr durch Tröpfchen.

4. Atemschutzmasken. Besteht die Aufgabe, einen Patienten mit offener Lungen-Tbc (Kap. 9.4) zu pflegen, ist es angebracht, eine Maske der Schutzstufe FFP2 **(Abb. 5-3-1c)** zu tragen, besonders beim Umgang mit erregerhaltigen Körpersekreten und nahem Kontakt. Die Atemschutzmasken werden in 3 Stufen FFP 1, 2 und 3 eingeteilt (FFP: Filtering Facepiece Particle; DIN EN 149). Sie unterscheiden sich in ihrer Schutzwirkung. Besondere Regelungen sind auch bei epidemisch oder pandemisch auftretender Influenza (Kap. 9.6) erforderlich. Sie beziehen sich auf den Mitarbeiterschutz, z.B. eine dichtsitzende Maske der Schutzstufe FFP3 **(Abb. 5-3-1d)**. Die maximale Tragedauer und die Haltbarkeit der unbenutzten Masken ist in der Abbildung angeführt. Der Unterschied in der Tragedauer ergibt sich aus der extrem langen Vermehrungszahl von Mycobacterium tuberculosis (> 18 h gegenüber z.B. Staphylococcus aureus innerhalb von 20 min.).

5. Schutzhandschuhe. Schutzhandschuhe müssen angelegt werden, wenn eine Exposition gegenüber Blut, Sekreten oder Exkreten möglich ist.

Ein Handkontakt mit vermutlich infektiösem, allergisierenden oder anderweitig gesundheitsschädlichem Material soll durch das Tragen ge-

Tabelle 5-3-1: Handschuhplan für Einrichtungen des Gesundheitswesens

Handschuhtyp	Anwendungsgebiet	Nicht anwenden bei	Gefahren/Besonderheiten
Verzicht auf Handschuhe	So oft wie möglich, wenn keine Gefahr für Patient/Mitarbeiter von der Tätigkeit ausgeht	Einwirkung von Chemikalien und bei Infektionsgefahr	Genaue Prüfung der Vorgehensweise. Händedesinfektion Hautpflege
PE-Handschuhe, unsteril Einmalhandschuhe	Einreibungen, Umgang mit Zahnprothesen, abnehmen von Urinflasche, kleinere Reinigungsarbeiten	Desinfektionsarbeiten Verbandwechsel	Geringes Einsatzspektrum, mechanisch sehr instabil, schlechte Passform Reißen der Schweißnähte möglich
Vinyl-(PVC-) Handschuhe, unsteril Einmalhandschuhe, puderfrei	Alle Arbeiten, bei denen eine Kontamination der Hände vermieden werden muss, insbesondere bei Latex-Allergie von Patient oder Anwender	■ Allen Tätigkeiten mit Virusgefährdung, ■ Arbeiten mit fetthaltigen Lebensmitteln (Käse, Fleisch u. Ä.)	Vorsicht beim Anziehen, reißt relativ schnell, daher unbedingt richtige Größe verwenden. Vor Benutzen auf Löcher achten.
Latex-Handschuhe, unsteril Einmalhandschuhe, puderfrei	■ Alle Arbeiten, bei denen eine Kontamination der Hände vermieden werden muss und die eine hohe Virusdichtigkeit erfordern ■ Anlegen und Entsorgen von Zytostatika	■ Latexallergie von Patient oder Mitarbeiter ■ eine Desinfektion des Schutzhandschuhes ist möglich (Häufigkeit wird durch Klebrigkeit des Handschuhes begrenzt)	Lässt sich relativ schwer anziehen. Vor Benutzen auf Löcher achten. Prüfen, ob für die zu verrichtende Arbeit nicht der Einsatz eines Vinyl- oder PE-Handschuhes ausreicht
Nitril-Handschuhe, unsteril Einmalhandschuhe	■ Alle Arbeiten, bei denen eine Kontamination der Hände vermieden werden muss und die eine **hohe Virusdichtigkeit** erfordern ■ langfristige Arbeiten bei isolierten Patienten, z. B. MRSA ■ langfristiges Arbeiten mit Schutzhandschuhen	Pflegerischen und ärztlichen Routinetätigkeiten	Schwächen in Elastizität und Komfort/Passform
Gummi-Haushaltshandschuhe, wiederverwendbar	Reinigungs- und Desinfektionsarbeiten	Patientenbezogenen Tätigkeiten	Personenbezogener Einsatz. Handschuhe nach Gebrauch waschen und sorgfältig von innen trocknen
Zwirnhandschuhe, wiederverwendbar	Essensverteilung am Speiseband	Patientenbezogenen Tätigkeiten	Vor Wiederverwendung waschen
Arbeitsschutzhandschuhe, wiederverwendbar	Bei allen handwerklichen Tätigkeiten, bei denen eine mechanische Verletzungsgefahr der Hände besteht	Umgang mit Chemikalien	Personenbezogener Einsatz. Bietet keinen Schutz vor Durchstechen und Durchnässen
Latex-Operationshandschuhe, steril verschiedene Typen, puderfrei	■ Bei allen pflegerischen, operativen und diagnostischen Arbeiten, bei denen eine Kontamination des Patienten bzw. des Mitarbeiters ausgeschlossen werden muss ■ Bei Tätigkeiten, bei denen es auf einen langen Ärmelstulpen ankommt	Latexallergie von Patient oder Mitarbeiter, Tätigkeiten, die keine Sterilität erfordern	Lässt sich relativ schwer anziehen. Hände müssen nach der hygienischen Händedesinfektion völlig trocken sein!
Copolymer-Handschuhe steril, einzeln verpackt latexfrei, puderfrei Einmalhandschuh	■ Steriles endotracheales Absaugen, wenn eine sterile Ablagefläche für künstliche Nase o. Ä. erforderlich ist ■ Schutzhandschuh unter sterilem Latexhandschuh ■ Blasenkatheterismus	Tätigkeiten, die keine Sterilität erfordern	

Tabelle 5-3-1: Fortsetzung

Handschuhtyp	Anwendungsgebiet	Nicht anwenden bei	Gefahren/ Besonderheiten
Copolymer-Hand-schuhe steril, paarweise verpackt latexfrei, puderfrei Einmalhandschuhe	Bei allen operativen, pflegerischen und diagnostischen Arbeiten, bei denen eine Kontamination des Patienten bzw. des Mitarbeiters ausgeschlossen werden muss und eine Latexallergie von Patient oder Anwender besteht	Tätigkeiten, die keine Steri-lität erfordern	Bei Latexallergie des Mitarbeiters Abgabe nur nach Vorlage eines dermatologischen Attestes an den Betriebsarzt
Zytostatika-Schutz-handschuhe	Zubereitung der Zytostatika	Allen Tätigkeiten außer dem Zubereiten von Zytostatika	Kommt evtl. ausschließlich in der Apotheke zum Einsatz, in der die Zytostatika zubereitet werden

eigneter Handschuhe vermieden werden. Das ist praktizierter Mitarbeiterschutz, andererseits kann durch das korrekte Benutzen von Handschuhen auch der Betreute vor Keimübertragung ge-schützt werden (Praxis der Non-Touch-Technik oder Nutzen steriler Handschuhe). **Tabelle 5-3-1** gibt einen Überblick über die gebräuchlichsten Handschuhmaterialien, ihre Vor- und Nachteile sowie geeignete Handschuhe für die unter-schiedlichen Belastungen und Arbeitsbereiche in Pflegeeinrichtungen im Gesundheitsdienst. Nur ein indizierter Handschuh ist sinnvoll, andern-falls wirkt er durch Druck- und Schwitzurtikaria (u.a. flächiges Erythem) hautschädigend und allergiefördernd sowie durch Keimübertragung genauso wie verschmutzte Hände.

Grundsätzlich gilt

Das Tragen von Handschuhen macht eine **Händedesinfektion** weder vor noch nach Ar-beiten mit Infektionspotenzial überflüssig.

Indikationen zu Einmal-Schutzhandschuhen

Es gibt Situationen, in denen zur Kontamina-tionsvermeidung und zum Mitarbeiterschutz unbedingt von Schutzhandschuhen Gebrauch zu machen ist, so bei:

- Zu erwartender Kontamination der Hände mit Sekreten oder Exkreten
- Der Versorgung chronischer Wunden
- Jedem Verbandwechsel
- Der Versorgung transurethraler Katheter

Jedoch sind Handschuhe keinesfalls ständig, ohne gezielte Indikation, zu tragen (Schädi-gungsmöglichkeit). Beim **Wechsel von hy-gienerelevanten Tätigkeiten an einem Pati-enten** kann ein Schutzhandschuh mehrmals mit alkoholischem Händedesinfektionsmittel **desinfiziert** werden (beginnender Klebeeffekt lässt erkennen, dass Durchlässigkeit entsteht).

Auf gründliche **Hautpflege** mit geeigneten Produkten ist zu achten (siehe Hautschutz-plan).

Hinweis: Ungepuderte Handschuhe lassen sich naturgemäß schlechter anziehen als ge-puderte. Hände immer gut trocknen. Ein-wirkzeit von Händedesinfektionsmitteln be-achten.

Sterile Handschuhe

Beim Gebrauch steriler Handschuhe muss die Technik sicherstellen, dass beim Anziehen **(Abb. 5-3-2a bis e)** keinesfalls die Außenseite berührt wird. Beim Ablegen benutzter Hand-schuhe **(Abb. 5-3-2f bis g)** darf es nicht zur Kon-tamination der nicht behandschuhten Hand kommen.

Strickjacken oder anderer Wärme- und Regen-schutz. Um den Wärmeschutz während der Pfle-gearbeit, getragen auf der Berufs- oder Dienst-kleidung, gibt es langfristige Diskussionen. Beim Betten und Waschen von Patienten, bei Tätig-keiten mit aseptischem Umgang mit Pflegemate-

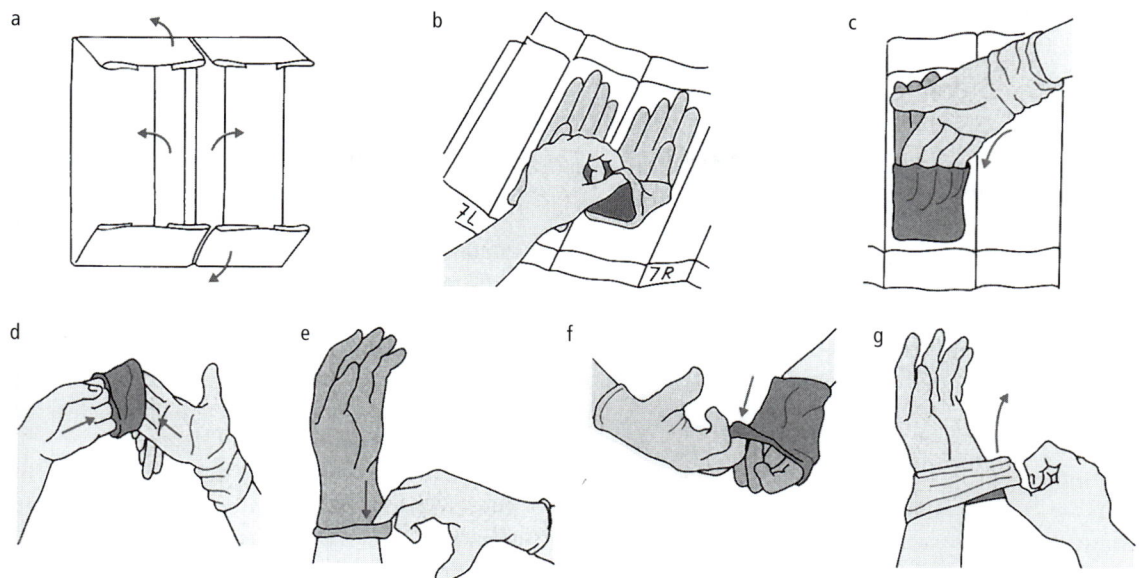

Abbildung 5-3-2: An- und Ausziehen steriler Handschuhe

rialien erübrigt sie sich, da hier zusätzlich zur Berufskleidung eine Schürze oder ein Schutzkittel getragen werden sollte. Dabei wird es genügend warm.

In der ambulanten Pflege findet ständig ein Arbeitsplatzwechsel statt: Anfahrt mit Fahrrad, Motorrad oder PKW in die Wohnung des Kranken und wieder zurück. Hier ist es unentbehrlich, einen gut warmhaltenden und trotzdem den modischen Ansprüchen der meisten Frauen entsprechenden Wärme- oder Regenschutz, in Form von Jacken aus winddurchlässigem Material, evtl. mit angearbeiteter Kapuze, zur Verfügung zu haben. Die Gesundheit der Mitarbeiter verlangt es. Auch waschbare Jacken dürfen auf Dienst- oder Berufskleidung, auch im Haus oder der Pflegestation, getragen werden.

Voraussetzung dieser weitergeführten Berufskleidung ist, dass die Mitarbeiter bei kontaminationsgefährdenden Tätigkeiten die Standardhygiene (Kap. 4.4) konsequent beachten, eine sorgfältige Händehygiene durchführen und alles weitere zu ihrer Gesunderhaltung tun.

Umkleideräume. Trotz langjähriger Forderungen der Berufsgenossenschaften werden Umkleideräume in den meisten Einrichtungen sehr nachlässig behandelt. Achtung und Hygienebedürfnis gegenüber den Mitarbeitern werden damit unzureichend gewährleistet.

Häufige Fakten einer Bestandsaufnahme:

- zu enge Räume

- ohne Fenster im Raum

- zu wenig Schrankraum

- zu geringe Anzahl

- Fehlanzeige für Auszubildende, Praktikanten und Aushilfsmitarbeiter

- fehlende Trennung zwischen sauberer/benutzter Berufskleidung und Privatkleidung

- mangelnde Möglichkeiten zur Aufbewahrung der Arbeits- und Privatschuhe

- weit entfernt vom eigentlichen Arbeitsbereich usw.

Die Schwarzweiß-Trennung zwischen Berufs- und Privatkleidung kann im gleichen Schrank ermöglicht werden, wenn an die Kleiderstange eine dünne Resopalplatte als Trennfläche zwischen die beiden Qualitäten gehängt wird.

Fazit für die Praxis

Infektionsschädigungen von Pflegebedürftigen und Mitarbeitern können durch das konsequente Anwenden eines differenzierten Schutzkleidungs-Konzeptes vermieden werden.

5.4

Vermeiden kanülenstichbedingter Infektionen

Die Vorbeugung von und Sofortmaßnahmen bei Kontakt mit HIV- oder Hepatitis B- bzw. C-haltigen Körperflüssigkeiten ist Thema dieses Kapitels. Die Schutzimpfung wird angesprochen.

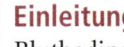

Einleitung

Blutbedingte Infektionen von Pflegebedürftigen und Mitarbeitern können im pflegerischen Alltag durch sorgfältige hygienische Vorbeugung weitgehend vermieden werden.

Mit Blut kontaminierte Instrumente, Wäsche oder Verbandstoffe sind potenzielle Infektionsquellen. Aber auch bei Kanülenstichverletzungen sind die Mitarbeiter in Pflege, Betreuung und Medizin gefährdet. Nach einer Nadelstichverletzung führen Infektionen für die betroffene Person unter Umständen zu einem schweren Schicksal für den Rest ihres Lebens.

Eine besondere Gefahr für die pflegerisch-therapeutischen Mitarbeiter ergibt sich bei den Hepatitisviren durch die hohe Konzentration von Viruspartikeln in Blut.

Tabelle 5-4-1: Zusammenstellung praktisch wichtiger Daten für die Prophylaxe nosokomialer HB- und HC-Virusinfektionen

Virus	Hepatitis B
Übertragungsweg	Inokulation von Blut oder Blutprodukten, Nadelstichverletzungen, Virus-Kontakt verletzter Haut (z. B. Dermatitis), Schleimhautkontakt, perinatale Infektion, enger körperlicher Kontakt (Samen, Vaginalsekret, Speichel, Tränenflüssigkeit), Sexualpraktiken männlicher Homosexueller, Nadel-Sharing bei i. v.-Drogenabhängigen, Tätowieren und Body-Piercing
Infektionsrisiko	Hoch für Mitarbeiter im Gesundheitswesen: bei einzelner perkutaner Kanülenstichverletzung > 30 %
Empfindlichkeit	Relativ stabil: übersteht 30 Minuten bei 50 °C, inaktiv bei 100 °C nach 5 min., stabil bis −20 °C. Eine Woche in getrocknetem Blut noch infektiös
Inkubationszeit	50 bis 180 Tage
Immunität	Nach Impfung oder durchgemachter Erkrankung lebenslang
Maßnahmen während der Erkrankung	Isolierung nicht notwendig, evtl. bei Schwerstverletzten und Verwirrten mit offenen Wunden, hier: Nutzen sicherer Instrumente (Blutentnahme, Venenverweilkanüle) Schutzhandschuhe bei möglicher Kontamination mit Blut (Standardhygiene) Schutzkittel oder Schürze, wenn Beschmutzung wahrscheinlich. Schutzbrille/Schutzschild bei Möglichkeit der blutigen Aerosolbildung (u. a. Bronchoskopie, Intubation, Geburtshilfe, endotracheales Absaugen, Operation)
Virus	Hepatitis C
Übertragungsweg	Parenteral (Blut und Blutprodukte), Intimverkehr, perinatale Infektion, Nadelstichverletzungen Risikogruppen: Drogenabhängige, Dialysepatienten, Hämophile, Homosexuelle, Insassen von Gefängnissen
Infektionsrisiko	Bei Kanülenstichverletzung eher gering, bedingt durch die geringe Zahl der HCV im Blut; Übertragungsrisiko ca. 2 bis 5 %
Empfindlichkeit	Gegen Formalin und Hitze empfindlich
Inkubationszeit	2 bis 16 Wochen
Immunität	Wahrscheinlich lebenslang, Impfung noch nicht möglich
Maßnahmen während der Erkrankung	Siehe HBV

Risiken

Beruflich bedingte Infektionen, die durch Blut übertragbar sind. Meist werden die Gefahren negiert, die durch Verletzungen mit einer benutzten Kanüle bestehen. Heutzutage sind Infektionsrisiken durch:

- Virushepatitiden (HBV, HCV, HDV, HGV)

- Humanes Immundefizienz-Virus (HIV)

- und selten durch Q-Fieber, einer Zoonose, bekannt.

Schmerz ist nicht das größte Problem bei Nadelstichverletzungen. Die im praktischen Alltag wichtigsten beruflichen Risiken bestehen für:

- das HBV: mit minimalen Mengen infektiöser Körperflüssigkeiten, z. B. 0,00001 ml Blut übertragbar durch die sehr hohen Konzentration von Viruspartikeln im Blut (10^7 bis 10^{10} Partikel)

- das HCV: Risiko liegt zwischen HBV und HIV

- HIV mit 10^3 bis 10^5 Viruspartikel im Blut

Gegen eine HCV-Infektion steht weder ein Impfstoff, wie bei HBV, noch eine postexpositionelle Prophylaxe nach beruflicher Exposition zur Verfügung.

Virushepatitiden. Zurzeit werden die fäkal-oral übertragenen Hepatitisformen A und E (Kap. 9.5) und die überwiegend parenteral übertragenen Hepatiden B, C, D und G unterschieden. Eine Übersicht über mögliche, heute bekannte virusbedingte Infektionen, die durch Blut übertragbar sind, gibt **Tabelle 5-4-1**. Auch wenn gegenwärtig die Übertragung durch sexuelle Kontakte der bedeutendste Übertragungsweg der Hepatitis B ist (60 bis 70 % der Neuinfektionen, Pietsch, 2006), besteht für Mitarbeiter des Gesundheitswesens die überwiegende Infektionsgefahr während der Arbeit durch Blutkontakt.

Berufsbedingt erworbene Hepatitis-B-Erkrankungen. Es gehen etwa 130 Anzeigen pro Jahr einer vermutlich berufsbedingt erworbenen Virushepatitis B bei der Berufsgenossenschaft für Gesundheitsdienst und Wohlfahrtspflege

(BGW) ein. Insgesamt ist ein Rückgang seit 2000 zu verzeichnen (Anonym, 2005).

Berufsbedingt erworbene Hepatitis-C-Erkrankungen. Im Jahr 2004 gingen bei der BGW 250 Anzeigen einer vermutlich berufsbedingt erworbenen Hepatitis C ein.

Humanes Immundefizienz-Virus (HIV). Für Mitarbeiter aus dem Gesundheitswesen sind Verletzungen mit nachfolgenden Infektionen vereinzelt berichtet worden. Das Übertragungsrisiko einer HIV-Infektion **(Tab. 5-4-2)** durch eine perkutane Verletzung bei gesichert positivem Spender beträgt 1 zu 300.

Zukünftig werden durch Fortschritte der Behandlung Menschen mit HIV-Infektion und AIDS-Erkrankung auch vermehrt in Alten- und Pflegeheimen betreut werden. Daher sind die pflegerelevant risikolosen Kontakte wichtig zu wissen. HIV kann nicht übertragen werden durch:

- gemeinsames Essen, z. B. Fondue,

- Hände schütteln, Umarmen, Streicheln und Küssen,

Tabelle 5-4-2: Zusammenstellung praktisch wichtiger Daten für die Prophylaxe nosokomialer HI-Virusinfektionen

Virus	HIV
Hauptübertragungswege	Homosexuelle Intimkontakte bei Männern, i. v.-Drogenmissbrauch, heterosexuelle Kontakte, Transfusion von Blut und Blutprodukten
Infektionsrisiko	Für eine Infektion scheint die Übertragung größerer Blutvolumina als für eine HBV-Infektion notwendig zu sein, das Risiko einer HIV-Infektion als Folge einer beruflichen Exposition ist geringer als die Gefahr einer HBV-Infektion
Empfindlichkeit	Gegenüber äußeren Einflüssen wenig resistent. Verliert außerhalb des Organismus durch Austrocknen 90 bis 99 % seiner Infektiosität. Behüllte Viren, wie das HIV, verhalten sich gegenüber Desinfektionsmitteln labiler als nackte Viren. Inaktiv bei 56 °C nach 8 bis 30 min.
Inkubationszeit	Einige Wochen nach der Infektion kann es zur akuten HIV-Erkrankung mit Fieber, grippeähnlichen Symptomen und Lymphknotenschwellungen kommen

- Husten und Niesen,

- die Pflege von HIV-positiven Menschen, sofern die Standardhygienemaßnahmen wie bei allen Bewohnern und Patienten eingehalten werden.

Außerdem wird HIV nicht übertragen:

- beim gemeinsamen Gebrauch von Geschirr, Besteck, Trinkgefäßen oder Wäsche

- beim gemeinsamen Benutzen von Wohnung und Toiletten

- in öffentlichen Schwimmbädern oder Saunen

- beim Friseur oder bei der Kosmetikerin

- durch Mückenstiche

- z. B. im Alten- und Pflegeheim und in Werkstätten für Behinderte (Anonym, 1997), wenn Standardhygienemaßnahmen (Kap. 4.4) eingehalten werden.

Konkrete Hygienehinweise

Kanülenstichverletzungen spielen in der Unfallstatistik des Gesundheitswesens eine wichtige Rolle und betreffen alle Mitarbeiter, die am Patienten und Pflegebedürftigen arbeiten (Arzt, Pflegende, Arzthelferin, MTA) sowie im Versorgungsdienst eines Krankenhauses oder Alten- und Pflegeheimes, z. B. Reinigungsdienst, Spülküche, tätig sind. Folgende vier Hygienehinweise werden zum Thema dargestellt:

1. Stichrisiko minimieren

2. Beschäftigungsverbote für werdende Mütter beachten

3. Verhalten nach beruflich bedingter Blutexposition

4. Vorsorge durch Impfungen

1. Stichrisiko minimieren

Es gilt, das Stichrisiko während der Arbeit zu minimieren und hilfreiche Vermeidungspraktiken zum Infektionsschutz zu nutzen, dazu gehören:

- die korrekte Injektionstechnik

- das Tragen von Schutzhandschuhen

- Beachten des Verbotes des «recappings»

- das patientennahe Kanülenabstreifen nach Injektion

- das Vermeiden von Chaos auf dem Spritzentablett

- das Nutzen von Sicherheitskanülen

Korrekte Injektionstechnik. Eine profunde Ausbildung derjenigen, die Injektionen ausführen, Blutentnahmen vornehmen und periphere und venöse Zugänge legen, trägt sicher dazu bei, dass Stichverletzungen, welche auf mangelnde Übung oder Koordination beruhen, vermieden werden.

Tragen von Schutzhandschuhen. Sie können nicht den Stich und die Inokulation virenhaltigen Materials in das Gewebe verhindern, durch Handschuhe ist jedoch eine Risikominimierung durch Verringerung des eingebrachten Virenmaterials zu erreichen. Gefahren entstehen jedoch erneut, wenn die Handschuhe aus falscher Sparsamkeit oder Bequemlichkeit über lange Fristen bei Tätigkeiten ohne Blutkontakt getragen werden. HBV können abhängig von der Konzentration, z. B. in Blut auf dem Fußboden, auf Flächen (z. B. Arbeitsflächen, Tabletts, Bedienungsflächen von Geräten, Blutdruckmanschetten) mehrere Tage infektiös bleiben. Das häufig zu beobachtende fortwährende Tragen von Handschuhen wirkt gefährdend für die übrigen Mitarbeiter. Durch das Berühren von Flächen und Geräten mit blutkontaminierten Handschuhen erfolgt eine langwierige Infektionsgefahr für die nachfolgende Benutzer ohne Handschuhe.

Handschuhe können nicht als Ersatz für Händewaschen bzw. Händedesinfektion angesehen werden. Handschuhe müssen nach möglicher Kontamination gewechselt werden. Auch bei bestimmten Tätigkeiten beim gleichen Betreuten müssen die Handschuhe gewechselt werden. Ebenso ist es hygienisch nicht zu vertreten, die gleichen Handschuhe bei wechselnden Bewohnern anzubehalten.

Beachten des Verbotes des «recappings». Gebrauchte Kanülen müssen unmittelbar nach der Injektion beim Patienten sicher in ein mitgebrachtes Abwurfgefäß gegeben werden und nicht in die Schutzkappe zurückgesteckt werden. Dadurch ist die Zahl der Kanülenstichverletzungen zu senken.

Patientennahes Kanülenabstreifen nach Injektion. Vielfach wird von Pflegenden der Arbeitsaufwand gescheut, ein verletzungssicheres Abwurfgefäß mit dem Spritzentablett zum Pflegeabhängigen zu nehmen **(Abb. 5-4-1)**. Ein heilloses, gefährliches Durcheinander herrscht dann auf dem Tablett. Oder es wird die Spritze ähnlich einer kampfbereiten Lanze über den Flur getragen.

Zudem steht in Praxen, Kliniken und Alten- und Pflegeheimen oft nur am Aufziehplatz für Injektionen und Infusionen ein zentrales Abwurfgefäß zur Verfügung, das jedoch zu groß und zu schwer ist, z.B. Desinfektionsmittelkanister, um mit zur Injektion genommen zu werden. Oder es werden leere zerbrechliche Glasflaschen zum Aufnehmen der benutzten Kanülen genutzt.

Die Sammelbehältnisse sollten auf keinen Fall überfüllt werden, die Markierungen zur Füllhöhe gelten! Falls diese fehlen, sollten die Gefäße nur bis maximal 80 % befüllt werden, um der Gefahr einer Penetration des Gefäßes mit Verletzungsgefahr zu entgehen (Scherrer, 2006).

Vermeiden von Chaos auf dem Spritzentablett. Immer wieder finden sich nach der Blutentnahme oder der Injektion auf dem Spritzentablett blutkontaminierte Kanülen ungeschützt und teilweise durch Tupfer verdeckt. Beim Abräumen des Tabletts, vielleicht noch der Praktikantin oder Pflegenden zugewiesen, müssen die verletzungsgefährdenden Teile herausgesucht werden. Schnell wird dabei eine Kanüle in einen Plastiksack geworfen und es kommt beim Durchspießen durch den Sack oder vorher zu Verletzungen.

Sinnvoll sind kombinierte Spritzentabletts oder (Werkzeug-)Tragen **(Abb. 5-4-2)**, die Entsorgungsbehälter, Probeentnahmeröhrchen und andere Blutentnahmeutensilien sicher aufnehmen können. Auf jeden Fall ist es nur mit handlichen Gefäßen möglich, die gebrauchte Kanüle unmittelbar nach der Injektion oder Blutentnahme sicher zu verwahren.

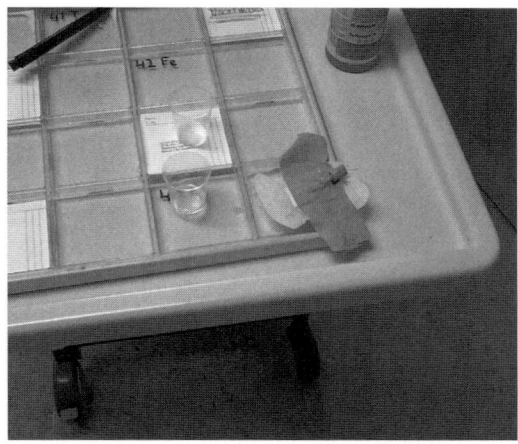

Abbildung 5-4-1: Infektionsgefährdende Praxis der Ablage eines blutigen Mandrins auf dem Medikamententablett

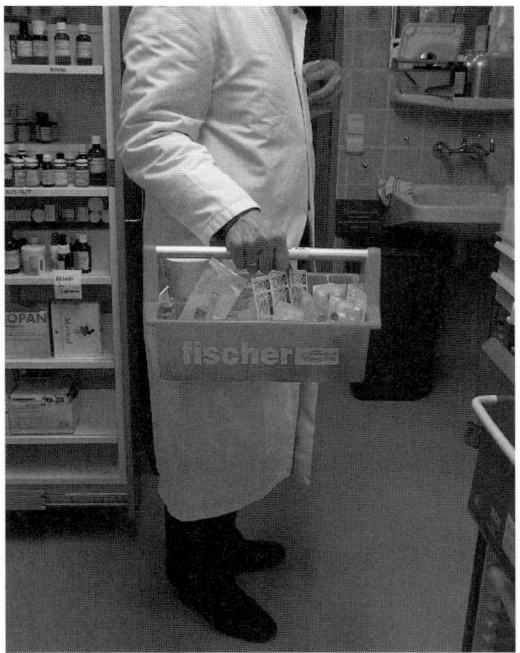

Abbildung 5-4-2: Hygienisch einwandfreie Praxis der Blutentnahme mit optimalen Bedingungen für Abwurfgefäß und sauberem Kanülen- und Spritzenvorrat

Nutzen von Sicherheitskanülen. Auf dem Markt setzen sich z.B. Venenverweilkanülen, Nadelschutz für Blutentnahmekanülen, Sicherheits-Fertigspritzen immer mehr durch, die Nadelstichverletzungen nach der Punktion ausschließen oder mehr Schutz bieten. Nach dem

Kathetervorschub, also nach Kontamination mit Patientenblut, wird die Nadel wie üblich zurückgezogen und rastet in einen Schutzzylinder ein. Die Nadel ist sicher eingeschlossen. Die in 2006 neu gefasste TRBA 250 schreibt für bestimmte Arbeitsbereiche diese Instumente vor (z. B. Infektionskranke mit Hepatitis B, Behandlung fremdgefährdender Patienten, Rettungsdienst und Notaufnahme).

Trotzdem sollte weiterhin eine benutzte Sicherheitskanüle oder Sicherheitsfertigspritze in ein patientennahes Abwurfgefäß gegeben werden. Besucherkindern, die eine solche Spritze im Mülleimer finden, ist sie ein schönes Spielzeug. Ihnen wird gelingen, dass sie den Sicherheitszylinder zurückziehen und sich verletzen können.

2. Beschäftigungsverbote für werdende Mütter beachten

Neben allgemeinen Beschäftigungsverboten für werdende Mütter, wie das für schweres Heben, Nacht- und Mehrarbeitsverbot gilt, ist durch das Mutterschutzgesetz (MuSchG) und die Mutterschutzrichtlinienverordnung (MuSchRiV) ein Arbeitgeber verpflichtet, den Arbeitsplatz einer schwangeren Arbeitnehmerin zu beurteilen und so zu gestalten, dass Leben und Gesundheit von Mutter und Kind durch die berufliche Tätigkeit nicht gefährdet werden.

Für bestimmte Tätigkeiten bestehen Beschäftigungsverbote, z. B. sind zum Thema passend nicht erlaubt das Vornehmen invasiver Tätigkeiten wie Spritzen, Legen von Zugängen, Punktionen, usw. Diese Tätigkeiten dürfen auch nicht mit Schutzhandschuhen oder bei so genannten nicht infektiösen Patienten vorgenommen werden.

Voraussetzung dazu ist, dass der Arbeitgeber und der Arbeitsmediziner (Betriebsarzt) von der Schwangerschaft Kenntnis haben. Sobald also die Mitarbeiterin ihre Schwangerschaft gemeldet hat, sind die Beschäftigungsverbote und -einschränkungen zu beachten.

3. Verhalten nach beruflich bedingter Blutexposition

Mitarbeiter, die in der Patientenbetreuung tätig sind, gehen mit einem erhöhten Risiko einer beruflich bedingten Exposition gegenüber den Erregern blutübertragbarer Infektionskrankheiten um. Obwohl die Verhinderung der Exposition mit Blut oder blutkontaminierten Instrumenten oberste Priorität haben muss, ist es unrealistisch anzunehmen, dass Unfälle, die ein Infektionsrisiko für die Mitarbeiter bergen, gänzlich ausgeschlossen werden können.

Nach jeder Blutexposition, insbesondere bei beruflicher Exposition im pflegerisch-therapeutischen Umfeld, sollten zunächst die folgenden Sofortmaßnahmen (Postexpositionsprophylaxe = PEP) unverzüglich in der folgenden Reihenfolge eingeleitet werden.

Sofortmaßnahmen bei Stich- oder Schnittverletzung:

- Waschen: nach einer Nadelstichverletzung ist durch den Verletzten die verletzte Hautpartie gründlich mit Wasser und Seife zu waschen (Detergentien haben eine gute antivirale Wirkung)

- Blutfluss fördern: Bei der Inspektion sollte die Wunde, evtl. durch den Arzt, möglichst zum Bluten gebracht werden; Drücken und Quetschen der Wunde ist jedoch zu unterlassen. Bei nicht blutender Wunde kann u. U. durch den Chirurgen möglichst rasch eine Inzision in Richtung des Stichkanals erfolgen.

- Antiseptischer Verband: anschließend die Wunde noch im Arbeitsbereich des Verletzten großzügig mit Hautantiseptikum (z. B. Alkohol, PVP-Iod) desinfizieren und mit einer Kompresse längerfristig (> 10 min.) feucht halten

- Eruieren der Kanülenherkunft: die Herkunft der Nadel ist sofort zu klären; die Nadel ist bei unbekannter Herkunft für eine evtl. Untersuchung zu asservieren. Wenn der entsprechende Patient ausfindig gemacht werden kann, ist eine Blutabnahme zu veranlassen.

Bei Kontamination von (geschädigter) Haut und Schleimhaut:

- Spülung: intensive Spülung mit nächstmöglich Erreichbarem, das kann hochprozentiger Alkohol 80 %, Wasser oder isotone Kochsalzlösung sein, ggf. PVP-Jod-Lösung.

Bei Kontamination des Auges:

- Spülung: gründliches Spülen mit wässriger PVP-Iod-Lösung 5 % ist angebracht.

Bei Kontamination der Mundhöhle:

- Spülung: intensive Spülung mit nächstmöglich Erreichbarem: hochprozentiger (für die Mundhöhle unvergällter) Alkohol, Wasser oder isotone Kochsalzlösung, ggf. PVP-Jod-Lösung.

Weiteres konsequentes Vorgehen. Im Anschluss an diese Sofortmaßnahmen am jeweiligen Arbeitsplatz des Mitarbeiters muss ein kompetenter ärztlicher Ansprechpartner, je nach Situation der Arbeitsstelle in der Akutambulanz einer Klinik, Facharztpraxis, Betriebsarzt usw., zur Risikoabschätzung und dem weiteren Vorgehen kurzfristig aufgesucht werden.

> **Hinweis**
>
> Der für die Institution relevante, kompetente ärztliche Ansprechpartner zur sicheren Hilfestellung muss für die Mitarbeiter auch am Wochenende und am 24. Dezember 22.00 Uhr bekannt und erreichbar sein. Die oft zu beobachtende Bagatellisierung solcher Verletzungen ist völlig fehl am Platz. Für eine evtl. medikamentöse Postexpositionsprophylaxe bei vermuteter HIV-Kontamination besteht ein enges Zeitfenster von ca. 2 h.

Es ist eine Unfalldokumentation (D-Arzt) vorzunehmen und folgende Tests sind in einem geeigneten Labor anzufordern:

- HBs-Ag-Schnelltest
- HIV-Antikörper-Schnelltest und
- Hepatitis- Serologie

Gegebenenfalls ist durch einen erfahrenen Arzt eine systemische, medikamentöse Postexpositionsprophylaxe innerhalb eines Zeitfensters von max. 2 h zu empfehlen. Dazu ist der Mitarbeiter ausführlich über die Medikamente aufzuklären, insbesondere über die mangelnden Kenntnisse betreffs Langzeiteffekten. Ihm müssen die Laborkontrollen erläutert werden und die Notwendigkeit empfängnisverhütender Maßnahmen, die beim Mann bis $1/2$ Jahr nach Therapie dauern sollen!

4. Vorsorge durch Impfungen

Es existieren zwei grundsätzliche Präventionsprinzipien in der Hygiene: die Expositions- und Dispositionsprophylaxe. Expositionsprophylaxe bedeutet, sich im Bereich der unbelebten, belebten und sozialen Umwelt so zu verhalten oder sie so zu beeinflussen, dass die von ihr ausgehenden Gefahren für den Menschen möglichst gering gehalten werden können. Beispiele hierfür sind die hygienische Händedesinfektion und das korrekte Benutzen von Schutzhandschuhen zur Vermeidung von Keimverbreitung und Unterbrechung der Infektionskette.

Dispositionsprophylaxe heißt, auf den Menschen so einzuwirken, dass er den Gefahren und Anforderungen der Umwelt gewachsen ist. Beispielsweise kann der Mensch durch das Erleben von Kinderkrankheiten für einige Infektionen eine lebenslange Immunität erlangen. Für andere Erkrankungen kann eine meist zeitlich befristete Immunität durch Impfungen (Kap. 3.2) gewonnen werden und damit ein Schutz vor Infektionskrankheiten.

Neben Impfempfehlungen für Säuglinge und Kinder wird Beschäftigten im Gesundheitswesen einschließlich der Auszubildenden eine Hepatitis-B-Impfung empfohlen.

> **Hinweis**
>
> Die Immunisierung gegen Hepatitis B gilt als gesichert, wenn 4 bis 8 Wochen nach der dritten Impfung ein Antikörperwert (Anti-Hbs) von 100 IU/l oder höher erreicht wurde (Pietsch, 2006).

Die korrekte Berücksichtigung der Standardhygiene in der pflegerischen Arbeit und das Beachten der Impfempfehlungen ist zur sicheren Vermeidung nosokomialer Übertragungen von großer Bedeutung. Allen Mitarbeitern im Gesundheitswesen, bei denen Hepatitis B am Arbeitsplatz vorkommen kann, sollten einen aktuellen Impfschutz gegen Hepatitis B aufweisen.

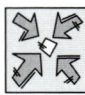 **Fazit für die Praxis**

Hilfreiche Vermeidungspraktiken zum Infektionsschutz können kurz formuliert aufgezählt werden:

- Korrekte Injektionstechnik
- Tragen von Schutzhandschuhen
- Beachten des Verbotes des «recapping»
- Patientennahes Kanülenabstreifen nach Injektion
- Vermeiden von Chaos auf dem Spritzentablett
- Nutzen von Sicherheitskanülen und Sicherheitsfertigspritzen.

Literatur

5.1 Mitarbeiterhygiene

Anonym, 2001: Schwitzen tötet schädliche Keime. Veröffentlicht in: SPIEGEL online; http://www.spiegel.de/wissenschaft/0,1518,166 103,00.html vom 5.11.2001

Anonym, 2006: Oeko-Tex Zertifikat für neuartigen Hygiene-Schutz veröffentlicht in: http://www.raumausstattung.de/business/artikel-record_id-36 685-Sortiment.htm; Zugriff vom 29.4.2006

Bundesinstitut für Risikobewertung: Triclosan nur im ärztlichen Bereich anwenden, um Resistenzbildungen vorzubeugen. Stellungnahme Nr. 030/2006 des BfR vom 8.5.2006

Glück, T.: Hygiene und Infektionsprophylaxe bei Tätowierungen und Piercing. Consilium Infectiorum; Frage Nr. 4390, veröffentlicht am 10.3.2003

Greenpeace, 2006: Triclosan. Veröffentlicht in: vhttp://www.greenpeace.de/themen/chemie/gebrauchsartikel/artikel/triclosan_gefaehrlicher_bakterienkiller_in_gebrauchsartikeln/; Zugriff vom 29.4.2006

Hofmann, I.: Konstitutive Grenzüberschreitung im Pflegealltag. Intensiv 9 (2001) 5:251–254

Sitzmann, F.: Leben auf dem Menschen. In: Georg, J. (Hrsg): Huber Pflegekalender 2004. Huber, Bern 2003

Spahn, T.W.; Müller, M.K.: Schwitzen – was ist normal, was ist krankhaft. Z Allg Med 82 (2006) 2:56–62

Summers, M.M. et al.: Hair as a reservoir of staphylococci. J. Clin. Path. 18 (1965) 11:13–15

Wallhäußer, K.H.: Praxis der Sterilisation Desinfektion Konservierung, 5. Aufl. Thieme, Stuttgart 1995

5.2 Händehygiene

Anonym, 2006: Schmutziges Mäuschen. Veröffentlicht in: http://www.spiegel.de/netzwelt/technologie/0,1518,401284,00.html, SPIEGEL ONLINE; Zugriff vom 16.2.2006

Buchrieser, O. et al.: Unzureichende Benetzung als Schwachstelle bei der Durchführung der hygienischen Händedesinfektion. Hyg Med 21 (1996) 12:670–673

Kramer, A. et al.: Empfehlungen zur Händehygiene. Mitteilung der Kommission für Krankenhaushygiene und Infektionsprävention am RKI. Bundesgesundheitsbl. 43 (2000) 3:230–233

Pittet, D.; Widmer, A.: Händehygiene: neue Empfehlungen. SWISS-Noso 8 (2001) 4:25–31

Sitzmann, F.: Setze Deine Haut nicht aufs Spiel. In: Georg, J. (Hrsg): Huber Pflegekalender 2000. Huber, Bern 1999

Sitzmann, F.: Hygiene. Springer, Berlin 1999

Sitzmann, F.: Hygiene in der Intensivpflege – Händehygiene. Intensiv 9 (2001) 2:57–64

Sitzmann, F.: Infektionsschutz – professionelle Händehygiene. In: Kellnhauser, E. et al. (Hrsg): THIEMEs Pflege, 10. Aufl. Thieme, Stuttgart 2004

Stender, J., Rosenberg, A.: Study of handwashing procedures in the bathroom of Boston-area hospitals. Am J Infect Control. 26 (1998) 8:451–452

5.3 Berufs- und Schutzkleidung

McBryde, E.S. et al.: An investigation of contact transmission of methicillin-resistant Staphylococcus aureus. J Hosp Infect 58 (2004) 104–108 (ohne Heftnummer-Angabe), referiert von: Panknin, H.T.: Wie häufig kommt es bei einfachen Pflegeverrichtungen zu einer Kontaktübertragung von MRSA? Hyg Med 30 (2005) 5:166–167

5.4 Vermeiden kanülenstichbedingter Infektionen

Anonym, 1997: Hepatitis-B-Ausbruch in einem Werkstattbetrieb mit Wohnheim für Behinderte. Epidemiologisches Bulletin (ohne Jahrgangsangabe) (1997) 44:306–307

Anonym, 2005: Virushepatitis B, C und D im Jahr 2004. Epidemiologisches Bulletin (ohne Jahrgangsangabe) (2005) 46:421–429

Pietsch, J.P.: Arbeitsmedizin und Gesundheitsschutz. In: Daschner, F. et al. (Hrsg): Praktische Krankenhaushygiene und Umweltschutz, 3. Aufl. Springer, Berlin 2006

Scherrer, M.: Umweltschutz und Abfallentsorgung. In: Daschner, F. et al. (Hrsg): Praktische Krankenhaushygiene und Umweltschutz, 3. Aufl. Springer, Berlin 2006

Sitzmann, F.: Abfallhandling im Klinikalltag. In: Bazan, M; Biedermann, H. (Hrsg): Müll im Krankenhaus. Fischer, Stuttgart 1996

Sitzmann, F.: Wider das falsche Heldentum in Praxis und Klinik. Heparin (ohne Jahrgangsangabe) (1998) 3:1–8

Sitzmann, F.: Hygiene. Springer, Berlin 1999

Sitzmann, F.: Infektionsschutz – Vermeiden von Kanülenstichverletzung. In: Kellnhauser, E. et al. (Hrsg): THIEMEs Pflege, 10. Auf. Thieme, Stuttgart 2004

Weiterführende Literatur

Blech, J.: Leben auf dem Menschen. Rowohlt, Reinbek 2000
Eine anregend lesbare Geschichte unserer Besiedler mit dem biologischen Verständnis ihrer Notwendigkeit für uns Menschen.

6 Pflegebezogene Standardhygiene

Grenzen zwischen institutionellen Betreuungsformen und der Pflege in der Wohnung lösen sich immer mehr auf; es wird von der «Ambulantisierung» (Ewers, 2003) gesprochen, wenn immer mehr soziale und gesundheitliche Versorgungsleistungen aus dem stationären in den ambulanten Sektor verlagert werden. Dabei ändern sich die Anforderungen an die Gestaltung und den Anspruch von Pflege ständig. Die Komplexität der Pflege nimmt zu, weil Kranke älter und mit komplizierteren Erkrankungen höherer Behandlungsintensität ambulant gepflegt werden.

Nachfolgend werden medizinisch-pflegerische Maßnahmen aus Sicht der hygienischen Sicherheit beschrieben. Aus professioneller pflegepraktischer Sicht müssen weitere Aspekte der Themen berücksichtigt werden.

6.1
Körperpflege

Eine hygienebewusste Körperpflege umfasst alle täglichen Aktivitäten zur Haut-, Haar-, Nagel- und Mundpflege. Darin eingeschlossen ist die Pflege nach Ausscheidungen. Diese Fähigkeiten werden bei verschiedenen körperlichen und mentalen Einschränkungen von Klienten durch Pflegende und Betreuer vollständig oder teilweise übernommen. Ob-

wohl Reinigung und Pflege des Körpers nicht für alle Menschen eine wichtige Funktion für das Wohlbefinden hat, ist Körperpflege eine Voraussetzung für die Gesundheit des Einzelnen und wichtige Ergänzung hygienischer Prävention. Damit befasst sich der folgende Text.

Einleitung
Der Lieblingswitz des Dramatikers Heiner Müller soll lauten: Steht ein Mann morgens auf, geht ins Badezimmer, sieht in den Spiegel und sagt: «Kenn ich nicht, wasch ich nicht!» Der Clou dieser Äußerung liegt in der Überspitzung einer Alltagserfahrung, denn wohl die meisten Menschen stehen ihrem eigenen Körper mit gemischten Gefühlen gegenüber. Einige Einflüsse des Alters und der Hospitalisierung von Betreuten fördern Haut- und Weichteilinfektionen. Begünstigende Faktoren zeigen sich im Alter in:

- Abnahme der Dicke der schützenden Haut (dünnere Haut)

- Schlaffheit durch Verlust der dermalen Elastizität (faltige Haut)

- Reduzierung der Anzahl und Aktivität der Talg- und Schweißdrüsen (trockene Haut)

- verzögerten Verschluss von Wunden durch reduzierte Bildung von Granulationsgewebe (verlangsamte Zellregeneration der Haut)

Eine hygienebewusste Körperpflege hilft beizutragen:

- dass die Haut unverletzt bleibt

- Hautabsonderungen wie Epithelien, Schweiß und Talg zu entfernen

- Schmutz und anhaftende Mikroorganismen zu entfernen

- eine normale Körpertemperatur zu unterstützen

Damit fördert sie das ökologische Gleichgewicht der Haut und vermindert das Infektionsrisiko.

Hinweis

Durch den Säureschutzmantel wird die Funktion der Haut als Schutz- und Immunorgan ermöglicht. Er überzieht die Hautoberfläche, macht sie geschmeidig und schützt sie vor schädlichen Einflüssen. Neben den Ausscheidungen der Talg- und Schweißdrüsen mit ihren Bestandteilen Wasser, Kochsalz, Immunglobuline, Fettsäuren und Harnstoff wirken sich die Stoffwechselprodukte der hautspezifischen Mikroorganismen fördernd aus. Die hauteigene Normalflora wie Propionibakterien, Staphylokokken und Korynebakterien wird durch den Säureschutzmantel im Gleichgewicht gehalten. Zudem bietet die Normalflora Pathogenen eine Kolonisationsresistenz (Bär, 2005), d.h. die Besiedlung mit Pathogenen ist erschwert.

Weitere Effekte der Waschung sind Anregung der Stoffwechselfunktionen der Haut, Abhärtung gegen ungünstige Klimaeinwirkungen, psychische Reaktionen, ästhetische Gefühle und oft Förderung des Wohlbefindens.

Beeinflusst wird die Körperwaschung durch Inkontinenz, Diarrhö und Obstipation. Bestehende Inkontinenz wird von Patienten selten freiwillig mitgeteilt und kann zu sozialer Isolierung und oftmals zur Einweisung in Pflegeeinrichtungen führen. Obstipation hat eine negative Auswirkung auf die Lebensqualität und kann zu schwerwiegenden Komplikationen wie starkem Laxantienabusus, Kotstauung und Stuhlinkontinenz führen.

Risiken

Infektionsrisiken durch Körperpflege zu reduzieren ist ein Pflegeziel. Durch Fehler kann jedoch diese Pflegeverrichtung pathogenen Mikroorganismen eine Verbreitungsmöglichkeit bieten. **Tabelle 6-1-1** gibt mögliche Fehler, beeinflussende Mikroorganismen und einige Variationen eines hygienischen Umgangs wider.

Bei der Körperreinigung muss zudem auf die gründliche Reinigung bestimmter Körperregionen geachtet werden, wie:

- die Füße und Finger- und Fußnägel,

- den Bauchnabel. In einem z.B. durch unzureichende Waschlappenwaschung vernachlässigten Nabel bleiben Schmutz-, Schweiß- und Talgreste zurück und bilden Schmutzkrusten, langfristiger Schmutz kann steinartig verhärtet sein. Eine regelmäßige Reinigung mit Tupfer oder Wattestäbchen und Wasser, Seife oder Öl kann Abhilfe schaffen.

- den Intimbereich des Mannes und der Frau.

Zeichen von Verwahrlosung, wie nicht oder unregelmäßig durchgeführte Körperpflege, können Hinweise auf krankhafte Veränderungen des Menschen sein. Im institutionellen Bereich können sie auf psychischen Hospitalismus deuten, ambulant zu beobachtende Vernachlässigungen des Äußeren können Symptome für das Messie-Syndrom (Kap. 8.3) und Demenz sein.

Fallbeispiel

Johanna Zehe leidet unter schweren Essstörungen, zeitweilig begleitet von Wahnbildern und Ängsten. Es gibt Phasen, an denen sie anscheinend völlig normal am Leben teilnimmt.

Ihrer Körperpflege gegenüber verhält sie sich absolut gleichgültig. Frau Zeh wäscht sich am Waschbecken maximal einmal in der Woche und wechselt nach mehreren Wochen ihre Kleidung. Das ist der Grund für einen intensiven Körpergeruch.

Körperpflege, von gut ausgebildeten und erfahrenen Pflegenden ausgeführt, bietet zudem eine sehr gute Möglichkeit zur Wahrnehmung von

Tabelle 6-1-1: Verbreitung von Mikroorganismen durch fehlerhafte Körperpflege

Fehler bei Körperpflege	Mögliche Schädigung mit möglichen Pathogenen	Variationen eines hygienischen Umgangs
Unzureichende Händehygiene der professionell Pflegenden	■ Keimverschleppung endogener Keimflora der Mitarbeiter, z. B. Staphylococcus aureus, Staphylococcus epidermidis ■ Übertragung exogener Keime anderer Betreuter	■ Händewaschung oder Händedesinfektion vor und nach Abschluss der Maßnahme ■ Nutzen von Schutzhandschuhen für verschmutzte, z. B. durch Ausscheidungen oder stark besiedelte Körperregionen wie Mund, Anal- und Genitalbereich, Füße
Mangelhaft aufbereitete Pflegeutensilien wie Waschschüsseln	Feuchte Schmutzreste sind besiedelt mit typischen Feuchtkeimen wie P. aeruginosa, der sich sogar von Hygieneprodukten wie Shampoo ernähren kann (Hagelueken, 2006) und Pilzen wie Candida albicans	■ Zwei bewohnerbezogene und nach Körperabschnitten gekennzeichnete Waschschüsseln werden nach jeder Benutzung gereinigt und trocken aufbewahrt ■ Waschschüsseln aus einem Pool werden nach jeder Benutzung desinfizierend gereinigt
Unsaubere Badewanne oder Dusche	Verbreitung von Fäkalkeimen wie E. coli, Enterokokken und Hautmykosen wie Trichophyton rubrum (Fußpilz)	■ Persönliche Badesandalen in der Dusche nutzen, anschließend Duschwanne reinigen ■ Duschwanne desinfizieren nach jeder Benutzung ■ Badewanne reinigen nach jedem kontinenten Benutzer ■ Badewanne desinfizierend reinigen nach jedem inkontinenten Benutzer
■ Unterlassen eines einminütigen Ablaufenlassens des Wassers vor dem Duschen ■ Schädigung durch Wasserkeime aus dem Leitungsnetz	Aspiration legionellenhaltigen Aerosols oder P. aeruginosa in die Atemwege mit der Folge einer Pneumonie	■ Einminütiges Ablaufenlassen des stagnierenden Wassers vor dem Duschen ■ Nutzen von Einmalduschfilter als Duschkopf
Mehrmals benutzte und schlecht gepflegte Patientenmaterialien, z. B. Handtücher, Seifenstücke, Badeschwamm, Waschlappen	Besiedlung mit «Nass- oder Pfützenkeim» Pseudomonas aeruginosa und Fäkalkeimen wie Enterokokken und E. coli	■ Evtl. Vorreinigen der Analfalte mit angefeuchtetem Zellstoff ■ Täglicher Wechsel einrichtungseigener Textilien ■ Kein Verwenden eines Badeschwammes ■ Einmalwaschkompressen für Intimbereich
Unzureichender Waschwasserwechsel und/oder falsche Waschabfolge der Körperabschnitte	Verschleppen von Pathogenen in reinere Körperbereiche, z. B. E. coli, Mykosen	■ Wasserwechsel nach Körperabschnitten ■ Verschmutztes Wasser umgehend wechseln
Inkontinenz: fehlende Schutzkleidung wie Schürze, Schutzhandschuhe, fehlender Abwurf für verschmutzten Zellstoff und Einmalwaschlappen	Kontamination der Berufskleidung und Keimverbreitung im gesamten Arbeitsbereich mit Fäkalkeimen	■ Reinigen des Betreuten vor der Körperwaschung mit geeigneter Schutzkleidung: bewohnerbezogene oder (Einmal-) Schürze und Schutzhandschuhen ■ Vorreinigen mit Zellstoff und sofortiges Nutzen des Abwurfs ■ Feuchtes Reinigen mit Einmaltüchern ■ Sofortiges Entsorgen des Müllbeutels
Belassen von Seifenresten	Geschädigte Haut fördert Bakterienwachstum	■ Seifen und Waschlotionen sparsam anwenden ■ sorgfältiges Abwaschen von Seifenresten mit frischem Wasser, insbesondere in Hautfalten

Tabelle 6-1-1: Fortsetzung

Fehler bei Körperpflege	Mögliche Schädigung mit möglichen Pathogenen	Variationen eines hygienischen Umgangs
Fehlender Bettschutz zum Schutz vor Nässe des Lakens und Kopfkissens	Epidermisschädigung mit Hefepilzinfektion	Unterlegen eines Nässeschutzes wie Handtuch
Unzureichendes Abtrocknen der in Teilen gewaschenen Körperteile mit Restfeuchte u. a. in Zehenzwischenräumen, Körperfalten	Betreute sind parallel zur Dauer des Aufenthaltes oft mit P. aeruginosa besiedelt: Haut der Achselhöhle, der Leistenbeuge, des Perineums, d. h. in Körperfalten, weiterhin mit Candida albicans	Nach dem Waschen jedes einzelnen Körperteils erfolgt das gründliche und schonende Abtrocknen, insbesondere der Hautfalten
■ Augeninfektion, z. B. Entzündung der Bindehaut, durch fehlende Händedesinfektion bei Reinigung ■ Fehlende aseptische Trennung der Reinigung bei Konjunktivitis (Bindehautentzündung)	■ Bindehaut Gesunder ist gering besiedelt z. B. mit S. epidermidis, weil der Lidschlag permanent reinigt ■ Übertragung von Bakterien und Viren ist möglich durch Kontaktinfektion	■ Hygienische Händedesinfektion ■ Schutzhandschuhe tragen ■ Strikt getrenntes Vorgehen für jedes Auge mit sauberem Einmalmaterial ■ Besondere Sorgfalt beim Umgang mit Kontaktlinsen
Mangelnde Beachtung entzündeter Hautpartien z. B. Hautmykosen, Druckgeschwüren und Beobachtung von Hautveränderungen	Keimverschleppung aus Infektions- und Wundbereich in nicht beeinträchtigte Körperbereiche	■ Sorgfältige aseptische Wundversorgung ■ Schützende Verbände
Belassen von «dicker» Luft nach pflegerischen Verrichtungen	■ Hohe Luftfeuchtigkeit fördert Wachstum von Mikroorganismen, z. B. Pilze bei > 70 % ■ Ästhetischer Faktor	■ Regelmäßige Stoßlüftung von etwa drei Minuten mit Schutz des Betreuten vor Zugluft ■ Unaufdringliche Raumluftverbesserung evtl. mit ätherischen Substanzen ■ Kein ununterbrochenes Lüften durch Fensterspalt

Veränderungen des Hautzustandes sowie der Fähigkeiten des Betreuten, Aktivitäten des täglichen Lebens auszuführen. Nicht zuletzt ist es eine großartige Begegnungsmöglichkeit mit der Persönlichkeit des Gegenüber.

 ## Konkrete Hygienehinweise zur Körperpflege

6.1.1
Hygienische Augenpflege

Die Bindehaut Gesunder ist von wenigen coryneformen Bakterien und dem auf der Haut üblichen Staphylococcus epidermidis besiedelt. Die Besiedlung ist deshalb dürftig, weil der Lidschlag eine ständige Reinigung bewirkt.

Funktionen der Hygiene. Um eine Keimverschleppung zu vermeiden sind bei der Pflege von entzündeten Augen Schutzhandschuhe zu tra-

gen. Zum vorsichtigen Reinigen soll mit sterilen Tupfern und lauwarmer steriler NaCl 0,9 % Lösung das geschlossene Auge vom äußeren zum inneren Augenwinkel entlang der Lidränder gewischt werden, bis Verklebungen gelöst sind. Eine Variation ist, über die mit Daumen und Zeigefinger gespreizten Augenlider einen kochsalzgetränkten Tupfer unmittelbar über dem Auge vorsichtig ausdrücken. Wenn es erforderlich ist, bei wachen Menschen Augensalbe als Salbenstrang von 0,5 bis 1 cm Länge in den unteren Bindehautsack einbringen. Weder bei der Augenpflege noch beim Einbringen von Augensalbe den Augapfel berühren.

■ **Hinweis**
Augentropfen und Augensalben dürfen nur personenbezogen angewendet werden, um einer möglichen unbemerkten Kontamination des Inhaltes der Fläschchen oder Tuben vorzubeugen.

6.1.2
Hygienische Mundpflege

Ein übler Mundgeruch (foetor ex ore) kann soziale Kontakte nachhaltig stören kann. Viele Betroffene sind sich der Intensität des Mundgeruchs nicht bewusst. In **Tabelle 6-1-2** und **Tabelle 6-1-3** werden Unterscheidungsmerkmale und Beeinflussungsmöglichkeiten dargestellt.

Funktionen der Hygiene. Pflegeabhängige Bewohner sollten zum Durchführen einer effektiven Mundhygiene einschließlich dem hygienischen Verwenden adäquater Hilfsmittel (Wechsel der Zahnbürste nach 8 bis 12 Wochen, Benutzen von Interdentalbürstchen, Zahnseide und elektrischer Zahnbürste) angeleitet werden.

Die korrekte Prothesenpflege nimmt dabei einen wichtigen Platz ein. Evtl. ist die Pflege zu unterstützen oder zu übernehmen. Die Bewohner sollten angehalten werden, ihre Prothese regelmäßig zu tragen. Werden Zahnprothesen gewohnheitsmäßig nachts herausgenommen, sollen sie nach mechanischer Reinigung mit Zahnpasta und Bürste in einem Behälter mit Reinigungslösung aufbewahrt werden. Vor Einsetzen der Zahnprothese ist die Reinigungslösung mit klarem warmem Wasser abzuspülen. Behälter anschließend entweder in einer Geschirrspülmaschine mit anderem Geschirr aufbereiten oder mit umweltfreundlichem Reinigungsmittel reinigen und lufttrocknen lassen. Prothesen sind regelmäßig auf Plaque und Pilzbefall zu inspizieren und evtl. zur professionellen Reinigung in ein zahntechnisches Labor zu geben. Nach jeder Mahlzeit ist die Zahnprothese unter fließendem warmen Wasser mit einer mittelharten Zahnbürste (4 Borstenreihen und extra Bürstenelement für Protheseninnenfläche) und normaler Zahnpasta zu reinigen. Vor Einsetzen der Prothese sollte der Mund mit Wasser ausgespült werden. Zähne sollten nach jeder Mahlzeit, mindestens aber zweimal pro Tag, geputzt werden. Die dazu notwendigen Utensilien sowie die Durchführung sollen sich an den Gepflogenheiten des Bewohners orientieren. Sofern die Bewohner durch eingeschränktes Sehvermögen, eingeschränkte mechanische Fähigkeiten nicht

Tabelle 6-1-2: Intraoral bedingter Mundgeruch und seine Beeinflussungsmöglichkeiten

Beispiele intraoral bedingten Mundgeruchs	Beeinflussungsmöglichkeiten
Ungenügende Zahnpflege	Pflegerische Unterstützung durch Spülung mit: Salbeiblätter-, Thymian- oder Ringelblumentee
Mangelhaft gereinigter Zahnersatz	
Schmutzige Zahnzwischenräume	Zahnseide Interdentalbürste Spüllösungen Professionelle Zahnreinigung
Stomatitis (Entzündung der Mundschleimhaut)	Mit antiseptisch und adstringierend wirksamen Mundspüllösung spülen lassen, z. B. Salbeiblättertee
Gingivitiden (Entzündung des Zahnfleisches)	Zahnärztliche Behandlung
Parodontose (Zahnbetterkrankung)	Sorgfältige Mundpflege
Zahnfleischbluten	Weiche Zahnbürste Salbeiblättertee, Tormentill (Blutwurztee)

Tabelle 6-1-3: Extraoral bedingter Mundgeruch und seine Beeinflussungsmöglichkeiten

Beispiele extraoral bedingten Mundgeruchs	Beeinflussungsmöglichkeiten
Intestinalerkrankungen (Magen-Darm-Erkrankungen)	Ärztliche Behandlung
Infektionserkrankungen, z. B. bei Bronchiektasie (dauerhafte Erweiterung von Bronchialästen)	
Stoffwechselerkrankungen, z. B. Erkrankungen der Leber und Nieren	
Medikamente	Symptomatisch
Speisen, Genussmittel (z. B. Zigaretten, Kaffee)	Passager oder unbeeinflussbar

in der Lage sind, eine ausreichende mechanische Reinigung der natürlichen Zähne durchzuführen, wird pflegerische Unterstützung und regelmäßige Verwendung einer antiseptischen Mundspüllösung erforderlich sein.

Zur Inspektion der Mundhöhle durch Pflegende, evtl. auch Selbstbeobachtung bei chronischen Erkrankungen wie HIV, werden Hilfsmittel wie Mundspatel, Taschenlampe, evtl. Zahnarztspiegel benötigt.

Der Vorteil von hygienisch einwandfrei hergestellten Tees in der Mundpflege ist, dass diese – im Gegensatz zu vielen herkömmlichen Präparaten – auch geschluckt werden können. Die auch den Mundgeruch wesentlich beeinflussende hygienische Mundpflege ist in Kapitel 6.2.1 ausgeführt.

6.1.3
Körpergerüche

Die Auswirkung belästigender Körpergerüche auf das Wohlbefinden des Menschen und seiner Umgebung wird von Pflegenden vielfach wahrgenommen. Der Eigengeruch des Menschen kann sich durch Regionalgerüche der Haut, vornehmlich die stark behaarten Hautbezirke und Pfortengerüche aus Mund, Ohr, After, Genitalien bemerkbar machen. Oft wirken sich Gerüche schmutziger Kleidung, der Bettwäsche oder der Wohnung aus. Sorgfältig ausgeführte hygienische Körperpflege beeinflusst wesentlich.

6.1.4
Fußpflege

Tägliches Waschen der Füße und regelmäßiges Schneiden der Fußnägel sind wesentliche Aufgaben, um Infektionen und Fußgeruch zu verhindern. Damit kann auch Folgeschäden langjährigen Diabetes mellitus und Gefäßerkrankungen des arteriellen Systems vorgebeugt werden.

Haut- und Nagelpilz ist zunächst ein Hinweis auf eine bestehende, latente Abwehrschwäche, insbesondere beim Diabetes mellitus. Er fühlt sich auf feucht-kalter Haut besonders wohl, das ist der Grund, warum Patienten mit arteriellen Durchblutungsstörungen häufig Fußpilz haben. Es wird jedoch auch von den Fittesten unserer Gesellschaft, den Profifußballspielern, von einer sehr hohen Rate Fußpilz gesprochen: bei Schalke 04 seien es 80 % der Spieler (Ahrens, 2005). Häufiges Duschen ohne Badesandalen, starkes Schwitzen in den Sportschuhen – dadurch weicht die Haut auf und bietet ein ideales Milieu für Pilze.

Dermatophyten und davon der humanpathogene und weltweit am weitesten verbreitete Tri-

chophyton rubrum haben eine spezifische Beziehung zu Haut, Haaren und Nägeln (Keratinophilie). Sie können in den verhornenden Hautanteilen wachsen und Hornsubstanz auflösen. Zwischen den Zehen führen sie zu nässenden oder sich schuppenden Stellen, sog. interdigitalen Fußpilz und Nagelmykosen. Die Übertragung erfolgt durch Kontakt mit Haaren, Haut- und Nagelschuppen z. B. im Schwimmbad und Sanitärbereich, wo die feuchte Umgebung und Temperatur das Wachstum der Pilze fördert.

Funktionen der Hygiene
Waschen. Waschen Sie die Füße täglich mit lauwarmem Wasser und milder Seife, wobei die Haut nicht aufweichen darf. Der Hautpilz benötigt für die Adhäsion an der Hornschicht der Epidermis einige Stunden.

Abtrocknen. Deshalb bedeuten Abspülen und sorgfältiges Abtrocknen den Garaus für den Pilz. Besonders zwischen den Zehen muss beim Abtrocknen auf Auffälligkeiten wie Entzündungen, Blasen, rissige Stellen, und sonst auf Hühneraugen, Hornhautbildung und eingewachsene Zehennägel geachtet werden.

Socken/Strümpfe. Ein täglicher Wechsel der Strümpfe ist angebracht, wobei keine Kunstfaser getragen werden soll, die Fußschweiß nicht aufsaugt. Trockene Haut nach dem Waschen mit einer Wasser-in-Öl-Creme einreiben, keine Creme zwischen die Zehen und am Nagelfalz einstreichen.

Nagelpflege. Die Nagelpflege wird am besten nach dem Fußbad vorgenommen. Äußerste Vorsicht beim Nagelschneiden, damit jede Verletzung vermieden wird. Übermäßig dicke, aufsplitternde Nägel und die Nagelpflege von Menschen mit Diabetes mellitus, Nagelpilz und arteriellen Gefäßerkrankungen durch professionelle Personen übernehmen lassen, deren Zuverlässigkeit, Reinlichkeit und Schulung nachgewiesen werden soll. Auch kleine Verletzungen müssen antiseptisch behandelt und verbunden werden. Sie sind entweder sofort dem Arzt zu zeigen oder nach 24 h, wenn Schmerzen bzw. Rötungen auftreten.

Bei Vorliegen einer Pilzinfektion ist folgende Prävention zur Vermeidung einer Weiterverbreitung angebracht:

- Desinfektion der Schuhe mit einem Antimykotikum

- Geschlossene Schuhe nur mit Socken/Strümpfen tragen

- Bei möglichem Kontakt mit kontaminierter Haut Schutzschürze tragen

- Schutzhandschuhe bei der Fußpflege nutzen

- Benutzen von Sanitärflächen wie Dusche, Badezimmer nur mit persönlichen Badesandalen

- Kontaminierte kleine Flächen und Instrumente beispielsweise mit 70 % Alkohol desinfizieren

6.1.5
Intimpflege

Jeder erwachsene Mensch, ob selbstständig oder abhängig, ob gesund oder krank, ob Pensionär oder Pflegeperson, ist Frau oder Mann und bringt seine Sexualität in seiner Leiblichkeit und seinem Verhalten zum Ausdruck. Hilfe bei der Pflege des Intimbereiches anzunehmen, verlangt von vielen Menschen große Überwindung, insbesondere zu Beginn einer pflegerischen Beziehung. Sie ist eng mit dem Schamgefühl des Menschen verbunden und hat einen ästhetischen Aspekt in Bezug auf das Sauberkeitsgefühl für den Klienten.

Die Intimpflege dient der Entfernung hautreizender Ausscheidungen und verhindert eine Schwächung der Hautabwehr und intertriginösen Infektionen, z.B. mit Candida albicans. Weitere Konsequenzen mangelnder oder falscher Intimhygiene sind rasche Hautveränderungen, Juckreiz, unangenehme Geruchsbildung und aufsteigende Infektionen im Bereich der Harnwege. Typisch für die Gefährdung der Menschen ist die Beobachtung, dass die Mikroben von Harnwegsinfektionen in den meisten Fällen der körpereigenen Flora entstammt, insbesondere dem Darm oder einer mit Darmflora fehlbesiedelten Vagina. **Tabelle 6-5-1** weist auf die bei Harndrainagen häufigen Erreger hin.

Funktionen der Hygiene. Die Intimpflege muss bei jeder Körperpflege, nach jedem Stuhlgang und vor jedem Blasenkatheterismus erfolgen. Im Zusammenhang der Körperwaschung sollte sie zum Schluss mit Schutzhandschuhen vorgenommen werden. Falls nicht mit fließendem Wasser gewaschen wird, wechseln Sie das Waschwasser und die Waschschüssel vor dem Waschen des Intimbereiches. Bedeutsam ist zudem das verwendete Material (Einmalkompressen, Einmalwaschlappen, keine patienteneigenen Waschlappen) sowie die Richtung der Reinigung (immer vom Harnröhreneingang weg).

Bei der *Intimpflege der Frau* geht es um die Reinigung und Pflege des Bereiches, der im engeren Sinne den Unterbauch, die Leisten, die Innenseiten der Oberschenkel und das äußere Genitale (Vulva) mit Schamhügel, Schamlippen und Scheidenvorhof umfasst. Dies kann durch Waschen, Spülung oder Duschen geschehen. Das Sitzbad hat ebenso eine reinigende und pflegerische Wirkung.

Beim Waschen säubern Sie als Erstes den Bereich der äußeren und inneren Schamlippen. Spreizen Sie die äußeren Schamlippen mit einer Hand und waschen sie von oben nach unten, danach wird waschend über die Harnröhrenöffnung und den Scheidenvorhof gefahren. Benutzen Sie bei jedem neuen Ansetzen einen sauberen Teil des Waschlappens. Spülen Sie den Genitalbereich gründlich mit einem frischen Waschlappen, um zu vermeiden, dass evtl. Seifenreste zu Hautirritationen führen. Trocknen Sie den Bereich gründlich ab, vor allem in Faltenbereichen. Nutzen Sie evtl. einen Fön, der kalt gestellt ist, jedoch keinesfalls Puder, der verkrusten kann.

Zur *Intimregion des Mannes* gehört im engeren Sinne der Unterbauch, die Leisten, die Innenseiten der Oberschenkel und der Penis. Zur täglichen Reinigung wird die Vorhaut des Gliedes vorsichtig zurückgestreift und die Eichel mit Wasser von der Harnröhre weg gewaschen. Das bei der Frau und dem Mann vorhandene Smegma als Absonderung von Drüsen wird entfernt, bei mangelnder Genitalhygiene kann es zu Entzündung und unangenehmer Geruchsentwicklung führen. Schieben Sie bei unbeschnittenen Männern die Vorhaut wieder über die Eichel, um eine Stauung, Abschnürung oder sogar Nekrose zu vermeiden.

Waschen Sie Skrotum und Penis mit Wasser und Seife, die Seife muss jedoch gründlich entfernt werden.

Das Waschen des Analbereiches wird angeschlossen. Das STEP-Gremium empfahl, Stuhlinkontinenz und Obstipation wegen dem gehäuften Auftreten, der damit verbundenen Unannehmlichkeiten und den negativen Auswirkungen auf die Selbstständigkeit in eine Evaluierung, mit einzubeziehen (Sandholzer, 2004).

Die Empfehlungen des Gremiums lauten: Stuhlinkontinenz A2 (empfohlen); Obstipation B (optional). Es wird empfohlen, nach dem Stuhlgang des Patienten im Allgemeinen sowie nach jüngsten Veränderungen, Anwendung von Abführmitteln und Stuhlfarbe zu fragen.

Die bei Profifußballern, Schwimmern u. a. Männern praktizierte Rasur der Beine oder die Intimrasur entspricht einem Modetrend, ein sportlicher Wert ist damit nicht verbunden. Schädlich kann die Körperrasur sein durch kleine Verletzungen und die Schutzfunktion der Haare aufhebende Wirkung dieser Rasur, auch der Schambehaarung.

6.1.6
Hautversorgung bei Inkontinenz

Die mit den Ausscheidungsprodukten in Kontakt kommenden Hautpartien sind starken Belastungen ausgesetzt. In **Tabelle 6-1-4** werden zunächst Empfehlungen begründet, die Hautschutz zum Ziel haben. Sie beugen infektiösen Hautveränderungen vor. Weiterhin werden hygienische Gesichtspunkte zur Verhinderung einer Keimverschleppung dargestellt.

6.1.7
Körperpflege bei immunsupprimierten Menschen

Die Immunantwort des Menschen kann therapeutisch entweder als Nebenwirkung entsprechender Medikamente oder im Zusammenhang einer Transplantation gezielt unterdrückt oder abgeschwächt werden. Dadurch kann sich die Normalflora des Menschen negativ auswirken. So stammt bei ihm die Mehrzahl der Infektionserreger aus der eigenen Bakterienflora. Zudem können Mitglieder der Normalflora nach vorausgegangener negativer Beeinflussung, z. B. bei einem transurethralen Blasenkatheter, einer Verbrennung oder viralen Infektion, eine Superinfektion oder nosokomiale Infektion hervorrufen.

Funktionen der Hygiene. Wichtig ist auch bei diesen Menschen die konsequente Beachtung der Standardhygiene. Häufige und sorgfältige Händehygiene gelten als die effektivste Maßnahme zur Vorbeugung exogener Infektionen. Bei besonders gefährdeten Patienten sind zusätzliche Schutzmaßnahmen erforderlich. So soll vor dem Waschen das Wasser nach Aufdrehen des Wasserhahnes für etwa eine Minute laufen gelassen werden. Damit können Wasserkeime weggespült werden, die sich im stagnierenden Wasser am Auslass möglicherweise angesammelt haben. Leitungswasser kann für die Körperpflege ohne Einschränkung verwendet werden. Es können auch milde Seifen verwendet werden. Antimikrobielle Seifen stören eher das ökologische Gleichgewicht der Haut. Ihr Einfluss auf die Zahl

Tabelle 6-1-4: Konsequenzen der Körperpflege bei Inkontinenz

Empfehlungen	Begründung
Verunreinigungen durch Kot, Urin, Blut und Sekrete vor der Körperwaschung entfernen	Vermeiden der Keimverschleppung (Fäkalkeime) auf andere Körperregionen und die Umgebung
Danach neue Schutzhandschuhe anziehen	
Mehrmals tägliche schonende Hautreinigung nach Urin- und Stuhlausscheidung	Hautreizungen durch Einwirkung des Urins oder Stuhls auf die Haut verhindern
■ Mehrmals tägliche Waschung des Intimbereiches nur mit lauwarmem, klarem Wasser ■ Wenn Seifenwaschung erfolgt, möglichst pH-hautneutrale Waschlotionen, rückfettende Seife oder Syndetseife benutzen	■ Seife verändert den schützenden Säureschutzmantel der Haut, weil sie alkalisch ist ■ Sorgfältiges Abspülen von Seifenresten
Vermeiden von «antibakteriellen», «desinfizierend wirkend» deklarierten Waschlotionen	Aufgabe ist, die schützende Normalflora der Haut zu fördern
Zusatz von Essig oder Zitronensaft ins Waschwasser (ein Esslöffel auf eine Waschschüssel)	Schützender Säureschutzmantel wird wiederhergestellt
Auf besonders gefährdete oder bereits rote, gereizte Haut applizieren eines speziellen Hautschutzes, z. B. 3M Cavilon	Bilden eines lang anhaltenden wasserdichten Schutzfilmes vor Irritationen der Haut durch Körperflüssigkeiten
Sorgfältiges Abtrocknen der Haut, nicht rubbeln oder reiben sondern tupfen; evtl. fönen mit niedrigster Temperatur	Restfeuchte fördert Epidermisschädigung mit Hefepilzinfektion
Hautpflege mit Wasser-in-Öl-Präparaten	Konsequente Pflege mit fett- und feuchtigkeitsreichen Produkten lindert Spannungs- und Trockenheitsgefühl
Keine Abreibungen mit alkoholhaltigen Substanzen	Haut trocknet zusätzlich aus, z. B. durch Franzbranntwein
Keine antiseptischen Substanzen auf der Basis von Gerb- oder Farbstoffen benutzen	Hautzustand kann nicht mehr beurteilt werden zytotoxische Substanzen schädigen
Bei Inkontinenz benutzte kontaminierte Waschlappen und Handtücher sofort zur Wäscheaufbereitung geben	Keimverschleppung vermeiden

von Infektionen ist unklar. Teewaschungen mit antiseptisch wirksamen Substanzen (s. Kap. 9.7) fördern eine Abreicherung von Mikroorganismen. Nach dem Waschen, so häufig, wie es für den Menschen angenehm ist, soll die Haut mit einer Körperlotion eingerieben werden, um das Austrocknen zu vermeiden und sie geschmeidig zu halten.

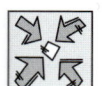

Fazit für die Praxis

Bei den Ansprüchen hygienebewusster Körperpflege wird deutlich, wie umfassend hygienische Hintergründe pflegerischen Handelns sind. Gehörte die Körperpflege zu Tätigkeiten, für die es hieß: «Waschen kann jeder», wird die Notwendigkeit professioneller Standards mit ihren begründeten Bezügen zur hygienischen Sicherheit für Tätigkeiten wie diese deutlich.

6.2 Förderung der Atmung

Auf die Atmung bezogene hilfreiche, entweder lebenslang oder in speziellen Lebenssituationen auszuführende hygienische Maßnahmen werden nachfolgend geschildert.

Einleitung

Der Atemtrakt erstreckt sich im oberen Teil von der Nase bis zum Kehlkopf (Larynx) und die unteren Atemwege vom Kehlkopf bis zu den Lungenbläschen (Alveolen). Die Lungen haben eine Resorptionsfläche von 100 bis 140 m^2.

Eine Reihe vorbeugender Maßnahmen können den Menschen in der Abwehr von Atemwegsinfektionen unterstützen, beim organgesunden Menschen wie bei körperlichen Handikaps. Sie unterstützen das Konzept Hygiene als Teil einer präventiven Medizin.

Risiken

Infektionen der oberen Atemwege sind vorwiegend gefahrloser Natur. Gelegentlich entwickeln sie sich zu schweren Infektionen der unteren Atemwege (Kap. 9.3).

Unter anderem in der hohen Zahl krankenhauserworbener Pneumonien (Letalität im ambulanten Bereich 1 % gegenüber bis 20 % im Krankenhaus) liegt ein Grund für die Ausweitung von Heimventilation (Kap. 6.8) für chronische Hypoventilationssyndrome. Damit werden u. a. Ventilationsstörungen erfasst bei neuromuskulären Erkrankungen (z. B. das zentrale Schlafapnoesyndrom, die Polyradikulitis) und einschränkende Erkrankungen von Skelett (z. B. die Kyphoskoliose).

Konkrete Hygienehinweise zur Atemförderung

Die Möglichkeiten für eine Infektabwehr und Förderung möglichst gesunder Atmung unterteilen sich in lebenslange pflegerische Maßnahmen und spezielle hygienische Maßnahmen. Lebenslange pflegerische Hygienemaßnahmen:

- Hygienische Mundpflege
- Hygienische Nasenpflege
- Verhindern von Aspirationsschäden

6.2.1
Hygienische Mundpflege

Durch korrekte Mundpflege können Infektionsrisiken oft auffällig reduziert werden. Es besteht häufig die Vorstellung, dass Menschen, die nicht durch den Mund, sondern z. B. mit Sonde ohne Kauen ernährt werden, keiner Mundpflege bedürfen. Eine korrekt hygienisch durchgeführte Mundpflege stimuliert jedoch den bei intravenöser (parenteraler) oder Sondenernährung stark eingeschränkten Speichelfluss reflektorisch durch die Geschmackswahrnehmung. Zudem

wird beim Menschen, der zeitweise oder lebenslang keine Nahrung durch den Mund aufnimmt, Wohlbefinden gefördert, wenn er eine intakte Mundschleimhaut und Zunge, geschmeidige Lippen und belagfreie Zähne hat. Eine gute Funktion der Mundschleimhaut und der Speicheldrüsen spielt außerdem eine wichtige Rolle bei der Kommunikation, beschwerdefreien Nahrungsaufnahme und freieren Atmung sowie bei der Vorbeugung entzündlicher Atemwegserkrankungen. Speichel wirkt reinigend und hat durch seinen Gehalt an Abwehrstoffen (z. B. Lysozymen, sekretorisches Immunglobulin A) eine antibakterielle und antivirale Wirkung. Intakte Mundschleimhaut und Zunge haben durch einen besonderen Abwehrstoff, Defensine genannt, eine schützende Funktion gegen die in der Mundhöhle vorhandenen Bakterien, Pilze und Viren.

Durch Mundpflege im Sinne einer effektiven Zahn- und Mundhygiene kann die Mundhöhle und -schleimhaut intakt und frei von Infektionen, und Zähne und Zahnfleisch gesund gehalten werden. Austrocknen der Schleimhäute wird verhindert. Veränderungen, wie Aphthen, Erosionen, Zustandsveränderungen der Lippen, z. B. Rhagaden oder Herpes-simplex-Infektionen sowie der Feuchtigkeitszustand können frühzeitig erkannt und beurteilt werden.

Insbesondere bei bereits entstandenen Atemwegserkrankungen ist auf eine sorgfältige Mundhygiene zu achten. Besonders beim Atmen durch den Mund, nach Erbrechen, Absaugen oder Abhusten von Sekret besteht diese Notwendigkeit. Damit lassen sich Mundgeruch verursachende Beläge von Zähnen, Zahnfleisch und Schleimhäuten entfernen.

Der Einsatz von Tees zum Trinken und zur Mundpflege findet zunehmend Zuspruch in der Pflege. Dazu ein paar wichtige Hinweise:

- Die meisten Trinktees sind Heilmittel, denn sie enthalten viele wirksame Substanzen, die eine Vielzahl von Beschwerden lindern oder heilen können. Sie eignen sich deshalb nicht zum Durstlöschen oder Dauergebrauch. Sie sollten gezielt und kurmäßig bei Beschwerden angewendet werden, langdauernder Einsatz kann schädigen.

- Unbedingt sich an Dosierungsempfehlungen halten, Überdosierungen können auch bei Pflanzen unerwünschte Wirkungen nach sich ziehen – denn nicht viel hilft viel!

- Tee wirkt und schmeckt am besten, wenn er direkt vor Gebrauch zubereitet und warm getrunken wird. Sinnvoll ist, den Tee in einer Thermoskanne anzubieten. Tee bei der Zubereitung auf Geschmack überprüfen, er soll nicht quälen.

- Zucker, Honig, Süßstoff nur auf ärztliche Anordnung zugeben.

Funktionen der Hygiene zur Mundpflege. Bei der Pflege des Mundes sind folgende hygienischen Hinweise zu beachten:

- Motivieren Sie den Pflegebedürftigen oder unterstützen Sie ihn beim regelmäßigen Reinigen der Zähne und des Mundraumes. Es sollten keine Essensreste in der Mundhöhle verbleiben. Eine Zahnprothese sollte möglichst nur zur Reinigung herausgenommen werden.

- Wenn Sie die Pflege für den Betreuten ausführen, nutzen Sie Schutzhandschuhe, nachdem Sie vorher Ihre Hände desinfiziert haben.

- Zähneputzen, andere präventive Mittel wie Spülungen und Zahnpflegekaugummi mit Xylitol sind hilfreich, wenn der Gesundheitszustand und Behinderungen die Fähigkeiten des Hilfsbedürftigen einschränken, Mundhygiene effektiv durchzuführen. Lassen Sie oder spülen Sie beim Hilfsbedürftigen gründlich die Wangenschleimhaut, das Zahnfleisch und die Zunge mit heilungsfördernden und mild desinfizierenden (antiseptischen) Lösungen (Tab. 6-2-1). Wenn Aspiration droht, z.B. im Liegen, soll Oberkörperhochlagerung diese Gefahr reduzieren.

- Besteht eine ärztliche Anordnung zur Verwendung spezifischer medikamentöser Lösungen (z.B. eine desinfizierende Hexetidin-Lösung oder ein Antimykotikum) werden diese erst nach der Pflege auf die Mundschleimhaut gebracht. Es handelt sich nicht um Mundpflegesubstanzen! Als Risiko tritt sonst ein, dass der Mangel bestimmter ge-

Tabelle 6-2-1: Einige antimikrobiell wirksame Teesorten

Teedroge	Trinken oder zur Mundpflege auf 150 ml Wasser (TL = Teelöffel)	Indikationen, Wirkung
Birkenblätter	1 bis 2 Esslöffel mit kochendem Wasser überbrühen	Ausschwemmung von Bakterien aus Harnwegen, Durchspülungstherapie
Kamillenblüte	¼ TL Droge mit kochendem Wasser ansetzen, nur eine Minute ziehen lassen	Mundpflege, Harnwegsinfektion, z.B. mit MRSA. In der Urinprobe deutliche Zunahme von Hippursäure festzustellen (Hippursäure = Abbauprodukt pflanzlicher Phenolverbindungen). Wirkstoffspiegel im Urin blieb bis zwei Wochen nach Beendigung der Trinkkur erhöht
Ringelblüte	1 bis 2 TL mit kochendem Wasser überbrühen, zehn Minuten ziehen	Mund- und Rachenraumentzündungen; wirkt heilungsfördernd
Salbeiblätter	1 TL mit kochendem Wasser überbrühen, 15 min ziehen	Entzündungen von Mundhöhle und Rachen. Hauptkomponenten des ätherischen Öls sind Thujon, Cineol und Campher mit antibakterieller, virustatischer und fungistatischer Wirkung
Schafgarbenkraut	2 TL Droge mit kochendem Wasser (500 ml) ansetzen, zehn Minuten ziehen lassen	Entzündungen von Mundhöhle und Rachen, ätherisches Öl wirkt antibakteriell und entzündungshemmend
Thymiankraut	¼ TL Droge mit kochendem Wasser ansetzen, nur zwei Minuten ziehen lassen	Thymiankraut besitzt auswurffördernde und sekretionsanregende Wirkungen bei Erkältungen und weiteren Atemwegserkrankungen. Hauptinhaltsstoffe: Thymol als Phenolverbindung sowie Carvacrol. Starke Wirkung gegen Bakterien, Pilze und Viren

ruchsbeseitigender, so genannter methylo-
thropher Bakterien als Bestandteil der normalen Mundflora, zu übermäßigem Mundgeruch
führt (Wood, 2005).

■ Bei stark Abwehrgeschwächten sollte das für
die Mundpflege benötigte Wasser abgekocht
werden, weil Aspirationen zu Infektionen in
den Atemwegen führen können.

■ Das STEP-Gremium empfahl, den oralen
Gesundheitszustand in das Assessment mit
einzubeziehen und eine Untersuchung der
Mundhöhle vorzunehmen (Sandholzer, 2004).
Empfehlung des Gremiums: A2 (empfohlen).

Beachten Sie zu Tees folgende Herstellungshin-
weise:

■ Tee vor Licht geschützt in Blechdosen oder
dunklen Gläsern aufbewahren. Vorratsgefäße
für Tee nicht am Herd stehen lassen. Zur Erhaltung des Aromas den Tee immer zugedeckt
ziehen oder kochen lassen und aufbewahren.
Stark gechlortes Wasser vorher etwas länger
kochen lassen.

■ Zum Vermeiden von nosokomialen Infektionen durch inadäquat zubereiteten Tee (Kniehl
et al., 2001) nie abgestandenes Boilerwasser
benutzen. Nur frisch gekochtes Wasser zum
Aufbrühen verwenden, kein kontaminiertes
kaltes Wasser zumischen, Standzeit des zubereiteten Tees auf ca. 8 h beschränken.

■ Werden Teebeutel angewandt, ist es wichtig,
dass die Oberfläche dieser Aufgusshilfe möglichst groß ist. An den Geschmack von lose
aufgebrühten Teeblättern kommen jedoch
auch die größten Beutel nicht heran. Und lassen Sie die Finger von vorgefüllten Heil-
kräuterteebeuteln aus dem Supermarkt – sie
enthalten vielfach sehr schlechte Qualitäten
an Inhaltsstoffen.

■ Kontamination der Mundspüllösungen müssen vermieden werden. Wiederverwendbare
Instrumente, Becher usw. können thermisch
oder durch Wischdesinfektion mit 70 % Alkohol aufbereitet werden. Sterilität ist nicht
erforderlich.

6.2.2
Hygienische Nasenpflege

Üblicherweise unterstützen wir die natürliche
Reinigung der Nasengänge durch Naseputzen
oder andere Manipulationen, um trockenes Na-
sensekret zu entfernen. Ist der Pflegebedürftige
dazu nicht in der Lage, können sich durch Austrocknen Borken bilden und fortgeleitete Entzündungen der Nasenschleimhaut entstehen. Sie
erschweren eine normale Atmung, was uns als
Missempfinden bei einer Erkältung bekannt ist.
Nasal liegende Magen- oder Sauerstoffsonden
reizen durch dauernden Druck oder Reiben und
fördern Druckulzerationen der Schleimhaut.

Funktionen der Hygiene zur Nasenpflege. Bei
der Pflege der Nase sind folgende hygienischen
Hinweise zu beachten:

■ Die Nasengänge können mit einem jeweils
frischen Watteträger mit NaCl 0,9 % oder
Nasensalbe gereinigt werden. Geeignet sind
zudem Bepanthen-Lösung/-Salbe, die epithe-
lisierend und feuchtigkeitsbindend wirken.

■ Beim Spülen von Mund und Rachen kann
sinnvollerweise eine Spülung der Nasengänge
durchgeführt werden. Über einen dünnen
Absaugkatheter wird die Spüllösung (z. B. sterile NaCl-Lösung 0,9 %) in die Nasengänge
und den Mund-Rachen-Raum gespritzt und
anschließend vorsichtig (Blutungsgefahr) wieder abgesaugt (Kap. 6.8).

6.2.3
Verhindern von Aspirationsschäden

Bei unvollständigem Entfernen des Sekrets aus
dem Rachenraum entsteht die Gefahr, dass sich
Menschen verschlucken (Aspiration). Dies kann
als stille Aspiration durch einen gestörten
Schluckakt, durch flache Lagerung oder entlang
liegender Ernährungssonden (Mikroaspiration)
aus dem Verdauungstrakt geschehen und Speichel
in untere Anteile der Atemwege verschleppt und
Infektionen verursacht werden. Vorgebeugt werden kann dies durch Entfernen von Sekret und
fachgerechtes Lagern des Pflegebedürftigen.

Funktionen der Hygiene zum Entfernen von Sekret. Es handelt sich um Sekret, evtl. aus medikamentös oder krankheitsbedingter erhöhter Sekretion aus den oberen Atemwegen, darüber hinaus kann sich Flüssigkeit aus dem Magen und oberem Verdauungstrakt (Verdauungsenzyme, Darmbakterien) in diesem Bereich sammeln. Daher ist Mundhygiene (Kap. 6.1) regelmäßig durchzuführen, evtl. verbunden mit einem Absaugen von Atemwegssekret (Kap. 6.8).

Funktionen der Hygiene zur korrekten Lagerung und Mobilisation. Auswirkungen auf das Herz, den Kreislauf sowie die Atmung sind bei jedem Lagewechsel durch Druckentlastung mit korrekter Lagerung und Mobilisation festzustellen. Zum Beispiel kann ein pulmonales Ödem in die schwerkraftabhängigen Lungenabschnitte abgesenkt werden, beim Drehen in eine andere Position, besonders aus dem Rücken- in die Bauchlage, wird diesem Mechanismus vorübergehend entgegengewirkt. Praktisch ist die Lagerungstherapie, eine etablierte therapeutische Maßnahme, mit der in der Regel eine akute, wenn auch passagere Verbesserung der Oxygenisierung erreicht wird (Engelmann, 2005). Damit wird Atemwegsinfektionen bei Pflegebedürftigen durch Fördern des Austausches von Atemgasen vorgebeugt. Neben der möglichst weitgehenden Mobilisation auch des beatmeten Patienten, z.B. im bequemen Liegesessel, fördert ein regelmäßiger Lagewechsel eindrucksvoll den Gasaustausch. In Seitenlage und noch stärker in Bauchlage werden mehr gesunde Bereiche belüftet. Die entzündlichen Sekrete und der Schleim können leichter abfließen. Lagerungstechniken, bei denen der Patient auf dem Rücken liegen kann (z.B. V- oder Schiffchenlagerung, T-Lagerung), dehnen durch gezielte Hohllagerung den Brustkorb und führen zur besseren Belüftung der Lungen.

Spezielle hygienische Maßnahmen zur Infektabwehr

Zu den speziellen hygienischen Maßnahmen zur Infektabwehr zählen:

- Inhalationen
- Atemluftanfeuchtung

6.2.4
Inhalationen

Gut eignet sich Inhalieren zur Anfeuchtung der Atemluft, zur Vorbeugung von Atelektasen und Pneumonie. Auch ist Inhalieren eine gute Methode zur therapeutischen Gabe (Applikation) von Medikamenten. Vor allem für asthmakranke Kinder gibt es kaum Alternativen. Nur die vernebelten Medikamente eines Dosieraerosol mit Vorschaltbehälter, so genannte Spacer, bringen das Medikament ähnlich gut in die Lunge ein. Inhalationsgeräte vernebeln entweder mit:

- Druckluft
- Ultraschall oder mit einem
- Treibgas beim Dosieraerosol

Ein druckluftbetriebenes Inhalationsgerät besteht aus einem Druckluftkompressor und einem separaten Vernebler, mit dem eine Inhalationslösung, wie z.B. Kochsalz, ätherische Öle und andere Medikamente vernebelt, d.h. in feine Aerosoltröpfchen gewandelt wird. Der daraus entstehende Dampf wird bei Kleinkindern, die die Atemtechnik mit einem Mundstück noch nicht beherrschen, durch eine Atemmaske vor Mund und Nase eingeleitet. Die Atemmaske wird auch vor eine Tracheotomie (Luftröhrenschnitt) gehalten, um die Luftfeuchtigkeit in den Atemwegen zu erhöhen und Lungensekret zu lockern. Eine Inhalation mit Kochsalz kann hilfreich sein, wenn das Sekret des Pflegebedürftigen zäh oder dickflüssig sein sollte und kann bei Bedarf mehrmals täglich durchgeführt werden.

Beim Ultraschallgerät konzentriert sich die von einem Ultraschallgeber abgegebene Energie auf der Flüssigkeitsoberfläche sterilen Wassers oder des Inhalationsmedikamentes, der Nebel entsteht an der Flüssigkeitsoberfläche.

Funktionen der Hygiene zur Inhalation. Verunreinigte Inhalationsgeräte oder zur Inhalation bestimmte Medikamente können gefährliche Infektionen auslösen. Schuld sind Keime, z.B. Pseudomonas aeruginosa, die sich im feuchten Gerät vermehren. Zudem wirkt eine sorgfältige Händehygiene infektionsvorbeugend.

Inhalationsgeräte. Die Medikamentendosis ist so zu wählen, dass bei einem Inhalationsvorgang das gesamte Inhalat verbraucht ist. Trotzdem müssen Mundstück und Vernebleroberteil des Therapieverneblers mit Medikamentenbecher bei Verwendung an einem Patienten täglich (RKI IA) gewechselt und thermisch desinfiziert werden (RKI IB). Das Gerät soll zerlegt und die Teile heiß abgespült und ausgekocht werden. Zu Hause ist es möglich, die Teile z. B. in der Geschirrspülmaschine zu reinigen, danach sind sie wieder einsatzbereit. Alternativ können sie nach Spülen mit Geschirrspülmittel und Abspülen unter fließendem Wasser auch für drei Minuten in kochendes Wasser gelegt werden. Die Aufbereitung in der Geschirrspülmaschine ist zwar keine regelrechte Desinfektion; diese Art der Aufbereitung reicht jedoch bei Benutzung des Gerätes durch eine Person aus. Wesentlich ist das anschließende gründliche Trocknen, z. B. mit frischen gebügelten Geschirrtüchern und die staubfreie Aufbewahrung, nicht im feuchten Baderaum. Sehr gut bewährt hat sich die thermische Aufbereitung im Vaporisator, einem kostengünstigen Gerät zur thermischen Desinfektion von Babyfläschchen (Abb. 4.2.2).

Muss in Ausnahmefällen eine chemische Desinfektion angewendet werden, sind durch Ausspülen des Verneblers mit sterilisiertem Wasser Desinfektionsmittelrückstände zu beseitigen. Alles in allem ist die chemische Aufbereitung wesentlich aufwändiger und nicht so sicher.

Ultraschallvernebler. Die Verneblerkammer, der Nebel- und Gebläseschlauch sind täglich mit Hitze zu desinfizieren. Werden keine geschlossenen sterilen Einmalwassersysteme angewendet, sind Wasserflasche und Schläuche mindestens täglich zu wechseln und dabei das äußere Gerät mit umweltfreundlichem Reiniger abzuwischen.

Dosieraerosole (Taschensprays). Diese weitere Form der Inhalationstherapie soll nur von einer Person benutzt werden. Wichtig ist, inhalatives Steroid nur mit vorgeschaltetem Ausdehnungsgefäß (Spacer) anzuwenden. Diese verringern die Belastung der Mund- und Rachenschleimhäute, wo es leicht zu einer Mundhöhlentzündung (Stomatitis) oder Pilzinfektion (Soor) als unerwünschte Nebenwirkung des Medikaments kommen kann. Sinnvoll ist nachfolgendes Mundspülen bzw. Zähneputzen.

6.2.5
Atemluftanfeuchtung

Schleimhäute verfügen nur über einen geringen Verdunstungsschutz und sind auf ihre hohe Feuchte zur Erhaltung ihrer Funktionen angewiesen. Die Neigung zu Infekten wird durch kalte, trockene Luft und Feinstaub gefördert. Deshalb muss Atemluft ausreichend befeuchtet, erwärmt und gefiltert werden. Zudem ist eine erhöhte Luftfeuchtigkeit förderlich für die Atmung, da Sauerstoff dann über die Alveolen leichter in die Blutbahn gelangt.

Bei der normalen Atmung des Gesunden durch die Nase wird die Atemluft durch die Schleimhaut der Nase mit ihren feinen Härchen gereinigt sowie durch die Schleimhäute in den oberen Atemwegen befeuchtet und durch die Körpertemperatur erwärmt.

Atmet ein Mensch nur durch den Mund, wird die Luft nicht ausreichend angefeuchtet. Dieses Manko besteht auch bei der Atmung durch eine Trachealkanüle (Kap. 6.8), wo die Luft unter vollständiger Umgehung der oberen Atemwege direkt in die unteren Atemwege gelangt. Der Körper kann die Atemluft nicht ausreichend aufbereiten, wodurch diese Vorgänge, auch Atemluftkonditionierung genannt, durch geeignete Maßnahmen künstlich ersetzt werden müssen. Maßnahmen zur Reduzierung dieser Risiken sind u. a.:

- Erhöhen der relativen Luftfeuchtigkeit
- Nutzen einer künstlichen Nase
- Anfeuchten des zugeführten Sauerstoffs
- mehrmals täglich ausgiebige Inhalationen, z. B. mit NaCl 0,9 % (Kap. 6.2.4)

Ein tracheotomierter Betreuter ist in besonderem Maße auf eine ausreichende Luftfeuchtigkeit angewiesen, sodass die Benutzung eines Raumluftbefeuchters hilfreich sein kann.

Funktionen der Hygiene zum Raumluftbefeuchter. Speziell während der Wintermonate sind Räume oft überheizt und die Luft sehr trocken, in manchen Regionen oder klimatisierten Räumen ist dies sogar ganzjährig der Fall. Ziel muss es sein, in den Aufenthaltsräumen des Betreuten eine relative Luftfeuchte von > 50 % zu erreichen. Raumluftbefeuchter leiten Raumluft durch einen Wasserbehälter, in dem die Luft mit Feuchtigkeit angereichert wird, bevor sie wieder in den Raum entlassen wird. Zusätzlich kann der Feuchtigkeitsgehalt der Atemluft durch mehrmals tägliches rasches Durchlüften des Aufenthaltraumes des Betreuten verbessert werden.

Ziel ist eine kontaminationsfreie Atemluftbefeuchtung. Eine hygienische Händedesinfektion ist vor jeder Manipulation an Medikamentenverneblern oder Sauerstoffbefeuchtern durchzuführen (RKI IA). Alle Handhabungen müssen mit Schutzhandschuhen ausgeführt werden. Raumluftbefeuchter müssen mindestens täglich gereinigt werden, da sie optimale Lebensbedingungen für Bakterien bieten.

Die zunehmende Verwendung von Luftbefeuchtern im privaten Bereich, insbesondere von Kaltverneblern auf Ultraschallbasis (Zimmerspringbrunnen) mit Schmuckelementen (Steine, Beleuchtung o. Ä.) fördert bei den so Exponierten, d. h. den diesem Gerät ausgesetzten Abwehrgeschwächten, Fieber, Husten und weitere pulmonale Symptome. Im Befeuchterwasser können Bakterien, Schimmelpilze und Hefen nachgewiesen werden, auch wenn steriles Aqua dest. zum Befeuchten verwendet wird. Natürlich verkeimt auch steriles Aqua dest. nach ungefähr einem Tag, es hat lediglich den Vorteil, dass es entmineralisiert ist. Ein Ultraschallvernebler als Raumluftbefeuchter, der nicht täglich desinfiziert wird, ist ungeeignet für ein Krankenzimmer, es besteht die Gefahr der allergischen Alveolitis (Müller-Wening, 2006).

Funktionen der Hygiene zur nichtinvasiven Beatmung. In der nasalen CPAP-Therapie (continuous positive airway pressure) hilft ein beheizbares Befeuchtersystem, unangenehme Trockenheit der oberen Atemwege zu vermeiden. Das Füllwasser muss weder destilliert noch steril sein, da bei Befeuchtern dieses Typs kein Primäraerosol entsteht, sondern Wasserdampf. Dieser ist jedoch immer keimarm. Lediglich ein Abkochen des Wassers empfiehlt sich, es ist dann kalkfreier (Wenzel, 2004).

Funktionen der Hygiene zur künstlichen Nase. Wenn der Betreute nicht künstlich beatmet wird, aber tracheotomiert ist, können «künstliche Nasen» verwendet werden, an die der Schlauch eines Sauerstoffspenders angeschlossen werden kann. Wärme und Ausatemluft wird im Filter zurückgehalten und zur Klimatisierung der Einatemluft genutzt. Alternativ gibt es spezielle Sauerstoffadapter, die auf «künstliche Nasen» aufgesteckt werden können. Der Sauerstoffschlauch wird direkt mit diesem Adapter verbunden und Sauerstoff wird somit angefeuchtet eingeatmet. Eine künstliche Nase sollte gewechselt werden, wenn sie feucht oder nicht mehr sauber ist, mindestens jedoch einmal täglich. Zum Absaugen von Sekret kann sie zwischenzeitlich auf einer sauberen Unterlage abgelegt werden.

Funktionen der Hygiene zur Sauerstoffanfeuchtung. Der angebotene reine Sauerstoff ist trocken und muss, um Schäden zu vermeiden, bei O_2-Verabreichung > ca. 1 h angefeuchtet werden. Werden nachfüllbare Sprudlerflaschen für die Sauerstoffanfeuchtung verwendet, muss eine Befüllung der jeweils thermisch aufbereiteten

Verneblerflasche mit sterilem Aqua dest. im 48-stündigem Wechsel (Sitzmann, 2000) erfolgen (RKI IB). Geschlossene Sterilwassersysteme können bis zur Entleerung des Sterilwassersystems (z.B. Respiflo) ohne hygienische Probleme und ohne zeitliche Begrenzung verwendet werden. Dies wird durch die spezielle Herstellungsweise ermöglicht. Bedingung ist ein absolut hygienischer Umgang mit Wechsel der Sauerstoffsonde/-brille und des Verbindungsschlauches alle 48 h (RKI IB). Es empfiehlt sich, angebrochene Flaschen während der Phase der Nichtbenutzung mit einem neuen Verbindungsschlauch zu versehen und dann eine O_2-Sonde mit einer belassenen Verpackung zu fixieren. So ist die Sauerstoffentnahme für den nächsten Bewohner hygienisch einwandfrei vorbereitet.

Fazit für die Praxis

Penible Sauberkeit sowie hygienisch und fachlich korrekt ausgeführte Unterstützung bei Patienten mit Atemstörungen fördern ein Leben ohne ständige Atemwegsinfektionen.

6.3
Förderung der oralen Ernährung

Die Aufnahme von pathogenen Mikroorganismen mit der Nahrung kann zu vielen verschiedenen Infektionen führen. Sie können:

■ auf den Magen-Darm-Trakt beschränkt bleiben oder

■ sich von dort auf andere Organe auswirken

In diesem Kapitel werden vorbeugende Hinweise zu nosokomialen Diarrhöen, Grundlagen der Lebensmittelhygiene mit bakteriellen, viralen und parasitären Ursachen von Durchfallerkrankungen und hygienisches Verhalten bei Durchfallerkrankungen besprochen. Hygienische Probleme bei der oralen Nahrungsgabe bei Patienten mit Schluckstörungen und hygienische Aspekte einer alternativen Nahrungsversorgung bei handicaps ergänzen dieses Thema. Hygieneprinzipien bei langzeit-enteraler Ernährung werden in Kapitel 6.11 ausgearbeitet. Die für die Ernährung bedeutungsvollen Formen der Leberentzündung (Hepatitis A und E) werden in Kapitel 9.5 behandelt.

Einleitung

Infektiöse Diarrhöen. Jede Minute sterben sieben Kinder durch infektiöse Durchfälle! Mit jährlich vier Millionen tödlichen Diarrhöen weltweit ist sie eine der wichtigsten Ursachen der Mortalität bei Kindern in Entwicklungsländern. Diarrhöen haben hierzulande eine Beziehung zu:

■ Lebensmitteln

■ behandlungsbedingten Faktoren, insbesondere beim älteren oder immunsupprimierten, d.h. abwehrgeschwächten, Kranken und beim Patienten unter Chemotherapie. Es können Medikamente wie z.B. Antibiotika, Arzneimittelzusätze oder osmotisch wirksame Substanzen, z.B. enterale Ernährungslösungen Diarrhöen auslösen

■ Pathogenen, wie z.B. Clostridium difficile-Toxin-assoziierte Diarrhöen und Noroviren bei nosokomialen Ausbrüchen, d.h. bedingt durch einen Aufenthalt in Krankenhaus oder Altenpflegeheim.

Um Erkrankungen der Schleimhäute des Magen-Darm-Traktes zu beschreiben, die durch Mikroorganismen oder deren Toxine verursacht werden, erläutert **Abbildung 6-3-1** verschiedene Begriffe.

Die Dünn- und Dickdarmoberfläche beim Erwachsenen beträgt 150 bis 200 qm, dazu misst im Vergleich die Hautoberfläche ca. 2 qm. Diese Oberfläche und das Darmlumen sind mit 10^{14} Keimen besiedelt, das bedeutet 1 000 000 000 000 000 Keime. Sie verteilen sich auf etwa 500 verschiedene Arten. Die wichtigsten bakteriellen, viralen und parasitären Erreger sind in **Tabelle 6-3-1** dargestellt.

Obwohl wir immer eine große Zahl von Mikroorganismen aufnehmen, gelingt es diesen aufgrund der Abwehr des Körpers selten, die Pas-

Gastroenteritis oder Enterokolitiden sind Erkrankungen der Schleimhäute des Magen-Darmtraktes, die durch Miroorganismen oder deren Toxine verursacht werden. Leitsymptome sind Übelkeit, Erbrechen, Durchfall und abdominelle Beschwerden.

Diarrhö wird eine zu häufige und zu wenig konsistente Stuhlausscheidung in zu großer Menge (also: zu viel, zu oft, zu flüssig) genannt. Sie geht üblicherweise aus einer Erkrankung des Dünndarms hervor und führt zu einem gesteigerten Flüssigkeits- und Elektrolytverlust.

Dysenterie wird eine entzündliche Erkrankung des Gastrointestinaltrakt (GIT) genannt, die häufig mit Blut und Eiter im Stuhl verbunden ist und von Schmerzen, Fieber und Unterleibskrämpfen begleitet wird. Sie ist meist auf Erkrankungen des Dickdarms zurückzuführen.

Enterokolitis heißt eine Entzündung der Schleimhaut von Dünn- und Dickdarm.

Als **Lebensmittelinfektion** wird eine mit Lebensmitteln assoziierte Infektion genannt, bei der die Erreger **(Tab. 6-3-1)** über den fäkal-oralen Weg **(Tab. 6-3-2)** mit den Lebensmitteln in den menschlichen Körper gelangen.

Mit **Lebensmittelintoxikation** bezeichnet man eine Vergiftung, bei der sich unter geeigneten Bedingungen Mikroben, z.B. Bakterien wie C. botulinum, S. aureus sowie Pilze wie z.B. Aspergillus flavus in der Nahrung vermehren und ihre Toxine produzieren können. Die Erkrankung wird durch Enterotoxine im verzehrten Lebensmittel verursacht. Es kann auch das Toxin abgetöteter Keime trotz Kochen aktiv im Lebensmittel bleiben. 4–6 h nach Aufnahme der toxinhaltigen Nahrung tritt die Wirkung ein, die Symptome bilden sich meist innerhalb von 24 h zurück («Die Krankheit geht so schnell wie sie gekommen ist»).

Bei einer **Lebensmittelinfektion** gelangen die Pathogene über den fäkal-oralen Weg (= 4 F-Weg) mit den Lebensmitteln in den menschlichen Körper (= mit Lebensmitteln assoziierte Infektionen). Entweder sind:
- hohe Keimzahlen (z.B. bei Salmonellen zwischen 10^4–10^6) zur Erkrankung notwendig oder
- es genügen wenige (z.B. um 100 Keime bei enterohaemorrhagische Escherichia coli = EHEC)

Abbildung 6-3-1: Begriffe zur Beschreibung von Infektionen des Gastrointestinaltraktes

Tabelle 6-3-1: Auswahl wichtiger bakterieller, parasitärer und viraler Pathogene des Gastrointestinaltraktes

Pathogen	Wachstumsbereich	Abtötung	Infektions-dosis	Mit Nahrung übertragen	Mit Wasser übertragen
Bakterien					
Escherichia coli	4 bis 46 °C	> 60 °C innerhalb von min > 70 °C innerhalb von s	EHEC 100	+	+
Salmonella			Kinder: 100 Erwachsene: 10^6 KBE	+++	+
Campylobacter	Überleben zwischen 4 bis 7 °C über Wochen	kurzzeitiges Erhitzen auf 60 bis 90 °C	> 500	+++	+
Shigella	Über Wochen unter kühlen, dunklen und feuchten Bedingungen	Kurzzeitig (Stunden) sehr säure-resistent, bei längerer Einwirkung säureempfindlich	10 bis 200	++	++
Clostridium perfringens	20 bis 50 °C	Spore als Dauer (Überlebens-)form; hitzeresistent		+++	−
Parasiten (Protozoen)					
Cryptosporidium parvum	Resistent gegenüber Umwelteinflüssen		10 bis 100	+++	+++
Entamoeba histolytica	In feuchter, kühler Umgebung monatelang	Eintrocknen oder > 55 °C		+++	+++
Giardia lamblia	In feuchter Umgebung monatelang		10 bis 25	+++	+++
Viren					
Rotaviren		Umweltstabil	10	+++	+++
Noroviren		Umweltstabil, überleben das Einfrieren und Erhitzen auf 60 °C	10 bis 100	+++	+++

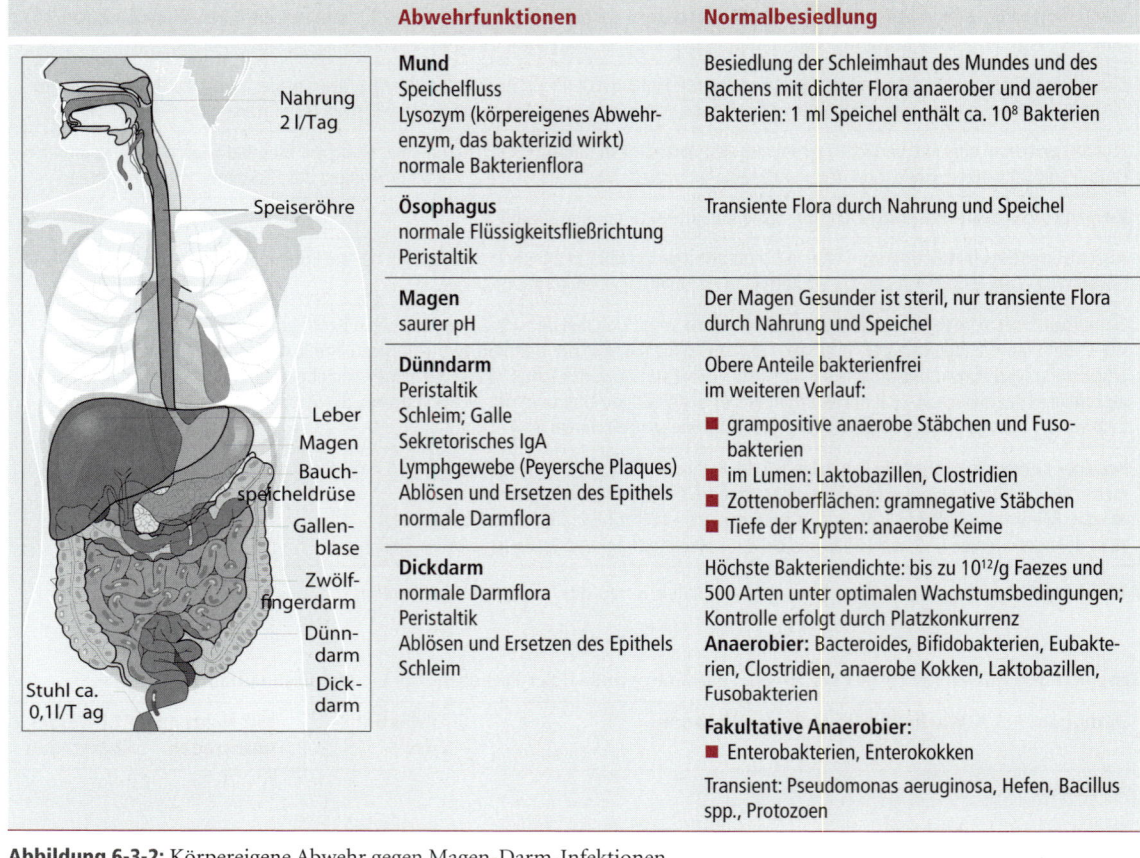

	Abwehrfunktionen	Normalbesiedlung
Nahrung 2 l/Tag	**Mund** Speichelfluss Lysozym (körpereigenes Abwehrenzym, das bakterizid wirkt) normale Bakterienflora	Besiedlung der Schleimhaut des Mundes und des Rachens mit dichter Flora anaerober und aerober Bakterien: 1 ml Speichel enthält ca. 10^8 Bakterien
Speiseröhre	**Ösophagus** normale Flüssigkeitsfließrichtung Peristaltik	Transiente Flora durch Nahrung und Speichel
	Magen saurer pH	Der Magen Gesunder ist steril, nur transiente Flora durch Nahrung und Speichel
Leber Magen Bauchspeicheldrüse Gallenblase Zwölffingerdarm Dünndarm Dickdarm	**Dünndarm** Peristaltik Schleim; Galle Sekretorisches IgA Lymphgewebe (Peyersche Plaques) Ablösen und Ersetzen des Epithels normale Darmflora	Obere Anteile bakterienfrei im weiteren Verlauf: ■ grampositive anaerobe Stäbchen und Fusobakterien ■ im Lumen: Laktobazillen, Clostridien ■ Zottenoberflächen: gramnegative Stäbchen ■ Tiefe der Krypten: anaerobe Keime
Stuhl ca. 0,1l/T ag	**Dickdarm** normale Darmflora Peristaltik Ablösen und Ersetzen des Epithels Schleim	Höchste Bakteriendichte: bis zu 10^{12}/g Faezes und 500 Arten unter optimalen Wachstumsbedingungen; Kontrolle erfolgt durch Platzkonkurrenz **Anaerobier:** Bacteroides, Bifidobakterien, Eubakterien, Clostridien, anaerobe Kokken, Laktobazillen, Fusobakterien **Fakultative Anaerobier:** ■ Enterobakterien, Enterokokken Transient: Pseudomonas aeruginosa, Hefen, Bacillus spp., Protozoen

Abbildung 6-3-2: Körpereigene Abwehr gegen Magen-Darm-Infektionen

sage in den Darm in ausreichend großer Zahl zu überleben. **Abb. 6-3-2** weist auf die beteiligten Abwehrfunktionen im Verdauungstrakt hin.

Durchfall erzeugende Keime machen uns erst krank, wenn die so genannte fäkal-orale Infektionskette in Gang gesetzt wird; wir müssen davon ausgehen, dass die Keime:

■ gegessen und getrunken wurden

■ in ausreichender Anzahl aufgenommen wurden und/oder

■ besondere Eigenschaften aufweisen, damit Infektionen eintreten können.

Erst dann können sie dem Abwehrsystem des Menschen im oberen GIT entkommen und den Verdauungstrakt erreichen. Der fäkal-orale Infektionsweg (= 4 F) in den menschlichen Körper wird in **Tabelle 6-3-2** veranschaulicht. Nosokomial gelangen Darmbakterien meistens durch Mitarbeiter auf dem Weg schlechter oder fehlender Händehygiene ins Essen.

Eine gründliche Beobachtung und anamnestische Fragestellungen bilden die ersten, entscheidenden Schritte zum Management der Beschwerden und der Verhinderung einer Weiterverbreitung. Die hierbei gewonnenen Informationen können richtungsweisend für die Identifikation des Pathogens sein. **Tabelle 6-3-3** gibt einen Überblick über anamnestische Hinweise.

Essen reichen. Diese Form der Ernährung ist mit persönlicher Zuwendung verbunden. Essen bzw. Mahlzeiten sind kleine soziale und oft auch kommunikative Ereignisse, die Freude am Leben vermitteln können und bezüglich ihrer sozialen Wertigkeit nicht zu ersetzen sind. Das Einbezie-

Tabelle 6-3-2: Fäkal-oraler Infektionsweg und präventive Hygieneprinzipien

Finger	Halte die Hände sauber! Beherrsche Deine Hände: manipuliere nicht ständig an Nase, Mund und in den Haaren! Gebe wasserdichte Verbände auf kleine Wunden.
Food (Lebensmittel)	Reduziere den Verzehr von mit Mikroorganismen verunreinigten Lebensmitteln, z. B. in (rohem) Fleisch, Eiern, roher Milch, frischem Gemüse durch ■ adäquate Einkaufsqualität, ■ fachgerechte Aufbewahrung, ■ stimmige Kühlung, ■ passende Kerntemperatur sowie ■ indizierter Reinigung oder Desinfektion kontaminierter Arbeitsflächen.
Faeces (Exkremente)	Wasche die Hände sorgfältig nach WC-Besuch. Lasse eine Stuhlprobe vor der Arbeitsaufnahme im Lebensmittelbereich untersuchen, nach dem Urlaub in südlichen Landschaften mit Durchfall und Erbrechen. Benutze eine Vorbindeschürze beim Umgang mit Lebensmitteln im Pflegebereich.
Fliegen	Halte Fliegen von Lebensmitteln fern: veranlasse Fliegengitter vor geöffneten Fenstern. Leere Abfall- und Komposteimer kurzfristig.

Tabelle 6-3-3: Beobachtungen und anamnestische Hinweise zur Ätiologie einer akuten Diarrhö

Anamnese	Mögliche Pathogene
Blutiger Stuhl	Salmonella, Shigella, Campylobacter, enterohaemorrhagische Escherichia coli, Clostridium difficile
Kürzliche Antibiose oder Chemotherapie	C. difficile, Salmonella
Reiseanamnese (Entwicklungsländer Lateinamerikas, Asiens, Ozeaniens, Afrikas und des Mittleren Ostens)	E. coli, andere Bakterien, Parasiten und Viren
Ähnliche Symptome bei Familie, Freunden, Bekannten	Kontaminierte Nahrung: Staphylococcus, Clostridium, Bacillus cereus, Salmonella
Homosexueller Mann	Herpes, Chlamydia, Erreger von Geschlechtskrankheiten u. a.
Krankenhausaufenthalt	C. difficile
Pflegeheim	Giardia, C. difficile, Salmonella, Shigella, Rotaviren, Noroviren

hen geschulter Angehöriger kann helfen, Engpässe im Bereich der professionellen Pflege zu lindern und gleichzeitig den sozialen Aspekt zu stärken. Neben Voraussetzungen der Hygiene müssen Bedingungen (Kap. 6.3.3) geschaffen werden, dass der Mensch sich nicht verschluckt und keine Nahrung, Flüssigkeit oder Speichel in die unteren Atemwege eindringen.

Ernährung bei handicaps. Viele chronisch erkrankte Menschen sind fehl- und unterernährt. So wurden bei 40 % der Bewohner mit leichter bis mittelschwerer Demenz vom Typ Alzheimer Gewichtsverlust und Unterernährung festgestellt.

Fallbeispiel

Als Frau M., eine Heimbewohnerin mit Demenz sieht, wie der Essenswagen, auf welchem Bananen liegen, kommt, will sie sich eine Banane holen. Eine Mitarbeiterin schlägt ihr auf die Finger und verbietet ihr das: «Die Bananen sind für alle da» ist ihre Äußerung dazu. Dies bemerkt die Praktikantin Ursula. Sie ist irritiert und bespricht dies mit den Mitarbeitern. Es entsteht ein Disput, der bis zur Heim- und Pflegedienstleitung dringt. Die Folge ist, dass der Praktikantin geraten wird, sich einen neuen Praktikumsplatz zu suchen (Hirsch, o. J.).

Die Ernährungsstörungen bei Demenz resultieren aus verschiedenen Defiziten:

■ Aktiver Widerstand gegen die Nahrungsaufnahme infolge situativer Verkennung

■ Desinteresse an der Nahrungsaufnahme als intentionale Störung

■ Fehlendes oder nicht erkanntes Hunger- und Durstgefühl

■ Motorische Störungen des Schluckaktes

■ Strukturelle Gewalt durch Vorenthalten von Nahrung als Durchsetzen institutioneller Regeln (s. Fallbeispiel Frau M.)

Oft können Menschen nach einem Schlaganfall schlecht ihre Nahrung durch Schneiden zerkleinern. Unterernährung schwächt die Widerstandskräfte des Patienten gegen Zusatzerkrankungen und Komplikationen. Um künstliche Ernährung zu vermeiden, sollten Senioren, deren Angehörige und Pflegende wissen, wie wichtig eine ausgewogene Ernährung ist und wie man sie trotz möglicher Probleme einhalten kann (Kap. 6.3.4). Mit dem Wissen um das Risiko von Mangelernährung sollte die Scham fallen, auch unkonventionelle Wege zu gehen.

Risiken

Infektionen des GIT reichen in ihren Auswirkungen von einer leichten, sich selbst limitierenden Durchfallerkrankung bis hin zu schweren, manchmal tödlichen Diarrhöen. Risiken bei diesem Versuch des Menschen, das Pathogen gewaltsam auszustoßen, bestehen in der:

■ Gefahr von Dehydrationszuständen durch hohe Flüssigkeits- und Elektrolytverluste

■ Ausbreitung des Pathogens in die Umgebung mit Gefährdung weiterer Menschen

■ Hautmazeration des Anus bei erhöhten Reinigungs- und Waschaktivitäten.

Schwere individuelle Verläufe oder ein sich abzeichnender nosokomialer Ausbruch innerhalb einer Station oder einer Institution, z. B. durch Noroviren, erfordern ein rasches, entschlossenes Handeln am günstigsten durch ein Ausbruch-Managementteam (Kap. 9.1).

Fieber, Bronchitiden und Aspirationspneumonie können sich beim Fehlen von Schutzreflexen wie Husten, Niesen oder Würgen durch akutes Aspirieren von Nahrung oder Speichel entwickeln, aber auch durch «stilles» Aspirieren, d. h. ohne äußere Symptome. Abhilfe kann durch Befolgen konkreter Sicherheitsregeln erreicht werden.

 ### Konkrete Hygienehinweise

6.3.1
Prävention nosokomialer Diarrhöen durch Mitarbeiterhygiene

Dieser Abschnitt bezieht sich im Wesentlichen auf die Prävention von Lebensmittelkontaminationen während der Speisenzubereitung und -verteilung.

Mitarbeiterhygiene auf Auslandsreisen. Infektiöse Durchfallserkrankungen während Auslandsreisen (Tab. 6-3-3) gehören zu den häufigsten Infektionskrankheiten und stellen nach der Rückkehr zum Arbeitsplatz Küche eine Gefahr dar. Die Übertragung erfolgt in der Regel durch die Aufnahme fäkal kontaminierter Nahrung. Vorbeugende Grundregeln *während des Auslandsurlaubes* lauten:

■ Vermeiden Sie es, beim Duschen und Schwimmen Wasser zu schlucken

■ Putzen Sie in allen Hotels Ihre Zähne immer mit Mineralwasser

■ Trinken Sie nur abgekochtes Leitungswasser wie Kaffee und Tee

■ Verzichten Sie auf Eiswürfel, rohes Fleisch und rohen Fisch

■ Essen Sie nur Obst, das Sie selbst geschält haben

■ Lassen Sie die Hände weg von Wassermelonen. Sie werden gern mit Leitungswasser künstlich schwerer gemacht, da sie dann mehr Geld auf dem Markt bringen

■ Achten Sie auf die Hygiene Ihrer Hände. Verzichten Sie auf bereits benutzte Handtücher.

Hinweis
Eine Reisediarrhö entsteht nicht durch Wechsel der Lebensumstände, Jet Lag, «Reisefieber», Klimawechsel, Staub oder fremde Zusatzstoffe zur Nahrung. Als die Hauptverursacher gelten: Enterotoxigene E. coli, Campylobacter

jejuni, Shigella, Salmonella, Vibrio, Guardia, Rotaviren und Noroviren. Vor diesen pathogenen «Reisemitbringsel» sind die abwehrgeschwächten Betreuten und Bewohner des Altenheimes durch adäquate Hygiene zu schützen.

Eine Stuhluntersuchung vor Arbeitsbeginn nach einem entsprechenden Urlaubsaufenthalt empfiehlt sich daher bei Mitarbeitern, die mit Lebensmitteln arbeiten.

Mitarbeiterhygiene beim Zubereiten von Speisen. Wichtige hygienische Vorsorgemaßnahmen sind folgende:

Händehygiene. Beim Zubereiten von Speisen und Probieren von Speisen spielen die Hände eine wichtige Rolle, daher ist die Händehygiene sorgfältig zu beachten durch das

- Händewaschen und der Händedekontamination, also gleichzeitiges Reinigen und Desinfizieren

- Verwenden einer Handbürste nur in Ausnahmefällen bei stark verschmutzten Händen

- Kurzhalten der Fingernägel

- Beachten des Trageverbotes für Fingerschmuck wie Ringen, auch Eheringe, Armreife und Armbanduhr. Eine korrekte Reinigung der Hände ist damit nicht möglich, Desinfektionswirkstoffe schädigen darunter eher.

- Waschen und gründliches Abtrocknen nach Benutzen der Toilette sowie dem Desinfizie-

Tabelle 6-3-4: Keimabgabe unter Beteiligung von Finger und Mund

Keimabgabe durch	Anzahl der dabei abgegebenen Keime
Fingerkuppe	20 bis 100/cm^2
Hand	Einige Tausend
Einmal Niesen	10^4 bis 10^6
Speichel	10^6 bis 10^8/ml
Nasensekret	10^6 bis 10^7/ml

ren der Hände mit einem alkoholischen Desinfektionsmittel, zur gegenseitigen Kontrolle am besten auf dem Küchenflur. Alkohol immer nur auf vollständig trockene Hände geben.

- Vermeiden von Hautschäden durch sorgfältige Hautpflege und Schutz der Haut vor Kälte im Winter

Auf die Bedeutung der Finger und des Mundes sowie die Keimabgabe durch den Menschen weist **Tabelle 6-3-4** hin.
Daraus abgeleitet heißt eine Regel:

Merke
Speisen nie mit dem Finger, sondern immer mit frischem Löffel probieren!

Schutzhandschuhe. Dem eigenen Schutz dienen korrekt getragene Schutzhandschuhe, sie vermeiden zudem den direkten Kontakt der Hände mit den Lebensmitteln. Es eignen sich das Tragen von Handschuhen aus den unterschiedlichen Materialien für die wechselnden Aufgaben beim Umgang mit Lebensmitteln:

- Baumwollhandschuhe während der Speisenportionierung und dem Sortieren von frisch gespültem Geschirr und Besteck

- Latex-Schutzhandschuhe für das Herrichten von ungegartem Geflügel, Fisch, zum Abräumen benutzter Essentabletts, bei Verletzungen an den Händen

- Polyethylenhandschuhe zum Aufschneiden von Wurst und Käse, zum Vermeiden von direktem Kontakt mit bereits gegarten Speisen wie Aufschneiden von Braten

- Haushaltshandschuhe, die aus einem dickeren Latexmaterial bestehen, müssen zu Reinigungsarbeiten und dem Umgang mit Reinigungskonzentraten benutzt werden.

Das Tragen von Schutzhandschuhen macht Hautschutz unter den Handschuhen erforderlich. Bei Hautausschlag, Abszessen, eitrigen Hautverletzungen o. Ä. müssen ein wasserabweisender Verband, Latexschutzhandschuhe oder ein Fingerling getragen werden.

Schuhe. Zweckmäßige Schuhe sind aus Hygiene- und Sicherheitsgründen (Rutschgefahr) erforderlich. Eine regelmäßige Reinigung ist selbst vorzunehmen.

Haarschutz. Die Kopfbedeckung muss verhindern, dass die Mitarbeiter gezwungen sind, während der Arbeit die Haare zu ordnen oder aus dem Gesicht zu streichen. Sie soll auch eine Verunreinigung der Lebensmittel mit Haaren verhindern. Deshalb soll das Haar besonders im Stirnbereich vollständig bedeckt sein, es dürfen keine langen Haarsträhnen aus der Bedeckung hängen.

Geeignete Kleidung. Bei Arbeits- und Schutzkleidung hat es sich zum Erkennen des jeweiligen Arbeitsplatzes bewährt, verschieden farbige Arbeitskleidung zu tragen, z. B. *blaue Kleidung* in der Gemüseküche, beim Tablett abräumen, an der Eingabeseite am Spülband, *weiße Kleidung* auf der reinen Seite der Spülmaschine, zum Kochen, *rote Kleidung* für Reinigungsarbeiten, z. B. des WC. Ein Kittelwechsel ist auch bei Arbeitsplatzwechsel erforderlich. Bei Schmutzarbeiten wie Gemüse putzen sollte eine Plastik-/Gummischürze getragen werden. Eine (Textil-)Schürze empfiehlt sich auch im Bewohnerbereich während der Zubereitung und Portionierung des Essens, z. B. des mundgerechten Richtens sowie Vorbereitung der Sondenkost. Schutzkittel müssen von Besuchern im Kochbereich benutzt werden. Nur unter der Arbeitskleidung darf nicht kochbare Kleidung, z. B. Strickjacken, getragen werden.

Mitarbeiterverhalten bei Krankheitssymptomen. Typische Symptome, bei denen nicht mehr im Lebensmittelbereich gearbeitet werden darf, sind:

- Durchfall mit mehr als zwei dünnflüssigen Stühlen pro Tag, gegebenenfalls mit Übelkeit, Erbrechen und Fieber

- Hohes Fieber mit schweren Kopf-, Bauch- oder Gelenkschmerzen und Verstopfung; das können Zeichen für Typhus und Paratyphus sein, wenn erst nach Tagen schwerer Durchfall folgt

- Gelbfärbung der Haut und der Augäpfel mit allgemeinem Schwächegefühl und Appetitlosigkeit, die auf eine Hepatitis A oder E hinweisen können

- Wunden oder offene Stellen von Hauterkrankungen, wenn sie gerötet, schmierig belegt, nässend oder geschwollen sind.

Treten diese Krankheitszeichen auf, müssen Küchenmitarbeiter unbedingt einen Arzt aufsuchen und ihren Beruf mit Lebensmittelkontakt schildern.

Tätigkeits- und Beschäftigungsverbote mit Lebensmitteln werden gesetzlich geregelt in § 42 IfSG (Kap. 10.3). § 43 IfSG bestimmt die Notwendigkeit von Belehrungen bei *erstmaliger* Tätigkeit mit den Inhalten von Beschäftigungsverboten zur Vermeidung lebensmittelassoziierter Infektionsgefährdungen.

6.3.2
Hygiene bei durchfallbezogenen Erkrankungen

In diesem Kapitel wird das zutreffende hygienische Verhalten beim Vorliegen von GIT mit Durchfällen und Erbrechen behandelt. In Kliniken werden entsprechende Maßnahmen davon abhängig gemacht, ob infektionsauslösend eine niedrige oder hohe Pathogenzahl ausreichend ist. Im Altenpflegeheim oder der Langzeitpflegeeinrichtung sind jedoch entscheidend patientennahe Standard-Hygienemaßnahmen, insbesondere eine korrekte Händehygiene. Bei Durchfall mit Verdacht auf eine Darminfektion, empfehlen sich folgende hygienischen Maßnahmen:

Unterbringung. Ein Mehrbettzimmer ist möglich, wenn es sich um einen kooperativen Patienten handelt. Kriterium ist, dass er nach Einweisung selbstständig eine hygienische Händedesinfektion nach dem WC-Besuch praktizieren kann; andernfalls muss er ein Einzelzimmer erhalten.

Händehygiene. Schutzhandschuhe z. B. bei Kontaktmöglichkeit mit Körperflüssigkeiten oder Ausscheidungen nutzen. Nach dem Ausziehen von Handschuhen immer eine Händedesinfektion durchführen. Eine Händedesinfektion vor und nach Patientenkontakt bzw. Betreten des Zimmers durch Mitarbeiter vornehmen. Den Patienten in eine hygienische Händedesinfektion nach WC-Benutzung einweisen.

WC-Benutzung. Ein eigenes WC oder einen Nachtstuhl zuweisen, eine tägliche desinfizierende Reinigung ist erforderlich. Eine Alternative dazu gibt es, wenn der Betreute fähig und willig ist, die WC-Brille nach jeder Benutzung mit einem händedesinfektionsmittelgetränkten Papierhandtuch abzuwischen.

Schutzkleidung. Das Tragen eines Schutzkittels oder einer Vorbindeschürze ist anzuraten, wenn die Kontamination der Berufskleidung möglich ist.

Umgebung des Betreuten. Bei schwer lenkbaren Bewohnern oder bei Kindern müssen die Flächen der Patientenumgebung mindestens täglich desinfiziert werden und die mit Stuhl kontaminierte Wäsche in den Sack für infektiöse Wäsche gegeben werden. Das Essgeschirr und Speisereste können zur thermischen Aufbereitung in die zentrale Spüle gegeben werden.

Ein heißer Leibwickel mit Kamille, Schafgarbe oder anderen verordneten Tees oder Essenzen kann zur Krampflösung lindernd wirken.

Durchfall bei Kindern oder nicht kooperationsfähigen Menschen. Erweiterte Hygienemaßnahmen sind beim Auftreten von Enteritis durch Noroviren, Rotaviren o. Ä. angebracht:

- Händehygiene: Einer Erregerübertragung kann in erster Linie durch die Händehygiene vorgebeugt werden, deshalb gründliche und exakte Händedesinfektion, bevorzugt mit einem ethanolhaltigen Mittel, vornehmen. Auch Problembereiche wie Fingerzwischenräume, Handrücken benetzen und die Einwirkzeit von 30 bis 60 s korrekt einhalten, die Händedesinfektion auch nach Handschuhbenutzung durchführen.

- Kittelpflege: Jedes betroffene Kind bekommt Handschuh- und Kittelpflege sowie eigene Pflegeutensilien, z. B. für die Hautpflege. Das Tragen eines bewohnerbezogenen Schutzkittels ist für alle Pflicht, die mit ihm in Kontakt kommen. Den Schutzkittel sorgfältig mit der Außenseite nach außen und ohne Aufwirbelungen an das Bett hängen und ihn pro Dienstschicht wechseln.

- Kleidung des Betreuten: Die Kleidung und Bettwäsche des Kindes wird täglich und bei Bedarf gewechselt.

- Spielzeug: Plüschtiere und Beruhigungssauger gehören nur in den Kopfbereich des Bettes. Den Beruhigungssauger mindestens einmal pro Dienstschicht und bei Bedarf wechseln. Das weinende Kind nicht mit dem in den Kindermund gesteckten Mitarbeiterfinger beruhigen.

- Angehörige: Eltern und andere zugehörige Kontaktpersonen in die erweiterten Hygienemaßnahmen und ihre Bedeutung sorgfältig einweisen und sie dabei kontrollieren.

- Vorgehen beim Wickeln: Durch korrektes handling lässt sich die Erregerübertragung vermeiden. Jeder Windelwechsel beginnt und endet mit einer Händedesinfektion und wird mit exakt angewendeten Schutzhandschuhen vorgenommen. Das Molton-Potuch ist nur für den Gesäßbereich und wird nicht auf dem gesamten Wickeltisch ausgebreitet. Die Windel wird nach Reinigen des Gesäßes sorgfältig in den Windeleimer entsorgt. Die Schutzhandschuhe werden danach ausgezogen mit folgender Händedesinfektion, keinesfalls die frische Windel mit der behandschuhten Hand aufnehmen. Wird Creme für das Gesäß benötigt, wird diese mittels eines einmal zu benutzenden Watteträgers oder Salbenspatels ohne Handkontakt zum Gesäß aufgetragen. Die Windel danach schließen und den Patienten fertig anziehen. Gibt das Kind während des Windelns Stuhl ab, müssen nochmals Schutzhandschuhe angezogen werden. Wenn das Wickeln nicht im Bett geschieht, wird die Wickeltischauflage nach Benutzung mit einem Flächendesinfektionsmittel abgewischt und umgedreht. Alle Gegenstände dürfen nur desinfiziert das Zimmer verlassen, den Windeleimer mit Schutzhandschuhen und Textilschürze entleeren. Danach soll die Schürze im Spülraum in den Wäschesack abgeworfen werden. Nach dem Ausziehen der Schutzhandschuhe eine Händedesinfektion durchführen.

■ Spezieller Hautschutz: Bei häufigen und heftigen Durchfällen ist spezieller Hautschutz angebracht mit dem Ziel, den Säureschutzmantel zu erhalten. Der unsere Haut abschließende dünne Hydrolipidfilm hält die Epidermis glatt und geschmeidig, schützt vor schädigenden Einflüssen und vor dem Eindringen von Mikroorganismen. Körperausscheidungen auf der Haut und die bei Durchfällen erhöhte Wasch- und Reinigungsaktivität an der analen Haut kann zu Mazeration führen, d. h. Aufweichen der Haut, mit lokalen Entzündungen und Blutungen. Feuchttücher, Wasser allein, besonders jedoch in Kombination mit Seifen, Duschgels und Waschlotionen, können wegen der darin enthaltenen Detergentien Strukturen der Haut zerstören und so die lokale Entzündung fördern. Nur die schonendste Form der Analreinigung ist hier zu empfehlen, z. B. mit natürlichem Vaseline (Rohde, 2005). Hautschutzfilme, wie z. B. der Cavilon-Film, erreichen, auf die gründlich gereinigte und trockene Haut aufgebracht, eine Schutzwirkung von 2 bis 3 Tagen.

■ Bettumgebung: Die Flächendesinfektion wird, evtl. mehrmals täglich, auf Türklinken, Stühle, Bett, Windeleimer usw. erweitert.

■ Maßnahmen bei den Mitarbeitern: Mitarbeiter mit Symptomatik, wie Erbrechen, Bauchschmerzen, auch leichte Durchfälle, dürfen keineswegs arbeiten. In der Rekonvaleszenz befindliche Personen sollten nach Möglichkeit nur betroffene Patienten betreuen. Auch nach dem Sistieren der Symptome ist noch Virusausscheidung möglich, daher muss durch eine sorgfältige Händedesinfektion nach Toilettenbesuch eine Weiterverbreitung verhütet werden.

Hilfeleistung beim Erbrechen. Nosokomiale Ausbrüche, z. B. von Noroviren, werden evtl. neben dem Kontakt auch aerogen übertragen. Deshalb ist für die Mitarbeiter das Tragen eines Mund-Nasenschutzes bei der Unterstützung des Kranken angebracht. Zudem sollten Sie sich, so weit Sie diese noch anziehen können, mit Schutzhandschuhen vor Kontaminationen schützen.

Die Unterstützung richtet sich je nach Abhängigkeit des Kranken, indem bei dem Kranken

■ Hilfestellung mit Auffanggefäß, Zellstoff oder Papiertaschentücher gegeben wird, wenn er wach und bewusstseinsklar ist. Ihm hilft oft Beistand und Zuwendung. Bei Würgen oder Erbrechen ist es hilfreich, den Kopf des Patienten nach vorne zu beugen und einen langen Nacken zu machen, damit eine gefährliche Aspiration durch Seitenlage oder Kopfseitenlage verhütet wird, insbesondere wenn Bewusstseinstrübung oder Bewusstlosigkeit vorliegt

■ Ein Bettschutz bei häufigem Erbrechen vorgenommen wird. Ein Wechsel der Bettkleidung, eine Mundpflege oder das Zähne putzen kann angeboten werden. Damit lässt sich der oft unangenehme Geruch und Geschmack beseitigen. Manchmal ist eine kurzfristige Teilwäsche und anschließendes Lüften des Raumes hilfreich. Abschließend ist auch hier eine Händedesinfektion notwendig.

C. difficile u. a. nosokomial übertragbare Erreger. Insbesondere bei diesen speziellen, nosokomial übertragbaren Durchfällen erwiesen sich zusätzliche Maßnahmen zur Einschränkung der nosokomialen Verbreitung als wirksam (Kap. 3.4), Sporen von C. difficile können in Patientennähe bis zu fünf Monate auf unbelebten Oberflächen überleben:

■ Optimierung der Antibiotikatherapie durch strenge Indikationsstellung und Kürzen der Therapiedauer

■ Nutzen von Einmalhüllen für Thermometer und korrekte Desinfektion nach Benutzung, hier nicht mit Alkohol!

■ Sorgfältige Desinfektion von Toilettenstühlen einschließlich der Sitzflächenunterseite

6.3.3
Orale Nahrungsgabe bei Betreuten mit Schluckstörungen

Probleme beim Kauen und Schlucken haben Pflegeabhängige häufiger, daher soll die Unterstützung bei der Nahrungsaufnahme nur durch erfahrene Personen erfolgen. Halten Sie sich bei der Zubereitung der Mahlzeiten und dem Reichen der Nahrung an die folgenden Ratschläge (Nusser-Müller-Busch, 2004).

- Das Essen soll so nah stehen, dass der Bewohner es sehen, riechen und den Teller ggf. festhalten kann.

- Der Betreute ist ausreichend wach und hat Situationsverständnis. Seine Schutzmechanismen sind ausreichend, d. h. ihm ist effizientes Husten, Speichelschlucken und produktiver Sekrettransport möglich.

- Helfen Sie ihm, sich aufrecht hinzusetzen.

- Ermutigen Sie den Betreuten, sich beim Essen Zeit zu lassen. Er soll sich auf das Essen konzentrieren und beim Schlucken nicht reden. Davor und anfangs nach jedem Schlucken soll jedoch die Stimmqualität und Atmung überprüft werden. Feucht klingender «gurgelnder» Stimmklang ist ein sicheres Zeichen für das Eindringen von Nahrung in den Kehlkopf.

> **Hinweis**
> Bevor ein Mensch Essen gereicht bekommt, muss das effektive Hochhusten als Schutz für die unteren Atemwege funktionieren. Während des Essenreichens darf der Betreute wegen Lebensgefährdung beim Verschlucken nicht fixiert sein.

- Das Nachschlucken muss jeweils abgewartet werden.

- Die Fähigkeiten des Betreuten geben immer das Tempo vor. Nehmen Sie jeweils nur eine kleine Portion auf den Löffel oder die Gabel, damit der Betreute alles gut schlucken kann, ohne zu würgen.

- Reichen Sie nicht gleichzeitig feste und flüssige Nahrungsmittel, da man sie unterschiedlich schwer schlucken kann. So lässt sich eine pürierte Suppe besser essen als eine Gemüsesuppe mit Gemüse- und Fleischwürfeln.

- Dickflüssiges ist einfacher zu schlucken als Dünnflüssiges.

- Nahrungsmittel bei Raumtemperatur kann man besser schlucken als sehr heiße oder sehr kalte Speisen.

- Gute Mundhygiene ist vor und nach der Mahlzeit wesentlich.

- Auch nach der Mahlzeit soll der Kranke noch ca. 20 min aufrecht sitzen oder nach vorne auf feste Schaumstoffpacks gelagert werden, falls Reste aus der Mundhöhle fließen.

Beobachten Pflegende oder pflegende Angehörige akute Probleme bei der Nahrungsaufnahme, ist es wichtig, ein interdisziplinäres Vorgehen durch Logopäden und fachärztliche Konsultation einzuleiten, um eine Aspirationspneumonie zu vermeiden und trotzdem die Ernährung des Betreuten zu gewährleisten.

6.3.4
Alternative Versorgungskonzepte bei handicaps

Ein sinnvolles konservatives Ernährungskonzept bei geriatrischen Pflegeabhängigen, z. B. nach einem Schlaganfall oder im Endstadium einer Demenzerkrankung, kann durch Anpassen der Umgebung, Nahrung und Verhalten sowie das Nahrungsanreichen eine Alternative zu der oft praktizierten Perkutanen Endoskopischen Gastrostomie (PEG)-Sonde mit ihren vermehrten Komplikationen (Kap. 6.11) sein.

Der Ernährungszustand eines Menschen ist mitunter schwer abzuschätzen. Durch das Anwenden der folgenden Konzeptinhalte kann versucht werden, kritischen Ernährungssituationen frühzeitig vorzubeugen:

- Ernährungsbiografie. Dem geriatrischen Pflegeabhängigen bekannte und für ihn schmackhafte Speisen können durch Angehörige und

Pflegende in Form einer Ernährungsbiografie aufgenommen werden. Konkretes Wissen darüber, wie, wann und was der Mensch früher gegessen hat, ermöglichen es, erneut eine ähnliche und dem Betreuten bekannte Situation zu schaffen.

■ Ernährungsassessments. Hilfreich ist der regelmäßige Einsatz praxistauglicher und einfacher, den Ernährungsstatus bestimmende Messinstrumente, z. B. des Mini Nutritional Assessment (MNA). Neben dem Body Mass Index (BMI = Körpergewicht in kg/Körpergröße in m^2), dem Oberarm- und Wadenumfang, werden hauptsächlich anamnestische Parameter erfasst.

Hinweis
Bisher gibt es keine etablierte, objektive Methode, die eine Mangelernährung erfassen kann (Goeters, 2005).

■ Fingerfood. Nicht nur trendy für Partygänger – ein bewusstes Speisenangebot, das mit den Fingern gegessen werden kann und den Einsatz von Besteck überflüssig macht, verlängert die Möglichkeit einer selbstständigen Nahrungsaufnahme erheblich (Biernacki, 2001). Wer etwa nach einem Schlaganfall schlecht schneiden kann, dem kann mit fingerfood geholfen werden. Die Speisenplanung muss darauf ausgerichtet sein, z. B. sparsamer Umgang mit Soßen, nicht zerkleinertes Gemüse. Dazu ist die Kommunikation des Pflegebereichs mit der Küchenleitung Voraussetzung. Zwischen den Hauptmahlzeiten sollten zusätzlich Snacks (Eat-by-Walking, s. Fallbeispiel Frau M.) angeboten werden. Auch ist vielfach der Verzehr von «gesundem Essen» im strengen Sinne hier zweitrangig, wenn überhaupt ausreichend gegessen wird. Was vormals ungewohnt oder verpönt war, kann bei vielen Älteren das Selbstwertgefühl wieder steigern, da ihnen nicht das Essen eingegeben werden muss.

Hinweis
Eine Intensivierung händehygienischer Grundsätze unterstützen die Prävention gastrointestinaler Infektionen.

■ Ernährung als Bestandteil des Betreuungskonzeptes. Das Essen soll frisch und appetitlich präsentiert werden. Komplett pürierte, breiartige Kost ist in vielen Fällen nicht nötig und fördert nicht den Appetit. Vielmehr kann stärkeres Würzen der Speisen und der therapeutisch indizierte Einsatz von Geschmacksverstärkern zu einer Steigerung der Nahrungsaufnahme beitragen. Eine damit verbundene Milieutherapie, z. B. in Form eines Wohnküchenkonzeptes und Förderung eines angenehmen und vertrauten Ambientes während der Mahlzeiten scheinen sich günstig auf den Umfang der Nahrungsaufnahme auszuwirken. So wirkte sich auf Nahrungsaufnahme und Gewichtszuwachs positiv das Aufstellen von Aquarien in den Speisesälen aus im Vergleich zu einer Fototapete mit Meeresblick. Es wird vermutet, dass die Heimpatienten mehr aßen, da sie für längere Zeiten bei Tisch saßen, um den Fischen zuzuschauen, statt umherzuwandern. Lethargische Patienten wurden möglicherweise durch die Fische angeregt und waren dem Essen gegenüber aufmerksamer.
Wird Nahrung in Gegenwart der alten Menschen zubereitet und helfen sie nach ihren Möglichkeiten, ist ein angepasster Hygieneplan für Kochgruppen (Anhang) hilfreich. Gerüche üben einen sehr starken Erinnerungsreiz aus, der eine Nahrungsaufnahme stimulieren kann.

Fazit für die Praxis

Mikroorganismen sind die häufigste Ursache für Diarrhö. Eine Vielzahl von Mikroorganismen, hierzulande meist Viren und Bakterien, können die akute Diarrhö auslösen. Wichtige Begleitsymptome sind Bauch- (Abdominal-)schmerzen, Übelkeit, Erbrechen und Fieber. Die häufigsten Komplikationen sind Dehydratation, also «Austrocknung» und Elektrolytverluste. Korrekt ausgeführte Händehygiene dient als wesentliche Präventionsmöglichkeit.

6.4
Invasive Maßnahmen

In den nachfolgenden Inhalten werden Charakteristika nosokomialer Infektionen behandelt, d. h. Infektionen, die im Zusammenhang mit einer institutionellen, ambulanten oder stationären Therapie und Pflege stehen. Invasive Maßnahmen sind vielfach ärztliche Tätigkeiten. Die Bedingungen, unter denen sie Pflegende rechtlich und verantwortungsethisch einwandfrei ausführen können, werden in Kapitel 10.4 dargestellt.

Definition

Als invasive Maßnahme wird in Pflege und Medizin eine Behandlung bezeichnet, bei der mit Instrumenten in den Körper des Patienten eingedrungen wird.

Häufig lässt sich ein solcher Eingriff nicht vermeiden. Gibt es Alternativen, sind diese aber häufig schonender für den Patienten. Invasive Verfahren erhöhen das Risiko, dass mit dem Fremdmaterial Pathogene in den Körper eindringen.

Einleitung

Jede invasive pflegerisch-medizinische Aktion beinhaltet ein Komplikationsrisiko. Unter diesen Komplikationen gehören die nosokomialen Infektionen seit jeher zu den wichtigsten. Bis zum Beginn des vergangenen Jahrhunderts wurden diese Infektionen vor allem durch kontagiöse Patienten oder durch Missachtung elementarer Regeln der Hygiene verursacht. Tuberkulose, Diphtherie, Kindbettfieber und Wundinfektionen waren die größten Probleme. Mit den Fortschritten der Medizin, insbesondere mit der Einführung der Antibiotika und der Impfungen, hoffte man, die nosokomialen Infektionen beherrschen zu können. Dies ist aus verschiedenen Gründen nicht gelungen.

Obwohl diese Infektionen hauptsächlich bei stationär behandelten Patienten auftreten, ist auch die ambulante Pflege und die Betreuung in Alten- und Pflegeheimen betroffen. Die ambulante Nachbehandlung von Patienten sowie die Ausweitung integrierter ambulanter Pflege Schwerkranker bringt infektiöse und andere Komplikationsmöglichkeiten mit sich.

Risiken

Infektionsrisiko. Das Risiko, eine Infektion im Rahmen einer ambulanten Betreuung zu erwerben, ist wahrscheinlich klein. Und dass, obwohl die größte Anzahl der Kontakte der Patienten mit Pflegenden und Ärzten im ambulanten Bereich stattfindet. Es zeigen jedoch auch für dieses Risiko Beispiele, dass entsprechende Infektionen epidemisch werden und sehr schwer verlaufen können. Zudem werden auch in der ambulanten Pflege und Therapie immer mehr invasive Methoden eingesetzt und vermehrt polymorbide, d. h. mehrfach erkrankte Menschen behandelt. Alte Menschen haben ein hohes Risiko für schwere Infektionen aufgrund verminderter Resistenz, die einerseits durch Begleiterkrankungen und Behinderungen sowie durch altersbedingte Störung der Immunität bedingt sind. Abhängig ist das Infektionsrisiko von der Art der Patientenerkrankung und der pflegerisch-medizinischen Intensität der Therapie. **Tabelle 6-4-1** stellt Infektionsrisiken der häufigsten invasiven Maßnahmen in Langzeitpflegeeinrichtungen (LZPE) mit Risikofaktoren und den häufigsten Pathogenen im Kontext dar.

Fazit für die Praxis

Begriffe wie «Pflege» und Vorbehaltsaufgaben für die Pflege, d. h. ausschließlich ausgebildeten Pflegenden der Altenpflege sowie der Gesundheits- und Krankenpflege vorbehaltene Aufgaben und Tätigkeitsbereiche in der ambulanten und stationären Betreuung sind nicht gesetzlich geregelt. Daher werden sich Verhältnisse, wie nachfolgend beschrieben, zwischen Ärzten und Pflegenden weiter zeigen: «Ambulante Schwerkrankenpflege und -versorgung bedingt eine hohe Kooperationsdichte und ein reibungsloses Ineinandergreifen beider Professionen und setzt in Anbetracht der größeren Arztferne als im Krankenhaus Gleichrangigkeit voraus … Vielfach kommt es zur Neuauflage der hinläng-

Tabelle 6-4-1: Infektionsrisiken invasiver Maßnahmen in LZPE (Langzeitpflegeeinrichtungen)

Problem- bereiche/ Infektionen	Infektionsrisiken	Risikofaktoren	Häufige Mikroben (Rüden, 2004)
Transurethrale Blasenkatheter	■ Urethritis (Entzündung der Harnröhrenschleimhaut) ■ Prostatitis (Entzündung der Vorsteherdrüse) ■ Epididymitis (Entzündung der Nebenhoden) ■ Zystitis (Harnblasenentzün- dung) ■ Pyelonephritis (obere Harn- weginfektion, Nierenbecken- entzündung) ■ Bakteriämie, ■ Urosepsis (von den Harn- wegen ausgehende Sepsis)	Transurethrale Dauerkatheter, Oestrogenmangel (Frauen), Pros- tatahyperplasie, mangelnde Urin- ansäuerung, medikamentös bedingte Urinretention (Antidepressiva, Antihypertensiva)	E. coli 27 % Enterococcus spp. 25 % Pseudomonas aeruginosa 14 % Candida albicans 11 %
Intubation Tracheotomie Beatmungstherapie	■ Sinusitis (Nasennebenhöhlen- entzündung) ■ Tracheitis (Entzündung der Luftröhre) ■ Beatmungsbronchitis und -pneumonie ■ Septikämie	Nasale oder orale Intubation, Tracheostoma, Verminderung der Vitalkapazität, Schluckstörungen, schlechter Zustand der Zähne mit mangelnder Mundhygiene, Vermin- derung der Magensäure durch Antazida, des Bewusstseinszu- standes durch Sedativa, des gastro- ösophagealen Sphinkterdrucks durch Betablocker, Benzodiazepine und Kalziumantagonisten	Staphylococcus aureus 24 bis 26 % Pseudomonas aeruginosa 17 bis 18 % Klebsiella spp. 12 % E. coli 10 % Enterbacter spp. 9 bis 10 % Streptococcus pneumoniae
Periphere Venen- verweilkanülen Zentrale Venen- katheter	■ Phlebitis (Venenentzündung) Septikämie ■ Endokarditis (Entzündung der Herzinnenhaut)	Verweilkatheter (intravasal, zentral), tracheale Intubation	Koagulase-negative Sta- phylokokken 32 % Staphylococcus aureus 24 bis 35 % Enterococcus spp. 12 % Enterbacter spp. 5 % Klebsiella spp. 5 %
Kolonisation mit multiresistenten Keimen sowie Haut- und Weichteil- infekte	■ Chronische Wunden	Breitbandantibiotika, Hautläsionen, Verletzlichkeit der Haut, Verletzung durch Stürze, Dekubitus durch Immobilität, Diabetes mellitus, vaskuläre Insuffizienz	Mehrfachresistente, exten- ded spectrum beta-Lacta- masen produzierende (ESBL) Klebsiella pneumo- niae, Escherichia coli, Methicillinresistente Sta- phylococcus aureus (MRSA)
Endoskopie der ■ der oberen Luftwege ■ des Gastrointes- tinaltraktes ■ der unteren Harnwege	■ Infektionen der Atemwege, des Verdauungstraktes (u. a. Hepatitiden, Gastroenteriti- den), der unteren Harnwege	Verminderte Azidität des Magens, reduziertes Abwehrsystem (vermin- derte Produktion von IgA), mangel- hafte Instrumentenaufbereitung	Hepatitis B, Hepatitis C, Mykobakterien, Pseudo- monas aeruginosa, Salmonellen, Helicobacter, Clostridium difficile, Entero- bakterien, Enterokokken
Ernährung durch Magensonde, Perkutan endosko- pische Gastrostomie (PEG)	■ Gastroenteritis ■ Lebensmittelintoxikation durch Bakterientoxine ■ Peritonitis (Bauchfellentzün- dung) perostomale Wundin- fektion (bei PEG), Pneumonie	Verminderte Azidität des Magens, reduziertes Abwehrsystem (vermin- derte Produktion von IgA)	Darmkeime Pseudomonas aeruginosa Staphylococcus aureus Salmonellen

lich bekannten «Doktor-Schwester-Spiele» die es nahezu unmöglich machen, im Interesse der Patienten funktionale Kooperationsmodi herzustellen und damit den Verbleib in der häuslichen Umgebung sicherzustellen.» (Schaeffer, 2002)

6.5
Harndrainage

Das folgende Kapitel gibt einen Überblick über die verschiedenen Formen der Harndrainage und ist fokussiert auf praktische und hygienisch-infektiologische Aspekte bei der Betreuung von Menschen mit Harndrainage. Im Wesentlichen werden die Empfehlungen des Robert Koch-Institutes berücksichtigt (Sitzmann, 2000).

Einleitung
Das Vermeiden einer langfristigen Katheterdrainage des Harntrakts muss aus individuellen sowie infektiologischen und sozioökonomischen Gründen ein wesentliches Ziel in der Versorgung von Menschen mit Blasenentleerungsstörungen sein. Die verfahrenstechnischen Standards der Harndrainage stehen fest und werden nachfolgend zusammengefasst.

Bei Harninkontinenz besteht die Indikation für verhaltenstherapeutische Interventionen, wie Blasentraining, Training der Beckenbodenmuskulatur und adjuvante (helfende) Techniken wie Biofeedback und elektrische Stimulation der Beckenbodenmuskulatur.

Verhaltenstherapeutische Maßnahmen erfordern neben einem motivierten Patienten, der auch im Stande ist zu lernen, vor allem geübte Mitarbeiter.

Harnableitungen mittels Blasenverweilkatheter sind trotz der hohen Gefährdung in einigen Situationen unverzichtbar, z.B. zur:

- Behebung eines Harnstaus bei Obstruktionen im Bereich der unteren Harnwege
- Behandlung der Inkontinenz bei Pflegebedürftigen zur Verhütung von Hautläsionen

Wenn möglich, sollte man auf Alternativen zum transurethralen Harnblasenkatheter ausweichen, wie:

- zur suprapubischen Blasenpunktionsfistel
- bei Männern zu Kondomurinalen
- aufsaugende Medien (Vorlagen, Inkontinenzslips)

Immer sollte zudem der intermittierende Katheterismus in Betracht gezogen werden. Da dieses Einlegen von Harnwegkathetern zunehmend von Angehörigen oder den Betroffenen selbst übernommen wird, müssen zur Gewährleistung einer bestmöglichen Versorgung umfassende und kontinuierliche Schulungsmaßnahmen erfolgen.

Risiken
Verschiedene Risiken komplizieren die Anwendung von Blasenkathetern, daher ist die Indikation streng zu stellen. Als Risikofaktoren stellen sich dar, die:

- verschiedenen Harnableitungsvariationen
- betroffene Person mit ihrem hohen Alter und chronischen Krankheiten
- ausführenden Personen (Betreuter selbst, Pflegende, Ärzte u.a.) sowie die
- Materialien der verschiedenen Katheterarten

Risikofaktor Harnableitungsvariationen.
Harnkatheter werden auf zwei Arten gelegt:

- transurethral, d.h. durch die Harnröhre in die Blase und
- suprapubisch, der Katheter wird zwei Finger breit über dem Os pubis durch die Bauchdecke in die Blase eingeführt.

Dabei wird der Katheter entweder genutzt als:

- Verweilkatheter, transurethral oder suprapubisch, oder
- einmaliger und mehrmaliger (intermittierenden) (Selbst-)Katheterismus

Träger von transurethralen Verweilkathetern haben pro Kathetertag ein nahezu fünffach höheres Infektionsrisiko als solche Personen, bei denen frühzeitig ein suprapubischer Blasenkatheter gelegt wird. Auch der intermittierende Katheterismus weist erheblich geringere Infektionsraten als der Verweilkatheter auf.

Risikofaktor betroffene Person. Infektionsquellen der katheterisierten Person sind ihre keimbesiedelte Perianalregion, der Genitalbereich, der Unterbauch mit den Schamhaaren sowie ihre Hände. Von Bedeutung sind weiter, das:

■ Grundleiden des Betreuten, beispielsweise die Schwere eines Diabetes mellitus oder der Immunsuppression

■ Geschlecht des Betroffenen. Frauen haben ein > 2,5-mal größeres Blaseninfektionsrisiko. Das wird begründet mit der unterschiedlichen Länge der Harnröhre von 2,5 bis 4 cm gegenüber 25 cm beim Mann und den besseren Bedingungen für die Mikroorganismen, die Harnblase zu erreichen. Die Harnröhre der Frau ist bis zur Menopause auf Grund der anatomischen Verhältnisse zeitweise über die gesamte Länge bis zum Blasenschließmuskel physiologisch bakteriell besiedelt. Im Gegensatz dazu ist die Harnröhre des Mannes nur im ersten Drittel physiologisch besiedelt. Zwangsläufig werden diese endogenen Darm-

Tabelle 6-5-1: Häufige Mikroben bei unterer (Zystitis) und oberer Harnwegsinfektion (Pyelonephritis)

Umstände des Erwerbs	Pathogene
Ambulant	E. coli
	Enterokokken
	S. saprophyticus
Institutionell, d. h. nosokomial erworben	E. coli
	Enterkokken
	P. aeruginosa
	Klebsiella pneumoniae
	Proteus mirabilis
	Staphylokokken
	Sproßpilze

und Hautkeime mit dem Katheter auch bei Einhaltung aseptischer Technik in die Blase geschoben. Die Mehrzahl der Keime stammen aus der eigenen intestinalen Flora des Katheterisierten oder werden exogen aus der Umgebung im Urogenitalbereich **(Tab. 6-5-1)** angesiedelt.

■ Alter des Betreuten: Über 65-Jährige haben die höchsten Infektionsraten, das Tragen eines Blasenverweilkatheters erhöht zudem das Risiko resistenter Keime, z. B. MRSA.

Risikofaktor ausführende Person. Es besteht ein direkter Zusammenhang zwischen dem fachlichen Ausbildungsstand der den Katheterismus ausführenden Person und dem Auftreten von Infekten und weiteren Komplikationen. Daher dürfen Katheterisierungen nur von Personen durchgeführt werden, die sich mit der korrekten Indikationsstellung, der Technik und den Erfordernissen der Aseptik und Antiseptik sowie der Katheterhygiene und Intimpflege (Kap. 6.1) vertraut gemacht haben. Übung, Kenntnisse und die «leichte» Hand ohne Kraftaufwendung spielen bei der aseptischen Technik eine wichtige Rolle.

Risikofaktor Katheter. Man muss davon ausgehen, dass jedes Kathetermaterial für den Organismus einen Fremdkörper darstellt.

Material. Für den einmaligen Katheterismus können Einfachkatheter aus Polyvinylchlorid (PVC) verwendet werden. Für das atraumatische wiederholte Katheterisieren über lange Zeiträume sind Katheter geeignet, die eine atraumatische Spitze, abgerundete Katheteraugen ohne scharfe Kanten und eine Oberfläche mit optimaler Gleitfähigkeit aufweisen. Die preisgünstigsten Verweilkatheter sind aus unbeschichtetem Latex gefertigt. Ihre raue Oberfläche begünstigt Inkrustationen und urethrale Irritationen, weshalb sie nur verwendet werden sollten, wenn eine Latexallergie ausgeschlossen und eine kurze Verweildauer (Kurzzeitdrainage < 5 d) vorgesehen ist. Silikon besitzt im Vergleich zu allen anderen Kathetermaterialien die vergleichsweise größte Biokompatibilität und -stabilität.

Die weichen und elastischen Materialeigenschaften und die extrem glatte Oberfläche bedingen eine sehr gute Patientenakzeptanz und geringe Inkrustationsneigung durch größere Lumenweite. Bei einer längerfristigen Harndrainage, d.h. Langzeitdrainage > 5 d, sollten deshalb Vollsilikonkatheter bevorzugt werden.

Kathetertyp. Für Frauen werden vorwiegend Nelaton-Katheter, für Männer Nelaton- und Tiemann-Katheter genutzt. Das Risiko traumatischer oder entzündlicher Harnröhrenkomplikationen wächst mit dem Außendurchmesser des Dauerkatheters, daher sollten 18 Ch im Regelfall nicht überschritten werden. Der übliche Durchmesser, gemessen in Charrière (Maßeinheit für äußeren Durchmesser = $1/3$ mm) beträgt bei

- Kindern ab 10 Jahren zwischen Ch 8 – 10

- Frauen Ch 10 – 12

- Männern Ch 12 – 16

Nur bei genügendem Raum zwischen dem Katheter und der Urethralschleimhaut kann entstehendes Sekret leicht abfließen. Auch Katheter mit geringem Außendurchmesser > 12 Ch gewährleisten bei Verwendung eines geeigneten Kathetermaterials mit weitem Lumen (z.B. Silikon, Polyurethan) eine ausreichende Drainageleistung. Bei klarem Urin ist die Verlegung des Lumens durch Inkrustationen mit einem daraus resultierenden Harnverhalt nicht zu erwarten.

Ballonblockung. Ein zu großes Ballonvolumen kann die vollständige Entleerung der Harnblase behindern, da die Drainageöffnung an der Katheterspitze durch den Ballon angehoben wird. Der so trotz Dauerableitung resultierende «Restharn» kann die Entstehung von Harnweginfektionen begünstigen und erklärt in Verbindung mit Blasentenesmen, d.h. Krämpfen, auch den unwillkürlichen Harnaustritt neben dem Katheter. Eine Reduktion der Ballonfüllung < 10 ml kann die Beschwerden von Blasentenesmen bessern. Bei Patienten, die sich nicht selbst aufgrund von Unruhe oder Demenz den Katheter entfernen, ist eine Ballonfüllung von 5 bis 10 ml ausreichend.

Um eine spontane Entblockung des Katheterballons bei längerer Liegezeit zu vermeiden, sollte statt Aqua dest. eine sterile 8- bis 10%ige Glyzerinlösung verwendet werden. Physiologische Kochsalzlösung können den Blockkanal inkrustieren und verkleben und so ein späteres Entblocken des Katheters behindern.

Fallbeispiel

Der 85-Jährige Karl M. hat wohl einige Beschwerden, ist aber bis auf den seit einem Jahr liegenden Dauerkatheter mobil und froher Dinge. Heute muss er aus dem Pflegeheim wegen Schüttelfrost in die urologische Klinik in D. eingewiesen werden. Sein Hausarzt nahm vor 12 Tagen einen Wechsel des verstopften Dauerkatheters vor. In den Stunden vor der Einweisung klagte Herr M. über Krämpfe im Unterbauch und neben dem Katheter trat unwillkürlicher Urin aus. Bei Aufnahme war die Blase prall gefüllt.

Der Patient wies hohes Fieber und auch laborchemische Zeichen einer beginnenden Urosepsis auf. Neben dem Katheterballon wurde sonografisch ein hühnereigroßer Blasenstein festgestellt. Es erfolgte ein sofortiger Katheterwechsel, das Katheterlumen war mit gelblichen Inkrustationen verstopft. Bei massiver Leukozyturie wies der Urin pH 8 auf. Bakteriologisch wurden Proteus mirabilis, S. epidermidis sowie E. coli nachgewiesen.

Komplikationen. Das o.a. Fallbeispiel zeigt, dass eine rasche Katheterinkrustation mit -verschluss zu einer lebensbedrohlichen katheterassoziierten fieberhaften Harnwegsinfektion führen kann, die beträchtliche Beförderungs- und Krankenhauskosten verursacht. Die Etablierung und Einhaltung standardisierter Pflegeempfehlungen für den Umgang mit Blasenkathetern bei Pflegebedürftigen kann Leid und Kosten reduzieren. Einzelne Komplikationen des Katheterismus werden nachfolgend erläutert:

- Harnwegsinfektionen

- Läsion der Harnröhrenschleimhaut

- Epididymitis und Paraphimose

Harnwegsinfektionen. E. coli liegen ca. 70 bis 95 % der ambulant erworbenen Harnwegsinfektionen zugrunde. Es kann sich um Pathogene handeln, die es vermögen, sich am Wirtsorganismus anzuhaften und an unterschiedlichen Stellen zu verbergen. Untersuchungen (Sitzmann, 2004; Säemann, 2005) zeigen, dass sich die Bakterien am Beginn einer Blasenentzündung an die äußersten Zellen der Blase anheften. Sind sie in die Endothelzellen eingedrungen, reagiert das Immunsystem mit einer lokalen Entzündung und dem Zelltod mit Abschilferung des Blasenepithels.

In der Pflege von Patienten mit Blasenverweilkathetern sind die Infektionen ursächlich in bis zu 90 % mit Kathetern assoziiert und es ist zu erwarten, dass sich beim Einsatz dieser Technik die Verhältnisse in der ambulanten Pflege und im Altenpflegeheim nicht anders zeigen. Das Risiko von Harnwegsinfektionen bis hin zu Urosepsis nimmt mit zunehmender Liegedauer zu, so entwickelt sich z. B. durch den Keimaufstieg entlang der Katheteraußenfläche innerhalb von 3 bis 4 Wochen in fast 100 % eine beträchtliche Bakteriurie.

Läsion der Harnröhrenschleimhaut. Verletzungsgefahr besteht bei unsachgemäßem oder schwierigem Katheterismus. Bei jedem Katheterismus wird das empfindliche Harnröhrenepithel mechanisch beansprucht und Blutungen und Inkrustationen am Katheter beeinflussen sich gegenseitig. Als Komplikation nach Verletzung sind möglich eine Urethritis, d. h. Harnröhrenentzündung, wodurch sich Harnröhrenstrikturen oder Engstellen im Harnröhrenlumen durch Vernarbungen entwickeln können.

Mit dem reichlichen Gebrauch lumenweitenden und läsionsreduzierenden Gleitmittels kann versucht werden, diese Komplikationen, insbesondere beim Mann, zu vermeiden. Der Reibungswiderstand beim Einführen und Entfernen des Katheters kann zudem entscheidend reduziert werden durch eine hochwertige Oberflächenbeschaffenheit des Katheters. Insbesondere zur Intermittierenden Selbstkatheterisierung existieren hydrophile und isotonische Katheteroberflächen.

Ein ausreichender Gleitmittelfilm zum transurethralen Dauerkatheterismus zeigt sich komplikationsreduzierend. Inkrustationen am Katheterauge können beim Entfernen des Katheters die Harnröhre verletzen. Sie werden durch Infektionen und die Verschiebung des pH-Wertes des Urins in den alkalischen Bereich begünstigt. Eine korrekte Materialauswahl reduziert dieses Risiko.

Beachte

Gleitmittel sollen die Schleimhautoberfläche gleichmäßig benetzen, desinfizieren und anästhesieren. Wichtig ist es, dem Gleitmittel die Chance zu geben seine Effektivität zu beweisen, d. h. nach der Applikation 5 bis 10 min zu warten, bevor Instrumente in die Harnröhre eingeführt werden. Mit einer Penisklemme ist dies zu erreichen (Sperling, 2005)

Epididymitis. Sekret aus der Samenblase kann aufgrund des Blasenkatheters nicht ablaufen, wodurch es zu einer Entzündung des Nebenhodens kommen kann. Hierbei gelangen Keime entlang des Samenleiters in den Nebenhoden.

Paraphimose. Darunter versteht man eine Einklemmung der zurückgestreiften Vorhaut hinter der Eichel. Es bildet sich ein Schnürring, der zu einer ödematösen Schwellung und Durchblutungsstörung der Glans führt. Im Extremfall kann eine Glansnekrose entstehen. Daher muss nach der Kathetereinlage beim Mann die Vorhaut unbedingt wieder über die Eichel gezogen werden.

Konkrete Hygienehinweise zur Harndrainage

Verschiedene Konzepte der Hygiene sind beim Umgang mit Harndrainagen anzuwenden, dazu zählen:

- das Verfolgen des antiseptischen Prinzips

- Aseptisches Katheterisieren

- Katheterwechselintervalle

- das Unterlassen von «Blasentraining»

- zeitlich angemessenes Legen eines suprapubischen Blasenverweilkatheters (SBK)

Antiseptik. Vor und nach jeder Manipulation an einem Harnwegkatheter oder Drainagesystem ist eine hygienische Händedesinfektion erforderlich. Infektionspräventiv ist eine sorgfältige Intimwaschung (Kap. 6.1) angebracht. Überall, wo Haut auf Haut liegt, siedeln sich Fäulnisbakterien in abgeschilferten Hautschuppen und Drüsensekreten wie das Smegma, d. h. Sekrete von Klitoris und kleinen Schamlippen der Frau sowie Eichel- und Vorhautdrüsen beim Mann, an. Sie können infektionsauslösend wirken. Im Rahmen der sog. Katheterhygiene sollte der außerhalb der Harnröhre liegende Katheteranteil täglich vorsichtig mit Wasser und pH-neutraler, parfümfreier Seife oder Waschlotion bzw. Wasserstoffsuperoxid (3%ig) gereinigt werden, die Intimregion mit Wasser und entsprechender Seife.

Bei der Wahl des Gleitmittels, z. B. Instillagel sowie des Schleimhautantiseptikums, wie z. B. PVP-Jod oder Octenidin, muss auf Schleimhautverträglichkeit geachtet werden.

Asepsis. Für einwandfreies aseptisches Katheterisieren werden sterile Materialien benötigt, die in praktischer und einheitlicher Weise durch handelsübliche standardisierte Katheterisierungssets bereitgestellt werden. Es dürfen nur sterile, geschlossene Harndrainagesysteme verwendet werden. Hygienische Forderungen an das Harnableitungssystem sind:

- Tropfkammer, um Keimaufstieg zu beschränken
- Flüssigkeitsdichte Beutelentlüftung, um ungestörten Harnabfluss zu gewährleisten
- Positionsunabhängiges vertikales Membran-Rückschlagventil als Rückflusssperre
- Stufenkonus um dichten Katheteransatz zu gewährleisten mit integrierter Probenentnahmestelle
- Nicht nachtropfender Auslauf mit Einhandbedienung
- Stecklasche für Ablassschlauch zur zusätzlichen Bodenfreiheit
- Ausreichend langer knicksicherer Ableitungsschlauch, um Zug auf den Katheter zu vermeiden

- Durchsichtiges Drainagesystem, um Ausscheidungsmenge zu kontrollieren und Veränderungen und Verstopfung rechtzeitig erkennen zu können

Auch bei der Verwendung derartiger Urinauffangbeutel muss der Beutel immer unterhalb des Blasenniveaus befestigt werden. Der Katheter und der Drainageschlauch sollten keinesfalls unterbrochen werden. Bei Diskonnektion darf die erneute Verbindung von Katheterkonus und Drainageschlauch nur unter aseptischen Kautelen nach vorheriger Sprüh- und Wischdesinfektion mit einem alkoholischen Präparat und neuem Beutelsystem erfolgen.

Katheterwechselintervalle. Die Liegedauer eines Blasenverweilkatheters hängt von den Materialeigenschaften des Katheters und von Faktoren wie Diurese, Infekt und der resultierenden Inkrustationsneigung und Verschmutzung ab. Katheter sollten nicht mehr routinemäßig in festen Intervallen ausgetauscht werden, sondern bei Bedarf nach individuellen Gesichtspunkten, da die Länge der Wechselintervalle individuellen Schwankungen unterliegt.

Ein Katheter muss nicht gewechselt werden, solange ein freier Urinabfluss und klarer Harn gewährleistet sind, keine lokalen oder systemischen Infektzeichen vorliegen und der Patient beschwerdefrei ist.

Für jede Art der Katheterdrainage gilt, dass deren frühestmögliche Entfernung der Vermeidung von Komplikationen dient. Mit jedem Katheterwechsel sollte deshalb auch die Indikation zur Fortführung der Katheterdrainage der Harnblase aufs Neue überprüft werden.

«Blasentraining». Transurethrale Verweilkatheter intermittierend abzuklemmen, um die Blasenkapazität zu steigern bzw. zur Wiederherstellung eines normalen Miktionsrhythmus ist unnötig und kann Infekte hervorrufen. Eine Schrumpfblase als Folge einer zeitlich begrenzten Katheterdrainage ist nicht zu erwarten, andererseits dehnt sich eine kleinvolumige Blase wieder.

Suprapubischer Blasenverweilkatheter (SBK). Der SBK sollte bei einer Katheterdrainage von

> 5 d bevorzugt werden. Da der SBK die Harnröhre umgeht, werden katheterbedingte traumatische oder entzündliche Komplikationen der Harnröhre, Prostata und Nebenhoden immer vermieden. Der pflegerische Aufwand ist gering. Der erste Verbandwechsel soll nach 72 h erfolgen, wenn der Verband bis dahin intakt ist. Sinnvoll ist das tägliche Palpieren durch den intakten Verband. Bei Schmerzen wird der Verband gelöst und die Punktionsstelle kontrolliert. Fehlen Entzündungszeichen, erfolgt der Wechsel des Kompressenverbandes alle 2 Tage, bei Folienverbänden einmal pro Woche. Beim Verbandwechsel wird die Einstichstelle mit alkoholischem Hautdesinfektionsmittel desinfiziert. Antiseptische Salben nicht aufbringen, ihre Wirkzeit ist unbestimmt und die Salbengrundlage stellt einen Nährboden für Keime dar.

Ist die Einstichstelle reizlos und granuliert (etwa 2 bis 4 Wochen nach Neuanlage) muss sie lediglich mit einem kleinen Pflaster bedeckt werden oder kann offen gelassen werden.

Blasenspülung. Zur Blasenspülung muss das geschlossene Harndrainagesystem unterbrochen werden und leistet damit der Entstehung von Harnweginfektionen Vorschub. Die Gefährdung wird, insbesondere im Falle eines vesikoureteralen Refluxes, durch Spülung mit unkontrollierbarem intravesikalem Druck verstärkt.

Tabelle 6-5-2: Auswahl pflegerischen Vorbeugens blasenkatheterassoziierter Infektionen

Aspekt	Empfohlen	Nicht empfohlen
Indikation	Einmaliger oder intermittierender Katheterismus, suprapubischer Verweilkatheter	Transurethrale Verweilkatheter
Kondomurinal	Kondomurinal täglich wechseln	Belassen über > 24 h hinaus
Material	Silikon, Silikon-Latex, hydrogelbeschichtetes Latex	Latex, PVC
Kathetersystem	Katheterset verwenden; kleiner Durchmesser, adäquate Länge (Frauen: kürzere Katheter); geschlossenes Urindrainagesystem, Urinbeutel immer unter Blasenniveau oder kurzfristig abklemmen	> Ch 18 (außer bei speziellen Indikationen); Urinbeutel über Blasenniveau, z. B. bei mobilen Patienten und Umlagerung
Einlage	Als aseptischer Eingriff mit Händedesinfektion vor und nach jeder Manipulation, sachkundige Non-touch-Technik, reichlicher Gebrauch von Gleitmittel	Nicht aseptisches Vorgehen
Urinentnahme zur Diagnose	Aseptische Urinentnahme aus Probeentnahmestelle nach Desinfektion	Aus Beutelreservoir
Leeren des Urinbeutels	Schutzhandschuhe, Diskonnektion vermeiden	Sterile Handschuhe, Diskonnektion, Ablassstutzen des Beutels desinfizieren
Intimpflege	Richtung der Reinigung immer vom Harnröheneingang weg, täglich mehrmaliges Waschen des Meatus mit Seife, sorgfältig mit Wasser nachwaschen, Entfernen von Verkrustungen, Antiseptika bei fäkaler Verschmutzung, Vorhaut wieder über die Eichel schieben	Routinemäßige Anwendung antiseptischer Lösungen oder Salben; routinemäßige, infektionspräventive Blasenspülung oder -instillation
Komplementäre Therapieunterstützung	Verstärkte Flüssigkeitszufuhr, z. B. Equisetum-, Brennnessel-, spezielle Fertigmischungen von Blasen- und Nierentees, Preiselbeersaftkonzentrat; Eukalyptusöl-Blasenkompresse, Wärmeschutz durch Tragen von Schlüpfer bei Verweilkatheter im Bett und beim Aufstehen; Kamillendampf-Sitzbäder	Generelle Antibiotikaprophylaxe bei Einlage eines Katheters oder -therapie bei positiver Kultur (asymptomatische Bakteriurie)
Liegedauer Katheter	Individualisierte Intervalle: abhängig von Materialeigenschaften des Katheters und Faktoren wie Diurese, Infekt, daraus resultierender Inkrustationsneigung und Verschmutzung; Verweildauer reduzieren, Anlage suprapubischer Katheter bedenken	Routinemäßiger Katheter- oder Beutelwechsel
Nutzungsdauer Urinbeutel	Beim Katheterwechsel erneuern sowie bei unbeabsichtigter Diskonnektion, dazu Katheterpavillon mit alkoholischem Spray desinfizieren	

Eine wirksame Keimreduktion kann durch die Spülung mit isotonischer Kochsalz- oder Ringer-Lösung nicht erreicht werden. Auch Katheterinkrustationen lassen sich so nicht zuverlässig vermeiden. Instillation der Harnblase mit Antiseptika oder Antibiotika gelten für das RKI als obsolet (Just, 2005).

Lediglich die Harndilution, auch als «innere Spülung» bezeichnet, durch Steigerung der täglichen Trinkmenge auf 2 bis 3 l/Tag beispielsweise mit Hilfe von Blasen-Nieren-Tees kann als alleinige oder flankierende Therapiemaßnahme insbesondere bei dauerabgeleitetem Katheter durch den resultierenden Verdünnungs- und Spüleffekt zu einer deutlichen Keimreduktion führen.

Aus diesen Gründen sollte eine Blasenspülung auf absolute Ausnahmen bei spezieller urologischer Indikation beschränkt bleiben.

Kondomurinal

Kondomurinale zählen zu den urinauffangenden Hilfsmitteln bei der Harninkontinenz des Mannes. Der wesentliche Vorteil von Kondomurinalen besteht im Wegfall der oben genannten, katheterassoziierten traumatischen und entzündlichen Komplikationen des Harntrakts. Voraussetzung ist eine restharnfreie Blasenentleerung und eine ausreichende anatomische Länge des Penis. Bei geschrumpftem Glied auf Längen < 2 cm ist das Anbringen eines Kondomurinals in aller Regel nicht mehr möglich.

Bei der Anpassung des Kondoms ist mit Hilfe von Messschablonen auf exakte Passgenauigkeit zu achten, um Längsfalten in der Penishaut und ein dadurch bedingtes Ablösen zu vermeiden. Aber auch ein zu kleines Kondom kann zu Abschnürungen und Hautschäden führen. Sorgfältige Pflege ist unerlässlich, um Hautmazerationen zu vermeiden. Dazu gehört der Wechsel einmal pro Tag, eine sorgfältige genito-perineale Sauberkeit und Silikonmaterial.

Alternative zu Verweilkathetern: Intermittierender Einmalkatheterismus (IEK)

Erkenntnisse über die Langzeitkomplikationen von transurethralen Verweilkathetern veränderte die urologische Versorgung von Menschen mit chronischen Blasenentleerungsstörungen, insbesondere von Querschnittgelähmten. Soweit die Blase ein ausreichendes Speichervolumen hat und der Betroffene «trocken», d.h. kontinent zwischen den Entleerungen bleibt, erspart er sich damit eine Dauerableitung mit all ihren Problemen. Bei diesen Patienten, z.B. mit neurogener Blasenfunktionsstörung bei Überlaufharninkontinenz hat sich der IEK als Standard zur Blasenentleerung etabliert.

Es wird unterschieden zwischen dem:

- aseptischen (sterilen) und dem
- hygienischen (sauberen, «clean») Katheterismus

Es stehen verschiedene Kathetersysteme für den IEK zur Verfügung, wobei unterschieden werden:

- hydrophile, vorbeschichtete Katheter
- Katheter mit einem separat zu applizierenden Gleitmittel

Die Infektionsrisiken hängen davon ab, ob in einer Institution wie Pflegeheim, Klinik oder im häuslichen Milieu katheterisiert wird. Durch diese Differenzierung werden auch die Vorbeugestrategien bestimmt.

IEK im institutionellen Bereich. Entweder wird der Intermittierende Einmalkatheterismus von den Mitarbeitern während des gesamten Aufenthaltes ausgeführt oder es kann Ziel das Einüben des Selbstkatheterismus (ISK) sein. Dafür sind als wesentliche Voraussetzungen geistige und ausreichende manuelle Fähigkeiten, d.h. Arm- und Handfunktion, ausreichende Compliance sowie die Fähigkeit zum selbstständigen Aus- und Ankleiden.

Im institutionellen Bereich existiert oft eine typische Keimflora, die eine eher krankmachende Potenz hat und oft resistent gegen Antibiotika ist. Daher gibt es hier keine Alternative zum aseptischen Katheterismus. Hierbei werden ausschließlich sterile Utensilien verwendet, beim Einüben des Selbstkatheterismus werden jedoch auf sterile Abdeckung, sterile Handschuhe und

Mund-Nasenschutz verzichtet. Der von Mitarbeitern ausgeführte Katheterismus (aseptische Fremdkatheterismus) soll sich in seiner hygienischen Akkuratesse nicht vom ISK des Klienten während der klinischen Einübungsphase unterscheiden. Eine hygienische Händedesinfektion sollen der katheterisierende Patient oder Mitarbeiter gleichermaßen vornehmen, da sie eine wesentlich höhere Wirksamkeit hat als Seifenwäsche. Die reinigende Waschung des Genitals mit schwach sauer eingestellter Intimwaschlotion zweimal täglich im Rahmen der Körperpflege wird genauso befürwortet wie die jeweils antiseptische Behandlung der Harnröhrenöffnung samt umgebender Schleimhaut mit sterilen Tupfern und Desinfektionsmittel. Eine heute insbesondere zum intermittierenden Selbstkatheterismus empfohlene Spray-Reinigung mit Antiseptikum ist nicht ausreichend.

IEK im häuslichen Bereich. Zwischen dem in der Klinik ausgeführten aseptischen Fremd- oder Selbstkatheterismus (ISK) und dem ISK im häuslichen Umfeld, einschließlich Pflegeheim, dürfen sich hygienische Unterschiede entwickeln, von klugen Pflegenden werden sie im klinischen Übungsprogramm gegenüber dem Patienten auch vermittelt. Eine gefährliche Praxis darf man sich jedoch nicht angewöhnen, wenn einem am Wohlergehen und der Gesundheit liegt. Ohne hygienische Probleme verzichtet werden kann auf das Katheter-Set, auf sterile Handschuhe beim Einführen des Katheters aus einer sterilen Folienumhüllung sowie die keimfreie Abdeckung. Als unentbehrliche Anforderung des ISK im häuslichen Bereich wird allerdings angesehen die mindestens zweimal tägliche Intimtoilette und vor jedem Katheterismus das sorgfältige Desinfizieren der Hände und die antiseptische Keimreduzierung im Bereich des Harnröhreneingangs, um Einschiebeflora zu vermindern. Selbst bei Gesunden sind die vorderen Anteile der Harnröhre bakteriell mit Keimen von der Haut des Dammes, der Schamlippen und der Haut des Penis besiedelt. Da bei neurogenen Blasenfunktionsstörungen zudem die spülende Reinigung der Harnröhre durch den Harnstrahl entfällt, können immer wiederkehrende Harnwegsinfekte mit Komplikationen Folge sein.

Zeigen sich im weiteren Verlauf des ISK keine individuellen Infektions-Probleme und erfolgte eine Arztabsprache, kann im häuslichen Milieu am ehesten auf die antiseptische Behandlung der Harnröhrenschleimhaut verzichtet werden. Möglichen schädigenden Einflüssen der antiseptischen Chemie können damit z. B. Menschen mit altersbedingter pergamentartig dünner und juckender Schleimhaut begegnen. Sehr positiv wirkt sich durch das Reduzieren der Verweildauer des Urins in der Blase das Einüben von Regelmäßigkeit beim ISK aus, die dem aktuellen und individuellen Trinkverhalten angepasst werden muss. Das durch die instabile Speicherfunktion und unausgeglichene Blasenentleerung vorhandene Infektionsrisiko wird dadurch erheblich reduziert.

Mobilität und Aktivitäten in Beruf, Freizeit und Urlaub werden heute möglich durch die reichhaltig vorhandenen modernen Kathetermaterialien, die sehr klein verpackt saubere Katheterisierungen entsprechend des häuslichen Standards auch auf Reisen ermöglichen. Sie lassen es zu, an jedem Ort ohne großen Aufwand einen risikofreien ISK durchzuführen.

Der IEK stellt im Vergleich zum DK oder SBK die bei weitem komplikationsärmere Alternative zur Katheterdrainage der Harnblase bei Blasenfunktionsstörungen dar.

Umgang mit Urostomata

Operative Harnableitungen in Form von Ileum-/Colon-Conduit verlangen eine sorgfältige Information des Bewohners und seines Lebenspartners. Ist zunächst der Bewohner selbst für sein Stoma verantwortlich, müssen Pflegende bei genereller Pflegebedürftigkeit die Versorgung der Urostomie praktizieren. Auf rechtzeitigen Wechsel des Beutelsystems ist zu achten, damit es nicht zu Undichtigkeiten kommt. Die Reinigung der peristomalen Haut muss mit warmem Wasser und keimarmen Kompressen oder einmal verwendeten Waschlappen erfolgen. Waschwasserzusätze entsprechen denen der Intimhygiene. Dabei erfolgt die Reinigung vom Stoma weg, d. h. von innen nach außen. Um kleine Verletzungen durch das Ausreißen einzelner Haare vorzubeugen, ist eine schonende Haarentfernung angebracht.

Fazit für die Praxis

Harnweginfektionen zählen auch heute noch zu den häufigsten Komplikationen. Sie sind in bis zu 90 % mit einem Katheter ursächlich assoziiert. Ein vorrangiges Ziel im Umgang mit Urinableitungen ist die Prävention von Harnwegsinfektionen. Dies erfordert die Entwicklung und Umsetzung sorgfältiger Konzepte zur Urindrainage. Dazu gehört das Konzept der Selbstkatherisierung, die Schulung der Patienten ist im Katalog des SGB V seit 2003 aufgenommen und als Schulungskatheterisierung verordnungsfähig.

6.6
Wundbehandlung

Die Haut hat die Fähigkeit zur Regeneration von Epithelien und zur Reparation von Hautbindegewebe. Sie kann damit im Falle einer Verletzung ihre Kontinuität wieder selbst herstellen. Vielfach benötigt sie eine pflegetherapeutische Unterstützung, für die im Folgenden Fakten einer wirksamen hygienischen Wundversorgung erläutert werden. Die Wundbehandlung erfordert ein Achten auf mögliche Keimbesiedlung, den Wundzustand, Wundheilungsstörungen, Behandlungsprinzipien chronischer Wundheilungsstörungen wie Maßnahmen der Standardhygiene, zeitgemäße Wundabdeckung sowie heilungsunterstützende Maßnahmen. Postoperatives Wundmanagement im häuslichen Bereich wird in Kapitel 6.7 dargestellt, zur Physiologie der Wundheilung wird auf einschlägige Literatur verwiesen.

Einleitung

Die Haut, als Grenzfläche zur Umwelt, stellt die sichtbare Hülle des Menschen dar. Es können drei Schichten unterschieden werden:

- das oberflächliche Epithel (Oberhaut – Epidermis), verwachsen mit der

- Bindegewebsschicht (Lederhaut – Corium) sowie das

- Unterhautgewebe (= zentimeterdicke Subcutis)

Die Haut ist ein sensibles Wahrnehmungsorgan und besitzt ein Vielzahl von Funktionen.

Funktionen der Haut

Schutzfunktionen. Intakte Haut bildet eine effektive Barriere gegen verschiedene Einflüsse:

- strukturell-mechanische Belastbarkeit bei Druck, Schlag und Stoß

- Barriere vor dem Eindringen von Mikroorganismen

- antimikrobieller Schutz durch Dichte und Zusammensetzung der Normalflora (die relative Trockenheit der Haut und Drüsensekrete der Schleimhäute reduzieren die Keimvermehrung mit dem Ergebnis eines mikrobiellen Gleichgewichts)

- chemische (Abwehr schädlicher Auswirkungen von Chemikalien sowie antibakterielle Schutzwirkung durch Säureschutzmantel: die meisten Bakterien und Pilze können im sauren Milieu nicht überleben)

Funktion zur Temperaturregulation. Durch Veränderung der Hautdurchblutung (Wärmeleitung, Wärmestrahlung) und der Schweißsekretion ist die Haut entscheidend an der Aufrechterhaltung der lebensnotwendigen Körpertemperatur von 37 °C beteiligt.

Sinnesfunktion. Über den Tastsinn sowie den Kälte- und Wärmesinn vermittelt die Haut wichtige Sinnesreize; dazu zählt auch das Wahrnehmen von Schmerzreizen.

Kommunikationsfunktion. Über die Haut sind Botschaften des vegetativen Nervensystems als nonverbale Kommunikation erkennbar, wenn jemand z. B. «vor Neid erblasst», «schamrot» oder «blass vor Schreck» wird.

Funktion zur Aufrechterhaltung des Wasserhaushaltes. Die Haut gibt Elektrolyte und

Flüssigkeit durch Drüsen ab und schützt vor Verlust von Eiweiß und Flüssigkeit (Wasserretention).

Immunfunktion: Die Haut ist an immunbiologischen Abwehrvorgängen beteiligt.

Funktionen als Aufnahmeorgan in den Körper. Einzelne therapeutische Stoffe können über die transdermale Therapiefunktion der Haut verabreicht werden, z.B. Pflaster zur Raucherentwöhnung und Schmerzbehandlung, gegen Reisekrankheit.

Bei Operations- und Zufallswunden richten sich alle Maßnahmen der Wundbehandlung gegen das Entstehen einer Wundinfektion, bei Wunden mit chronischem Heilungsverlauf (z.B. Dekubitus, Gangrän, Ulcus cruris) liegt das Hauptaugenmerk auf beeinflussende ursächliche Faktoren der entstandenen Wunde sowie lokale Einwirkungen auf Wundheilung.

Definition
Unter einer Wunde versteht man die mehr oder weniger klaffende Gewebedurchtrennung der äußeren Haut oder Schleimhaut, die meist mit Verlust an Substanz verbunden ist.

Risiken
Eine Reihe von Risiken besteht bei der Wundversorgung. Hier wurden ausgewählt die

- Keimbesiedlung sowie
- Phänomene primärer oder verzögerter Wundheilung

Keimbesiedlung
Haut ist physiologisch dauerhaft mit Mikroorganismen besiedelt. Diese als Kolonisation bezeichnete Anwesenheit von Mikroorganismen in jeder Wunde von Haut und Schleimhaut ist nicht gleichbedeutend mit einer Wundinfektion.

Die körpereigenen Abwehrfähigkeiten der Resistenz und Immunität sind meist in der Lage, mit dieser Keimbesiedlung fertig zu werden. Erst wenn Mikroorganismen tiefer und in ausreichender Anzahl in eine Wunde eindringen, kann es durch Bildung von Toxinen und die dadurch ausgelösten Reaktionen des Menschen, auch Entzündungsinduktion genannt, zu einer schädigenden Infektion kommen. Der häufigste Wundinfektionskeim ist der Staphylococcus aureus (S. aureus). Daneben können zahlreiche andere Mikroben Wundinfektionen unterstützen (Tab. 6-6-1).

Der Hautaufbau hilft verstehen, für welche Arten von Infektionen die einzelnen Schichten von Haut und Weichteilen sowie der darunter liegenden Organe empfindlich sind. Die Infektionen können eingeteilt werden in:

- *Abszessbildung.* Haarfollikel der Haut sind bei Furunkel und Karbunkel entzündet.

- *Sich ausbreitende Infektionen.* Impetigo (Eitergrind) ist auf die Epidermis beschränkt. Die Haut ist umschrieben gerötet, zeigt Blasen, die nach wenigen Stunden platzen und zu Krusten eintrocknen. Das Erysipel (Wundrose) betrifft die Lymphgefäße der Haut, wobei die Keime meist über unauffällige Verletzungen in die Haut eindringen. Folge ist ein sehr schmerzhaftes Erythem mit Fieber und ödematös gespannter und glänzender Haut; die Rötungen sind scharf begrenzt. Bei der Phlegmone liegt eine diffuse Eiterung der Haut und des Unterhautgewebes zugrunde mit Schmerzen, Schwellung, Rötung und Fieber.

- *Nekrotisierende Infektionen.* Bei der Fasziitis breitet sich die Infektion mit alarmierender Geschwindigkeit entlang der Faszien aus und führt zur Unterbrechung der Blutzufuhr. Folge kann eine Gangrän oder Muskelnekrose sein. Die nekrotisierende Fasziitis ist eine typische Folge des in den USA aktuell immer häufiger auftretenden «Community acquired MRSA» (= cMRSA), also eines resistenten S. aureus bei Menschen, die vorher keinen Kontakt zu einer Klinik hatten.

Tabelle 6-6-1: Direktes Eindringen von Bakterien oder Pilzen in die Haut ist der häufigste Grund für Hautinfektionen (Pyodermien). Infektionen reichen von leichten, oft chronischen Erkrankungen (z. B. Flechte), bis zu akuter und lebensbedrohlicher Fasziitis und Gangränen

Betroffene Gewebestruktur	Infektion	Mitverursachende Mikroben
Verhorntes Epithel mit Haut, Haaren und Nägeln	Flechte (Dermatophyten-infektion)	Dermatophyten (Microsporum, Trichophyton)
	Soorpilzinfektionen der Haut oder Schleimhaut (Mundhöhle, Vagina)	Candida albicans
Epidermis	Impetigo contagiosa (Eitergrind)	S. aureus (ca. 20 bis 30 % der Bevölkerung tragen S. aureus in den vorderen Nasenabschnitten) Streptococcus pyogenes (ca. 1 % der Bevölkerung sind Träger)
Dermale Lymphgefäße	Erysipel (Wundrose)	Streptococcus pyogenes
Haarfollikel	Follikulitis Furunkel Karbunkel	S. aureus
Subkutanes Fettgewebe	Zellulitis	Streptococcus pyogenes
Faszien (oberflächliche und tiefe Faszien)	Nekrotisierende Fasziitis	A-Streptokokken c-MRSA aerobe/anaerobe Mischinfektion, am häufigsten durch Clostridium perfringens
Muskeln	Myonekrose, Gasgängrän	Clostridium perfringens (u. a. Clostridien)

Andere Wundinfektionskeime gehören zur Hautflora des Menschen (S. epidermidis) oder sind Bestandteile der Darmflora (Pseudomonas aeruginosa, Enterokokken, Kolibakterien).

Primäre oder verzögerte Wundheilung

Aus Umfang, der Entstehungsart und Kennzeichen der Gewebezerstörung einer Wunde ergeben sich unterschiedliche Formen der Heilung und Heilungsdauer:

- epitheliale Wundheilung
- primäre Wundheilung
- verzögerte Wundheilung
- sekundäre Wundheilung

Epitheliale Wundheilung. Ist bei oberflächlichen Hautwunden, z. B. Schürfwunden, nur die Epidermis verletzt, kann sie ohne Narbenbildung unter Regeneration des Epithelgewebes abheilen.

Primärheilung. Während der primären Wundheilung kommt es ohne Verzögerung der Heilung durch Entzündung oder Wundsekretion zum Verschluss der Wunde durch direkte Aneinanderlagerung, Verwachsung und Vernarbung glatter Wundränder. Beide Wundflächen sind nach ca. 8 Tagen fest miteinander vereinigt, eine operativ einwandfrei verschlossene Wunde gilt nach 48 h als ausreichend verschlossen gegenüber exogenen Keimen. Derartig reizlose Wunden können nach einem primären Verband nach 2 bis 3 Tagen offen behandelt werden.

Verzögerte Wundheilung. Sie läuft ab bei erschwerten Heilungsbedingungen, z. B. Kranken mit Diabetes mellitus, Druck im Wundbereich, Durchblutungsstörungen. Sie ist stark verzögert.

Sekundärheilung. Auch hier erfolgt ein zeitlich sehr verzögerter, schrittweiser Verschluss einer meist infizierten Wunde oder einer Defektwunde durch Granulationsbildung im Wundgrund und Epithelisation vom Wundrand her bei gleichzeitiger Wundkontraktion. Diese Art der Heilung ist meist Folge einer Wundheilungsstörung, z. B. eines Wundhämatoms, einer Infektion oder von serösem Exsudat im Wundbereich.

Tabelle 6-6-2: Lokale Maßnahmen zur Förderung der Wundheilung

Lokale Maßnahmen zur Förderung der Wundheilung		
Beseitigung wundheilungshemmender Faktoren in der exsudativen Phase von Abtragung und Reinigung devitalisierten Gewebes	Förderung der Wundheilung in der Umbau- oder Proliferationsphase zum Aufbau von Granulationsgewebe und Differenzierungsphase zur Ausreifung, Narbenbildung und Epithelisierung	
Primärziel: saubere Wunde	Ziel: Gewebeaufbau	Ziel: Vernarbung
■ Wundrevision bzw. chirurgisches Débridement, d. h. Anwenden von scharfen Löffel, Skalpell mit Exzidierung nekrotischen Gewebes ■ biochirurgisches Entfernen von Nekrosen durch Fliegenlarven ■ Wundreinigung durch feuchte Wundbehandlung, ggf. auch enzymatisch, Hydrogeltherapie ■ Keimreduzierung/-elimination durch Wundspülung und Wundantiseptik ■ Abdeckung bzw. Verschluss	■ Anregung von Granulation und Epithelisierung durch Unterstützen der physiologischen Mikrozirkulation und des Mikroklimas ■ Vakuumversiegelung zur Granulationsanregung ■ Schutz vor Austrocknung der Wunde ■ Keimbarrierefunktion des Verbandes ■ Schutz vor mechanischer Irritation ■ Fördern der Resistenz und Immunität des Menschen (z. B. Ernährung, Wärmehaushalt, ausgeglichener Stoffwechsel)	

Diese und andere Störungen der Wundheilung, wie schlechter Allgemeinzustand, Mangelernährung, Begleiterkrankungen können die Wundheilung nachhaltig beeinflussen und chronische Heilungsverläufe in Form einer Verzögerung oder Hemmung der Wundheilung unterstützen.

Definition
Von einer chronischen Wundheilung spricht man, wenn eine Wunde innerhalb von acht Wochen keine Heilungstendenz zeigt.

Dabei weisen schlecht heilende Wunden nekrotische und/oder fibrinöse Beläge auf, die einen normalen Verlauf der Wundheilung unmöglich machen und außerdem einen Nährboden für Mikroorganismen bilden.

Die Behandlung dieser Wundart stellt für den Patienten vielfach eine große psychische, soziale und physische Belastung dar. Oft ist der Mensch durch die Beschaffenheit und dem Aussehen seiner Wunde in seinem Wohlbefinden beeinflusst.

In den einzelnen Wundheilungsphasen bestehen unterschiedliche Ziele. Im Idealfall wird in einer Wunde über verschiedene voneinander abhängige Prozesse das fehlende Gewebe durch ein funktionelles Narbengewebe ersetzt. Verkürzt können die Wundheilungsphasen formuliert werden als:

■ Entzündung- und Reinigungsphase

■ Granulationsphase

■ Epithelisierungsphase

Neben der Kausaltherapie zur Wiederherstellung bzw. bestmöglichen Kompensierung der Durchblutungssituation im gestörten Gewebegebiet z. B. durch Venenchirurgie, Kompressionstherapie, optimaler Diabeteseinstellung, Druckentlastung sind weitere, lokal wirkende Maßnahmen zur Förderung der Wundheilung, indiziert **(Tab. 6-6-2)**.

Konkrete Hygienehinweise zur Wundbehandlung

Aus hygienischer Sicht gelten für fast alle Wunden die Behandlungsprinzipien:

1. Beachten der Regeln einer Standardhygiene.

2. Praktizieren notwendiger heilungsunterstützender Maßnahmen.

3. Anwenden geeigneter zeitgemäßer Wundabdeckungen.

Behandlungsprinzipien chronischer Wundheilungsstörung

1. Beachten der Regeln einer Standardhygiene.
Jeder Verbandwechsel erfolgt unter aseptischen Bedingungen. Ein Verbandwechsel darf nur von geschulten Personen, möglichst zu zweit, durch-

Tabelle 6-6-3: Benötigtes Material für einen Verbandwechsel (ein Beispiel)

Steril	Unsteril
Einmalhandschuhe	Patientenbezogene Schürze/ Schutzkittel
Evtl. Abdecktuch	Händedesinfektionsmittel
Anatomische und chirurgische Pinzetten zur Verbandabnahme, zum Débridement und zur Wundreinigung	Einmalhandschuhe
Evtl. scharfer Löffel oder Skalpell zum Débridement und zur Wundrandauffrischung	Abwurfbeutel
Evtl. Wundantiseptikum (z. B. Lavanid auf nicht mehr als 40 °C angewärmt)	Desinfiziertes Tablett zum patientenindividuellen Transport der Materialien
Spritzen mit geeigneter Spüllösung, z. B. Ringerlösung auf nicht mehr als 40 °C angewärmt	Mund-Nasen- und Haarschutz bei großflächigen Wunden bzw. besonderer Infektiosität
Evtl. Knopfkanüle und Sonden zum Sondieren der Wundtiefe und zum Spülen	Fixiermaterial wie Pflaster, Vliese, Binden, Netz- oder Schlauchverbände
Tupfer, Kompressen, evtl. salbenhaltige Gaze	Verbandschere
Schere	
Klemme einzeln verpackt	

geführt werden. Die hygienische Händedesinfektion muss vor und nach der Handlung vorgenommen werden. Trotzdem dürfen Wunden nie mit bloßen Händen berührt werden, eine Arbeit mit unsterilen Handschuhen kommt nur beim Vorgehen mit der Non-Touch-Technik infrage. Dabei wird mit sterilen Instrumenten und unsterilen Schutzhandschuhen gearbeitet.

Schutzhandschuhe und patientenbezogene Schürze/Schutzkittel sind zum Vermeiden von Kreuzinfektionen anzulegen, bei nässenden Wunden feuchtigkeitsabweisende Schutzkleidung. Ausführende mit Erkältungskrankheiten müssen einen Mund-Nasenschutz tragen.

Je nach Erfordernissen des Verbandes sind geeignete Materialien **(Tab. 6-6-3)** steril oder unsteril bereitzustellen.

Abschließend muss eine hygienische Händedesinfektion nach Ausziehen der Handschuhe erfolgen. Die benutzten Materialien sind in einen Abwurfbeutel abzuwerfen und der Patientenraum muss aufgeräumt, ggf. auch gelüftet werden. Alle Materialien sind entsprechend aufzuräumen oder zu entsorgen.

2. Praktizieren notwendiger heilungsunterstützender Maßnahmen. Die Wundbehandlung beabsichtigt, den Organismus bei der raschen funktionsgerechten Regeneration bzw. Heilung des geschädigten Gewebes zu unterstützen. Dazu dienen u. a. die Funktionen:

■ hygienischer Wundversorgung infizierter Wunden

■ der Hygiene zur antiseptischen Wundbehandlung und Wundspülung

Funktionen der Hygiene bei der Wundversorgung infizierter Wunden. Eine Keimübertragung und Verschleppung von Wundinfektionen kann durch unsere Arbeitsweise verhindert werden. Das bedeutet u. a. Konsequenz beim Beherzigen der Regeln:

1. Reihenfolge: Bei der Organisation der Verbände soll eine Reihenfolge eingehalten werden:

    ■ aseptische Wunde (z. B. postoperativ nach Varizen-OP)

    ■ bedingt aseptische Wunde (z. B. postoperative Appendektomiewunde)

    ■ kontaminierte Wunde (z. B. chronische Wunde)

    ■ septische Wunde (z. B. Abszess, MRSA-besiedelte Wunde)

2. Räumliche Unterbringung: Menschen mit infizierten Wunden sollen räumlich von Bewohnern mit aseptischen oder fraglich kontaminierten Wunden getrennt untergebracht werden.

3. Ablauf: Der Ablauf des Verbandwechsels folgt standardisierten Verabredungen mit einem gegliederten Vorgehen nach unreiner und reiner Phase.

4. Reinigung und Dekontamination: Eine Dekontamination und Reinigung bei infizierten Wunden wird vom Wundrand zur Mitte hin versucht.

5. Non-Touch-Technik: Vor Auflegen der neuen sterilen Wundauflage muss ein Handschuhwechsel erfolgen, bzw. eine separate, sterile Pinzette für die Wundauflage benutzt werden.

Funktionen der Hygiene zur antiseptischen Wundbehandlung und Wundspülung. Eine chronische Wunde wird niemals steril, zudem wird sie sich bei Restnekrosen immer wieder neu besiedeln. Nur wenn der Wundbelag, die Mischung aus Zelltrümmern, Keimen, Nekrosen, und Exsudat, effektiv beseitigt wird, kann die Wunde heilen und die ausgewählte Wundauflage ihre Funktion optimal erfüllen. Wenn zusätzlich zur chirurgischen Sanierung oder zum biochirurgischen Débridement eine Keimreduktion zur Abheilung angebracht ist, werden Antiseptika sinnvoll eingesetzt.

Definition
Bei der Antisepsis (Antiseptik) werden mit Antiseptika antimikrobielle Maßnahmen am Ausgangsort oder der Eintrittsstelle einer möglichen Infektion vorgenommen zur Abtötung, Inaktivierung, Entfernung oder Wachstumshemmung von Mikroorganismen.

Indikationen für Antiseptik. Prophylaktisch sollten bei chronischen Wunden Antiseptika nicht eingesetzt werden. Eine mikrobielle Kontamination ist meist irrelevant für den Wundheilungsverlauf. Antiseptika sind nur nach sorgfältiger Indikationsstellung anzuwenden, da sonst Störungen der Wundheilung resultieren. Es bestehen u. a. folgende sinnvolle Indikationen:

- typische chronische infizierte Wunden wie Dekubitus, diabetische Fußulzera, Ulcus cruris

- Wundkolonisation mit multiresistenten Erregern (z. B. MRSA)

- Brandwunden

- verunreinigte traumatische Wunde

- infizierte Wunde mit Infektionszeichen, also Symptomen wie Rötung, Schwellung, Fieber, Schmerzen und unangenehmer Geruch. Eine infizierte Wunde gibt zudem vermehrt Wundflüssigkeit ab.

Bei entzündeten Wunden ist der Wundheilungsprozess unterbrochen oder verzögert und es besteht die Gefahr einer Sepsis.

Wirksamkeitskriterien. Ein zeitgemäßes Wundantiseptikum muss sich folgenden Anforderungen stellen:

- Ausreichende objektive Verträglichkeit, d.h. ohne Zytotoxizität (zellschädigende Wirkung)

- ausreichende subjektive Verträglichkeit (Schmerzfreiheit)

- sichere mikrobizide Wirkung auf relevantes Erregerspektrum

- keine relevanten Nebenwirkungen, die die Heilung chronischer Wunden hindern

Die Einwirkzeit oder Geschwindigkeit der Wirksamkeitsentfaltung hat bei chronischen Wunden wenig Relevanz; nach Verwendung eines geeigneten Wundantiseptikums muss die Wunde nicht abgespült werden und ein geeignetes Antiseptikum kann gerade unter einer hydroaktiven Wundauflage seine sehr gute Gewebeverträglichkeit beweisen.

Geeignete Wirkstoffe zur Wundantiseptik. Die Konsensusempfehlung (Kramer, 2004) benennt polihexanidhaltige Lösungen (z.B. LAVANID 1 + 2) bei chronisch schlecht heilenden Wunden als Mittel der ersten Wahl **(Tab. 6-6-4)**. Neben der guten dekontaminierenden Wirkung wird die Wundheilung nicht behindert. Ausdrücklich unterscheidet die Konsensusempfehlung Wirkstoffe, die:

- kurzzeitig (PVP-Iod, Octenidin in Kombination mit Phenoxyethanol) und

- wiederholt (Polihexanid, z.B. LAVANID sowie Taurolidin) angewendet werden können. Polihexanid auf der Basis von Ringerlösung in dem für die Wundversorgung üblichen niedrigen Konzentrationsbereich von 0,02 %

Tabelle 6-6-4: Geeignete Wirkstoffe zur Haut- und Schleimhautantiseptik sowie der antiseptischen Wundbehandlung

Wirkstoffe	Beispiel für Handelspräparat	Vorteil	Nachteil	Anwendungsbeispiel
Wiederholt anzuwenden				
Alkohol Ethanol Isopropanol	Skinsept	Problemlos abbaubar, sehr gute mikrobizide Eigenschaften, schnelle Wirkung, rasche Abtrocknung, gute Hautverträglichkeit	Schleimhautreizend, hoher Eiweißfehler durch Koagulation von Eiweiß	Desinfektion der gesunden Haut, vor allem der Hände Desinfektion kleiner Oberflächen
Polihexanid	LAVANID 1 und 2	Außerordentlich gute Gewebeverträglichkeit, sehr niedrige Konzentration auf der Basis von Ringer-Lösung	Nicht zur Peritonealspülung und Gelenkspülung geeignet	Wundantiseptik (Mittel der 1. Wahl für schlecht heilende chronische bzw. für sehr empfindliche Wunden, z. B. Verbrennungswunden)
Taurolidin	Taurolin Ringer 0,5 % Taurolin 2 %	Keine Zytotoxizität	Sehr lange Einwirkzeit (> 6 h)	Antiseptische Spülung von Körperhöhlen
Kurzzeitig anzuwenden				
Octenidin in Kombination mit Phenoxyethanol	Octenisept	Keimreduktion innerhalb 30 s Einwirkzeit vor Katheterisierung der Blase 1 min	Zeitlich begrenzter Einsatz als Wundantiseptikum	Antiseptische Wundbehandlung der Schleimhäute im Genital- und Mundbereich
Polyvinylpyrrolidon (PVP-Iod)	Betaisodona-Braunol 2000	Wässrige Lösung, breites Wirkungsspektrum, sehr stark geruchsbindende Effekte	Zeitlich begrenzter Einsatz als Wundantiseptikum, Inaktivierung durch Eiweiß Braunfärbung des Gewebes (Wundbeobachtung erschwert) Einwirkzeit vor Katheterisierung der Blase 2 min Schlechte Umweltverträglichkeit	Haut- und Schleimhautantiseptik, antiseptische Wundbehandlung
	Braunoderm	Alkoholische Zubereitung		Präoperative Hautdesinfektion

(entspricht LAVANID 1) gehört zu den Wirkstoffen, die aufgrund ihrer sehr guten Gewebeverträglichkeit wiederholt angewendet werden können. Initial ist bei verschmutzten und vereiterten Wunden die höher konzentrierte Lösung mit 0,04 % Polihexanid (entspricht LAVANID 2) empfohlen.

Antiseptische Wundbehandlung chronischer Wunden. Die antiseptische Wundbehandlung erfolgt durch Aufbringen des Präparates durch Betupfen mit angefeuchteten Tupfern, Spülen, feuchter Wundauflage sowie Instillations-Vakuum-Versiegelung.

Vorbereitung Material: Das gesamte Arbeitsmaterial soll gut erreichbar positioniert auf einer mit 70 % Alkohol desinfizierten Arbeitsfläche platziert werden **(Tab. 6-6-3)**.

Durchführung: Nach Anziehen einer Schutzschürze, Händedesinfektion und Anziehen von Schutzhandschuhen wird zunächst die Wundabdeckung mit einer Pinzette entfernt. Ist das nicht möglich, angeklebte Wundauflage mit angewärmter Ringerlösung oder LAVANID-Lösung lösen und dann entfernen. Danach erneute Händedesinfektion und Anlegen steriler Handschuhe.

Betupfen mit angefeuchteten Tupfern: Eine septische Wunde mit in Wundantiseptikum getränkten Tupfern oder Watteträger möglichst von außen nach innen wischend reinigen und desinfizieren, um Keimverschleppung zu vermeiden.

Antiseptische Wundspülung: Die antiseptische Spülung erfolgt mit steriler Spritze und schützender steriler Kompresse. Für tiefe, zerklüftete Wunden muss die Spritze mit einer Knopfsonde oder einem kurzen Katheter verbunden werden. Das Spülen soll mit leichtem Druck erfolgen. Auffangen kann man die Flüssigkeit mit sterilen Kompressen oder Nierenschale. Anschließend den Wundrand sorgfältig mit Tupfern trocknen.

Feuchte Wundauflage: Eine konservative Wundbehandlung z.B. mit LAVANID-Feuchtverbänden, kann bei Verbrennungen vom Schweregrad I (Rötung) und IIa (Blasenbildung, Rötung wegdrückbar) durchgeführt werden. Nach dem primären Abtragen der Verbrennungsblasen werden mindestens täglich die Wunden mit geeignetem Wundantiseptikum (z.B. LAVANID) gewaschen und mit sterilen, mit dem Antiseptikum angefeuchteten Kompressen verbunden. Als alternative Möglichkeit der Behandlung II-gradiger Verbrennungen können bei sauberen Wundverhältnissen und nach dem Betupfen mit geeignetem Wundantiseptikum Hydrokolloidverbände angelegt werden. Diese können i.d.R. für mehrere Tage belassen werden.

Die wundabdeckende Auflage mit sterilen Handschuhen oder steriler Pinzette platzieren.

Vakuum-Versiegelung: Bei der Vakuumversiegelung (VVS) wirkt subatmosphärischer Druck auf die Wundoberfläche ein. Ein Polyvinylalkohol- oder Polyurethane-Schwamm wird mit eingelegtem Drainagesystem auf die Wunde aufgelegt, mit einer transparenten Verbandsfolie hermetisch abgeklebt und an Vakuum angeschlossen. Es entsteht ein gleichmäßiger und intensiver Grenzzonenkontakt zwischen Wunde und Schwamm. Das Wundsekret wird vollständig abgesaugt und bleibt in einem geschlossenen Ableitungssystem. Ein ideal feuchtes Wundmilieu mit konstanter Temperatur soll die Heilungsvorgänge beschleunigen.

Bei der kombinierten Instillations-Vakuum-Versiegelung erfolgt eine intermittierende Instillation von z.B. LAVANID; der Schwamm wirkt als Medikamententräger. Diese Behandlungserweiterung kann bei akuten und chronischen Knochen- und Weichteilinfektionen vorgenommen werden.

Da Verbandswechsel nur in Abständen von einigen Tagen bis zu einer Woche erforderlich sind, handelt es sich bei der VVS um eine patientenfreundliche Behandlungsmöglichkeit von Problemwunden.

2006 wurde jedoch ein Bericht des IQWiG (Institut für Qualität und Wirtschaftlichkeit im Gesundheitswesen), das seine Aufträge vom Gemeinsamen Bundesausschuss oder vom Bundesministerium für Gesundheit erhält, veröffentlicht (Anonym, 2006). Darin heißt es, dass es derzeit keine überzeugenden Belege gibt, dass Wunden mit der VVS besser heilen als mit einer herkömmlichen Behandlungsmethode. Die Evidenzgrundlage für den Nutzen der VVS sei «allenfalls dürftig».

Wundspülungen. Auch heute werden noch häufig Praktiken zur Spülung chronischer Wunden angewendet, bei denen alle möglichen Spüllösungen genutzt werden. Es gibt eindeutig kontraindizierte Wundspülpraktiken:

- Duschen von Wunden ohne Filter: keinesfalls ungefiltertes Leitungswasser in die Nähe von Dekubitalgeschwüren oder anderer chronischer Wunden bringen. Dies ist wegen der Keimbesiedlung des Wasserleitungsnetzes, insbesondere in der institutionellen Pflege, als Kunstfehler zu werten (Sitzmann, 2005).

- Baden chronischer Wunden an Extremitäten: keine Wundbäder mit Zusatz von Antiseptika durchführen, es kommt zur Verschleppung von Infektionskeimen und einer negativen Beeinflussung der Wunde durch das ungenau dosierte Antiseptikum.

Eine adäquate zeitgemäße Wundspülbehandlung kann erfolgen, bei:

- akuten, massiv kontaminierten Wunden: zur Reinigung akuter massiv kontaminierter Wunden, z. B. Biss- oder Fleischerverletzung, kann angewärmte Ringer-Lösung verwendet werden. Anschließend erfolgt die chirurgische Wundversorgung.

- chronischen, infizierten Wunden: Spülung der Wunde mittels Spritze und steriler antiseptisch wirkender (z. B. LAVANID) und isotonischer Flüssigkeit (z. B. Ringerlösung)

- großen chronischen Wunden: Duschbehandlung großer Wunden mittels eines für jeden Patienten neu autoklavierten Duschkopfes mit Sterilfilter oder Steril-Einmalfilter (z. B. PALL Aquasafe)

- postoperativ bei primärer Wundheilung: körperreinigendes Duschen des Patienten mit folienabgeklebter Wunde, wobei eine Filtration des Wassers nicht erforderlich ist. Aseptische Wunden gelten 48 h postoperativ als duschfähig.

Geeignete Wundspüllösungen

Als Spüllösung kleinerer Wunden empfehlen sich Ringerlösung, kurzfristig ist auch physiologische Kochsalzlösung (NaCl 0,9 %) anzuwenden. Im Vergleich zur Kochsalzlösung enthält die zu bevorzugende Ringerlösung zusätzlich Kalium- und Kalziumionen, sodass Elektrolytverschiebungen im Wundbereich geringer sind und die Zellproliferation gefördert wird. Die auch für LAVANID 1 und LAVANID 2 gewählte Basislösung Ringer ist daher gegenüber Mitbewerberprodukten von Vorteil, die auf rein wässriger hypotoner Grundlage eine Quellung der Haut und in der Folge eine Verringerung der Konzentration körpereigener Wundheilungskomponenten auslösen können.

Eine effektive Wundreinigung wird durch die oberflächenspannungs-reduzierende Eigenschaft polihexanidhaltiger Lösungen wie LAVANID unterstützt, eine verbesserte Spülwirkung wird damit erreicht.

Vorbereitungen allgemein
Wird eine Duschbehandlung großer Wunden angestrebt oder ärztlich angeordnet, müssen die Bedingungen in Form eines für jeden Patienten neu autoklavierten Duschkopfs mit Sterilfilter oder eines Steril-Einmalfilters (z. B. PALL Aquasafe) sichergestellt sein.

Wird das Badezimmer benötigt, muss es so vorbereitet werden, dass es von den Pflegenden nicht vor Abschluss der Wundspülung verlassen werden muss. Dazu werden alle benötigten Waschutensilien und evtl. der Patientenlifter gerichtet. Evtl. muss die Raumtemperatur des Badezimmers erhöht werden.

Der Patient muss auf die Prozedur vorbereitet werden, je nach Wundausdehnung und -art ist vor der Wundbehandlung eine adäquate Schmerzausschaltung erforderlich.

Vorbereitung Material (Tab. 6-6-3)

Durchführung
Für die verschiedenen Möglichkeiten zur Wundspülung müssen die Grundsätze der Standardhygiene erfüllt sein:

- Akute kontaminierte Wunde: Zur Reinigung von akuten Wunden, z. B. Biss- oder Fleischerverletzung, kann Ringer-Lösung verwendet werden, ein zu Blut und Gewebe isotonisches Gemisch aus Kalzium- und Kaliumionen und Natriumchlorid in Wasser, z. B. als Finger- oder Handbad in einer sterilen Schüssel. Die Hand des Patienten bleibt ca. 15 min in der angewärmten Lösung und wird anschließend durch den Arzt versorgt.

- Spülung kleiner Wunden im Patientenbett: Spülung der Wunden mittels steriler antiseptisch wirkender (z. B. LAVANID) oder isotonischer Flüssigkeit (z. B. Ringerlösung), welche über einen aseptisch in die Flasche eingebrachten, sterilen Dorn frei ausläuft. Eine flüssigkeitsdichte Unterlage saugt die Spülflüssigkeit auf. Als Variation wird die Spüllösung mittels steriler Spritzen entnommen und über eine auf die Wunde gebrachte sterile Kompresse auf die Wunde appliziert.

- Spülung größerer Wunden im Bad: Nach Beförderung des Patienten in das Bad wird die Wunde über der Badewanne freigelegt. Die Spülung der Wunde wird mittels Antiseptika, z. B. körperwarmem LAVANID 1 bzw. 2 oder körperwarmer steriler Spülflüssigkeit, z.B. Ringerlösung, durchgeführt. Sie läuft über einen aseptisch in die Flasche eingebrachten, sterilen Dorn frei aus. Die Aufbrauchfrist der mit einem aufgesetzten Minispike geöffneten LAVANID-Flasche beträgt vier Wochen.

■ Duschbehandlung großer Wunden: Die Wundspülbehandlung erfolgt mittels eines für jeden Patienten neu autoklavierten Duschkopfs mit Sterilfilter oder einem Einmalduschfilter als Duschkopf, welcher über einen Bajonettverschlussadapter an den Schlauch der zuführenden Wasserleitung angebracht wird. Abschließend erfolgt evtl. noch eine antiseptische Wundspülung.

■ Postoperatives Duschen des Patienten: Selbstverständlich bleibt die Variation, den Betreuten mit abgeklebter Wunde zu duschen, ohne dass eine Filtration des Wassers praktiziert wird.

Anwenden geeigneter zeitgemäßer Wundabdeckung

Moderne Verbände sind in ihrer Anwendung eher spezifisch und müssen differenziert eingesetzt werden. Die Wahl der Wundauflage richtet sich dabei nach den Anforderungen, die die jeweilige Heilungsphase an die Funktion des Wundverbandes stellt. Geht es eher um eine Wundbettsanierung und Reinigung, um Wund-

konditionierung zum Granulationsaufbau oder um den Wundverschluss? Die richtige Wahl der Wundauflage ist bei chronischen Wunden mit dem Goldstandard Wundbehandlung unter Okklusion von besonderer Bedeutung. Heute stehen sog. hydroaktive Wundauflagen im Vordergrund, die ein feuchtes Milieu in der Wunde gewährleisten. Die Abdichtung der Wunde mit relativen Sauerstoffmangel wirkt stimulierend auf die Gefäßneubildung im Wundgebiet. Das feucht-körperwarme Wundmilieu intensiviert die optimale Wirksamkeit körpereigener Zellaktivitäten. Korrekt angewandte interaktive und aktive Wundauflagen **(Tab. 6-6-5)** unterstützen die physiologischen Heilungsprozesse phasengerecht.

Wundauflagen in der Behandlung chronischer Wunden

Nachfolgend werden einige zeitgemäße Wundauflagen mit ihren Wirkprinzipien erläutert **(Tab. 6-6-6)**:

1. Alginate, z.B. Sorbalgon (P. Hartmann), Algi-Site M (Smith & Nephew)

2. Hydrogele, z.B. NU-GEL (Johnson & Johnson), Intrasite Gel (Smith & Nephew)

3. Hydrogelkompressen, z.B. Hydrosorb (P. Hartmann)

Tabelle 6-6-5: Zeitgemäße Wundauflagen und Behandlungssysteme

Auflagenart	Wirkungsprinzipien	Materialien
Inaktive Wundauflagen	Gehören zum Sortiment der trockenen Wundbehandlung und trocknen die Wunde vielfach aus	■ Verbandmull (Baumwollkompressen, Tupfer) ■ Saugvlies-Kompressen ■ Viskose-Gaze-Kompressen
Interaktive Wundauflagen und -substanzen	■ Fördern Mikroklima in der Wunde ■ Schaffen physiologisches Milieu ■ Beschleunigen Heilungsprozess ■ Ermöglichen Exsudatmanagement (Sekret wird gebunden)	■ Hydrogele (Kompressen oder Gel) ■ Alginate (Kompressen, Tamponade) ■ Hydrokolloide und weiterentwickelte Hydropolymere ■ Polyurethan-Schaum ■ Folien (sterile Platten, unsterile Rolle)
Aktive Wundauflagen und -systeme	■ Schützen Wunde umfassend ■ Fördern den Einfluss auf das Heilungsgeschehen durch: ■ Wundreinigung ■ Bilden eines wundheilungsfördernden Mikroklimas ■ Heilungsfördernde Wundruhe	■ Aktivkohle-Kompressen ■ Wundauflagen mit nanokristallinem Silber ■ Vakuumversiegelung, evtl. kombiniert mit Instillationsbehandlung (z.B. mit LAVANID) ■ Hydroaktive Wundauflagen

4. Hydrokolloide, z. B. Hydrocoll (P. Hartmann)

5. Hydropolymere, z. B. Tielle (Johnson & Johnson)

> **Beachte**
> Bei Hydrokolloiden bildet sich ein gelbes, übel riechendes Gel, welches nicht mit Eiter zu verwechseln ist und eine Spülung nach Abnahme des Verbandes erforderlich macht.

 Fazit für die Praxis

Neben den hier beschriebenen hygienischen Grundlagen einer Wundbehandlung sind zur pflegetherapeutischen Unterstützung der Heilung chronischer Wunden Kompetenzen zur Beurteilung des Wundzustandes und Wundheilungsstörungen erforderlich. Weitere heilungsunterstützende Maßnahmen begründen sich aus der medizinischen und pflegerischen Beeinflussung lokaler und systemischer Einflussfaktoren (Sitzmann, 2004) auf die Wundheilung und verdeutlichen den komplexen Prozess.

Tabelle 6-6-6: Wundauflagen

Wirkprinzipien	Indikation	Gefährdungen	Anwendungshinweise
1. Alginate			
Hergestellt aus mariner Braunalge haben Alginat-Verbände (Kompressen + Tamponaden) neben hoher Saugkapazität folgende Wirkungen: ■ Granulationsfördernd und wundreinigend ■ Nehmen Wundexsudat, Bakterien und Zelltrümmer unter Gelbildung auf ■ Blutstillend	■ Behandlung mittel bis stark sezernierender Wunden ■ Tief unterminierte Wunden oder Wundhöhlen wie tiefe Dekubitalgeschwüre ■ Behandlung infizierter Wunden, ■ Behandlung blutender Wunden zur Tamponade (Nasenbluten oder Abdeckung blutender Kathetereinstichstellen)	■ Allergie ■ Mazeration des umliegenden Gewebes ■ Geruchsbildung ■ Gewebsschaden durch zu festes Tamponieren	Tamponade in Wundtaschen locker einlegen. Kompresse je nach Art der Wunde und Menge des Exsudates trocken oder mit Ringerlösung angefeuchtet auflegen (soll nicht über Wundrand hinausragen).
Gegenanzeigen: trockene Wunden (bei geringer Sekretion mit Ringerlösung befeuchten), Nekrosen			
2. Hydrogele			
Hydrogele bestehen aus wässrigen Gelen (enthalten ca. 70 % gebundenes Wasser), sind selbst aber in Wasser unlöslich. Die Gele wirken autolytisch, d. h. durch Abgabe von Feuchtigkeit werden Nekrosen und Fibrinbeläge aufgelöst und schonend abgebaut. Wirkung beruht auf: ■ Befeuchtungsfunktion trockener Wunden ■ Dem Einlagern von Exsudat ■ Granulationsförderung	■ Rasches Auflösen trockener Beläge auf nekrotischen Wunden, Fibrinbelägen ■ Verbrennungen ■ Zum Feuchthalten freiliegender Knochen, Muskulatur und Sehnen ■ In Kombination mit nanosilberhaltigen Wundauflagen auch bei infizierten Wunden	■ Allergische Reaktionen ■ Mazeration der Umgebungshaut ■ Wundschmerz, Brennen	Hydrogel 0,5 cm dick auf die gereinigte Wunde auftragen. Abdecken mit Sekundärverband je nach Wundtiefe und Stärke der Wundexsudation z. B. Alginate, Schaumstoff, Polyurethanfolie, Fettgaze. Altes Gel bei Verbandwechsel mit Ringerlösung ausspülen.
Gegenanzeigen: stark nässende und blutende Wunden			
3. Hydrogelkompressen			
Kompresse besteht aus semiokklusiver (halbdurchlässiger) Folie mit aufgetragenem Hydrogel. Sie ■ Wirkt schmerzlindernd durch kühlenden Effekt ■ Befeuchtet trockene Wunden ■ Fördert die Granulation	■ Austrocknungsgefährdete Wunden ■ Pergamenthaut ■ Mäßig bis leicht sezernierende Wunden ■ Wunden in der Granulations- und Epithelisierungsphase ■ Oberflächliche, saubere Schürfwunden	■ Allergische Reaktion ■ Mazeration der Umgebungshaut ■ Hypergranulation	Wundkontrolle ist durch die Transparenz gut möglich, sie sind ungeeignet bei stark exsudierenden oder blutenden Wunden
Gegenanzeigen: klinisch infizierte Wunde, Verbrennungen 3. und 4. Grades, freiliegende Sehnen, Muskulatur und Knochen			

Tabelle 6-6-6: Fortsetzung

Wirkprinzipien	Indikation	Gefährdungen	Anwendungshinweise
4. Hydrokolloide			
Diese Verbände bestehen aus der: ■ Wundabgewandten, nicht klebenden äußeren Trägerschicht (semipermeabel = für Wasserdampf durchlässige) Polyurethanfolie und ■ Wirkseite mit Hydrokolloiden (stark quellfähige Partikel zur Absorption). Eigenschaften: ■ Fördern in der Wunde die Granulation ■ Halten feucht ■ Nehmen überschüssiges Wundsekret auf und bilden ein Gel (Blasenbildung) ■ Erreichen Kontaminationsschutz ■ Verkleben nicht mit der Wunde, ermöglichen atraumatischen Verbandwechsel	■ Chronische Wunden und Wunden mit gestörtem Heilungsverlauf, die leicht bis mäßig sezernieren ■ Epithelisierende, granulierende Wunden	■ Allergische Reaktionen ■ Hypergranulation ■ Mazeration des umliegenden Gewebes	■ Verband muss großflächig, mindestens 2 bis 3 cm überlappend geklebt werden ■ Wundrand muss trocken und fettfrei sein ■ Wundauflage sollte körperwarm angewendet werden ■ Nach Entfernen der Schutzfolie wird der Verband den Körperformen entsprechend anmodelliert. ■ Verband soll so lange wie möglich auf der Wunde bleiben. Verbandwechsel, wenn der Verband deutlich gesättigt ist (Blasenbildung), Blase reicht an den Rand des Verbandes
Gegenanzeigen: Verbrennungen 3. und 4. Grades (nekrotische Wunde) ■ Klinisch infizierte Wunden ■ Stark fibrinbelegte Wunden			
5. Hydropolymere			
Hydropolymerverbände bestehen aus: ■ Feinporigen Polyurethan-Schaumkissen (quillt ohne Gelbildung und auch ohne Verflüssigung beim Kontakt mit Wundsekret auf = bleibt strukturbeständig) ■ Gibt es mit und ohne Klebeflächen ■ Klebeflächen dieser Verbände bestehen zum Teil aus dünnen Hydrokolloiden, Folien und anderen Materialien ■ Enthalten zum Teil Superabsorber, um besonders große Sekretmengen aufnehmen zu können. Weitere Funktionen: ■ Die Wunde wird ausgekleidet, es bleiben keine Rückstände in der Wunde ■ Hydropolymerstruktur schließt Keime, Zelltrümmer und überschüssiges Wundexsudat ein ■ Hohes Absorptionsvermögen, ohne die Wunde auszutrocknen ■ Setzt starken Granulationsreiz	■ Je nach Schaumzusammensetzung stark, mittelstark bis mäßig sezernierende Wunden (z. B. Dekubitalulzera, exsudierende Ulcera oder exsudierende Wunden beim diabetischen Fußsyndrom) ■ Zum Austamponieren bei sauberen, granulierenden, feuchten Wunden und Taschen bei tiefen, exsudierenden, akuten Wunden ■ Wunden, die einen Kompressionsverband benötigen (Hydrokolloide würden hier schnell auslaufen) ■ Gereizte, schuppige oder mazerierte Umgebungshaut, die durch Klebeflächen zusätzlich geschädigt werden könnte ■ Dünne Hydropolymere für die Epithelisierungsphase	■ Allergische Reaktionen ■ Hypergranulation ■ Wunden mit freiliegenden Sehnen oder Knochen	Zu Beginn erfolgt der Verbandwechsel eher täglich. Im weiteren Verlauf kann der Verbadwechsel in mehrtägigem Abstand erfolgen. Diese Wundauflagen haften kaum auf feuchter und fettiger Haut und sind inkompatibel mit Wasserstoffperoxid, Alkohol und Jod-Lösung.
Gegenanzeigen: ■ Klinisch infizierte Wunde ■ Trockene Wunden ■ Freiliegende Sehne, Muskulatur und Knochen ■ Verbrennungen 3. und 4. Grades ■ Ischämische Ulcera			

6.7
Postoperatives Wundmanagement

Nachfolgend werden Aspekte zum postoperativen Wundmanagement im häuslichen Bereich dargestellt.

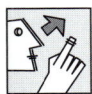

Einleitung

Unter dem Kostendruck im Gesundheitswesen nimmt die Zahl ambulanter Operationen zu. Zudem erfolgt die Entlassung aus postoperativer stationärer Behandlung vielfach bereits ohne abgeschlossene Wundheilung. Obwohl in der operativen Medizin viele Hygieneempfehlungen nicht durch wissenschaftliche Studien belegt sind (Harbarth, 2006), wird heute auch für ambulante Eingriffe und die nachfolgende qualitätssichernde Wundbehandlung ein sehr hoher Hygienestandard gefordert.

Definition

Unter «ambulantem Operieren» versteht man alle operativen Behandlungsmethoden, bei denen der Patient die Nacht vor und die Nacht nach dem operativen Eingriff nicht im Krankenhaus oder der Praxis verbringt (Mlangeni, 2006).

Patientenkriterien. Die Patienten werden nach ihrem physiologischen Status, nicht nach dem Lebensalter ausgewählt. Für diese Operationen kommen Patienten in Frage, bei denen eine verantwortliche Person für die Beförderung nach Hause sowie eine verantwortliche Person zur postoperativen Überwachung in den ersten 24 h oder ggf. länger zur Verfügung stehen (Maroske, et al., 2005).

Diese Personen sollen die ärztlichen Instruktionen verstehen und physisch sowie mental in der Lage sein, Entscheidungen zum Wohl des Patienten zu treffen. Weitere Voraussetzung sind eine telefonische Verbindung sowie eine Wohnung mit Minimalstandard (Heizung, Licht, Küche, Bad, WC).

Risiken

Als ambulante Eingriffe kommen Operationen in Frage, bei denen:

- ein geringes Risiko einer Nachblutung

- ein geringes Risiko postoperativ auftretender Atemwegskomplikationen

- keine spezielle postoperative Pflegebedürftigkeit

- rasche Möglichkeit zur Flüssigkeits- und Nahrungsaufnahme bestehen

Eine Reihe von Risiken bestehen bei der Wundversorgung, sie sind zusammenhängend geschildert in Kapitel 6.6.

Eine historische, heute nur selten auftretende A-Streptokokken-Sepsis ist das Puerperalfieber (Kindbettfieber), wo bei der Geburt die Mikroben in eine der Geburtswunden eindringen, z. B. das Scheidengewebe, den Dammschnitt, die Plazentahaftstelle und von dort in die Lymph- und Blutbahn gelangen.

Hinweis

Es gilt, dass ambulante Operationen und die anschließende Wundversorgung nicht mit einem höheren Infektionsrisiko verbunden sein dürfen als operative Eingriffe im Rahmen einer stationären Behandlung.

Wundheilung. Durch die Patientenkriterien, die besondere Mitarbeiterauswahl, d. h. Facharztstandard und durch routinierte Standardeingriffe erfahrene weitere Mitarbeiter, sind bei der Wundheilung wenig Komplikationen zu erwarten. Auf die dennoch notwendige korrekte Wundbeobachtung und ein adäquates Wundmanagement im häuslichen Bereich weist eine norwegische Untersuchung hin. Nach einer sectio caesarea (Kaiserschnitt-Op) traten nur 28,6 % der Infektionen während des Krankenhausaufenthaltes auf, der Rest erst nach Entlassung in die häusliche Pflege (Alnaes, 1993).

Während der primären Wundheilung kommt es ohne Verzögerung der Heilung durch Entzündung oder Wundsekretion zum Verschluss der

Wunde durch direkte Aneinanderlagerung, Verwachsung und Vernarbung glatter Wundränder. Beide Wundflächen sind nach ca. 8 Tagen fest miteinander vereinigt, eine operativ einwandfrei verschlossene Wunde gilt nach 48 h als ausreichend gesichert gegenüber exogenen Keimen.

Konkrete Hygienehinweise

Nachfolgend werden einzelne Gesichtspunkte, ergänzend zu den Ausführungen in Kapitel 6.6, zum postoperativen Wundmanagement erläutert:

- Entlassungskriterien der Patienten
- Häusliche Wundbehandlung
- Delegations- und Dokumentationspflicht
- Instrumentenaufbereitung

Entlassungskriterien. Als Entlassungskriterien nach der Operation gelten u. a. (Maroske, 2005):

- Postoperative Stabilität, z. B. des Kreislaufs, der Atmung, neurologisch
- Eine ausreichende Schmerztherapie mit oralen Analgetika
- Wiedererlangung der Mobilität
- Gesicherte orale Nahrungsaufnahme
- Wundverlauf ohne (Blutungs-)Komplikation
- Intakte Urinausscheidung
- Der verantwortliche Erwachsene zur Begleitung nach Hause und der Betreuung sollte feststehen
- Eine notfallbezogene Kontaktadresse (Person und Telefonnummer muss mitgegeben werden)
- Eine telefonische Nachfrage am 1. postoperativen Tag sollte möglichst erfolgen

Häusliche Wundbehandlung. Die postoperative Wundpflege wird in jeder operativ tätigen Abteilung anders gehandhabt. Welcher Verband an welchem Tag gewechselt und wie lange der Verband die Operationswunde schützen soll oder muss, ist meist von tradierten Verhaltensweisen der jeweiligen Abteilung abhängig. Pflegende in Heimen oder ambulanten Diensten müssen sich entweder an die ärztliche Anordnung oder den Stand der chirurgischen Technik halten.

Das postoperative Wundmanagement unterliegt einfachen hygienischen Grundsätzen und Anforderungen und auch die Ziele sind einfach zu formulieren. Ziele des postoperativen Wundmanagements sind Wundkontrolle, ungestörter Heilungsverlauf und die möglichst frühzeitige Diagnose einer postoperativen Wundinfektion.

Nach primär aseptischen Eingriffen, z. B. einer Schnittentbindung, sind spezielle Maßnahmen zur Wundpflege nicht nötig und 24 bis 48 h nach der Hautnaht kann jeglicher Verband entfallen. Bei dieser Form der operativen Wundpflege können Infiltrate, Hämatome und andere Zeichen einer beginnenden verzögerten Wundheilung (Kap. 6.6) früh erkannt und auch dementsprechend behandelt werden.

Ein körperreinigendes Duschen des Patienten mit folienabgeklebter Wunde ist möglich, eine Filtration des Wassers ist hier nicht erforderlich. Aseptische Wunden gelten 48 h postoperativ als duschfähig.

Die Befindlichkeit der Patienten kann bei dieser Behandlungsform positiv beeinflusst werden, einerseits durch das Fehlen des nassen Verbandes nach dem Duschen, andererseits durch den Wegfall des Verbandentfernens und der damit verbundenen, meist schmerzhaften Manipulation im Bereich von Körperhaaren.

Auch bei adipösen Patienten bewährt sich das «Nicht-Verbinden», durch Wegfall der Okklusionswirkung des Verbandmaterials und der oft dadurch bei Adipösen entstandenen feuchten Kammer wird die Wundheilung gefördert.

Entsprechend der Standardhygiene-Regeln erfolgt jeder Verbandwechsel unter aseptischen Bedingungen. Die hygienische Händedesinfektion muss vor und nach der Handlung vorgenommen werden.

Delegations- und Dokumentationspflicht. Die Wundabdeckung und der Verbandswechsel sind ärztliche Tätigkeiten, die auch an qualifizierte, nichtärztliche Mitarbeiter übertragen werden können, wobei aber die entsprechenden Handlungsanweisungen schriftlich zu formulieren sind. Zeitpunkt, Häufigkeit, spezielle Techniken sowie durchzuführender Verbandswechsel werden ärztlich angeordnet.

Instrumentenaufbereitung. Soweit sterile Instrumente zum Verbandwechsel erforderlich sind, muss eine korrekte Instrumentenaufbereitung vorgenommen werden, die das Medizinproduktegesetz u.a. gesetzliche Grundlagen der Aufbereitung von Medizinprodukten berücksichtigt (Kap. 4.2; Kap. 10.1).

Fazit für die Praxis

Auch auf dem Gebiet des postoperativen Verbandmanagements gibt es Möglichkeiten, sich von tradierten hin zu modernen, kostensenkenden und vor allem patientengerechten Arbeitsweisen zu entwickeln.

6.8
Beatmung

Beatmete intubierte Patienten haben ein hohes Risiko, eine Pneumonie zu entwickeln. Daher werden verschiedene Grade der Invasivität der Beatmung dargestellt. Die nach Möglichkeit evidenzbasiert begründeten hygienischen Präventionsmöglichkeiten beabsichtigen, exogene Mikrobenkontakte und Gefährdungen des Menschen zu mindern.

Einleitung

Immer mehr chronische Hypoventilationssyndrome unterschiedlicher Genese (z.B. palliative Respirationsbehandlung, Polyradikulitis Guillain-Barré, amyotrophe Lateralsklerose (= ALS), zentrales Schlafapnoesyndrom) führen zur Beatmung zu Hause («Heimventilation») oder Pflegeheim (Knoblauch, 2001). Von der korrekten Indikationsstellung hängt weitgehend ab, ob diese aufwändige Therapieform für den Kranken und seine Angehörigen zum Segen wird. In der Schweiz wurden dazu bereits 1985 Richtlinien erarbeitet und 1996 ergänzt (Bacchetto, 1996). Bei der Therapie langzeitbeatmeter Patienten unterscheidet man:

■ Das Atmen mit kontinuierlich positivem Atemwegsdruck («continuous positive airway pressure», CPAP)

■ Die nicht invasive Beatmung («non-invasive ventilation», NIV)

■ Die invasive mechanische Beatmung via Intubation (nasotracheal oder orotracheal) oder Tracheotomie

Definition

Die Bezeichnung «nichtinvasive Beatmung» steht für Beatmung ohne die Anwendung eines endotrachealen Tubus.

Während bei der Beatmung über Endotrachealtubus oder Trachealkanüle invasiv über die intubierte Luftröhre ventiliert wird, erfolgt bei der CPAP- und NIV-Atemhilfe der häufigste Beatmungszugang über eine Nasen- bzw. Mund-Nasenmaske. Verbessertes Maskendesign führen zur Reduktion von Hautulzera, so beispielsweise über eine dichtsitzende full-face (Gesichts-) Maske oder einen Beatmungshelm. NIV ist sowohl als Kurzzeitmaßnahme bei akuter Dyspnö als auch für die langfristige Heimventilation zu Hause geeignet.

Fallbeispiel

Er wird rund um die Uhr beatmet. Als er zur Welt kam, gaben ihm die Ärzte ein halbes Jahr. Heute geht er aufs Gymnasium und kennt sich aus mit Planeten, Atomen und Computern. Mit seinen Eltern und seiner kleinen Schwester lebt Timo nicht zusammen, sondern mit seiner Pflegemutter und drei Betreuern: Timo, acht Jahre. Schwerbehindert, Hochbegabt. (Rogosch, 2001)

Risiken

Bei beatmeten Patienten stellt die Lungenentzündung (Pneumonie) eine schwere, oft lebensbedrohliche Infektion dar (Kap. 9.3). Häufig ist sie mit der Intubation verbunden, die u.a. zu folgenden Gefahren führt:

- Mikroaspiration von Sekret, das sich oberhalb des Tubus-Cuffs («Wetterwinkel») ansammelt und in dem sich patienteneigene Patientenflora vermehrt

- Höhere Letalität, d. h. Sterberate

- Längere Hospitalisierungszeit

- Tubusfehllage: bei jedem dritten Patienten musste die Lage des Tubus nach notärztlicher Intubation korrigiert werden (zur Nieden, 2000)

Vielfach weisen beatmete Patienten einen hohen technikintensiven Pflegebedarf auf, trotzdem ist die Langzeitbeatmung und Betreuung außerhalb der Klinik bei Überwachung während der Beatmung mittels Pulsoxymetrie und erfahrenen Pflegenden möglich. Zur stimmigen Pflege und Versorgung langfristig Beatmeter ist es erforderlich, Vor- und Nachteile der genutzten Techniken zu kennen. Hygiene- und pflegerelevante Aspekte der Atmung über:

- Tracheotomie, d. h. einer Öffnung der Luftröhre, die sich nach Entfernen der Kanüle wieder von selbst verschließt und der

- Tracheostomie, d. h. einer Öffnung der Luftröhre, die dauerhaft angelegt ist und sich nicht verschließt

- im Vergleich zur translaryngealen Intubation und nicht invasiven Beatmung finden Sie in **Tabelle 6-8-1** gegenübergestellt.

Indikationen für die Heimventilation nehmen zu, da sich die Risiken für den Patienten gegenüber der Klinik reduzieren. Eine Verminderung der Anzahl bronchopulmonaler Infekte und von Hospitalisationen bei chronischen Hypoventilationssyndromen verbessert die Lebensqualität des chronisch Kranken.

Konkrete Hygienehinweise

Nur der Endotrachealtubus oder die Trachealkanüle ermöglicht dem Patienten, Luft zu holen. Ausreichende Luftzufuhr über diese «Lebenslinie» ist sicherzustellen, sie darf niemals durch eingedicktes Sekret o. Ä. verlegt

sein. Dazu müssen aus hygienischer Sicht, je nach Intensität, folgende Pflegeziele erfüllt werden:

- Durch freie Atemwege das Symptom Luftnot bestmöglichst vermeiden

- Adäquate Befeuchtung der Atemluft (Kap. 6.2)

- Verletzungsfreies Absaugen von Atemsekreten

- Sicheren Wechsel der Trachealkanüle

- Vermeiden einer Keimverschleppung beim Umgang mit Verbänden und Materialien

Funktionen der Hygiene zu freien Atemwegen. Vermehrte endotracheale Sekretion kann u. a. durch lokale Reizung der Trachealkanüle gefördert werden. Die Entfernung des Sekrets durch das Flimmerepithel ist eingeschränkt und der Hustenstoß ist weniger effektiv. Ziel muss das Vermeiden der Verlegung durch eingedicktes Sekret sein. Ein Sekretstau kann durch atemunterstützende Maßnahmen (Kap. 6.2) wie Atemluftbefeuchtung, Lagerung und Mobilisation, Sekretlösung sowie endotracheales Absaugen verhindert werden. Filternde Schutztücher vor der Trachealkanüle verhindern einen Eintrag von Feinstaub.

Funktionen der Hygiene zum verletzungsfreien Absaugen von Atemsekreten. Ist der Betreute nicht in der Lage das Bronchialsekret auszuhusten, kann dies mittels eines Absaugkatheters entfernt werden. Absaugen von Atemwegssekreten kann erfolgen über:

- Die Nase (nasales Absaugen): Sekret der Nase und des oberen Rachenanteils

- Den Mund (orales Absaugen): Sekrete des Mundraumes (Speichel, Nahrungsreste, Erbrochenes usw.) und des Rachens (Pharynx) bis zum Kehlkopf

- Den liegenden Endotrachealtubus oder die Trachealkanüle (endotracheales Absaugen)

Durch die Sekretentfernung wird die Belüftung der Lunge gewährleistet und Atelektasen sowie einer Pneumonie vorgebeugt.

Tabelle 6-8-1: Hygiene- und pflegerelevante Vor- und Nachteile der Langzeitbeatmung (Westphal et al., 1999; Klockgether-Radke et al., 2004)

Vorteile Tracheotomie	
Mund und Nase	Frei von Fremdkörpern: Ulzera an Nase bzw. Druckulzera an Zunge werden sicher vermieden Erleichterte Mund-Rachen-Pflege sowie des endotrachealen Absaugens
Essvermögen	Erleichterung des enteralen Kostaufbaus: Patient kann enterale Ernährung selbstständig erlernen
Kommunikation	Sprechmöglichkeit über Spezialkanülen: Patient kann sich artikulieren
Kehlkopf (Larynx) Luftröhre (Trachea)	Keine Traumatisierung durch Ulzerationen oder Knorpelnekrosen
Mobilität	Verbesserte Fixierung, insbesondere bei zunehmender Mobilität des Patienten
Nachsorge/ Langzeitbeatmung	Erleichterte Verlegung und Langzeitbeatmung in Rehabilitationseinrichtung und Pflegeheim
Nachteile Tracheotomie	
Blutungen	Risiko ist gegenüber einer orotrachealen Intubation erhöht durch Arrosion von Gefäßen (tracheo-arterielle Fisteln)
Wundinfektionen	Gefahr von Wundinfektionen besteht; Intubationsvorgang ist zunächst nicht mit Infektionsrisiko verbunden, dafür jedoch die weitere Betreuung
Entzündung der Trachea	Tracheitis (eitrige endotracheale Aspiration und Temperatur > 38 °C), evtl. mit Stabilitätsverlust der Luftröhre (Tracheomalazie), die relevant wird, sofern in Ruhe oder bei geringer Belastung respiratorische Insuffizienz mit Stridor auftritt oder die Trachealpflege erschwert ist
Verletzung benachbarter Strukturen	Läsionen können zu Tracheoösophagealfistel und Hautemphysem führen
Trachealstenose	Spätschaden der Trachealstenose bei der Tracheotomie stehen Gefahren einer subglottischen Stenose nach Langzeitintubation gegenüber
Atemwegswiderstand	Keine augenfällige Reduzierung nachweisbar (Klockgether-Radke et al., 2004)
Pneumonien	Risiko nicht eindeutig reduziert
Vorteile nicht invasiver Beatmung	
Schlaf	Verbesserte Schlafqualität bei Patienten
Vorbeugung von Atemwegsinfekten	Nach dem ersten bronchialen Infekt (z. B. bei ALS) kann die NIV frühzeitig prophylaktisch eingesetzt werden
Schutzreflexe	Werden nicht medikamentös unterdrückt, reduzierte Infektionsgefahr
Respiratorische Palliation	Im Rahmen chronischer Erkrankungen mit schlechter Prognose (z. B. ALS) Möglichkeit der palliativen Pflege

Hinweis

Endotracheales Absaugen ist eingreifender und risikoreicher als das Absaugen über den Mund und ist nur mit entsprechender Ausbildung (Gesundheits- und Krankenpflege, Altenpflege, Arzt) vorzunehmen. Angehörige und andere Berufspersonen, die diese Technik anwenden wollen, benötigen eine besondere Schulung.

Es gilt beim Absaugen, den Patienten vor exogener Kontamination sowie Schädigungen der empfindlichen Schleimhaut der Atemwege soweit als möglich zu sichern und sich als Mitarbeiter vor den Einwirkungen der keimhaltigen Aerosole zu schützen. Es besteht folgender Materialbedarf:

- Absaugeinheit: elektrisch betrieben oder mit Anschluss an zentrale Druckluft- oder Vakuumanlage mit Verbindungsschlauch zur Sekretauffangflasche und Fingertip, mit dem der Sog jederzeit unterbrochen werden kann.

- Schutzhandschuhe.

- Als Absaugkatheter werden entweder sterile Einmalkatheter oder geschlossene Systeme zur mehrfachen Verwendung benutzt. Bei Verwendung steriler Einmalabsaugkatheter sollen verschiedene Größen zur Verfügung stehen: für Erwachsene Charrière (= Ch) 12 bis 16, für größere Kinder Ch 10, für Säuglinge Ch 6. Bei zu groß gewähltem Absaugkatheter besteht insbesondere beim endotrachealen Absaugen die Gefahr, dass durch den hohen intrapulmonalen Sog leichter Atelektasen erzeugt werden können. Läsionen der Schleimhaut vorbeugende Einmalabsaugkatheter, sog. «Luftkissenkatheter» haben Seitenlöcher an der Katheterspitze sowie Vertiefungen des Rillenprofils. Damit soll ein schützendes Luftkissen um die Katheterspitze entstehen, um ein Festsaugen an der Schleimhaut zu verhindern. Sie werden unter Sog eingeführt.

- Evtl. NaCl-Lösung 0,9 % in Ampullen.

- Mund-Nasenschutz und Schutzbrille für den Pflegenden, da das Absaugen den Patienten zum Husten reizt.

Folgende hygienischen Hinweise sind beim endotrachealen Absaugen zu berücksichtigen:

- Eine hygienische Händedesinfektion ist vor und nach dem Absaugen vorzunehmen (RKI IA)

- Ausreichend ist es, keimarme Schutzhandschuhe zu tragen (RKI IA)

- Für jeden Absaugvorgang ist ein steriler Absaugkatheter zu verwenden (RKI IB)

- Vor dem Einführen ist eine Kontamination des Absaugkatheters zu vermeiden

- Bei einem Betreuten kann innerhalb eines Absaugvorgangs derselbe Katheter mehrfach verwendet werden, eine Spülung ist mit sterilem Wasser durchzuführen (RKI IB)

- Das Absaugsystem ist nach Gebrauch mit Leitungswasser durchzuspülen (RKI IB)

- Um eine Umgebungskontamination durch das Ansatzstück des Absaugschlauches zu vermeiden, ist dieser in senkrechter Position (RKI IB) aufzuhängen

- Eine tägliche, möglichst thermische Desinfektion des personenbezogenen Absaugschlauches und Sekretauffangbehälters soll vorgenommen werden (RKI II). Die Sekrete können z. B. in die Steckbeckenspüle oder in das WC entleert werden

Beim Absaugen kann eine Verlegung der Trachealkanüle durch Sekret spürbar werden. Mittels Absaugkatheter sollte die Sekretverlegung passiert und anschließend abgesaugt werden. Ist das Sekret nicht abzusaugen, muss die Trachealkanüle unverzüglich gewechselt werden.

Hinweis

Beim Absaugen von bronchialinfizierten Patienten ist das Anlegen eines Mund-Nasen-Schutzes zum Eigenschutz empfehlenswert, bei Patienten mit blutübertragbaren Infektionen (z. B. HBV, HCV) zudem zusätzlich eine Schutzbrille.

Funktionen der Hygiene zum sicheren Wechsel der Trachealkanüle. Für Trachealkanülen empfiehlt der Hersteller:

- die Reinigung der Außenkanüle zweimal pro Woche

- die Innenkanüle zweimal täglich zu reinigen

- für das Benutzen der Kanüle eine maximale Tragedauer von 2 Wochen

Bei zähem Schleim, welcher eintrocknet und das Lumen der Kanüle einengt, müssen die Intervalle der Erkrankung und dem Pflegezustand angepasst werden und die Trachealkanüle öfter gewechselt werden. Es empfiehlt sich, stets zwei Kanülen im Wechsel einzusetzen. Diese Maßnahme sollte routinemäßig vom betreuenden Pflegedienst o. a. professionellen Pflegenden durchgeführt werden. Jedoch ist es wichtig, dass im Notfall die Angehörigen bei der Pflege zu Hause diese Maßnahme beherrschen.

Benötigtes Pflegematerial für den Wechsel

- Schutzhandschuhe unsteril

- Ein Paar sterile Handschuhe

- Neue Trachealkanüle mit entsprechendem Zubehör

- Evtl. Trachealspreizer bei neuem engen Tracheostoma

- Spritze für den Cuff

- 1 Schlitzkompresse aus Vlies, nicht gewebt

- 5 Kompressen 10 × 10 cm, fusselfrei

- Cuffdruckmessgerät (bei Benutzen einer Kanüle mit Ballon)

- Trachealkanülenband zur Fixierung

- Material zur endotrachealen Absaugung

- Stethoskop, Händedesinfektionsmittel

Zum anschließenden Reinigen der Kanüle sind noch zu richten: Bürste für die Kanüle, Dose, Reinigungsmittel. Der zu Pflegende muss ruhig vorbereitet werden, möglichst keine Hektik und Aufregung verbreiten. Es werden 2 Personen benötigt.

Beachte
Es ist angebracht, die Wechsel- und Reinigungsschritte fürs erste Mal in einer – «Trockenübung» probeweise durchzuspielen. Das fördert Selbstsicherheit und Routine.

Durchführung des Trachealkanülenwechsels
Der Betreute hat nicht unmittelbar vor dem geplanten Kanülenwechsel gegessen:

- Händedesinfektion

- Patient wird über die Maßnahme informiert

- die eine Pflegeperson zieht sterile Handschuhe an, die andere die unsterilen

- Person mit sterilen Handschuhen bereitet die neue Kanüle vor **(Abb. 6-8-1)**: Schraube (Tiefe der Trachealkanüle = genau die gleiche Markierung wie an der alten Kanüle einstellen, vorher Kontrolle) und evtl. Mandrin (Einführungshilfe) in die Kanüle einführen, Blocker-spritze (luftgefüllte Spritze für den Cuff), kleine Menge Gleitmittel auf Oberfläche der Kanüle verteilen

- alle Materialien zum Wechsel **(Abb. 6-8-2)** liegen in unmittelbarer Umgebung des Patienten

- die Person mit den unsterilen Schutzhandschuhen saugt den Patienten unterhalb der Kanülenspitze endotracheal ab («Schleimstraße» und verstärktes Husten sollen vermieden werden) und

- entblockt gleichzeitig den Trachealkanülencuff, (d.h. zieht die Luft aus dem Cuff über den kleinen zuführenden Schlauch) und zieht danach die Kanüle zügig heraus (hinterher Trachealkanüle vom Beatmungsgerät entfernen)

- sie entfernt die Schlitzkompresse

- und das Fixierband

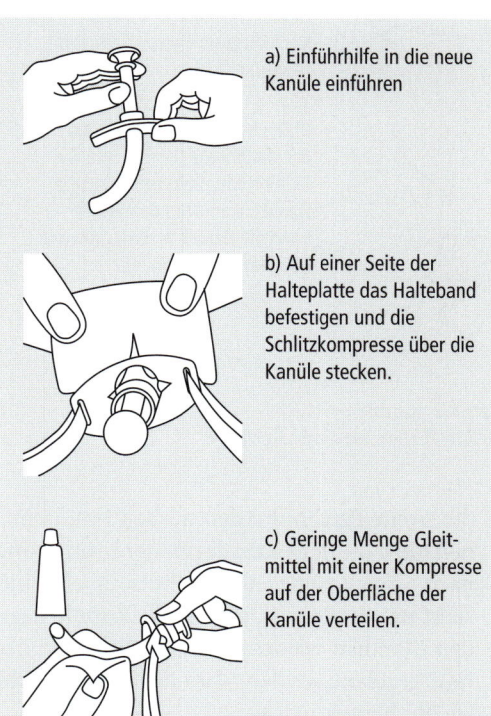

a) Einführhilfe in die neue Kanüle einführen

b) Auf einer Seite der Halteplatte das Halteband befestigen und die Schlitzkompresse über die Kanüle stecken.

c) Geringe Menge Gleitmittel mit einer Kompresse auf der Oberfläche der Kanüle verteilen.

Abbildung 6-8-1: Vorbereiten der Kanüle
(© Rüsch-Care Texflex Medical GmbH)

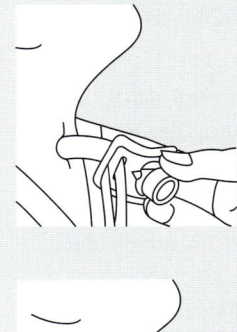

a) Wird beim Betreuten eine Kanüle mit Ballon benutzt, muss nach Einführen des Absaugkatheters zunächst mit der Spritze der Ballon entblockt und gleichzeitig endotracheal abgesaugt werden.
Dann das Halteband lösen und die Kanüle der Krümmung folgend aus dem Tracheostoma ziehen.

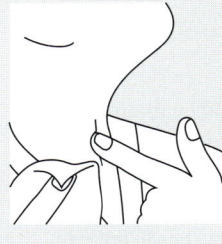

b) Die Haut um das Tracheostoma mit einer Kompresse und evtl. NaCl 0,9 % oder Ringerlösung reinigen, bei Infektion des Wundrandes mit einem Antiseptikum, z. B. LAVA-NID 1. Die Haut um das Stoma sorgfältig abtrocknen

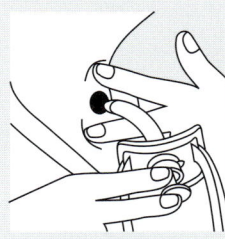

c) Zum Einführen der neuen Kanüle den Kopf im Nacken möglichst überstrecken. Mit zwei Fingern die Haut um das Stoma spreizen. Mit der anderen Hand die Kanüle der Krümmung folgend langsam einführen. Während des Einführens den Kopf langsam wieder nach vorne neigen.

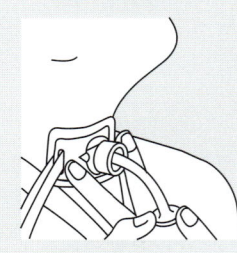

d) Die Kanüle mit zwei Fingern an der Halteplatte fixieren und die Einführhilfe zügig herausziehen. Danach sofort mit dem Halteband die Kanüle fixieren. Weitere Zubehörteile anbringen.

Abbildung 6.8.2: Kanülenwechsel
(© Rüsch-Care Texflex Medical GmbH)

- die zweite Person mit den sterilen Handschuhen führt die neue Kanüle mit der Krümmung nach unten zügig, aber behutsam ein und zieht unmittelbar, nachdem die Kanüle liegt, den Mandrin wieder heraus; dabei muss darauf geachtet werden, dass die Kanüle nicht wieder herausrutscht

- die Kanüle wird sofort wieder mit dem Beatmungsgerät verbunden und umgehend geblockt (mit Luft gefüllt)

- Kanüle mit Fixierband befestigen

- Kontrolle der Anzeige des Beatmungsgerätes

- Beobachtung der Atembewegung des Patienten: Abhören der Lunge, zur Kontrolle der korrekten Lungenbelüftung

- Patienten nach der Beatmung befragen: «Bekommen Sie gut Luft?»

- Nach der Kontrolle des Beatmungsgerätes und der ruhigen, nicht angestrengten Beatmung, das Tracheostoma (Luftröhrenschnitt) säubern (s. u.) und Schlitzkompresse unterlegen

- Material entsorgen

- Händedesinfektion

Funktionen der Hygiene zum Vermeiden einer Keimverschleppung. Zum aseptischen Umgang mit Trachealkanüle und Beatmungssystemen haben sich folgende hygienische Vorkehrungen infektionsvorbeugend bewährt:

- Hygienische Händedesinfektion vor Umgang mit Beatmungssystemen (RKI IA)

- Wechselintervalle von 7 d haben sich bei Beatmungsschläuchen bewährt (RKI IB)

- Kondenswasser sollte regelmäßig, d.h. mindestens mehrmals täglich, aus Schläuchen und Wasserfallen entfernt werden (RKI IB)

- Aseptischer Verbandwechsel des Tracheostomas (RKI IB). Als Material haben sich Kompressen mit aufgedampfter Aluminiumschicht = Metalline bei geringer Sekretion bewährt, sterile Schlitzkompressen zur Aufnahme von stärkeren Sekretanfall und zur Polsterung. Ein Wechsel ist nur bei Durchfeuchtung und sichtbarer Verschmutzung angebracht, der Fixierbandwechsel bei Verschmutzung

- Regelmäßiges Reinigen des Tracheostomas mit NaCl 0,9 % oder Ringerlösung

- Es erfolgt keine Empfehlung zur routinemäßigen Anwendung antiseptischer Substanzen (CDC II), mit der Ausnahme, dass das Stoma infiziert ist. Hier ist ein häufiger, z.B. zweimal täglicher Verbandwechsel mit LAVA-NID-Hautantiseptik angebracht

- Wechsel der Trachealkanüle unter aseptischen Bedingungen (RKI IB) mit Überkittel (CDC IB); dabei Nasenspekulum/Kilianspreizer immer griffbereit halten

- Anwenden desinfizierter oder steriler Trachealkanülen (RKI IB)

Nicht anzuwenden sind:

- Watte, eingeschnittene Mulltupfer wegen Gefahr der Flusenaspiration

- Stark ausdünstende Desinfektionsmittel, z. B. noch nicht abgetrocknetes alkoholisches Händedesinfektionsmittel wegen des möglichen Hustenreizes und der Gefahr spontaner Dekanülierung

- Trockenrasur wegen der Gefahr von Barthaaraspiration; bei der Nassrasur darf es nicht zu einer Schaumaspiration kommen; deshalb ist ein Schutztuch anzuwenden

- Trachealkanülen ohne Innenkanüle, denn es ist ein häufiger reinigender Wechsel der Innenkanüle angebracht

Beim Baden und Duschen ist besondere Vorsicht angebracht, damit es nicht zur Wasseraspiration in die Atemwege kommt.

Fazit für die Praxis

Die häusliche Umgebung bedeutet auch für die meisten betroffenen beatmungspflichtigen Menschen einen Zugewinn an Lebensqualität, wenn es gelingt, nach einer Eingewöhnungsphase Angehörige zu schulen und mit der Zeit in die Versorgung zu integrieren. Dazu setzt sich die nichtinvasive Beatmungstherapie als Heimventilation durch.

Werden Patienten im Verlauf ihrer Erkrankung schwächer und betrifft dies besonders die Atemmuskulatur, wird bei derartigen Hypoventilationssyndromen eine maschinelle Beatmung nötig. Eine palliative, anspruchsvolle pflegerische Aufgabe kann damit verbunden sein. Damit die Betreuten die letzte Lebensphase zu Hause verbringen können, benötigen pflegende Angehörige die Gewissheit, bei Problemen jederzeit

Hilfe zu finden. Haus- und Fachärzte wie auch Fachpflegekräfte müssen also eng miteinander und mit der Familie kooperieren.

6.9 Blutentnahme

Zur Entnahme und Untersuchung von Blut werden einige Hinweise zur Hygiene gegeben.

Einleitung

Diese Empfehlungen beziehen sich auf die Entnahme von Kapillarblut und arterialisierten Kapillarblut. Um wiederholte Gefäßpunktionen zu Untersuchungszwecken und die damit verbundenen Unannehmlichkeiten und Gefahren für die Bewohner zu vermeiden, kann als Alternative zur Gewinnung von venösem oder arteriellem Blut Kapillarblut gewonnen werden. Untersuchungen u. a. von Blutzucker, Blutgerinnung sowie arterialisiertes Kapillarblut zur Blutgasanalyse werden damit vorgenommen. Als Punktionsstellen eignen sich:

- Ohrläppchen

- Seiten der Fingerkuppe

- Handballen

Risiken

Für die Mitarbeiter bestehen Infektionsgefahren durch Lanzetten-Stichverletzung oder Blutkontamination, sie beziehen sich auf Hepatitis B, Hepatitis C und HIV-Infektion (Kap. 5.4).

Konkrete Hygienehinweise zur Blutentnahme

Zur Blutnahme durch Professionelle müssen Schutzhandschuhe getragen werden. Eine Desinfektion der Haut zur kapillären Blutentnahme wird, wie von einigen Autoren auch bei der subkutanen Injektion, für unnötig erachtet. Patienten sollten sich jedoch vor dem Einstich die Hände mit Seife waschen. Das dient der Sauberkeit und Durchblutung in den Fingern.

Wird jedoch eine alkoholische Hautantiseptik praktiziert, muss das Desinfektionsmittel vor der Punktion sorgfältig abgetrocknet sein. Es kommt sonst durch Verdünnungseffekt oder Reste des Desinfektionsmittels zu veränderten Testergebnissen.

Ein Pflaster auf der Einstichstelle schützt zunächst den Bewohner vor Verschmutzung oder Infektion der Einstichstelle, es verhindert zudem die Blutkontamination anderer.

Die geplante Einstichstelle muss sauber, gut durchblutet und darf nicht ödematös oder entzündet sein.

Der Arbeitsplatz um Blutzucker- oder Blutgasanalyse-Messgeräte muss immer sauber hinterlassen werden. Eine Desinfektion der Arbeitsflächen mit 70 % Alkohol und Einmaltuch ist daher nach jeder Nutzung angebracht.

Fazit für die Praxis

Es ist hilfreich, wenn das durchstichsichere Kanülen- oder Lanzetten-Abwurfgefäß sofort mit zum Pflegeabhängigen genommen wird. Jedes nochmalige Aufnehmen der benutzten Materialien erhöht die Infektionsgefährdung.

6.10
Injektionen und Infusionen

Eine differenzierte Vielfalt von Themen beinhaltet das nachfolgende Kapitel, das sich auf die hygienischen Risiken bei der (intravenösen) Gabe von Medikamenten oder Ernährungssubstanzen bezieht (Sitzmann, 2003).

Einleitung

Infusionstherapien sind im Vergleich zum Krankenhaus im Alten- und Pflegeheim oder in der ambulanten Pflege noch eher selten, trotzdem hat sich die heimparenterale Ernährung (home parenteral nutrition: HPN) als Behandlungsstandard ausgewählter Patienten etabliert. Ferner erfordern eine Problemkeimbesiedlung des Patienten mit zystischer Fibrose antibiotische intravenöse «Kuren», die immer häu-

figer ambulant durchgeführt werden können (Spinas, 2006). Injektionen von Medikamenten sind weit verbreitet, hygienisch sichere Zubereitungs- und Zufuhrtechniken fördern die Möglichkeit krankenhausexterner Behandlungen.

Risiken

Dem Risiko gefäßkatheter-assoziierter Infektionen sind schwer pflegebedürftige Bewohner bei der Durchführung von Injektionen und Infusionen ausgesetzt. Sie sind als primäre Bakteriämien definiert, das trifft auch zu für die HPN.

Sekundäre Bakteriämien, d.h. eine von einem bestehenden Infektionsherd ausgehende Besiedlung des Blutes mit Bakterien o.a. Mikroorganismen (= Virämie, Fungiämie) werden hervorgerufen durch:

- Harnwegsinfektionen

- Pneumonien

- Hautinfektionen

Meist tritt die nosokomiale Bakteriämie bei Pflegebedürftigen mit einem disponierenden Grundleiden auf (Kap. 6.4). Die invasiven Maßnahmen sind als exogene Infektionsfaktoren zum erheblichen Teil durch die Grundkrankheit, das Alter (> 60 Jahre), Immunsuppression und nicht intakte Haut (chronische Hautkrankheiten) des Pflegebedürftigen bedingt. Ursachen einer Infektionsübertragung im Zusammenhang mit Injektionen und Infusionstherapie sind u.a.:

- Die Umgebung der Einstichstelle. Mikroorganismen können Katheter entlang der äußeren Oberfläche (mit der residenten oder transienten Hautflora des Patienten, der Handflora der Mitarbeiter) besiedeln und schließlich in die Blutgefäße eindringen. Sie können lokal eine Venenentzündung (Thrombophlebitis) oder systemisch eine Bakteriämie verursachen.

- Das Katheteransatzstück. Über das kontaminierte Katheteransatzstück und andere Verbindungen gelangen Keime in das Körperinnere des Pflegebedürftigen.

- Keime in der Injektions- oder Infusionslösung. Auf endoluminalem Weg gelangen Keime in

Infusionslösungen (z. B. Eiweiß-, Fett- oder Mischinfusionen) oder Blutprodukte durch Kontamination beim Zubereiten von Mischinfusionen und Aufziehen von Injektionslösungen in die Lösung. Es gelingt ihnen, sich rasch zu vermehren und sie gelangen in den menschlichen Organismus.

> **Hinweis**
> Die wichtigste Übertragung erfolgt über die Hände der Mitarbeiter.

Bei den Infektionskeimen handelt es sich meist um Staphylokokken – insbesondere Keime der koagulase-negativen Staphylococcus-epidermidis-Gruppe. Weitere Keime, die in Frage kommen, sind Staphylococcus aureus, Enterokokken, P. aeruginosa, aber auch Candida albicans.

 ### Konkrete Hygienehinweise
Nachfolgend werden Funktionen der Hygiene ausgeführt:

- Zur Standardhygiene
- Bezogen auf einzelne Injektionsarten
- Bezogen auf periphere Venenverweilkanülen
- Zu speziellen Kathetersystemen
- Zu implantierten Kathetersystemen
- Zu teilimplantierten Kathetersystemen
- Zu subkutanen Infusionen
- Zur heimparenteralen Ernährung
- Zur Infusionstherapie

Funktionen der Standardhygiene
Händehygiene. Wichtigstes Element der Standardhygiene ist die konsequente Händedesinfektion (Kap. 5.2). Ihrer Bedeutung entsprechend muss sie bei jeder einzelnen Präventionsempfehlung angeführt werden.

Schutzhandschuhe. Es empfiehlt sich, bei allen Injektionen, Infusionen, Blutentnahmen und Umgang mit Venenkathetern sowie Wechsel des Verbandes Schutzhandschuhe zu verwenden.

Patienten- und mitarbeiterbezogene Infektionsrisiken sind die Gründe. Jeder Mensch ist potenzieller Infektionsträger von HBV, HCV, HDV, HGV, HIV. Durch Schutzhandschuhe lassen sich für Mitarbeiter zwar keine Kanülenstichverletzungen vermeiden, die Gefahr einer Infektion nach Kanülenstich ist jedoch durch das Abstreifen der benutzten Kanüle am Handschuhmaterial reduziert.

Lagern und Aufbrauchfristen. Medikamente werden entsprechend der Herstellerangaben gelagert. Zum Lagern und Vorbereiten von Injektions- und Infusionslösungen sind folgende hygienischen Hinweise zu beachten:

- Injektionsmedikamente bedarfsgerecht bestellen; Schutz vor Licht, Staub und Kontamination entsprechend der Herstellerangaben.
- Bei Bedarf (siehe Fachinfo) Medikamente in gesonderten Medikamenten-Kühlschränken mit täglicher Temperaturdokumentation bei 2 bis 8 °C aufbewahren.
- Mehrfachentnahmeflaschen parenteraler Lösungen maximal 8 h nutzen, keinesfalls dienstschichtübergreifend. Öffnungsdatum und Uhrzeit auf dem Behältnis vermerken.
- Vorbereitete Infusionen und Injektionen ohne Kühlung max. 1 h aufbewahren, keinesfalls dienstschichtübergreifend (Arztrecht!). Uhrzeit des Richtens auf dem Behältnis vermerken.
- Zum Aufbewahren bereits zubereiteter Infusionslösungen im Kühlschrank, in der Regel max. 24 h, den Gummistopfen mit sterilem Tupfer bedecken und fixieren

Zubereiten von Injektions- und Infusionslösungen. Beim Zubereiten von Injektionen und Infusionen empfehlen sich anerkannte Pflegestandards:

- Hygienische Händedesinfektion vor jeder Zubereitung von Injektionslösungen
- Hygienische Sorgfalt beim Mischen von Infusionslösungen im patientennahen Bereich, d. h. ohne Zeitdruck, reiner Raum mit < 25 °C Raumtemperatur, angemessen große freie

Arbeitsfläche, ausschließlich durch geschulte Mitarbeiter (Schulung in erforderlichen Hygienemaßnahmen: aseptisches Arbeiten, Flächendesinfektion, Händedesinfektion, die namentlich und zeitlich dokumentiert wurde).

- Desinfizierend gereinigte Arbeitsfläche, z.B. 70 % Alkohol.

- Wenn möglich, Einzeldosisbehältnisse (Ampullen) verwenden.

- Infusionen und Injektionen möglichst unmittelbar vor Verabreichung zubereiten, einschließlich Richten des Infusionssystems ohne Zwischenlagerung.

- Gummimembran des Mehrdosis- und Infusionsbehälters mit einem alkoholischen Desinfektionsmittel und sterilisierten Tupfer desinfizieren und Einwirkzeit beachten.

- Keinesfalls Reste aus Einzeldosisbehältnissen zu einem späteren Zeitpunkt verwenden.

Tabelle 6-10-1: Konkrete Hygienehinweise zu Injektionen und Blutentnahmen

Hinweise Injektionsart	Händehygiene	Schutzhandschuhe	Sterilität des Injektionsmaterials	Hautantiseptik	Hinweise Injektionsort
Intrakutane Injektion	Vor der Injektion Waschen der Hände oder Händedesinfektion	Vor jeder Injektion und Blutentnahme sowie jedem Verbandwechsel Schutzhandschuhe tragen	Jeweils sterile Kanüle für jede intrakutane Quaddel	Punktionsstelle 30 s mit alkoholischen Antiseptikum und Zellstofftupfer desinfizieren	Zur Tuberkulintestung wird die Haut nicht desinfiziert, sie soll auch nicht mit einem Pflaster abgedeckt werden
Subkutane Injektion von Insulin	Vor der Injektion Händedesinfektion durchführen		Für jede Injektion sterile Kanülen und Spritzen oder kombinierte Fertigspritzen	Bei einer Insulingabe durch den Pflegebedürftigen selbst kann die Hautantiseptik unterbleiben; haftungsrechtliche Gründe empfehlen sie Mitarbeitern	Keine Insulininjektion durch die Kleidung
Subkutane Injektion: andere Medikamente	Vor der Injektion Händedesinfektion durchführen		Für jede Injektion sterile Kanülen und Spritzen oder kombinierte Fertigspritzen	Vor der Injektion anderer Injektionslösungen, Injektionsstelle mit alkoholischem Hautdesinfektionsmittel ansprühen und mit sterilisiertem Tupfer Alkoholrest unter Beachtung der Einwirkzeit abwischen	–
Subkutane Infusion	Vor der Injektion Händedesinfektion durchführen		–	Punktionsstelle mit sterilisiertem Tupfer und alkoholischem Desinfektionsmittel Haut desinfizieren. Einwirkzeit von 30 s abwarten	Liegende Kanüle mit Schnellwundverband schützen
Intramuskuläre Injektion	Vor der Injektion Händedesinfektion durchführen		Getrennte Aufzieh- und Injektionskanüle	Hautantiseptik mit sterilen Tupfern und alkoholischem oder PVP-Jod-Präparat. Sprühen – wischen – sprühen, nach einer Einwirkzeit von 60 s mit sterilen Tupfer abwischen	Wundschnellverband
I. V.-Injektionen, Blutentnahmen	Vor der Injektion Händedesinfektion durchführen		Für jede Injektion sterile Kanülen und Spritzen oder kombinierte Fertigspritzen	Nach Hautantiseptik mit einem alkoholischen Präparat desinfizierte Einstichstelle nicht mehr berühren	Nach Beendigung der Blutentnahme und Blutstillung ggf. Haut des Patienten von Blutresten reinigen, Schnellwundverband

- Für Mehrfachentnahmeflaschen jeweils neue sterile Kanüle und Spritze verwenden.

- Kanüle nicht stecken lassen, nur wenn Mini-Spikes verwendet werden.

Funktionen der Hygiene, bezogen auf einzelne Injektionsarten

Auf die einzelne Injektionsart bezogene Hygienehinweise sind in **Tabelle 6-10-1** aufgeführt. Nachstehend werden nur ergänzende Erläuterungen ausgeführt.

Intrakutane Injektionen

Händehygiene. Je nach Technik ist neben der Händedesinfektion auch eine gesonderte Hautdesinfektion von Daumen und Zeigefinger der injizierenden Person notwendig.

Hautantiseptik. Zur Tuberkulintestung wird die Haut nicht desinfiziert, sie soll auch nicht mit einem Pflaster abgedeckt werden.

Subkutane Injektionen

Lagerung. Bei Medikamenten mit Konservierungsstoff (evtl. Insulin und Heparin, beachte Herstellerangaben) ist über 1 bis 3 Wochen eine Entnahme möglich. Je nach Präparat wird keine Kühllagerung empfohlen (z. B. angebrochene, in Verwendung befindliche Insulinpens).

Hautantiseptik vor Insulininjektion: Diabetologen, Kliniker und Hygieniker haben hier unterschiedliche Auffassungen. Einige Gründe sprechen gegen eine routinemäßige Antiseptik vor s. c.-Injektionen von Insulin:

- Gefahr, durch die Injektion Alkoholreste in die Haut einzubringen, was schmerzhaft sein kann

- Möglichkeit des Verursachens histologischer Hautveränderungen, die nicht nur kosmetisch störend sind, sondern auch die Insulinresorption verändern

- Möglichkeit lokaler Hautreizungen

Jahrzehntelange Erfahrungen in der ambulanten und klinischen Insulintherapie lassen eine Antiseptik unnötig erscheinen, da infektiöse lokale oder systemische Komplikationen bei der Insulinapplikation nicht beobachtet wurden.

Die Deutsche Gesellschaft für Krankenhaushygiene (Anonym, 2005) bezieht sich lediglich auf rechtliche Festlegungen. Das Robert-Koch-Institut (Just, 2005) vertritt, dass bei einer Insulingabe durch den Pflegebedürftigen selbst die Hautantiseptik unterbleiben kann. Aus haftungsrechtlichen Gründen wird sie Mitarbeitern empfohlen.

> **Hinweis**
>
> Wichtig ist eine einheitliche Praxis in der Institution und im ambulanten Pflegedienst, da Unterschiede bei der Ausführung oder der Anleitung den Pflegebedürftigen unnötig verunsichern. Letztendlich ist eine Antiseptik vor Insulininjektion eine «forensische» Entscheidung, d. h. zur juristischen Absicherung: «Vielleicht könnte ja mal etwas passieren!»

Hautantiseptik vor anderen s. c.-Injektionen. Es empfiehlt sich vor der Injektion anderer Injektionslösungen, die Injektionsstelle mit alkoholischem Hautdesinfektionsmittel anzusprühen und mit einem sterilisierten Tupfer den Alkoholrest unter Beachtung der Einwirkzeit abzuwischen. Damit lassen sich Gefährdungen des Patienten reduzieren.

Sterilität des Injektionsmaterials. Werden Injektionen durch Dritte ausgeführt, erfordert dies für jede Injektion sterile Kanülen und Spritzen oder kombinierte Fertigspritzen. Das Gleiche gilt für Injektionskanülen an den Insulinpens. Sie werden stumpf, der schmerzlindernde Silikonschutzfilm reibt sich bei Benutzung ab und der Nachweis bei Infektionen, dass kein Behandlungsfehler vorlag, ist bei Mehrfachgebrauch erschwert.

Injektionsort. Die vielfach zu beobachtende Insulininjektion durch die Kleidung soll durch Pflegende nicht vorgenommen werden. Auch wenn sich Patienten Insulin auf diese Weise spritzen (Eile, Öffentlichkeit), darf dies in der ambulanten Pflege oder stationären Pflegeeinrichtung nicht erfolgen (Beschichtung der Kanüle wird entfernt, hygienische Komplikationen etc.).

Intramuskuläre Injektionen

Hautantiseptik. Es ist unmöglich, die Haut einer Einstichstelle keimfrei zu machen. Der Gesäßbereich kann mit Darmkeimen besiedelt sein. Sie können am Injektionsort zu Infiltraten, Abszessen oder Nekrosen führen. Daher sollte die Hautantiseptik mit sterilen Tupfern und einem alkoholischen oder PVP-Jod-Präparat als Desinfektionsmittel durchgeführt werden. Zu empfehlen ist das Aufsprühen des Hautdesinfektionsmittels, mit dem Tupfer abwischen, ein zweites Mal aufsprühen und nach der Einwirkzeit von 60 s ggf. nicht verdunstete Lösung mit dem sterilen Tupfer abwischen.

Sterilität des Injektionsmaterials. Zum Gebrauch auf Verfalldatum und vorschriftsmäßige Entnahme aus der Verpackung achten. Das Peel-off-System nutzen, nicht die Kanüle oder Spritze durch die Verpackung stoßen.

Intravenöse Injektionen und Blutentnahmen

Umgang mit Labormaterial: Die gefüllten Röhrchen und Etiketten sollen nicht blutverschmiert sein. Infektiöses Probenmaterial soll auf Röhrchen und Anforderungsformular gekennzeichnet sein, obwohl sämtliche Laborproben als kontaminiert gelten müssen.

Funktionen der Hygiene, bezogen auf periphere Venenverweilkanülen

Infektionen treten im Zusammenhang von Venenverweilkanülen selten auf. Als Komplikationen beim Gebrauch von peripheren Venenverweilkanülen gelten:

Tabelle 6-10-2: Hygienische Prävention bei Venenverweilkanülen (Auswahl)

Maßnahmen	Hygienemaßnahmen zur Infektionsprävention
Lokalisation	Bei Erwachsenen bevorzugt am Handrücken oder Unterarm. Vermieden werden soll die Punktion am Oberarm oder in der Ellenbeuge.
Hautantiseptik	Hygienische Händedesinfektion Desinfektion der Einstichstelle mit Hautdesinfektionsmittel (Einwirkzeit nach Herstellerangaben). Es sind sterile Tupfer zu empfehlen. Ein Abdecken des Areals um die Einstichstelle ist nicht erforderlich.
Legen der Venenverweilkanüle	Einmalhandschuhe zum Mitarbeiterschutz. Nach der Desinfektion Einstichstelle vor der Venenpunktion nicht mehr palpieren.
Pflege der Einstichstelle (Verband, Wechsel)	Punktionsstelle steril abdecken: aus hygienischen Gründen gibt es keine Präferenz für transparente oder Gazeverbände. Keine punktionsnahe Applikation unsteriler Pflasterverbände, zur Fixierung nur steriles Pflaster einsetzen. Verbände täglich inspizieren, bei Gazeverbänden die Einstichstelle auf Druckschmerz prüfen. Wechsel von Folien- oder Gazeverbänden nicht routinemäßig sondern nur bei Bedarf wie Verschmutzung, Ablösung, Durchfeuchtung, Infektverdacht. Täglicher Wechsel ist jedoch erforderlich bei Patienten mit eingeschränkter Kooperation und mangelnder Inspektionsmöglichkeit der Einstichstelle. Hygienische Händedesinfektion ist vor und nach Verbandwechsel erforderlich. Zum Verbandwechsel ist das Anwenden der Non-Touch-Technik oder von sterilen Handschuhen erforderlich. Reinigen der Insertionsstelle mit sterilem NaCl 0,9 % und sterilen Tupfern, keine antibakteriellen Cremes oder Salben aufbringen. Keine Aussage zur Anwendung antiseptischer Lösungen auf die Einstichstelle, eine Phlebitis entsteht in erster Linie aufgrund physikochemischer Faktoren.
Liegedauer	Venenverweilkanülen können so lange liegen bleiben, wie sie, bei täglicher Indikationsprüfung, benötigt werden und keine Komplikationszeichen feststellbar sind (RKI-Kategorie IB). Sofort die Kanüle bei aufgetretenen Infektionszeichen entfernen.
«Ruhen» von Venenverweilkanülen	Das fortgesetzte Belassen der abgestöpselten Kanüle rechtfertigt oft nicht das Infektionsrisiko. Zur Intervalltherapie mit i. v.-Medikamenten die Verweilkanüle mit neuen sterilen Verschlussstopfen oder Mandrin verschließen (RKI-Kategorie IB). Zum evtl. Spülen Elektrolytlösung verwenden. Beim Verschluss der Verweilkanüle > 24 h bedarf es eines täglichen Verbandwechsels von Gazeverbänden und Inspektion der Einstichstelle; evtl. Pflegebedürftigen/Angehörige in die Beurteilung einweisen.

- Phlebitis

- Mechanische Komplikation (Verschluss)

- Blutungskomplikationen (Hämatom, Extravasate)

- Katheterassoziierte Infektionen

Bewährte Maßnahmen zur Infektionsprävention bei peripheren Venenverweilkanülen sind in **Tabelle 6-10-2** dargestellt.

Funktionen der Hygiene zu speziellen Kathetersystemen

Infektionen spielen bei abwehrgeschwächten Patienten eine besondere Rolle. Vorteile der Behandlung mit implantierten Kathetersystemen sind erhöhte Lebensqualität mit weniger schmerzhaften Punktionen und eine verbesserte Therapiesicherheit bei der Applikation gewebetoxischer Zytostatika. Infektionsträchtige Blutentnahmen, Injektions- und Infusionsbehandlungen können mit Nutzen über diese Katheter erfolgen. In **Tabelle 6-10-3** sind die Vor- und Nachteile getunnelter und voll implantierter kontinuierlicher zentralvenöser Zugänge zusammengestellt.

Funktionen der Hygiene zu teilimplantierten Kathetersystemen

Der Umgang erfordert genau wie bei Portkathetern speziell geschulte Mitarbeiter (unabhängig von der Berufsausbildung), zum Procedere wird das Prinzip der maximalen Barriere empfohlen. Um Kontaminationen zu vermeiden, sollen die Anschlussstücke der Katheter in sterile Kompressen eingelegt werden. Vor jeder neuen Applikation werden die Anschlussstücke aus der Kompresse entfernt und mit alkoholischem Desinfektionsmittel wischdesinfiziert. Der Wechsel des Verbandes soll im Abstand von wenigstens 48 h bestehen. Verbandwechsel und Pflege der Insertionsstelle sollen wie bei ZVK durchgeführt werden. Zwischen den Applikationen wird eine Spülung des Katheters mit NaCl 0,9 % und Befüllung (Plombierung) mit verdünnter Heparin-Kochsalzlösung empfohlen. Ohne routinemäßigen Wechsel kann der Katheter so lange liegen bleiben, wie er benötigt wird.

Tabelle 6-10-3: Vor- und Nachteile des getunnelten zentralvenösen Katheters und implantierten zentralvenösen Infusionsports

Teilweise implantierte Katheter (z. B. Hickman-Broviac)	
Vorteile	Nachteile:
■ Keine Punktion erforderlich, kann noch am OP-Tag angeschlossen werden ■ Meist zweilumige Katheter: zusätzliche periphere Verweilkatheter seltener erforderlich ■ Parallele Verabreichung inkompatibler Lösungen und großer Mengen möglich ■ Erleichtert die Stammzellseparation	■ Beeinträchtigung des Körperbildes, auch in den ambulanten Therapiephasen ■ Gefahr der versehentlichen Dislokation durch Zug am System ■ Mehrmals wöchentliches Spülen und frisches Blocken erforderlich ■ Kontaminations- und Infektionsgefahr auch, wenn Katheter nicht im Gebrauch ist ■ Baden und Duschen nur eingeschränkt möglich ■ Häufiger Lokalinfektionen an der Eintrittsstelle, Gefahr der Tunnelinfektion

Vollständig implantierte Katheter (Portsysteme)	
Vorteile	Nachteile
■ Geringere Beeinträchtigung des Körperbildes, wenn nicht im Gebrauch ■ Muss nicht mehrmals wöchentlich gespült und frisch geblockt werden ■ Patient darf 12 h nach Entfernen der Huber-Nadel baden und duschen (Punktionsstelle mit wasserundurchlässigem Pflaster schützen) ■ Nach Verschluss der Punktionsstelle nur sehr geringes Risiko der Kontamination und Infektion ■ Keine Dislokation bei Zug am System (Dislokation der Nadel möglich)	■ Aufwändigeres Implantationsverfahren ■ Höhere Kosten (System plus Huber-Nadeln) ■ Erstmaliges Punktieren erst nach Abschluss der Wundheilung ■ Punktion von spezialisierten Fachpersonen oder angeleiteten Angehörigen (Schmerzen; bei jeder Punktion erneutes Risiko der Infektion, Fehlpunktion, des Extravasates und Hämatoms) ■ Nur ein Lumen: häufiger ist zusätzlicher peripherer Venenzugang erforderlich ■ Durch Turbulenzen in der Kammer häufiger Thrombosierung und mechanische Okklusion

Funktionen der Hygiene für vollständig implantierte Kathetersysteme (Port)

Es handelt sich um einen implantierten Katheter, der mit einer unter der Haut gelegenen Zuspritzkammer (Port) ausgestattet ist. Die Punktion erfolgt durch eine Membran. Gegenüber dem perkutanen Langzeitapplikationssystem (Hickman-Broviac) weist der Port eine weitere Minderung der Komplikationen auf. Eine entstandene Infektion eines Ports ist jedoch ein ernstes Ereignis. Sie wird dadurch begünstigt, dass der Portkatheter in einer serösen Tasche liegt, die ein Milieu für relativ ungestörtes Bakterienwachstum darstellt.

Punktion des Ports. Aufgabe: Die Punktion eines Ports ist eine ärztliche Tätigkeit, die nur an Pflegende delegiert werden darf, die über Funktion und potenzielle Komplikationen des Systems entsprechend geschult und individuell schriftlich vom behandelnden Arzt beauftragt wurden. Empfohlen werden die regelmäßige Schulung von Ärzten und Pflegenden bezüglich Indikation und Pflege von zentralvenösen Kathetern (RKI-Kategorie IA), was noch mehr für den Umgang mit Ports gilt.

Erstpunktion. Die Erstpunktion erfolgt nach durchgeführter Lagekontrolle und nach Zustimmung des implantierenden Chirurgen. Nach Möglichkeit ist anzustreben, das Portsystem nach erfolgter Wundheilung erstmals zu punktieren.

Hygiene. Die Punktionsstelle ist großflächig, unter Beachtung der vorgeschriebenen Einwirkzeit des Desinfektionsmittels, zu desinfizieren (RKI-Kategorie I B):

- Aseptische Arbeitstechnik: Hautantiseptik (PVP-Iod oder alkoholisches Desinfektionsmittel): Zuerst mechanische Desinfektion: Mit sterilem Tupfer Desinfektionsmittel verreiben, anschließend Sprühdesinfektion, die während der weiteren Vorbereitungen antrocknen kann (insgesamt mind. 1 min, andere geben 3 min an)

- Für die Punktion, bei der eine Palpation und Fixierung der Portkammer zwischen den palpierenden Fingern erfolgt, müssen sterile Handschuhe angezogen werden (RKI-Kategorie IB)

- Nicht in eine infizierte Einstichstelle punktieren

- Bei wiederholten Punktionsversuchen zwischendurch sprühdesinfizieren

Auswahl der Punktionskanüle. Zum Punktieren der implantierten Kammer dürfen nur spezielle Kanülen verwendet werden, die eine gebogene und schräg geschliffene Spitze besitzen. Aufgrund der Bauart wird die Punktionsmembran nicht ausgestanzt, sondern das Material verdrängt.

Die Länge der Kanüle richtet sich nach der Dicke des subkutanen Fettgewebes. Kanülen mit gepolstertem Kanülenschutz (Fixierplatte) sind bei geplanter längerer Liegedauer zu bevorzugen, die Fixierplatte sollte auf der Haut aufliegen. Die Stärke der Kanüle (Gauge) sollte nach den zu verabreichenden Flüssigkeiten gewählt werden: z. B. 20 G (= 0,9 mm) Port-Kanüle für Flüssigkeiten mit hoher Viskosität wie Blutprodukte oder Ernährungslösungen.

Patientenvorbereitung. Information des Patienten, bei Indikation einer Hautanästhesie die hautanästhesierende Salbe mindestens 30 min vorher auftragen. Der Patient muss so gelagert werden, dass ein optimaler Zugang zur Punktionsstelle gewährleistet ist. Zur besseren Verbandsfixierung sollten die Haare gekürzt, jedoch nicht rasiert werden.

Materialvorbereitung:

- Alkoholisches Hautantiseptikum
- Sterile Tupfer
- Schutzhandschuhe
- OP-Handschuhe
- Sterile Pinzette oder Klemme
- NaCl 0,9 % in 10 ml Ampulle
- Sterile Kanüle zum Aufziehen von NaCl
- Sterile Einmalspritzen (10 ml)
- Steriles Lochtuch empfehlenswert
- Spezielle Port-Kanüle
- Dreiwegehahn
- Steriler Verband
- Kanülenabwurf, patientennah
- Müllabwurf

Durchführung der Punktion. Assistenz ist für eine hygienisch korrekte Durchführung erforderlich:

- Hygienische Händedesinfektion

- Arbeitsfläche mit 70 % Alkohol wischdesinfizieren und Material griffbereit vorbereiten

- Hautantiseptik (1 bis 3 min feucht halten) mit Wischdesinfektion am Port beginnend in spiralförmigen Bewegungen über einen Bereich im Durchmesser von 10 bis 13 cm durchführen

- Dreimal mit satt getränkten jeweils frischen Tupfern wiederholen

- Sterile Handschuhe anziehen

- Steriles Lochtuch platzieren

- Punktionskanüle mit Verlängerungsschlauch und Dreiwegehahn verbinden und mit NaCl 0,9 % füllen

- Punktionskammer durch Palpation lokalisieren und Kanüle senkrecht durch die Haut und die Portmembran bis zum Boden der Portkammer durchstechen

- Nach erfolgter Punktion ist die evtl. Heparinfüllung zu entfernen und der Port mit steriler physiologischer Kochsalzlösung zu spülen (RKI-Kategorie I B)

- Durchspülen mit mindestens 10 ml NaCl 0,9 % zur Überprüfung der Systemintegrität (zum Punktieren mindestens 5 ml-Spritzen, besser 10 ml-Spritze verwenden; 2 ml-Spritzen erzeugen einen zu hohen Injektionsdruck im Port, bei größeren Spritzen ist das gefühlvolle Injizieren schwieriger)

- Während der Spülung mit NaCl 0,9 % Porttasche und Katheterweg auf Schwellung beobachten und den Patienten fragen, ob er Brennen, Schmerzen oder Unbehagen spürt

- Wenn eines oder mehrere Symptome festgestellt werden, besteht der Verdacht eines Flüssigkeitsaustritts in die Porttasche oder den Katheterweg

- Wenn Blut aspiriert wurde, um sicherzustellen, dass die Kanüle richtig positioniert ist, muss danach mit einer neuen 10 ml-Spritze mit NaCl 0,9 % durchgespült werden

- Hat die Punktionskanüle einen abnehmbaren Haltegriff, ist dieser nach dem Anstechen zu entfernen

- Nach dem Anstechen ist sofort ein steriler Verband anzulegen, dabei den Verband so anlegen, dass die Punktionskanüle in einer stabilen Position gehalten wird

- Aseptisches Konnektieren des Infusionssystems (RKI-Kategorie I B), d.h. mit sterilen Handschuhen

- Kontaminationsfreie Entsorgung der Utensilien

- Hygienische Händedesinfektion durchführen

- Werden verschiedene Medikamente verabreicht, muss dazwischen mit NaCl 0,9 % gespült werden, um etwaige Medikamenteninteraktionen zu verhindern

- Dokumentation

Hinweis

Keinesfalls die Haut immer an der gleichen Stelle punktieren beim Wechsel der Punktionskanüle.

Liegedauer der Kanüle. Es existiert aus hygienischer Sicht keine Empfehlung zur maximalen Liegedauer von Portnadeln (RKI-Kategorie III). Jedenfalls hängt die maximale mögliche Liegedauer von der exakten Einhaltung der Asepsis und fehlenden Infektzeichen ab:

- Für länger als 24 h liegende Portnadeln ist die GRIPPER®-Portpunktionsnadel der Firma Sims-Deltec zu verwenden; derzeit kann eine Liegedauer von 5 bis 7 Tagen vertreten werden. Für eine Liegedauer von bis zu 24 h kann die Portpunktionsnadel INTRASTICK® der Firma Fresenius mit integriertem Verband verwendet werden. Kürzere Herstellerangaben zur Liegedauer sind zu beachten. Bei lokalen Entzündungszeichen ist in jedem Fall die Kanüle zu entfernen

Spülen des Systems. Vor Anhängen einer Infusion ist das Spülen erforderlich, um den freien Durchfluss zu überprüfen:

- Nach einer Blutrückflusskontrolle

- Zwischen zwei unterschiedlichen Substanzen, um die Gefahr von Wirkstoffinteraktionen oder Auskristallisieren zu vermeiden

- Generell nur Spritzen mit einem Volumen von mindestens 10 ml verwenden (damit während des Spülvorganges kein hoher Druck auf das Kathetersystem ausgeübt wird)

- Spülen mit NaCl 0,9 % (ohne Heparinzusatz)

Plombieren des Systems. Die Durchgängigkeit des Portkathetersystems ist bei einer Infusionspause von mehr als einem Tag ohne Heparinplombe gefährdet! (Heparinlock)

- Plombieren mit 5 ml NaCl 0,9 % mit Heparinzusatz, d.h. eine 10 ml-Spritze mit 5 ml dieser Mischung füllen und verabreichen (Heparin 500 IE (100 IE/ml) = Heparin in physiologischer NaCl-Lösung zu 5 ml in Mehrdosisflasche)

- Eine Neuverblockung alle 4 bis 6 Wochen bei Nichtbenutzung ist zu empfehlen

- Nach erfolgter Punktion eines Ports für mehr als einen Tag Infusionspause ist die Heparinfüllung zu entfernen

Hinweis

Das Abklemmen des Katheterschlauches erfolgt ausschließlich mit der vom Hersteller konzipierten und im System integrierten Originalklemme bzw. vom Hersteller empfohlenem Zubehör.

Verbandwechsel. Der Verband gewährt Schutz durch das Vermeiden einer lokalen oder systemischen Infektion. Zudem hat der Verband die Aufgabe, die Kanüle zu fixieren und die Einstichstelle vor Kontamination zu schützen. Sowohl transparente, semipermeable Folienverbände als auch Gazeverbände können während der Liegedauer der Kanüle belassen werden. «Ruhende», d.h. nicht in Gebrauch befindliche Portsysteme benötigen keinen Verband (RKI-Kategorie IB).

Grundsätze. Zweitägliche Inspektion der Punktionsstelle auf Entzündungszeichen (Rötung, Schwellung). Bei Patienten mit eingeschränkter Kooperationsfähigkeit muss täglich eine Sichtkontrolle eingeschlossen werden, ansonsten sind Manipulationen an der Einstichstelle auf ein Minimum zu beschränken. Ein Manipulieren an der liegenden Portnadel (Herausziehen oder Hineinschieben) ist unbedingt zu vermeiden. Ein sofortiger Verbandwechsel ist nötig bei:

- Ablösen des alten Verbandes z.B. durch Zug oder Schwitzen

- Verschmutzung durch Nässe (starkes Schwitzen), Blut oder Sekret

Vorbereitungen des Verbandwechsels:

- Möglichst zu zweit arbeiten
- Patienten informieren
- Fenster und Türen schließen
- Abwurf bereitstellen
- Geeignete Arbeitsfläche schaffen (Nachtschrankplatte), Wischdesinfektion mit Alkohol (Alkohol 70 % und Einmalhandtuch)
- Vor der Entfernung eines eventuell vorhandenen Verbandes ist eine hygienische Händedesinfektion durchzuführen (Kategorie I B)

Material:

- Unsterile Handschuhe
- Sterile Handschuhe
- Mund-Nasenschutz (nur bei Infektion der Atemwege)
- Ggf. sterile Schlitzkompressen 5 cm × 5 cm
- Sterile Kompresse 7,5 cm × 7,5 cm
- Sterile Kompresse 10 cm oder 7,5 cm und sterile anatomische Pinzette (oder sterile Stieltupfer)

- Fixomull

- Softasept-Sprühflasche

- Müllabwurf

Durchführen des Verbandwechsels:

- Patienten so lagern, dass zu verbindendes Gebiet optimal zugänglich ist

- Ggf. Mund-Nasenschutz anlegen

- Hygienische Händedesinfektion

- Unsterile Handschuhe anziehen

- Alten Verband vorsichtig entfernen. Darauf achten, dass die Lage der Nadel nicht verändert wird

- Alten Verband und Schutzhandschuhe in den Abwurf geben

- Bei Fixation der Kanüle mäßigen Druck ausüben, um ein unbeabsichtigtes Herausziehen zu vermeiden

- Punktionsstelle inspizieren auf Entzündungszeichen

- Kompresse unter sterilen Kautelen auspacken

- sterile Pinzette verwenden oder sterile Handschuhe anziehen

- Softasept-Sprühdesinfektion in einem Radius von 5 cm von der Punktionsstelle, anschließend Hautantiseptik mit sterilen Tupfern

- Einwirkzeit beachten

- Wenn das Gebiet vollständig abgetrocknet ist, ggf. Portnadel mit Schlitzkompresse(n) unterfüttern, mit größerer Kompresse abdecken

- Fixierung mit Fixomull, dabei so kleben, dass das Schlauchsystem der Portnadel mit einem Steg fixiert wird. Fixierungsstelle zur Vermeidung eines Dekubitus bei jedem VW wechseln

Nachbereitung:

- Patienten informieren, lagern bzw. helfen

- Fachgerechtes und hygienisches Entsorgen des Materials

- Hygienische Händedesinfektion

Verhalten bei Problemen. Zeigt die Einstichstelle Entzündungszeichen ist vor dem Informieren des Arztes ein steriler Verband wie beschrieben erforderlich. Das weitere Vorgehen erfolgt nach ärztlicher Anordnung.

Entfernen der Portkanüle. Vorbereitung des Materials:

- Heparin 500 IE (100 IE/ml) = Heparin in NaCl 0,9 %

- 10 ml-Einmalspritze und Kanüle

- Schutzhandschuhe

- Sterile Tupfer

- Kanülenabwurf patientennah

- Steriler Verband

Durchführung. Die Durchführung erfolgt durch zwei geschulte Personen:

- Schutzhandschuhe anziehen

- Das Portkathetersystem unter positivem Druck plombieren, d. h. 5 ml Spüllösung, 4 ml davon injizieren und während der Injektion des fünften Milliliters die Kanüle ziehen

- Unmittelbar und einhändig in den Kanülenabwurfbehälter entsorgen

- die zweite Person komprimiert sofort die Einstichstelle mit trockenen sterilen Tupfern für einige Minuten

- nach 5 bis 10 min Kontrolle der Einstichstelle auf Nachblutung und Versorgen mit sterilem Verband

Dokumentation. Die Dokumentationspflicht beinhaltet alle ärztlichen und pflegerischen Aufgaben. Es ist angebracht, folgende Daten, die für das Hygienemanagement bedeutsam sein können, leicht auffindbar und nachvollziehbar zur Verfügung zu haben:

- Implantationszeitpunkt und Lokalisation

- Art des Port-Katheter-Systems und Füllvolumen

- Jedes Anstechen mit Dimension der Portkanüle

- Jedes Entfernen der Kanüle
- Ergebnis der täglichen Sichtkontrolle
- Jeder Verbandwechsel

Infektion. Nicht beherrschbare Komplikationen erfordern die Entfernung des Portsystems. Umgehende Entfernung des Portsystems bei Beschädigung oder Dislokation (RKI-Kategorie I B).

Funktionen der Hygiene zu subkutanen Infusionen

Mit subkutanen Infusionen kann über das Unterhautgewebe z. B. eine Flüssigkeitszufuhr mit 0,9 %iger NaCl-Lösung, 5 %iger Traubenzuckerlösung oder isotoner Traubenzucker-Kochsalz-Lösung zur Behandlung von Flüssigkeitsmangel erfolgen. In der Palliativpflege kann ggf. ein Zusatz von Opiaten erfolgen. Zur Applikation eignen sich die Außenseite oder Vorderseite des Oberschenkels und die Bauchdecke. Hygienerelevant sind folgende Aspekte:

Tabelle 6-10-4: Vor- und Nachteile der enteralen und parenteralen Ernährung

Vor-/Nach-teile	Enteral	Parenteral
Vorteile	■ Physiologische Nährstoffaufnahme ■ Erhalt der Integrität der Darmschleimhaut ■ Reduzierte Translokation von Darmbakterien ■ Geringe Komplikationsrate ■ Stimulation des Immunsystem des Darmes ■ Verbesserte Wundheilung ■ Geringere Infektionsrate ■ Verbesserte Organdurchblutung (GI-Trakt, Leber, Pankreas, Niere) ■ Kostengünstiger	■ Zufuhr der Nährstoffe genau erfassbar ■ Schnelle Korrektur von Defiziten ■ Ernährung bei totalem Darmfunktionsausfall möglich
Nach-teile	■ Aspirationsgefahr ■ Unverträglichkeit im Magen-Darm-Trakt (Diarrhö, Obstipation) ■ Stoffwechselstörungen können nicht rasch korrigiert werden	■ Hohe Komplikationsrate ■ Gefahr der Bakteriämie, Phlebitis, Thrombose ■ Unphysiologisch ■ Mögliche Stoffwechselkomplikationen ■ Teuer

- Händehygiene: Wie zu jeder Injektionsvorbereitung und Injektion erfolgt vorher das Waschen der Hände oder die Händedesinfektion.
- Hautantiseptik der Punktionsstelle. Mit einem sterilisierten Tupfer und alkoholischem Desinfektionsmittel wird die Haut desinfiziert. Dabei muss unbedingt die Einwirkzeit von 30 s abgewartet werden.

Während der Infusion Punktionsstelle, Nadel und Schlauch durch gute Fixierung mit sterilem transparentem Pflaster abdecken und vor dem Herausziehen schützen. Beobachten der Tropfgeschwindigkeit (je nach Anordnung), z. B. 1000 ml Infusionslösung in 6 bis 8 h einlaufen lassen. Nächtliche Infusionen sind sinnvoll, damit die Mobilität des Menschen am Tag nicht eingeschränkt wird.

Funktionen der Hygiene zur heimparenteralen Ernährung

Die enterale und parenterale Ernährung erlauben die langfristige Behandlung oder Prävention einer Unterernährung. Allerdings wird in der modernen Ernährungsmedizin die physiologische enterale Nährstoffzufuhr bevorzugt. Die parenterale Form wird nicht mehr als Standardverfahren angesehen, sondern speziellen Indikationen vorbehalten. Indikationen ergeben sich aus der Funktionsfähigkeit des Magen-Darm-Traktes. Vor- und Nachteile der enteralen und parenteralen Ernährung sind in **Tabelle 6-10-4** aufgeführt.

Funktionen der Hygiene zur Infusionstherapie

Um eine Infektion bei der Infusionstherapie vermeiden zu können, muss vorbeugend ein hygienischer Umgang gewährleistet sein. Neben den o. a. konkreten Hygienehinweisen der Standardhygiene beim Umgang mit Injektionslösungen müssen während der Infusionstherapie weitere hygienische Maßnahmen berücksichtigt werden **(Tab. 6-10-5)**.

Fazit für die Praxis
Abschließend soll eine Sicherheitsmaßnahme ohne Hygienehintergrund

besonders hervorgehoben werden. Nicht nur im Krankenhaus kommt es immer wieder zu tragischen Verwechslungen von Injektions- und Infusionslösungen. Das eigentliche Stellen und Vorbereiten der Medikamente erfordert eine besondere Konzentration. Die korrekte Vorbereitung der Medikamentengabe, d.h. das Befolgen der 5-R-Regel (richtiger Patient, richtiges Medikament, richtige Dosis, richtiger Verabreichungs-

zeitpunkt, richtige Applikationsart) muss gewährleistet sein. Die dazu sinnvolle *Vier-Augen-Kontrolle* der aufgezogenen Medikamente ist meist aus Zeit- und Mitarbeitergründen nicht zu realisieren.

Ein lebenswichtiger Vorschlag soll propagiert werden: Ähnlich wie im Cockpit sollen alle Arztanordnungen durch lautes Sprechen abgelesen werden *(Call-Outs)*. Hintergrund dieses Modells für sicherheitssensible Bereiche ist die konkrete Einzelüberprüfung, aber auch die Plausibilitätsprüfung des laut ausgesprochenen Vorgangs. Wende ich das Call-Out-Modell an, rufe ich nur solche Begriffe oder Vorgänge aus, die ich auch konkret ablese. Das laute, sprechende Ablesen der schriftlichen Anordnung ist Teil der Prozedur und wird immer durchgeführt, auch wenn sich außer mir sonst niemand im Raum befindet. Eine Verwechslung in Routine und Eile kann damit nahezu ausgeschlossen werden.

Tabelle 6-10-5: Hygienische Prävention während der Infusionstherapie (Auswahl)

Maß-nahmen	Hygienemaßnahmen zur Infektions-prävention
Konnek-tionen/ Diskon-nektionen	■ Hygienische Händedesinfektion vor Manipulationen am Infusionssystem (Konnektion/Dekonnektion) (RKI-Kat. IB) ■ Diskonnektionen auf ein absolutes Minimum beschränken (RKI-Kat. IB)
	Eine Desinfektion von Katheteransatzstücken bzw. Dreiwegehähnen vor der Dis- bzw. Rekonnektion wird nicht empfohlen (RKI-Kat. III)
	Blutreste im Luer-Ansatz und dem Lumen des Katheters mit steriler 0,9 % NaCl-Lösung spülen
	Jeweils neuen sterilen Stöpsel verwenden
Beachten der Lauf-zeiten	Reine Lipid-Infusionen sollen innerhalb 12 h infundiert werden, total parenterale Ernährungslösungen sollen innerhalb 24 h infundiert werden
	Blut- und Blutbestandteil-Infusionen sollen innerhalb 6 h über einen gesonderten Gefäßzugang transfundiert werden (RKI-Kat. IV)
Wechsel Infusions-systeme	Bei durchgehender Infusionsbehandlung sollen Infusionssysteme, incl. Bypass-Systeme, spätestens alle 72 h gewechselt werden (RKI-Kat. IB). Zu bedenken sind chemische Reaktionen der verschiedenen Medikamentenzusätze (Apotheker fragen!). Infusionssysteme für Kurzinfusionen sind nach Abschluss der Kurzinfusion zu verwerfen
	Infusionssysteme für reine Lipidlösungen sollen nach jeder Lipidinfusion, spätestens nach 24 h, gewechselt werden (RKI-Kat. IB)
	Infusionssystemwechsel innerhalb 6 h bei Verabreichung von Blut und Blutprodukten
	Plastik-Infusionsflaschenkörper niemals unter der Vorstellung der Belüftung mit Kanüle punktieren

6.11
Enterale Ernährung

Ein Konzept enterale Ernährung als Langzeittherapie erfordert Ziele und Klarheit über hygienische Funktionen zum zweckmäßigsten Zugang, die Diätauswahl und ihren Umgang, den Applikationsmodus und eine Antwort zum Willen des Patienten (**Abb. 6-11-1**). Mit den eng gefassten hygienischen Funktionen befasst sich das folgende Kapitel.

Einleitung
Viele Betroffene in Heimen und Krankenhäusern haben nicht genügend zu trinken, es ist keine ausreichende Auswahl an Speisen vorhanden und es fehlt an genügend Zeit zum Essen oder Hilfe bei den Mahlzeiten (Bauer, 2004) (Kap. 6.3). Damit wird deutlich, dass die Diskussion von Ernährungsschwierigkeiten sich keineswegs auf den Einsatz von enteraler Ernährung konzentrieren darf. Vielmehr muss der Beobachtung, dass Essen und Trinken von vielen Menschen als lustvolle Tätigkeit an-

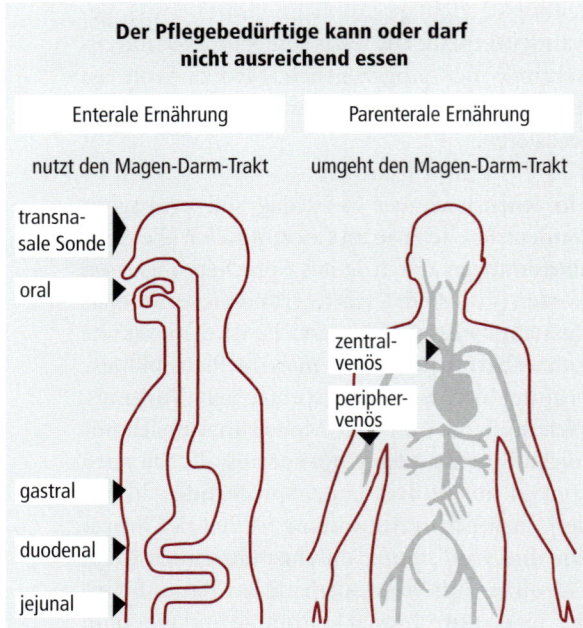

Der Pflegebedürftige kann oder darf nicht ausreichend essen

Enterale Ernährung	Parenterale Ernährung
nutzt den Magen-Darm-Trakt	umgeht den Magen-Darm-Trakt

transna-sale Sonde

oral

zentral-venös

peripher-venös

gastral

duodenal

jejunal

Abbildung 6-11-1: Künstliche Ernährung: Abgrenzung enteraler/ parenteraler Zufuhr

■ Wie ist der Ernährungszustand des Menschen?

■ Wie lange wird eine Nahrungsverabreichung durch Essen und Trinken nicht möglich sein?

■ Wie wahrscheinlich sind Komplikationen?

■ Welchen Willen äußert der Betreute zu diesem Thema?

Zur weiteren Diagnostik bedarf es eines differenzierten Assessments, mit dem Beeinträchtigungen erfasst werden können, die im Zusammenhang mit der Ernährung und Nahrungsaufnahme stehen.

Hinweis
Um ein Ernährungsdefizit festzustellen, ist niemals das Bestimmen eines einzelnen Indikators ausreichend. Es müssen z. B. auch Erklärungen für die Ablehnung der Nahrung ermittelt werden.

gesehen wird, im Alltag von Institutionen und ambulanten Pflegeeinrichtungen stärker Aufmerksamkeit geschenkt werden. Es kann keine akzeptable Indikation darstellen, die Ernährung eines alten Menschen zum Zweck der Zeitersparnis oder Pflegeerleichterung durch die Gabe von Sondenkost sicherzustellen.

Sie wird, im Gegensatz zur intravenösen (parenteralen) Ernährung als enterale Ernährung (Zuführen von Nahrung mittels Sonde direkt in den Magen-Darm-Trakt) bezeichnet und kann heute zu Hause und im Pflegeheim als eine sichere Ernährungsmethode praktiziert werden.

Unterernährung schwächt die Widerstandskräfte des Patienten gegen Zusatzerkrankungen und Komplikationen. Abbau von Muskelmasse bedeutet Funktionsverlust, der sich z. B. in Muskelschwäche, Störungen der Atmung, der Immunabwehr oder Wundheilung äußern kann. Daher ist als eine erste Einschätzung der Situation des Betreuten die Beantwortung der Fragen erforderlich:

Begründen kann sich darauf ein Ansatz für menschengemäße pflegerische und therapeutische Maßnahmen (Schreier, 2005).

Die Zufuhr künstlicher Ernährung ist auf unterschiedlichen Wegen (Abb. 6-11-1) möglich. Enterale Ernährung bezeichnet die Zufuhr von flüssigen Nährsubstraten als Trink- und Sondennahrung über den Magen-Darm-Trakt und ist weitgehend eine physiologische Form der Ernährung. Kann das Nährsubstrat nicht oral als Trinknahrung aufgenommen werden, z. B. bei Bewusstseinstrübung und massiver Schluckstörung, ist eine Ernährung über eine transnasale oder perkutane Sonde (Perkutane Endoskopische Gastrostomie = PEG-Sonde) möglich. Zwischen 6 und 9 % der Bewohner der stationären Pflegeeinrichtungen sind in Deutschland mit einer PEG-Sonde versorgt. Für den ambulanten Bereich liegen keine Zahlen vor (Weibler-Villalobos 2005).

Parenterale Ernährung führt die Nährstoffe dem Körper direkt über venöse Katheter zu (Kap. 6.10).

Risiken

Alle invasiven Maßnahmen einschließlich Nahrungssonde beinhalten Risiken. Der entscheidende Punkt ist nicht die Maßnahme an sich, sondern ob die Vorteile einer Behandlung bei einem Betreuten deren Nachteile überwiegen. Beispielhafte Überlegungen zur Sondenernährung sind in **Tabelle 6-11-1** zusammengestellt.

Weitere Risiken bestehen während enteraler Langzeiternährung und sind in **Tabelle 6-11-2** zusammengestellt.

Diese Raten sind unabhängig von der Art der Applikation (Bolusgabe oder kontinuierliche Zufuhr). Erhöhte Stoffwechselprobleme und Mangelernährung wird pürierter, selbst hergestellter Küchenkost nachgesagt.

Konkrete Hygienehinweise zur Langzeiternährung

Pflege transnasaler Sonde. Die Sondierung, d. h. Einlage der transnasalen Sonde, bedarf umfangreicher Kenntnisse und Übung, sie ist komplikationsbehaftet. Bewusstseinsgetrübte oder bewusstlose Personen sollten eine transnasale Sonde grundsätzlich durch den Arzt unter laryngoskopischer Sichtkontrolle erhalten. Neben dem regelmäßigen Spülen der Sonde ist die Reinigung von Naseneingang und Sonde mit Wasser und Seife sowie die Anwendung von Nasensalbe zur Pflege des Nasenflügels erforderlich. Die Fixierung ist mit hautschonendem Pflaster mit häufigem Wechsel der Stelle zur Pflasterfixierung angebracht. Die Sonde darf nur ohne Zug fixiert werden.

Sondennahrung. Leitlinien (Dormann 2003) schildern Gründe, warum selbstgefertigte Sondennahrungen Nachteile gegenüber bilanzierten, industriell gefertigten Produkten haben. Aus folgenden Gründen seien sie abzulehnen:

- Hygienisch inakzeptabel
- Nährstoffzusammensetzung nicht bilanziert und nicht bedarfsdeckend
- Hoher Arbeitsaufwand, insbesondere im Bereich der hygienischen Prävention
- Hohe Flüssigkeitsbelastung

Demgegenüber stehen langjährige Erfahrungen bei schwerst mehrfach behinderten Kindern und Jugendlichen sowie in der häuslichen Pflege von (behinderten) Erwachsenen. Nicht aus Gründen des Kostendrucks nehmen diese Menschen an der gemeinsamen Ernährung der Wohngruppe oder Familie teil («Der Mensch lebt nicht von Brot allein …»), ihre Portion wird lediglich mit einem Passierstab sondengängig gemacht. Der Mensch erlebt das Wohlgefühl eines warmen Essens, zudem ist der kommunikative Aspekt bei dieser Form des Essens nicht zu vernachlässigen. Ein wichtiger Nachteil ist, dass diese Nahrung eine dicklumige Sonde benötigt. Spurenelemente können ärztlich verordnet dosiert werden.

> **Definition**
>
> Als Spurenelemente werden chemische Stoffe bezeichnet, die in Kleinstmengen vom Organismus für lebenswichtige Stoffwechselfunktionen benötigt werden. Ein Fehlen von essentiellen, d. h. lebensnotwendigen Spurenelementen ruft schwere Schäden, wie Anämie bei Eisenmangel oder Stoffwechselstörungen bei Jodmangel hervor. Überhöhte Aufnahme kann eine Vergiftung bewirken. Als essentielle Spurenelemente sind Chrom, Eisen, Fluor, Iod, Kupfer, Selen und Zink anerkannt. Diese Spurenelemente sind z. B. wichtige Bestandteile von Enzymen, Vitaminen und Hormonen.

Industriell hergestellte bilanzierte Nährsubstrate versuchen, den Nährstoff-, Spurenelement-, Elektrolyt- und Vitaminbedarf des Menschen zu decken. Sie werden vom Arzt bestimmt.

Verstopfen eines enteralen Zugangs. Versucht werden kann bei Sondenokklusion eine Katheterreinigung durch «Aufweichen» des Katheterinhalts mit vorsichtiger Injektion von warmem Wasser, Mineralwasser, Coca-Cola oder einer Ascorbinsäurelösung und anschließender Aspiration und anschließendem gründlichen Durchspülen.

Gastrointestinale Symptome. Über eine Sonde verabreichte enterale Ernährung verursacht häufig dünne Stühle, abdominelle Krämpfe (Bauch-

Tabelle 6-11-1: Überlegungen zur Sondenernährung

Fragen	Überlegungen
Stillt Sondennahrung tatsächlich Hunger und Durst?	Betreuer übertragen auf demente Alterspatienten die eigenen Erfahrungen – wie unangenehm Durst und Hunger sein können. Wird jedoch die durch die Hand angebotene Nahrung und Flüssigkeit ständig zurückgewiesen, ist es unwahrscheinlich, dass diese Menschen unter Hunger und Durst leiden.
Lebensverlängerung durch enterale Sondennahrung?	Bei terminaler Demenz gibt es keine Hinweise für eine Lebensverlängerung oder Reduktion von Komplikationen durch Sondenernährung (Weibler-Villalobos, 2005; Bauer, 2005). Der Mensch kann sich lediglich nicht mehr wehren.
Schmerzen und Komplikationen durch Nahrungssonden?	■ Dickere steifere Polyvinylchlorid-Sonden härten ab einer Liegendauer > 7 d aus (Weichmacher löst sich) und fördern Mukosaschäden mit Nekrosen, Ulzerationen und Blutungen ■ Weiche, dünnere Silikonkautschuk- und Polyurethan-Sonden verursachen weniger Unbehagen Als mögliches Risiko besteht bei allen Sonden das Auftreten von «stiller» Aspiration mit der Folge einer Aspirationspneumonie (Bauer, 2005) oder das Ziehen der Sonde durch den Betreuten. Folge kann Fixieren des Bewohners oder medikamentöses Dämpfen sein. Diese Maßnahmen sind nicht nur entwürdigend, sie fördern auch zusätzliche Komplikationen wie Druckgeschwüre oder Pneumonien.

Tabelle 6-11-2: Häufigkeit und Gründe von Komplikationen enteraler Langzeiternährung

Risiko, Komplikationen	Art	Einige Gründe	Häufigkeit
Mechanisch	Fehllage transnasaler Sonden	Sorgfältiges Fixieren mit Nasenpflaster, Sondenlage wurde nicht oder unrichtig kontrolliert oder gekennzeichnet	bis 10 %
	Sondenverschluss	Nachspülen mit stillem Mineralwasser oder Tee erfolgte nicht, verwenden zu dickflüssiger Sondennahrung	bis 5 %
	Behinderung des Schlucktrainings	v. a. bei neurologisch bedingten Schluckstörungen behindert eine nasogastrische Sonde das Schlucktraining	
	Einwachsen der inneren Halteplatte der PEG in die Magenwand	Mangelnde Sondenmobilisation, ist durch adäquate Pflege beinahe vollständig zu vermeiden	Selten
Infektiös	(Aspirations-) Pneumonie	«stille» Aspiration (zu flache Lagerung, fehlende Magenmotorik), fehlerhafte Lage der Sonde, gesteigerter Hustenreflex, fehlerhafte Gabe der Nahrung	10 bis 100 %
	Mikrobielle Kontamination	Unsachgemäßes Lagern, Zubereiten und Geben von Sondennahrung	Selten
	Soor, Parotitis	Mangelnde Mundpflege und Kautätigkeit (Kap. 6.2)	unbekannt
Gastrointestinal	Übelkeit, Erbrechen	Fehlende Magenentleerung, fehlerhafte Auswahl,	5 %
	Diarrhö	Zusammenstellung, zu schnelle Applikation oder zu niedrig temperierte Sondennahrung, Fehllage der Sonde	10 bis 35 %
	Blähungen	Medikamente, Sonde außerhalb der Nahrungszufuhr nicht abgeklemmt	15 %
	Obstipation	zu geringe Flüssigkeitsmenge, Schmerzmedikation	unbekannt
Stoffwechselprobleme	Überwässerung	–	5 bis 10 %
	Dehydratation	–	5 bis 10 %
	Hyperglykämie	–	10 bis 30 %
	Elektrolytveränderungen	–	5 bis 30 %

Tabelle 6-11-3: Gastrointestinale Symptome bei enteraler Ernährung: Ursachen und Abhilfemaßnahmen

Ursachen	Abhilfemaßnahmen
Nahrungsaufbau nicht langsam genug («Einschleichphase»)	■ Längere Zeit parenteral Ernährte (Darmzotten sind eher atrophiert): langsam mit der Ernährung beginnen (50 ml/h) mit kontinuierlicher Applikation von 500 ml Sondennahrung und 500 ml stillem Wasser oder abgekochtem Leitungswasser; je nach Verträglichkeit tägliche Steigerung der Sondennahrung um 500 ml bis zur Erreichung des individuellen Bedarfes ■ Vor Anlage der PEG ausreichend mit oraler Nahrung ernährte Menschen: bereits 1 bis 3 h nach Sondenanlage kann mit der Applikation von (Kräuter-)Tee, stillem Mineralwasser und Sondennahrung begonnen werden (individuelles Gesamtvolumen der enteralen Ernährung mit 1500 bis 2000 ml Sondenkost und 1000 bis 1500 ml Flüssigkeit kontinuierlich über 16 h zuführen) Teezubereitung nur mit kochendem Wasser: Teeblätter sind nicht keimfrei, Kaffee- und Teemaschinen wärmen Wasser nur auf!
Medikamente	Therapie mit Antibiotika u. a. Medikamente verursachen in Kombination mit Sondenkost ebenfalls Durchfall, z. B. Antibiotika mit der Übertragung von Clostridium difficile **(Tab. 3.4.3);** Isolierung nach Stuhluntersuchung auf pathogene Keime
Bolusgabe	Übergang auf kontinuierliche Zufuhr (Schwerkraft oder Ernährungspumpe)
Mangelnde Ernährungspausen	Pausen von mindestens 4 h/Tag einhalten zur physiologischen Senkung des Magen-pH-Wertes
Kalte Sondennahrung	Nahrung vor Applikation auf Raumtemperatur bringen: Flasche in Wasserbad (anschließend gut abtrocknen, Wasserkontakt mit Flaschenverschluss vermeiden) oder Mikrowelle erwärmen, anschließend den Inhalt kurz durchschütteln
Intestinale Sondenlage: Lage der Sonde direkt am Magenausgang oder im Duodenum	Zufuhrgeschwindigkeit reduzieren auf max. 120 bis 150 ml/h
Nasogastrale Sonde oder PEG-Sonde	Vorbeugen gastroösophagealen Reflux oder Regurgitation, d. h. Rückfluss von Magensaft in die Speiseröhre mit Aspiration in die Atemwege, kann durch 30 Grad-Oberkörperhochlagerung versucht werden
Mikrobielle Kontamination	Mindesthaltbarkeitsdatum der Sondennahrung beachten. Prävention durch Hygiene: ■ Händedesinfektion vor dem Anrühren, Umfüllen, Anhängen ■ Zubereiten mit sauberen trockenen Geräten, abgekochtem Wasser, von bedarfsgerechten Portionen ■ Konnektionsstellen nicht berühren ■ Adapter und Überleitgerät regelmäßig wechseln einmal/24h, Sondenkostflasche nicht länger als 6 bis 8 h und nicht in praller Sonne hängen lassen. Ausnahme sind geschlossene Systeme, z. B. EasyBag bis 48 h ■ Angebrochene Sondenkostflaschen gekühlt (2 bis 8 °C) lagern und Reste nach 24 h verwerfen ■ Bei Nutzen einer transnasalen Sonde vor jeder Nahrungsgabe Magensaft aspirieren, um korrekte Lage im Magen zu kontrollieren. Diese Kontrolle kann auch durch das zügige Einspritzen von 10 bis 20 ml Luft durch die Sonde mit gleichzeitigen Abhören mit Stethoskop (auskultieren) der Magengrube auf ein blubberndes Geräusch hin erfolgen ■ Sonde vor und nach jeder Nahrungsverabreichung spülen mit stillem Mineralwasser, Tee, dabei keine säurehaltigen, gesüßten Tees oder Säfte (Vermeiden eines Sahne-Zitronensäure-Effektes), kein schwarzer Tee wegen Verfärbung der Sonde ■ Einmalernährungsbeutel und -überleitungssystem nur 24 h verwenden ■ Spritzen, wiederverwendbare Applikationsbeutel und weiteres Arbeitsgerät (in Spülmaschine > 65 °C) nach jeder Nahrungsgabe spülen, trocknen und staubfrei lagern
Obstipation	■ Zu geringe Flüssigkeitszufuhr nach Wetterveränderung, verstärktem Schwitzen (Menge sollte bei Erwachsenen 2,5 l nicht unterschreiten) ■ Simultane Medikamentengabe, z. B. stark wirksame Schmerzmedikamente mit der Folge von Darmatonie ■ Bewegungsmangel bei ständiger Bettlägerigkeit, evtl. zu beheben durch Baucheinreibung
Dysbiose (abnorme Darmbakterienflora)	Die Gabe von Probiotika erwägen

krämpfe) und Meteorismus (geblähter Bauch).
Die Ursachen dafür sind sehr vielfältig, die be-
kanntesten sind mit Maßnahmen der Abhilfe in
Tabelle 6-11-3 zusammengestellt.

Etwas besonders Wohltuendes ist für den Betroffenen die Baucheinreibung zur Förderung
der Peristaltik. Als ungesichert oder umstritten
gelten beispielsweise die Abhilfemaßnahmen
(Lübke, 2004):

- Verdünnen der Nahrung

- Teepause für etwa zwei Tage

- Loperamid 3- bis 4-mal täglich (z. B. Imodi-
  um)

Verabreichen von Medikamenten. Prinzipiell
ist die Gabe von Arzneimitteln über die Sonde
möglich. Eine orale und flüssige Einnahme von
Medikamenten hat Vorrang, sie sollte nicht mit
der Sondennahrung vermischt werden. Zur Verabreichung über die Sonde muss die Galenik der
Medikamente beachtet werden, d. h. nur der
Apotheker kann entscheiden, ob feste Arznei-
formen wie Retardformen gemörsert oder Kap-
seln geöffnet werden dürfen. Vor und nach der
Medikamentenapplikation muss ausreichend
gespült werden.

> ### Hinweis
> Neben anderen wertvollen Hinweisen finden
> Sie detaillierte Hilfen zu Arzneimitteln via
> Sonde auf der Internetseite:
> http://www.enterale-ernaehrung.de/.

Ernährungspumpen. Es handelt sich um Geräte,
deren Bedienung nach der Medizinprodukte-
betreiberverordnung zur Sicherheit nur von ein-
gewiesenen Personen vorgenommen werden soll.
Pumpe bzw. Pumpenhalter müssen regelmäßig
gesäubert werden. Meist sind die Gehäuse der
Ernährungspumpen gegen Desinfektionsmittel
wie 70 % Alkohol beständig (Betriebsanleitung).
Für die normale Desinfektion kann das Gerät mit
einem alkoholgetränkten Einmaltuch abgewischt
werden. Da alkoholische Desinfektionsmittel

leicht entzündlich sind, sollte das Gerät während
der Reinigung vom Netz getrennt werden und
nach der Reinigung 15 min lang trocknen, bevor
der Stecker erneut angeschlossen wird.

Verbandwechsel PEG. Bei einer PEG besteht als
Ziel, dass eine primäre Wundheilung erfolgt und
die Haut intakt bleibt. Je sorgfältiger der Umgang bei Verbandwechsel und Verabreichen von
Sondenkost erfolgt, desto länger kann die PEG
genutzt werden. Ein routinemäßiger Wechsel ist
nicht nötig, bei guter Pflege kann dieses Ernäh-
rungssystem über Jahre belassen werden. Zur
Häufigkeit der Versorgung der Punktionsstelle
empfiehlt sich:

- Bei neu implantierter PEG täglich

- Bei reizlosen Wundverhältnissen nach 7 Tagen alle 72 h, solange der Verband nicht lose
  oder verschmutzt ist

- Nach vollständiger Wundheilung und Gra-
  nulation des Stomakanals (etwa 2 bis 4 Wochen nach Neuanlage) ist bei sorgfältiger
  Pflege und hygienischem Umgang mit Son-
  densystem ein Verband nicht zwingend erforderlich

Der Verbandwechsel erfolgt unter den üblichen
aseptischen Bedingungen.
    Bereitgestellt werden die Materialien: Schutz-
handschuhe, ggf. sterile Handschuhe, alkoholisches Hautdesinfektionsmittel, Verbandset mit
Kompressen, Stretchpflaster, Pflasterstreifen. Ablauf:

- Hände desinfizieren, ggf. Handschuhe anziehen

- Alten Verband vorsichtig und ohne Zug an der
  Sonde entfernen

- Zur äußeren Halteplatte: von außen wurde
  eine äußere Halteplatte befestigt, die die PEG
  oberhalb der Austrittsstelle auf der Bauchdecke in der richtigen Position fixiert. Die Pflege
  und Desinfektion der Austrittsstelle ist zur
  Vorbeugung von Infektionen und Läsionen
  der Haut wichtig. Vor dem Öffnen der äußeren Halteplatte die Zahlenmarkierung an der
  Austrittsstelle merken

- Sonde aus der Halteplatte lösen und Halteplatte hochziehen – Einstichstelle, Sonde und Ober- und Unterseite der Halteplatte mit Desinfektionsspray einsprühen

- Händedesinfektion, ggf. Handschuhe wechseln

- Die Haut um die Einstichstelle von zentral nach peripher mit sterilen Mullkompressen reinigen

- Mit weiteren Mullkompressen äußere Halteplatte sowie die Sonde reinigen

- Nochmals die Einstichstelle mit Desinfektionsspray einsprühen, einwirken und trocknen lassen, um eine feuchte Kammer im Verband zu vermeiden

- Zur inneren Halteplatte: die Lage der PEG im Magen wird durch eine innere Halteplatte gesichert, die nicht zu fest an die Magenwand angezogen werden darf. Druckläsionen sind sonst die Folge. Um das Einwachsen der inneren Halteplatte zu vermeiden, soll die Sonde kurz um 360 Grad rotiert und im Einstichkanal etwa 1 cm vor- und zurückgeschoben und dann leicht bis zum spürbaren Widerstand angezogen werden.

Hinweis

Das Einwachsen der inneren Halteplatte in die Magenwand ist eine schwere Komplikation und Folge mangelnder Pflege und unzureichender Mobilisation der inneren Halteplatte beim Verbandwechsel.

- Sterile Schlitzkompresse zwischen Haut und Halteplatte um die Sonde legen

- Nochmals kontrollieren, dass die Sonde bis zum leichten spürbaren Widerstand angezogen ist. Bei zu starkem Zug besteht die Gefahr von Drucknekrosen

- Halteplatte bis auf die Schlitzkompresse zurückschieben und mit dem Verschluss der Halteplatte fixieren

- Halteplatte mit einer Mullkompresse abdecken und mit Stretchpflaster fixieren oder ohne Mullkompressen einen Folienverband anlegen

Beim Auftreten von Entzündungszeichen ist der Arzt zu benachrichtigen.

Aus hygienischen Gründen sollte auch der Sondenansatz täglich mit klarem Wasser gereinigt werden. Duschen und Baden ohne Verband ist bei reizlosen Wundverhältnissen ca. 2 Wochen nach Neuanlage möglich. Anschließend erfolgt, so weit erforderlich, die Anlage eines neuen Verbandes.

Fazit für die Praxis

Kann sich ein Mensch voraussichtlich mehr als 4 Wochen nicht adäquat ernähren, soll grundsätzlich eine PEG erwogen werden. Werden die sozialen und seelischen Bedürfnisse des Bewohners nicht berücksichtigt, trägt die Sondenernährung eher dazu bei, die Probleme der pflegenden Personen zu lindern als dem Betreuten humane Pflege erleben zu lassen. Die PEG kann 20 Jahre nach ihrer Einführung zur Veranschaulichung eines Konflikts in Bezug auf die Sinnhaftigkeit von Pflegemaßnahmen bei Demenzkranken dienen. Sie muss immer unter den Aspekten der Autonomie des Betroffenen, der realen ökonomischen Einschränkung personeller Ressourcen und der möglichst individuellen Entscheidung zur Anlage einer PEG betrachtet werden.

Im Weiteren sind häufig auch bei pflegenden Angehörigen Gewichtsverluste zu beachten, bedingt durch körperliche und psychische Belastungen.

6.12
Verstorbene

Verstorbene sind keineswegs giftig. Zum hygienischen Umgang mit Verstorbenen soll dieses Kapitel Hilfe geben.

Einleitung

In jedem Beruf gibt es spezifische Belastungen, so finden diese sich auch für den Pflegeberuf. Allgemein wird von Pflegenden und Ärzten erwartet, dass sie das können, was vielen Menschen heute nicht mehr möglich ist, nämlich mit dem Sterben zu leben und zu arbeiten. Wir sind jedoch wie alle anderen, Mitglieder einer Gesellschaft, die Leid, Krankheit und Sterbenmüssen tabuisiert.

Der meist praktizierte medizinisch-pflegerische Aktionismus ist als ein Versuch zu verstehen, Angst vor dem Sterben zu kompensieren, zu beschwichtigen. Das Thema «Sterben» wird vermieden und lässt sich der nahende Tod nicht mehr übersehen, werden die Menschen gemieden, die sterben. Das zeigt sich an der gehäuft beobachteten reduzierten Anwesenheitsfrequenz der Pflegenden und anderer Professioneller bei Sterbenden.

Eigene Einstellung zu Sterblichsein und Tod.
Fragen zum Umgang mit Sterben und der Einstellung zum Tod folgt sofort die Frage nach dem Sinn des Lebens. Zur Bereitschaft und Fähigkeit, sich sterbenden Menschen gegenüber angemessen zu verhalten, gehört sicher, sich zuerst mit dem eigenen Sterben auseinander zu setzen und über die persönliche Einstellung zum Tod nachzudenken. Diesen inneren Weg kann nur jeder ganz für sich selbst gehen, äußere Voraussetzungen für eine solche Auseinandersetzung lassen sich auch in der Gemeinschaft der Diakonie- und Sozialstation, einer Pflegegruppe oder Fortbildungsgruppe erarbeiten.

Hilfe kann in dieser eigenen Schulung sein, sich an vier Voraussetzungen zu orientieren, wie sie *Rudolf Steiner* (1911/12) in einem Vortragszyklus genannt hat:

«Staunen» gilt heute als eine Eigenschaft, die sich die Menschen abgewöhnt haben. Wenn wir uns die heutige Nachrichtenübermittlung betrachten, ist sie einseitig auf Unglücke, Katastrophen, Tod und Zerstörung beschränkt. Wir ersticken geradezu an Informationen über negative Ereignisse des Menschseins. Mit einer solchen Überfrachtung wird die Seele gelähmt und die Besinnung, die Aufmerksamkeit auf das Wesentliche geht verloren; die Fähigkeit zum Staunen wird abgetötet. Wenn es uns gelingt, über Phänomene des Lebens, zu dem auch Sterben und Tod gehören, wieder ein Staunen zu entwickeln, haben wir eine Voraussetzung für eine freie Begegnung mit der geistigen Wirklichkeit des Menschen erreicht.

Als eine zweite Voraussetzung zur Überwindung lediglich intellektuellen Betrachtens der Welt und des Menschseins ist die «*Verehrung*» zu betrachten. Verehrungskräfte gegenüber dem Menschen und den Phänomenen der Natur lassen noch eine andere und höhere Bestimmung als die Welt der Menschen erkennen. Hier kann eine Form des religiösen Lebens als notwendig erkannt werden. Sie wird aus Denken in Gedankenfreiheit gebildet, wobei es nicht um einen engen blinden Glauben geht. Aus diesen Verehrungskräften kann eine Liebesfähigkeit entwickelt werden, die eine Notwendigkeit menschlicher Existenz, das Mitleid, entstehen lässt.

Eine begrifflich eher schwierigere Voraussetzung menschlichen Handelns ist unter der Formulierung «*weisheitsvoller Einklang mit den Weltgesetzen*» zu verstehen. Doch erleben wir gerade im Beruf der Pflege von Menschen, dass Leben endlich ist und am Ende der Tod steht. Das ist eine Weltgesetzlichkeit, mit der sich auch der Pflegende in weisheitsvollem Einklang befinden muss. Wir erreichen diesen Zustand nicht ein für alle Mal. Das ist ein fortwährender Prozess, bei jedem Abschied durch Sterben und Tod müssen wir uns diese Einheit mit dem Naturgesetz wieder neu erarbeiten. Wie im Märchen der Gebrüder Grimm vom Gevatter Tod dürfen wir trotz moderner Medizin, Intensivpflege und großen Erfolgen das Sterben nicht verdrängen und müssen den Tod auch zulassen können.

Mit «*Ergebung in den Weltenlauf*» ist eine vierte Voraussetzung für ein spirituelles Erkennen von Menschen und der Welt gemeint, die nicht mit Intellektualität zu erfassen ist. Es ist damit kein passives Erdulden gemeint. Es ist die Zurückhaltung, das Zulassen einer Wirkung der Selbstheilungskräfte im Organismus des Menschen damit gemeint. Es ist z. B. der Gedanke, der im Vaterunser mit «Dein Wille geschehe» ausgedrückt wird.

Risiken

Für den Umgang mit Verstorbenen in Katastrophengebieten wie im geregelten Betrieb eines Hospizes, eines Alten- und Pflegeheimes usw. gilt, dass eine schädliche Wirkung infolge Hautkontakt oder Einatmen von «Leichengift» ausgeschlossen ist. Es ist ein Angstmacher. Die Weltgesundheitsorganisation informiert seit langem darüber, dass Leichen keine Seuchengefahr darstellen.

Mit Sterben und Tod umzugehen lernen ist ein Teil der Persönlichkeitsschulung und -entwicklung.

 Konkrete Hygienehinweise für den Bereich Sterben und Tod

Nachfolgend werden einige Hygienehinweise formuliert:

- Zum Problembereich: In Würde in häuslicher Umgebung sterben

- Zur Aufbahrung eines Verstorbenen

- Zum Look der Schlafenden – geschäftsmäßiger Umgang mit Verstorbenen

- Zu Verstorbenen mit Infektionserkrankungen

Problembereich: In Würde in häuslicher Umgebung sterben

Bei weitergehender Bereitschaft, sich mit Alter, Krankheit und Sterben auseinander zu setzen, könnten mehr Kranke ihren Tod in vertrauter Umgebung erleben. Das Zulassen eines menschenwürdigen Sterbens gehört zu den wesentlichen Aufgaben der Pflegenden in Klinik, Altenheimen und ambulantem Pflegedienst.

Diagnostische und therapeutische Aufgaben verlieren im Terminalstadium und bei dringendem Patientenwunsch erheblich an Gewicht, der Weg von der Klinik zurück ins gewohnte Heim ist weit wichtiger.

Dazu muss weniger berücksichtigt werden die Pflegebedürftigkeit beim Sterben in häuslicher Umgebung. Entscheidend ist die Dauer des Sterbeprozesses. Mehr als zwei Monate Pflege bei unruhigen Nächten und Verwirrtheit des Patienten sind oft eine Obergrenze der Belastung für die Familie. Dies umso mehr, als sich hinter dem erhebenden Ausdruck «Familienpflege» fast ausschließlich die «Tochterpflege» verbirgt und oft zur einseitigen Belastung für die Frau wird.

Aufbahrung eines Verstorbenen

Eine Aufbahrung Verstorbener empfiehlt sich, um:

- Angehörigen eine würdige Verabschiedung von ihrem Verstorbenen zu ermöglichen und somit Hilfe bei der Trauerarbeit zu leisten

- Menschen, die es wünschen, die Durchführung einer Totenwache z. B. über drei Tage anzubieten

- den pflegerischen und therapeutischen Mitarbeitern Trauerarbeit möglich zu machen

Vorbereitungen. Die Aufbahrung sollte zu zweit durchgeführt werden. Es sind die wie bei Lebenden üblichen hygienischen Schutzmöglichkeiten zu nutzen, d. h.:

- Zum Waschen oder Betten eines Menschen ist eine Vorbindeschürze anzuraten, um die Berufskleidung vor Verschmutzung zu schützen.

- Auf Grund der Gefahr einer Kontamination mit Sekreten, Blut und Exkreten sind für die Hände Schutzhandschuhe ratsam. Ein weitergehender Hygieneschutz ist übertrieben und unnötig (Junge, 1998).

Beim Verstorbenen. Alles, was für den Verstorbenen nicht mehr benötigt wird, ist zu entfernen:

- Technische Geräte, Sonden, Katheter, Infusionen

- Ebenso Kissen, Decken, Hilfsmittel zur Lagerung, Bettbogen und Bettseitenschutz, Patientenruf, Utensilien aus dem Nachttisch.

Es ist für Ordnung und Sauberkeit im Zimmer zu sorgen. Die Schmutzwäsche, wie Laken, Bezüge, Handtücher der Einrichtung, Schutzschürze, werden entsprechend der häuslichen Praxis in einen Wäschesack gegeben. Kopfkissen, Bettdecke und Baumwolldecke werden meist thermisch desinfiziert. Dann erfolgt gegen eine Geruchsbelästigung und aus Ehrfurcht gegenüber dem Verstorbenen, evtl. unter freiwilligem Einbeziehen der Angehörigen, eine:

- Ganzwaschung des Verstorbenen mit Intimpflege

- Falls erforderlich, sind die Augenlider mit feuchten Tupfern verschlossen zu halten

- Öleinreibung, z. B. mit Lavendelöl an Stirn und Oberkörper

- Haarpflege

- Nagelpflege, evtl. mit Schneiden der Fingernägel

- Evtl. Rasur von Männern

- Einsetzen vorhandener Zahnprothesen.

Um die Intimsphäre zu wahren, zieht man dem Toten einen Schlüpfer oder Einmalinkontinenzslip an. Je nach Wunsch wird dem Verstorbenen ein frisches langärmeliges Hemd angezogen oder aber normale Kleidung wie Bluse/Pullover, Rock/Hose, Hemd mit Krawatte, Anzug.

Die Lagerung ist in der Regel flach, aus hygienischen Gründen werden keine Federkissen unter den Kopf gelegt. Es ist darauf zu achten, dass dort, wo Sekrete oder Blut auslaufen können, abdichtende Verbände mit Kompressen oder ein Einmalinkontinenzslip angelegt werden. Bei Stomaträgern den Beutel wechseln und frischen Beutel belassen. Den Kopf möglichst nicht binden, oft bleiben Veränderungen wie Strangulationsmale zurück. Besser das Kinn mit einer Plastikkinnstütze so stützen, dass der Mund geschlossen bleibt. Diese Kinnstütze kann mit einer Mullbinde leicht fixiert werden. Die Hände nur leicht über der Brust übereinander legen oder falten.

Schmuck inklusive Ehering grundsätzlich entfernen und den berechtigten Angehörigen zukommen lassen.

An einem Fuß zur Identifizierung eine kleine Adressette anbringen.

Der Verstorbene wird mit einem frischen Laken zugedeckt und zwar so, dass das Gesicht frei ist und die Arme auf dem Laken liegen. Mit einem Schild von außen an der Zimmertür «Bitte vor Eintritt bei den Pflegenden Rücksprache» unwürdige Überraschungsbesuche vermeiden. In einigen Einrichtungen lässt man vor dem Zimmer des Verstorbenen eine Kerze brennen, zur Besinnung und bringt damit dem Verstorbenen Ehre entgegen. Für frischen Blumenschmuck sorgen. Kerzen nur auf feuerfesten Untersatz oder in großer Glasvase mit Sand stehend verwenden. Sind starke Gerüche oder auch Verwesungsge-

rüche im Zimmer, so kann eine Weihrauchkohle auf einem Räuchergefäß mit Kräutern, wie Thymian, Basilikum, Lavendel, Rosmarin oder Weihrauchharz, verbrannt werden. Die Brandgefahr ist unbedingt zu beachten!

In den Aufbahrungsräumen. Nach der ärztlichen Leichenschau wird der Verstorbene entweder mit dem Krankenbett oder auf einer desinfizierbaren Bahre aus dem Wohn- bzw. Pflegebereich in den Aufbahrungsraum gebracht. Eine hilfreiche und schöne Geste ist es, den mit einem Laken vollständig abgedeckten Verstorbenen zu zweit mit einer Blume auf dem Laken über den Flur zu fahren. Es ist damit keine unsinnige Geheimniskrämerei um einen Verstorbenen gemacht, der Tod ist verdeutlicht, trotzdem bleibt die Intimsphäre über den Tod hinaus gewahrt.

Anleitung der Angehörigen. Vielfach orientiert sich in unseren Kliniken und Altenpflegeheimen der Umgang mit im Bett Verstorbenen am Denkmuster infektiös Kranker. Angehörige und Mitarbeiter praktizieren bei Verstorbenen das Prinzip Distanz durch Abstand und zusätzliche Schutzkleidung – kaum dass der Tod eingetreten ist. Charakterisiert ist dies in dem nachfolgenden Zitat eines sonst sensibel geschrieben Artikels zum Verstorbenen:

«... *Verschiedentlich sind Abschiednahmen mit innigen Körperberührungen zwischen Verstorbenen und Hinterbliebenen verbunden, die nach Möglichkeit, z. B. dadurch unterbunden werden sollten, dass Aufbahrungsräume durch Glasscheiben abgetrennte Besucherräume haben ...*» (Koch, 2001).

Was ist das Motiv für die Forderung von Glasscheiben, Verbot von Körperkontakten, Abstand und zusätzliche Schutzkleidung? Wo liegen wissenschaftlich zu begründende Fakten dieser Erscheinung? Welche hygienischen Vorsichtsmaßnahmen sind bei Verstorbenen tatsächlich angebracht?

Hinweis

Selbstverständlich sollen sich Angehörige von ihrer Mutter, von ihrem Lebenspartner, auch durch Berührung, einem Kuss, verabschieden können. Die weit verbreitete Furcht, von toten Körpern könnten sich Infektionen verbreiten, basiert nicht auf wissenschaftlichen Grundlagen. Diese Ängste sind völlig unbegründet und gehen möglicherweise auf uralte Miasmentheorien zurück. Ängste vor dem Tod stimulieren vermutlich Vorstellungen, wonach von toten Körpern giftige Stoffe abgesondert werden.

Auch bei Verstorbenen nach Naturkatastrophen gibt es keinerlei Beweise, dass tote Körper Epidemien auslösen oder ein erhebliches Gesundheitsrisiko für die Überlebenden darstellen. Das stellt eine exzellente Literaturübersicht in einer regionalen Zeitschrift der Weltgesundheitsorganisation (WHO) fest (Morgan, 2004).

Der Look der Schlafenden – geschäftsmäßiger Umgang mit Verstorbenen

Von einzelnen Bestattern werden sie mit Hygieneargumenten als Voraussetzung für eine offene Aufbahrung vorgebracht. Andere empfehlen sie den Angehörigen, um einen angemessenen Abschied zu ermöglichen. Der Verstorbene soll aussehen, als ob er schläft.

Zur Meinungsbildung der Mitarbeiter in Alten- und Pflegeheim, der ambulanten Pflege und Hospizarbeit sowie zur Argumentationshilfe im informativen Gespräch Angehörigen gegenüber, soll eine inzwischen verbreitete Praxis der Behandlung Verstorbener beschrieben werden (Sitzmann, 1998).

Die neutral gehaltene Beschreibung orientiert sich an den Sequenzen eines Lehrvideos und SPIEGEL-Artikels (Steinecke, 2006):

Schritt 1: Während der gesamten Prozedur liegt der Verstorbene vor dem Bestatter nackt auf einem wannenähnlichen Tisch. Kopf und Hals liegen durch eine Kopfstütze frei. Zunächst erfolgt eine Sprühdesinfektion des gesamten Körpers, mit besonderer Beachtung der Nasen-, Ohren- und Mundöffnungen. Anschließend werden mit Pinzette, Desinfektionswirkstoff und Watte diese Körperöffnungen gründlich ausgewischt

und nochmals mit Sprühdesinfektionsmittel behandelt. Damit soll unangenehmen Gerüchen vorgebeugt werden.

2. Dem folgt ein Waschen des Gesichts und der Haare.

3. Der Augengröße wird eine transparente Plastikkappe angepasst, die unter die mit einem stumpfen Wundhaken geöffneten Augenlider eingefügt werden. Darauf gibt der Behandler ein wenig Feuchtigkeitscreme und schließt darüber die Augenlider. Er achtet darauf, dass die Wimpern nicht benetzt werden. Eine andere Praxis ist das Verkleben der Augenlider mit einem speziellen Kleber namens Lipofix.

4. Die Barthaare des Mannes werden anschließend nass rasiert. Wert wird auf die Feststellung gelegt, dass nur Einmaltücher verwendet werden dürfen.

5. Eine nachfolgende Massage der Hände und Finger erfolgt durch intensive ausstreichende Bewegungen mit Massagecreme, um die Blauverfärbung der Akren zu reduzieren.

6. In der gleichen Absicht werden Gesicht und Hals massiert.

7. Zur nächsten Prozedur wird eine große gebogene Nähnadel mit dickem Garn zweimal von außen durch den Unterkiefer zum Zungengrund, dann über den harten Gaumen zur Nase und durch das Nasenseptum zur anderen Nasenhöhle geführt. Von dort muss die Nadel nochmals durch den harten Gaumen wieder zur Mundhöhle geführt werden. Der Faden wird im Mund verknotet, «so dass man es nicht sieht». Durch diese Ligatur ist es möglich, den Mund zu schließen.

8. Bevor der Mund durch diese Naht verschlossen wird, erfolgt ein teilweises Auffüllen der Mundhöhle und Nase mit einem chemischen Aufsaugmittel (Absorber). Das verfestigt sich zu einer silikonartigen Masse, sobald es mit (Körper-)flüssigkeit in Berührung kommt.

Anschließend folgt das Ausstopfen der Nasenhöhlen und des Mundes mit Pinzette und streifenförmiger Watte. Ziel ist ein Verhindern des Auslaufens und das Aussehen eines Menschen mit bestehendem Gebiss und fülligeren Wangen. Besonders auf die Mundpartie wird beim Verknoten des Fadens geachtet. Dies wird noch durch einen Mundformer aus gebogenem Plastik, der hinter die Lippen gelegt und mit Vaseline bestrichen wird, unterstützt.

9. Es folgen das Formen der Haare über eine Fönbürste, eine Maniküre und evtl. Kürzen der Augenbrauen.

10. Dem abschließenden Anziehen des Verstorbenen folgt eine Haarbehandlung mit Haarspray.

Rechtliche Würdigung dieser Praxis

Die Persönlichkeit eines Menschen ist über den Tod hinaus rechtlich geschützt. Nach Aussage der Videoautoren existiert eine Rechtsauskunft, dass diese Praxis nicht gegen rechtliche Vorschriften verstößt. Zu denken wäre an den Tatbestand der Störung der Totenruhe. Das Strafrecht ahndet die Verletzung des Achtungsanspruchs Verstorbener nach Maßgabe § 168 (1) Strafgesetzbuch: «Wer unbefugt … am Körper … eines verstorbenen Menschen, … beschimpfenden Unfug verübt, wird mit Freiheitsstrafe bis zu drei Jahren oder mit Geldstrafe bestraft.»

Zu weiteren Gedanken, die als Kontraposition zu dieser Praxis des Embalming (im'ba:ming = einbalsamieren, das Andenken verewigen, fortleben) bestehen, wird auf die Literatur verwiesen (Sitzmann, 1998; 1999; 2002).

Verstorbene mit Infektionserkrankungen

Bei den in der Wohnung, dem Altenheim oder Hospiz Verstorbenen handelt sich nicht um «infektiöse Leichname». Sie sind kontaminiert, entweder mit Keimen, die auf uns allen siedeln oder Krankheitskeimen. Nur wenige Mikroorganismen sind überhaupt in der Lage, ausgehend von einem Verstorbenen, eine Infektionserkrankung auszulösen. Dazu zählen Verstorbene hochkontagiöser Erkrankungen, z. B. Pest, Cholera, Typhus, Lungen-Tbc, Anthrax, d. h. Gasbrand, Grippe und Pocken. Da Pflegende bei keinen Leichenöffnungen assistieren, mit Gefahr für Hepatitis B, und der Verstorbene nicht mehr atmet, sind Mitarbeiter durch standardmäßige Distanzierungsmaßnahmen wie Schutzhandschuhe und Schutzkittel ausreichend geschützt. Nach dem Ausziehen der Schutzhandschuhe eine Händedesinfektion vornehmen. Das gilt auch für Bestatter, die den Verstorbenen einsargen. Beim Vorliegen einer meldepflichtigen Infektionskrankheit muss der Arzt, der den Leichenschauschein ausfüllt, Angaben dazu machen.

Praxisfrage im Jahr 2006

Ist es richtig, einen Verstorbenen, der mit MRSA kontaminiert war, in ein desinfektionsmittelgetränktes Laken einzuhüllen (Weuffen, 1977)?

Antwort

Nein, standardmäßige Distanzierungsmaßnahmen (Kap. 4.4) sind wirkungsvoll und ausreichend.

 ## Fazit für die Praxis

Mit Sterben und Tod umzugehen lernen ist ein Teil der Persönlichkeitsschulung und -entwicklung. Vielleicht gelingt der Anstoß, im Umgang mit sterbenden Menschen und Verstorbenen:

- eine positivere Einstellung zu erreichen
- den Kenntnisstand zu verbessern und
- Fähigkeiten in der Anleitung und Praxis von Begleitern des Sterbenden zu unterstützen.

«Sterbeerziehung» ist analog der Sexualerziehung nur bedingt eine Aufgabe von Institutionen wie Schule, Ausbildungsstätte o. Ä. Sie muss viel früher, im Elternhaus, beginnen. Da diese Fähigkeiten aber dort nicht entwickelt werden, haben besonders Pflegende in Einrichtungen, in denen häufiger gestorben wird, diese Aufgabe zu erfüllen.

Literatur

Ewers, M.: High-Tech Home Care. Huber, Bern 2003

6.1 Körperpflege

Ahrens, P.: Intimrasur ist Mode. DIE ZEIT 46/2005; veröffentlicht in: http://www.zeit.de/online/2005/46/rund_fusspilz; Zugriff vom 5.6.2006

Bär, W.: Physiologische Bakterienflora. In: Hahn, H. et al. (Hrsg.): Medizinische Mikrobiologie und Infektiologie. Springer, Berlin 2005

Hagelueken, G. et al.: Pseudomonas-Bakterium kann sich von Hygieneprodukten ernähren. Veröffentlicht in: http://www.aerzteblatt.de/v4/news/news.asp?id=24295; Zugriff vom 28.5.2006

6.2 Förderung der Atmung

Engelmann, L.: Management des akuten Lungenversagens. Internist, 46 (2005) 3:298–309

Kappstein, I.: Nosokomiale Infektionen. Zuckschwerdt, München 2004

Kniehl, E.; Becker, A.; O'Malley, J.: Nosokomiale Infektionen durch inadäquat zubereiteten Tee. Hyg Medizin, 26 (2001) 3:77–80

Müller-Wening, D. et al.: Befeuchterassoziierte Erkrankungen bei der Allgemeinbevölkerung. Dtsch Med Wochenschr 131 (2006) 10:491–496

Sitzmann, F.: Sinnvolle und nicht sinnvolle Präventionsmaßnahmen von Pneumonien. intensiv 8 (2000) 5:186–198

Wood, A. et al. : Isolation and molecular detection of methylotrophic bacteria occuring in the human mouth. Environmental Microbiology, 7 (2005) 8:1227–1238

6.3 Förderung der oralen Ernährung

Bauer, J.; Sieber, C.: Ernährung und Demenz. Psychoneuro 30 (2004) 9:481–488

Biernacki, C.; Barrat, J.: Improving the nutritional status of people with dementia. Br J Nurs. 17 (2001) 10:1104–1114

Fernandez, V. A. et al.: Häusliche Pflege. Huber, Bern 1997

Goeters, C.: Ernährungstherapie des kritisch Kranken. Intensivmedizin up2date 1 (2005) 1:121–130

Hirsch, R.D.: Tabuthema Pflegemängel: Ausmaß, Auswirkungen, Auswege. Bonner Initiative gegen Gewalt im Alter e.V. Bonn (ohne Jahresangabe)

Jelinek, T. et al.: Akute bakterielle Infektionen des Gastrointestinaltraktes. Zeitschrift für Allgemeinmedizin, 79 (2003) 8:373–379

Nusser-Müller-Busch, R.: Störungen der Schlucksequenz. In: Kellnhauser, E. et al. (Hrsg): THIEMEs Pflege, 10. Aufl. Thieme, Stuttgart 2004

Rohde, H.: Schädigung der Analhaut durch anale Nassreinigung. Dtsch Med Wochenschr, 130 (2005) 15:974

Schweiger, A. et al.: Infektiöse Diarrhö. Schweiz Med Forum, 5 (2005) 27:714–723

Weibler-Villalobos, U.: Ernährungsstörungen bei Demenz – Sondenernährung und alternative Versorgungskonzepte. Z Allg Med 81 (2005) 2:71–76

6.4 Invasive Maßnahmen

Anonym, 1975: Stellungnahme der Bundesärztekammer und der Kassenärztlichen Bundesvereinigung zur Ausführung von Injektionen, Verband- und Katheterwechsel und ähnlichen Verrichtungen durch Pflegekräfte der Sozialstationen, Bundesärztekammer; Kassenärztliche Bundesvereinigung, Stand: 14.08.1975: Veröffentlicht in: http://www.bundesaerztekammer.de/30/Richtlinien/Empfidx/Pflegedi.html; Zugriff vom 23.7.2005

Anonym, 1980: Stellungnahme der Deutschen Krankenhausgesellschaft zur Durchführung von Injektionen, Infusionen und Blutentnahmen durch das Krankenpflegepersonal vom 11. März 1980. Veröffentlicht in: http://www.bundesaerztekammer.de/30/Richtlinien/Empfidx/InjektionenDKG.html; Zugriff vom 23.7.2005

Rüden, H. et al.: Aktuelle Daten des Krankenhaus-Infektions-Surveillance-Systems (KISS). Epidemiologisches Bulletin (ohne Jahrgang) (2004) 41:349–351

Schaeffer, D.; Ewers, M.: Alltägliche Herausforderungen bei der häuslichen Pflege Schwerkranker. In: Schaeffer, D.; Ewers, M. (Hrsg): Ambulant vor stationär. Huber, Bern 2002

Sitzmann, F.: Recht in Pflege und Betreuung. Bibliomed, Melsungen 1986

6.5 Harndrainage

Just, H.M. et al.: Infektionsprävention in Heimen. Bundesgesundheitsbl 48 (2005) 9:1061–1080

Piechota, H.J.; Pannek, J.: Katheterdrainage des Harntrakts. Urologe [A]. Online publiziert am 10.7.2003 aus: http://www.springerlink.com, Zugriff vom 23.8.2005

Säemann, M.D.; Weichhart, T.: Ursachen der rezidivierenden Harnwegsinfektionen. Dtsch Med Wochenschr 130 (2005) 36:2031–2034

Sitzmann, F.: Hygiene in der Intensivpflege – Sinnvolle und nicht sinnvolle Präventionsmaßnahmen katheterassoziierter Harnwegsinfektionen. intensiv 8 (2000) 8:234–241

Sitzmann, F.: Mikrobielles Versteckspiel in der Blase: Infektionen zu Hause und in der Klinik. In: Georg, J. (Hrsg): HUBER Pflegekalender 2005. Huber, Bern 2004

Sperling, H. et al.: Der Einsatz von Gleitmittel in der Urologie. Urologe [A] 44 (2005) 6:662–666

Stöhrer, M.; Palmtag, H.: Der intermittierende Katheterismus bei neurogener Blasenfunktionsstörung. Leitlinien der Deutschen Urologen. Urologe (A) 44 (2005) 8:932–936

6.6 Wundbehandlung

Anonym, 2006: Vakuumversiegelungstherapie von Wunden (Abschlussbericht des IQWiG). Veröffentlicht in:

http://www.iqwig.de/index.download.ccffd630f13aa 9271cb98c283975b3db.pdf; Zugriff vom 17.5.2006

Kramer, A. et al.: Konsensusempfehlung zur Auswahl von Wirkstoffen für die Wundantiseptik. Hyg Med 29 (2004) 5:147–157

Sitzmann, F.; Ullrich, L.: Prinzipien der Wundbehandlung. In: Kellnhauser, E. et al. (Hrsg): THIEMEs Pflege, 10. Aufl. Thieme, Stuttgart 2004

Sitzmann, F.; A. Portsteffen: Arbeitskreis «chronische Wunde» der MQMH: Wundfibel Herdecke, 3. Auflage. Herdecke 2005

Sitzmann, F.: Wunden nie ohne Sterilfilter ausduschen! Die Schwester/Der Pfleger 44 (2005) 7:570 als Leserbrief zum Artikel: Deutschle, G. et al.: Ausduschen mit Leitungswasser – eine sinnvolle Maßnahme? Die Schwester/Der Pfleger 44 (2005) 4:272–274

6.7 Postoperatives Wundmanagement

Alnaes, M. et al.: Infections after cesarean section. Tidsskr Nor Laegeforen 113 (1993) (ohne Heftnummer): 1212–14

Harbarth, S.J.: Postoperative Wundinfektionen. In: Daschner, F. et al. (Hrsg): Praktische Krankenhaushygiene und Umweltschutz, 3. Aufl. Springer, Berlin 2006

Maroske, J. et al.: Infrastrukturelle Voraussetzungen für Tageschirurgie und ambulante Operationen. Viszeralchirurgie 40 (2005) 2:92–94

Mlangeni, D.: Ambulantes Operieren. In: Daschner, F. et al. (Hrsg): Praktische Krankenhaushygiene und Umweltschutz, 3. Aufl. Springer, Berlin 2006

6.8 Beatmung

Baccetto, F. et al.: Richtlinien für die mechanische Heimventilation. Veröffentlicht in: http://www.pneumo.ch/richtlinienmhv.html; Zugriff vom 27.7.2005

Klockgether-Radke, A.P. et al.: Tracheotomie – Luftweg der Wahl für den langzeitbeatmeten Patienten? Anästhesiol Intensivmed Notfallmed Schmerzther 39 (2004) 6:335–343

Knoblauch, A. et al.: Atemprobleme bei Patienten mit amyotropher Lateralsklerose. Schweiz Med Forum (ohne Jahrgangszahl) (2001) 39:972–978

Köhnlein, T.; Welte, T.: Nichtinvasive Beatmung. Pneumologe 1 (2005) 2:49–61

Rogosch, J.: Timo, 8 Jahre. Brigitte (ohne Jahrgangsangabe) (2001) 19:108–116

Tablan, O.C.: CDC – Guidelines for Preventing Health-Care-Associated Pneumonia. MMWR 53 (2004) 3: 1–36

Wenzel, M. et al.: Befeuchter in der nCPAP-Therapie benötigen kein Sterilwasser. Pneumologie 58 (2004) 6:34

Westphal, K. et al.: Die Tracheotomie in der Intensivmedizin. Anaesthesist 48 (1999) 3:142–156

zur Nieden, K. et al.: Ergebnisqualität notärztlicher Intubation – jeder dritte Tubus liegt falsch. Anästhesiol Intensivmedi Notfallmed Schmerzther 35 (2000) 1:50

6.9 Blutentnahme

Sitzmann, F.: Injektion und Gefäßpunktion. In: Kellnhauser, E. et al. (Hrsg): THIEMEs Pflege. Thieme, Stuttgart 2004

6.10 Injektionen und Infusionen

Anonym, 2005: Konsensuspapier «Hautantiseptik vor der subcutanen Insulininjektion». Hyg Med 30 (2005) 8:252–253

Just, H.M. et al.: Infektionsprävention in Heimen. Bundesgesundheitsbl 48 (2005) 9:1061–1080

Sitzmann, F.: Hygiene in der Intensivpflege – Sinnvolle und nicht sinnvolle Präventionsmaßnahmen Gefäßkatheter-assoziierter Infektionen. Intensiv 11 (2003) 1:7–12

Sitzmann, F.: Prävention nosokomialer Infektionen. In: Ullrich, L. et al. (Hrsg): THIEMEs Intensivpflege und Anaesthesie. Thieme, Stuttgart 2005

Spinas, R. et al.: Die zystische Fibrose im Wandel der Zeit. Schweiz Med Forum 6 (2006) 22:519–522

Teichgräber, U.K.M. et al.: Langfristig zentralvenöse Zugänge und deren Komplikationsmanagement. Fortschr Röntgenstr 176 (2004) 7:944–952

6.11 Enterale Ernährung

Bauer, J.; Sieber, C.: Ernährung und Demenz. Psycho-Neuro 30 (2004) 9:481–488

Dormann, A. et al.: DGEM-Leitlinie Enterale Ernährung: Grundlagen. Aktuel Ernaehr Med 28 (2004) Supplement 1:S26–S35

Lübke, H.J.; Niemann, G.: Enterale Ernährung als Langzeittherapie. Klinikarzt 33 (2004) 12:346–352

Sitzmann, F.: Das 1 × 1 der Prophylaxe: Magen-Darm-Pflege: Enterale Ernährung als hygienische Prophylaxe. Heilberufe 51 (1999) 5:26–28

Schreier, M.; Bartholomeyczik, S.: Positionspapier der Nationalen Pflegeassessmentgruppe Deutschland zur Grundsatzstellungnahme «Ernährung und Flüssigkeitsversorgung älterer Menschen». Witten 2005

Werner, H.: Geriatrie an der Schwelle zum nächsten Jahrtausend. Dtsch Ärztebl 96 (1999) 15:B764–B766

Volkert, D. et al.: Leitlinie Enterale Ernährung der DGEM und DGG: Enterale Ernährung (Trink- und Sondennahrung) in der Geriatrie und geriatrisch-neurologischen Rehabilitation. Aktuel Ernaehr Med 29 (2004) 4:198–225

6.12 Verstorbene

Blech, J.: Leben auf dem Menschen, 2. Aufl. Rowohlt, Reinbek 2000

Junge, K. et al.: Versorgung und Betreuung Verstorbener. In: Sitzmann, F.: Pflegehandbuch Herdecke, 3. Aufl. Springer, Berlin 1998

Koch, S. et al.: Der verstorbene Patient. In: Kramer, A. et al.: Krankenhaus- und Praxishygiene. Urban & Fischer, München 2001

Morgan, O.: Infectious disease risks from dead bodies following natural disasters. Rev Panam Salud Publica/ Pan Am J Public Health 15 (2004) 5:307–12

Sitzmann, F.: Praktiken der Behandlung Verstorbener – Eine (angeblich) hygienische Toten«versorgung» In: Sitzmann, F.: Pflegehandbuch Herdecke, 3. Aufl. Springer, Berlin 1998

Sitzmann, F.: Aufbahrung unserer Toten – ein längst vergessener Brauch. Broschüre der IGSL, Postfach 1408, 55384 Bingen (1999), ISBN 3-934336-12-4

Sitzmann, F.: Gerade noch ein Mensch – jetzt nicht mehr? Den Abschied würdig gestalten – Aufbahrung unserer Toten. In: Burgheim, W.: Qualifizierte Begleitung von Sterbenden und Trauernden. FORUM-Verlag, Merching 2002

Sitzmann, F.: Sind Verstorbene giftig? In: Burgheim, W.: Qualifizierte Begleitung von Sterbenden und Trauernden. FORUM-Verlag, Merching 2005

Steinecke, A.: Fönfrisur für eine Leiche. Veröffentlicht in: SPIEGEL ONLINE URL: http://www.spiegel.de/uni-spiegel/schule/0,1518,405140,00.html; Zugriff vom 12.5.2006

Weuffen, W. et al. (Hrsg) Krankenhaushygiene. Barth, Leipzig 1977

Weiterführende Literatur

Bensberg, R.; Kuhlen, R.: Nichtinvasive Beatmung. Intensivmedizin up2date 1 (2005) 2:133–142

Pirlich, M. et al.: Enterale Ernährung. Internist 47 (2006) 4:405–422
Eine sehr klare Darstellung zum Lernen und zur Fortbildung.

Mauelshagen, A. et al. (Hrsg.): Sofort einsetzbare Pflege- und Expertenstandards auf CD-ROM. Forum Verlag, Mering 2006
Eine fortlaufende, 3- bis 4-monatlich ergänzte, Sammlung von Vorlagen für die einrichtungseigene Erstellung von Pflegestandards, bezogen auf direkte und indirekte Pflege, Prophylaxen und Prävention, auch auf Hygiene, spezielle Pflege bei ausgewählten Krankheitsbildern und Pflegesituationen. Die klar gegliederten Vorlagen entsprechen dem neuesten pflegewissenschaftlichen und medizinischen Stand und sind sehr leicht auf die individuellen Erfordernisse des ambulanten Pflegedienstes, Alten- und Pflegeheimes, Hospizes u. a. zu verändern.

Zinn, G.-C. et al.: Ambulantes Operieren – Praktische Hygiene. Verlag für mediz. Praxis, Kissing 2006
Ein sehr aufwändig produziertes Mehrautorenwerk sehr erfahrener Hygieniker, die das spezielle Thema sorgfältig bearbeiten.

Internet-Anschriften

Anonym, 1996: Richtlinien für die mechanische Heimventilation (30.5.1996): http://www.pneumo.ch/richtlinienmhv.html, Zugriff vom 5.7.2005

Weiterbildungsstätten richten sich auf den Bedarf an Weiterqualifizierung zur Pflege Schwerkranker Zuhause für die Altenpflege und ambulante Pflegedienste ein, z.B. http://medweb.uni-muenster.de/pflege/bildung/anin/aktuelles/Weiterbildungsflyer_Screen.pdf

7 Umgebungsbezogene Hygieneanforderungen

7.1 Bauplanung und -ausführung

Die bauliche Gestaltung z.B. von Alten- und Pflegeheimen wirkt sich unterstützend auf die Einhaltung von Standardhygienemaßnahmen aus. Einige wichtige Hinweise zur nachhaltigen Förderung der Reinigung, Werterhaltung und des hygienischen Arbeitens werden gegeben.

Einleitung

Es wird geschätzt, dass in Krankenhäusern annähernd 50 % der laufenden Unterhaltskosten für die Gebäudereinigung aufgebracht werden müssen. Bezogen auf die Bausumme entfallen 2 bis 3 % Jahr für Jahr auf die Reinigungskosten (Brandt et al., 2001). Trotzdem wird vielfach der zukünftigen Reinigung bei Neu- und Umbauarbeiten zu wenig Aufmerksamkeit geschenkt und Planungsfehler heben die ursprünglich beeindruckende optische Wirkung schnell auf.

Risiken

Fehler bei Planung und Bauausführung von Renovierungen und Neubauten führen zu Gefährdung der Betreuten und hohem Reinigungsaufwand. Baulich-funktionelle Einflüsse auf den Hygienestatus einer Einrichtung dürfen aber auch nicht überbewertet

werden, um nicht Finanzmittel zu binden, die sonst z.B. für einen adäquaten Stellenschlüssel fehlen. Baumaßnahmen bei laufendem Betrieb sind mit einer Erhöhung infektiologischer Risiken für die Betreuten verbunden (Kap. 7.7).

Konkrete Hygienehinweise

Nachfolgend werden einige Funktionen der Hygiene zur reinigungs- und hygienegerechten Bauplanung und Ausführung von Umbauten und Renovierungen im Großhaushalt ausgeführt:

- Bauplanung: Fehler fehlen nie
- Zugang zum Haus
- Eingangsbereich
- Bodenbeläge
- Bauabnahme durch professionelle Hygieneberater
- Wirkung von Zimmerpflanzen

Bauplanung: Fehler fehlen nie

Während der Planung sollten folgende Fragen gestellt werden, um «typische» Fehler zu vermeiden (modif. Brandt, 2001):

1. Bezug zur Unterhaltsreinigung:

- Sind auf Griffen, Türen usw. sofort Fingerabdrücke zu sehen?

■ Freiliegende Kabel können die Reinigung behindern. Ist es möglich, sie zu bündeln und z. B. in Kabelschächten zu verlegen?

■ Sind die Heizkörper und Heizungsrohre so geplant, dass die Reinigung von Fußboden und Scheuerleiste problemlos möglich ist?

■ Ist genügend, d. h. mind. 8 bis 10 cm Abstand zur Wand geplant zur regelmäßigen Reinigung?

■ Lassen sich die ausgewählten Lampen gut reinigen? Handelt es sich um Staubfänger? Gibt es Alternativen, z. B. versenkbare Konstruktionen?

■ Behindert die ausgewählte Möblierung die Reinigung in Bezug auf Bodenfreiheit?

■ Lassen sich die Fenster so öffnen, dass sie beidseitig von innen gereinigt werden können? Falls nicht, ist die Außenreinigung mit Absturzsicherung für die Mitarbeiter erforderlich.

■ Fensterjalousien sollten außen oder zwischen den Fensterscheiben installiert sein, da dies den Reinigungsaufwand reduziert.

■ Sind überall, z. B. in Korridoren, Fensterbänke, Vorhänge und andere Staubfänger erforderlich?

■ Ist das Treppengeländer, reinigungstechnisch günstig, seitlich an den Stufen installiert?

■ Reicht die Durchfahrbreite der Korridortüren für die Reinigungsmaschine?

■ Gibt es generell genügend Ausgussstellen und Wasserzapfstellen?

■ Sind genügend Putzräume vorhanden, in denen das Reinigungsmaterial und die Maschinen abgestellt werden können?

■ Haben diese Putzräume Wasseranschluss, Ausguss, ausreichende Beleuchtung und Belüftung?

2. Bezug zur Wohngruppen-/Abteilungsküche:

■ Küchenplatten aus Holz sind ästhetisch, stabil und rohes Holz wirkt antiseptisch auf Mikroorganismen. Im Unterschied zum Privathaushalt wird eine Küchenplatte im Großhaushalt

im Bereich der Armatur niemals trocken. Verfärbungen durch die ständige Feuchtigkeit, Verkeimung und Verrottung sind die Folgen. Lackierungen aus Schiffsklarlack werden brüchig. Es empfehlen sich Küchenplatten aus Resopal mit integrierter Aufkantung, um Schmutz und Schimmel am Silikonwandabschluss zu vermeiden. Antimikrobiell aktive Oberflächen, die das Ansiedeln und Aufwachsen von Mikroorganismen verhindern sollen, sind unnötig.

3. Bezug zu Wänden, Decken:

■ Müssen Wände und Decken aus abwaschbarem Material bestehen? Das ist in Küchen und Sanitärräumen sinnvoll, keineswegs in Bewohnerzimmern. Glasfasertapeten sind aus lufthygienischen und praktischen Gründen, wie kaum zu reparierende Beschädigungen, nicht angebracht.

■ Bestehen Decken in schmutzintensiveren Bereichen aus leicht demontierbaren Elementen?

■ Lassen sich die Gardinen, Duschvorhänge leicht abnehmen zur fallbezogenen oder regelmäßigen Reinigung? Duschkabinentüren sind wegen der leichteren Reinigung ohne verschmutzungsintensive Führungsrille im Boden vorzuziehen.

■ Sind die Schränke ohne Zwischenräume (feuchtigkeitsdicht verfugt) oder mit so großem Abstand von Fußboden und Boden installiert, dass die Reinigung der Zwischenräume mit langem Mopphalter ohne Körperverrenkung möglich ist?

4. Bezug zu Lager- und Nebenräumen:

■ Existieren genügend Flächen für die Lagerung von Pflegehilfsmittel (Rollstühle, WC-Stühle, Infusionsständer), um das feuerschutz- und reinigungstechnisch behindernde Lagern auf Fluren usw. zu vermeiden?

■ Sind schmutzintensive und schmutzarme Bereiche räumlich getrennt?

5. Bezug zu Elektroanschluss:

■ Sind Anzahl und Verteilung der Steckdosen durchdacht? Sind sie z. B. tief genug angebracht, um durch die schweren Kabel der Bodenreinigungsmaschinen nicht zu stark belastet zu werden? Vielfach sind Doppelsteckdosen sinnvoll!

6. Bezug zu Sanitärräumen:

■ Sind alle Materialien in den Sanitärräumen leicht abwaschbar und reinigungsmittelbeständig?

■ Ist die Elektroinstallation für die Reinigungsgeräte ausreichend?

■ Sind die WCs, Urinale, Toilettenbürsten, Papierkörbe usw. an der Wand in mindestens 30 cm Höhe angebracht, um den Einsatz von Bodenreinigungsmaschinen zu ermöglichen?

■ Sind die Trennwände aus reinigungsbeständigem Material?

■ Wurde in größeren sanitären Anlagen ein Bodenablauf eingeplant?

7. Bezug zur Händehygiene:

■ Sind alle geplanten Waschbecken notwendig?

■ Ist jeder Waschplatz mit Flüssigseife und Papierhandtuchspender ausgerüstet?

Desinfektionsmittelspender:

  ■ Kritisch sind sie zu prüfen an jedem Waschbecken

Sie sind angebracht:

  ■ Im Pflegebereich entweder im Griffbereich jedes Bettes oder

  ■ Im Bereich der Zimmertür

  ■ Richtig platziert und mit Auffangschale auch auf dem Flur

  ■ In Sanitärzellen auf den Stationsfluren für Bewohner und Mitarbeiter grundsätzlich

  ■ Sie sind nicht erforderlich in WC für Besucher

Zugang zum Haus

Es gibt schon bei der Gestaltung der Außenflächen und des Eingangsbereiches einige Aspekte, die einen Schmutzeintrag in das Gebäude

verringern helfen. Die Zugangswege sollten breit genug sein, dass sich mehrere Personen begegnen können, ohne in Blumenbeete etc. ausweichen zu müssen. Die Wege sollten so gestaltet sein, dass möglichst keine Trampelpfade durch Grünflächen entstehen. Die Wege sollten möglichst aus einem Hartbelag bestehen. Bei der Auswahl sind neben den finanziellen und ästhetischen auch ökologische (z. B. Niederschlagswasserversickerung), sicherheitstechnische (z. B. Rutschgefährdung, behindertengerecht) und reinigungstechnische Kriterien (z. B. Aufnahme von Schmutz durch Profilierung) zu bedenken! Weiterhin ist die (fixierte) Aufstellung von Aschenbechern und Abfallbehältern vor dem Eingang zu berücksichtigen.

Eingangsbereich

Eingangsbereiche sollten überdacht sein, damit weniger Nässe in das Gebäude getragen wird. Achten Sie unbedingt auf die Einplanung eines effizienten Schmutzfangsystems. Schmutzfangbeläge in Eingängen reduzieren den eingetragenen Schmutz um bis zu 80 %. Dadurch können die Reinigungszeiten und die Reinigungskosten verringert werden. Durch den verringerten Schmutzeintrag werden die Bodenbeläge geschont, was konkret eine verlängerte Nutzungsdauer bedeutet. Positiver Umweltschutzaspekt ist die Einsparung von Energie, Wasser und Reinigungsmitteln. Außerdem vermindern Schmutzfangsysteme Rutschgefahren im Gebäude und verbessern das optische Erscheinungsbild.

> **Hinweis**
> Ein durchdachter Eingang hinterlässt Schmutz und einen guten Eindruck.

Typische Fehler bei der Einrichtung von Schmutzfangsystemen sind:

■ Außen-Schmutzfangroste sind zu klein

■ Die Schmutzfangzone ist zu schmal und/oder nicht lang genug (mind. 4 Schritte)

■ Die Reinigung/Wartung des Schmutzfangsystems wird vernachlässigt. Abgelagerter

Schmutz wird so wieder aufgenommen und ins Gebäude getragen (sog. Stempelkisseneffekt). Dies kann im Winter, durch den Eintrag von abstumpfenden Streumitteln sogar unmittelbar zu einer Schädigung der Belagsoberflächen führen!

Zusätzlich kann es sinnvoll sein kann, an häufig begangenen Stellen im Gebäude, z. B. vor oder in Aufzügen, Schmutzfangmatten auszulegen.

Bodenbeläge

Bodenbeläge haben einen wesentlichen Anteil an der ästhetischen Gesamtkonzeption der Inneneinrichtung. Gleichzeitig sollen sie aber auch je nach Art der Raumnutzung den Ansprüchen (z. B. trittsicher, fußwarm, schalldämmend, schwer entflammbar, antistatisch, druckunempfindlich, strapazierfähig, desinfizierbar, leicht zu reinigen) genügen. Eine gute Planung beugt daher hohen Folgekosten, gesundheitlichen Beeinträchtigungen und Unannehmlichkeiten wie z. B. Störungen des Betriebsablaufes durch häufige Sanierung vor.

Der Reinigungsaufwand des Bodenbelages wird vor allem durch die Häufigkeit der Nutzung, die Struktur und das Material, die Farbe und das Muster des Bodens bestimmt. Dies sollte unbedingt neben den schon oben genannten Ansprüchen bei der Auswahl eines geeigneten Bodenbelages berücksichtigt werden, denn ein zu heller und unifarbener Fußboden erhöht den Reinigungsaufwand, poröse Böden schmutzen schneller an und müssen deshalb eine Beschichtung oder einen Pflegefilm erhalten.

Hinweis

Bei der Wahl des Bodenbelages und Beschichtungsmaterials ist die Beständigkeit gegenüber Flächen- und Händedesinfektionsmittel zu beachten. Händedesinfektionsmittel-Spender werden zunehmend auf Fluren und nahe Raumtüren montiert, damit sie leicht zugänglich sind. Ihre Funktion an Waschbecken ist eher fraglich.

Schon die Schutzbeschichtung kann umweltbelastend sein (z. B. Wachsfluate), spätestens aber die Entfernung der Beschichtung durch Grundreiniger zwecks erneuertem Auftrag führt zu einer Belastung von Umwelt und Gesundheit.

Ein häufiger Wechsel verschiedener Beläge innerhalb eines Gebäudes bedingt verschiedene Reinigungsverfahren und führt durch diesen Mehraufwand zu erhöhten Reinigungskosten. Gleichzeitig sind insbesondere die Übergänge zwischen verschiedenen Belägen prädestinierte Problemzonen (Stichworte: Sanierungen, Sturzgefahr).

Strapazierfähige und langlebige Bodenbeläge entlasten das Budget und die Abfalldeponien. PVC-Beläge führen schon bei der Produktion zu gravierenden Umweltbelastungen. Im Falle eines Brandes bilden sich giftige Chlorwasserstoffgase und Dioxine, durch die Renovierungsarbeiten zu einem kostspieligen Unterfangen werden können. Viele Einrichtungen und Träger haben aus Gründen des Umweltschutzes in ihren Beschaffungsvorschriften einen PVC-Verzicht festgelegt. Als Alternative bietet sich z. B. Linoleum an, ein problemloser Bodenbelag, wenn er fachmännisch verlegt und richtig gepflegt wird.

Zum textilen Belag ist zu wissen, dass eine fachgerechte tägliche Unterhaltsreinigung dringend erforderlich ist. Davon hängt die Lebensdauer des Teppichboden ab (Steinel, 2000). Die Reinigung muss verbunden sein mit frühestmöglicher Fleckenentfernung. Dies gilt für farblose Flüssigkeiten, umso eher für Flecken von Erbrochenem, Stuhl und Urin. Flecken bewirken eine zusätzliche Anziehung von losem Schmutz, der sich durch Eintreten verfärbt.

Teppiche können das Vierfache ihres eigenen Gewichtes an Staub u. a. Partikeln aufnehmen, bevor Laufstraßen zu sehen sind. Hausstaubmilben benötigen ein feuchtwarmes Klima für ihren Lebenszyklus, das sollte bei der Raumauswahl und Lüftmöglichkeit bedacht werden.

Wenn überhaupt Teppichböden, ist erwägenswert, ob Teppichböden in kleineren, nicht intensiv frequentierten Räumen flächig verklebt werden müssen. Eine Alternative stellen Klettbänder bei spezieller Rückseite dar.

Bauabnahme durch professionelle Hygieneberater

Meist besteht kein Anliegen, die abschließende Hygieneberatung mit Baubegehung nach Renovierung oder Umbauten in Anspruch zu nehmen. Dabei kann die vor oder kurz nach Inbetriebnahme vorgenommene Mängelauflistung spätere größere Schäden reduzieren helfen. Zudem bietet sie der Bauleitung die Möglichkeiten, begründete Nachforderungen an die Ausführenden zur Korrektur zu stellen.

Prima Klima durch Zimmerpflanzen

In den vergangenen Jahren wurden die physikalisch-chemischen Wirkungen von Pflanzen auf das Raumklima untersucht. Man ist sich einig, dass Pflanzen das Raumklima verbessern, indem sie die Luftfeuchtigkeit erhöhen, Stäube filtern und die Luft von toxischen Stoffen reinigen (Anonym, 2003). Dabei weisen unterschiedliche Pflanzenarten unterschiedliche Leistungsbilanzen auf **(Tab. 7-1-1)**.

Pauschal lässt sich festhalten, dass Pflanzen mit großer Blattoberfläche (Nest-Farn, Banane, Zimmerlinde, Ficusarten und grünblättriger Wein) einen höheren Stoffwechsel haben und entsprechend zu einer höheren Luftfeuchte führen. Die Feuchtigkeit, die durch Pflanzen in die Luft gelangt, enthält höchstwahrscheinlich weniger Mineralien als die Feuchtigkeit aus einem Befeuchtungssystem, was dazu führt, dass weniger Reizungen der Schleimhäute auftreten. Zudem wird Staub schneller gebunden und es kommt zu weniger elektrostatischen Entladungen.

Gut gepflegte Hydrokultur- oder auch Blumenerde-Töpfe sind keine Schimmelpilz-Schleudern. Die Annahme, dass durch die Blumenerde die Zahl der Bakterien oder Pilzsporengehalt in der Luft erhöht wird, ist nicht stichhaltig. Zu bedenken ist die Gefährdung bei entsprechend empfindlichen Menschen (Kap. 9.4).

Fazit für die Praxis

Eine kontinuierliche, planmäßige bauliche Instandhaltung und Renovierung ist notwendige Voraussetzung für jede effektive Reinigung und hygienische Arbeit. Schimmelpilzbefall muss grundlegend saniert werden.

Tabelle 7-1-1: Wirkung einiger Pflanzen zur Entgiftung von Räumlichkeiten

Pflanzen	Prozentsatz
■ die **Formaldehyd** gut abbauen (in %)	
Echte Aloe (Aloe barbadensis)	90
Grünlilie (Chlorophytum elatum)	86
Baumfreund (Philodendron selloum)	76
Drachenbaum (Dracaena fragrans ‹Massangeana›)	70
Efeutute (Epipremnum aureus)	67
Pflanzen, die **Benzol** gut abbauen (in %)	
Efeu (Hedera helix)	90
Einblatt (Spatiphyllum)	90
Drachenbaum (Dracaena marginata)	80
Efeutute (Epipremnum aureus)	79
Drachenbaum (Dracaena deremensis ‹Warneckii›)	73
■ die **Trichlorethylen** gut abbauen (in %)	
Einblatt (Spatiphyllum)	23
Drachenbaum (Dracaena deremensis ‹Warneckii›)	20
Drachenbaum (Dracaena deremensis ‹Janet Graig›)	18
Drachenbaum (Dracaena marginata)	13
Bogenhanf (Sansevieria trifasciata)	13
■ die **Kohlendioxid** gut abbauen (in %)	
Grünlilie (Chlorophytum elatum)	96
Efeutute (Epipremnum aureus)	75

Nur durch eine derartige Politik des Werterhalts, wie sie im persönlichen Haushalt selbstverständlich ist, werden Vernichtung von Kapital und spätere sehr teure Renovierungen oder Abriss vermieden.

7.2 Tierhaltung

Der folgende Text beschreibt einleitend die Möglichkeiten und Vorteile einer hygienebewussten Tierhaltung im Heim, wägt Chancen gegen Risiken ab und gibt konkrete hygienische Hinweise zur Tierhaltung im Heim.

Einleitung

Pflegeheime sind Orte zum Wohnen. Viele Menschen erfahren durch Tiere eine Verbesserung ihrer Lebensqualität. Tiere können überall dort gehalten werden, wo Menschen Hilfe brauchen. Betreute sowie Menschen in Altenheimen leben häufig zurückgezogen und neigen zu Depressionen, auch orientierte, d.h. nicht demente Menschen. Sie fühlen sich vielfach isoliert und gut gemeinte Versuche der Pflegenden mit ihnen zu reden oder sie zu motivieren, an Gruppenaktivitäten teilzunehmen, verlaufen nicht selten frustran.

Hier können Tiere wie «Eisbrecher» wirken. Tiere können pflegen und heilen helfen – sie sind in Langzeitpflegeeinrichtungen als Co-Therapeuten willkommen. Delfine öffnen autistischen Kindern den Weg in die Welt, Pferde lassen sich hervorragend in der Physiotherapie einsetzen. Auch Hunde lösen positive Effekte aus, zum Beispiel bei alten und dementen Menschen. Therapiehunde werden speziell ausgebildet und geplant durch Pflegende, Sprach- oder Physiotherapeuten oder als Blindenhunde eingesetzt. Diese Tiere gehören zu einem Pflege- und Behandlungsplan mit einem konkreten, gesundheitsfördernden Ziel.

Die Tiere können für Heimbewohner ein wichtiger Bezugspunkt im Leben werden. So zeigten durch den Umgang mit Hunden ältere Menschen eindeutig wieder mehr Gefühlsregungen. Die Tiere verbesserten nicht nur das Wohlbefinden, sondern sensibilisierten die Sinne und regten zur Aktivität an. Sie leben entweder in den Heimen und werden dort von den Bewohnern gepflegt oder sie kommen zu Besuch. Sie können einen wertvollen therapeutischen Beitrag zur Erhaltung der Lebensqualität leisten.

Risiken

Jede Tierhaltung birgt eine gesundheitliche Gefahr, z.B. in Form von Infektions- und Allergisierungsrisiken in sich. Therapeutische und pädagogische Unterstützungsmöglichkeiten müssen gegenüber gesundheitlichen Aspekten abgewogen werden. Die Liste der Übertragungsmöglichkeit von Mikroben, die *Zoonosen*

übertragen, d.h. Infektionen des Tieres, die auf den Menschen übertragen werden können, ist lang und wird ansatzweise in der nachfolgenden **Tabelle 7-2-1** dargestellt.

Mit Hygienebedenken begründete Skepsis ist nicht angebracht, wenn einige Grundvoraussetzungen beachtet werden.

Konkrete Hygienehinweise zur Tierhaltung

Raumvoraussetzungen. Tierhaltung nicht in zugigen Fluren, Speisen- und Pausenräumen. Tierkäfige sollten nicht in Schlafräumen untergebracht werden. Genutzt werden sollten Räume (mit Tageslicht, lüftbar, heizbar), die leicht feucht zu reinigen (kein Teppichboden) und desinfizierbar sind oder die Freilandhaltung (Gehege, Volieren). Separate Lagerflächen für Futter und Pflegeutensilien (Streu, Stroh, Reinigungsgeräte) sind vorzusehen.

Geeignete Tierarten. Aus hygienischer Sicht und zur tiergestützten Therapie geeignet sind folgende Tierarten:

- Kleinnager (Zwergkaninchen, Meerschweinchen, Farbmäuse, Rennmäuse)

- Kanarienvögel, Kaltwasserfische

- spezielle Therapiehunde für tiertherapeutische Maßnahmen

- Katzen als Gemeinschaftshaustier

Selbst auf Intensivstation erleben Patienten den Besuch eines Therapiehundes durchgehend positiv. So waren die Patienten während des Besuchs eines Hundes weniger ängstlich und depressiv, Schmerzen wurden geringer gespürt. Auch die Mitarbeiter gewinnen Kraft und Freude aus dem Besuch der Vierbeiner.

Weniger geeignete Tierarten: Aus hygienischer Sicht sind die folgenden Tiergruppen nicht geeignet:

- Nachtaktive Tiere (Goldhamster, Chinchilla u.a.) und

- Exoten wie Reptilien, exotische Vögel, Degus u.a.

Tabelle 7-2-1: Zoonosen durch Haustiere – Keimübertragung auf den Menschen

Pathogene	Erkrankungen	Mögliche Übertragung durch
Viren: z. B. Rhabdovirus	Tollwut	Bissverletzung und Verunreinigung bestehender tiefer Wunden mit virushaltigem Speichel (Hund, Katze)
Rotavirus	Diarrhö	Peroral über kontaminierte Lebensmittel (Hund)
Paramyxovirus	Influenza	Kontakt über Augenbindehaut (Kanarienvögel)
Parainfluenzavirus	Grippe, Bronchitis, insbes. bei Kleinkindern	Aerogene Übertragung (Nager, Kaninchen, Hund, Katze)
Bakterien: z. B. Chlamydia psittaci	Pneumonie	Einatmen infektiösen Kot- oder Federstaubes, direkter Kontakt mit infizierten Tieren, Vogelbisse, «Küsschen geben», indirekt durch Vogelmilben (130 Vogelarten)
Campylobacter jejuni	Enteritis (Darmentzündung)	Über kontaminierte Lebensmittel peroral oder nach Kontakt mit Ausscheidungen infizierter Tiere (Hund, Katze, Nager, Vögel)
Salmonella spp.	Gastroenteritis (Magen-Darmentzündung)	Peroral, vor allem über kontaminierte Lebensmittel mit Erregervermehrung oder aus dem Fischaquarium, nur vereinzelt durch direkten Kontakt (Säuger, Vögel, Reptilien)
Pilze wie Aspergillus fumigatus	Aspergillose-Pneumonie	Aerogen, «Schnäbeln» (Mundkontakt Mensch – Vogel)
Trichophyton spp.	Kutane Mykosen (Pilzinfektionen von Haut, Haare, Nägel)	Direkter Kontakt, auch mit latent infizierten Tieren, kontaminierte Gegenstände (Nager, Kaninchen, Hund, Katze, Vögel)
Candida albicans	Soormykose	Aerogen, «Schnäbeln» (Vögel)
Endoparasiten z. B. Toxoplasma gondii	Über Jahre persistierende Infektion im Gewebe von Muskulatur und ZNS mit Pneumonie, Herzerkrankung (Toxoplasmose) sowie pränatale Infektion des Fetus	Orale Aufnahme der sporulierten Oozysten (Dauerstadien) im Kot (Katze)
Ektoparasiten z. B. Flöhe	Flohbefall mit Juckreiz, Entzündung im Bereich der Stiche	Übertragung in befallenen Räumen, direkter Übergang vom Tier zum Menschen (Hund, Katze)
Nematoden z. B. Toxocara canis	Toxokarose (Wurmerkrankung mit Wanderung der Wurmlarven in der Haut bzw. in inneren Organen (z. B. Leber, Lunge, ZNS, Auge)	Aufnahme embryonierter Eier (Hund, Katze)

■ Papageienartige Ziervögel einschließlich Sittiche (Übertragungsmöglichkeit der «Psittakose», grippeartige Infektion durch Papageien)

Weitere Verhaltens- und Hygieneregeln. Weitere Verhaltens- und Hygieneregeln zum Wohle von Mensch und Tier lassen sich mit den folgenden Punkten aufzählen:

■ Die Tierhaltung sowie der Umgang der Betreuten mit den Tieren muss je nach Eigenverantwortungsfähigkeit der Pflegebedürftigen angeleitet und durch Mitarbeiter beobachtet und unterstützt werden, um keine unhygienischen Zustände entstehen zu lassen.

■ Tiere müssen art- und tierschutzgerecht gehalten werden. Tiere, die in Freigehegen zu halten sind, sind zu bevorzugen.

■ Ein Gesichts- und Lippenkontakt zu Tieren sowie ein Belecken sollte nicht gestattet werden.

■ Die persönliche Hygiene von betreuten Kindern und Erwachsenen sowie Mitarbeitern beim Umgang mit Tieren (Umkleiden z. B. nach der Hippotherapie, Händereinigung, evtl. Händedesinfektion) ist zu beachten.

■ Das gilt auch nach Kontakt mit Aquarien, aus denen Salmonellen isoliert wurden. Sie hatten als Folge die Infektionssymptome Erbrechen, Fieber und Durchfall (Lightfoot, 2006).

- Räume mit Tieren müssen geregelt intensiv gelüftet und täglich feucht gewischt werden.

- Die Reinigung der Käfige u. Ä. muss der Eigenart der Tiere regelmäßig erfolgen. Besonders ist auf die Sauberkeit der Trink- und Futterbehälter zu achten. Sinnvoll ist, die hygienegerechte Tierhaltung im Reinigungs- und Desinfektionsplan der Einrichtung zu berücksichtigen (Anhang).

- Auch im Interesse der Tiere sind sie regelmäßig einer tierärztlichen Kontrolle zu unterziehen, insbesondere bei der Mitaufnahme eines Tieres mit seinem Besitzer.

- Spezielle hygienische Maßnahmen zur Infektabwehr bei Hunden sind, dass sie gegen Tollwut geimpft sind, keine Flöhe und Würmer haben und regelmäßig ins Freie ausgeführt werden können.

- In die Entscheidung über die Tierhaltung einer Institution empfiehlt es sich aus sozialhygienischen Gründen, die Gremien (u. a. Heimrat, Elterngremien) einzubeziehen. Im Heimvertrag sollte die Tierhaltung durch den einzelnen Betreuten geregelt sein. Zudem ist bei Planung und Umsetzung von Tierhaltung ein vertrauensvoller Kontakt mit dem Gesundheitsamt angebracht.

Fazit für die Praxis

Als Fazit kann der Hildegard von Bingen zugeschriebene Ausspruch: «Gib dem Menschen einen Hund und seine Seele wird gesund» zitiert werden. Hygienische Bedingungen in der art- und tierschutzgerechten Haltung dienen demnach Mensch und Tier.

7.3
Gefährdungen durch Wasser

Innerhalb wie außerhalb von Alten- und Pflegeheimen spielen Wasserkeime, wie Pseudomonas spp., atypische Mykobakterien und Legionellen in Trinkwasser eine Rolle. Mit der Gefährdung der Menschen und Präventionsmöglichkeiten befasst sich dieses Kapitel.

Einleitung

Trinkwasser steht in Deutschland stets in hoher Qualität zur Verfügung. Wasser für den menschlichen Gebrauch muss frei von Krankheitserregern, genusstauglich und rein sein. Es muss den Endverbraucher einwandfrei erreichen, d. h. hinsichtlich seiner Zusammensetzung und mikrobiologischen Qualität hohen Anforderungen entsprechen. Diese Eigenschaften, ausgedrückt in mikrobiologischen, chemischen Grenzwerten und Indikatorparametern, sind gesetzlich in der Trinkwasserverordnung 2001 festgeschrieben (Tab. 7-3-1).

Zwar liefern die Wasserwerke sauberes Trinkwasser, in den weit verzweigten Hausinstallationssystemen großer Gebäude, wie Altenpflegeheimen, aber auch in Ein- und Zweifamilienhäusern, finden Bakterien, z. B. Legionellen, gute Wachstumsbedingungen und ideale Temperaturen zum Überleben. Auch einwandfreies Trinkwasser kann, begünstigt durch Stagnation in den Rohrleitungen und Temperaturerhöhung durch mangelhafte Isolierung des Warm- und Kaltwasserstranges, eine gesundheitsrelevante mikrobielle Besiedlung erfahren (Abb. 7-3-1).

Die Bakteriengattung Legionella wurde 1976 erst nachgewiesen, als in einem Hotel in Philadelphia/USA eine Epidemie ausbrach, an der mehr als 200 Menschen erkrankten und ca. 30 verstarben. Allerdings konnten bereits früher, z. B. 1947, schon Legionellen als verantwortliche Keime für Epidemien identifiziert werden. Legionella-Infektionen können sich als relativ harmloses Pontiac-Fieber oder als meist schwere mit Lungenentzündung verlaufende Legionellose (Legionärskrankheit, Legionella-Pneumonie) zeigen.

Tabelle 7-3-1: Grenzwerte von Trinkwasser gemäß Trinkwasser-Verordnung 2001

Belastung	Grenzwert
Koloniezahl bei 22 °C	100/ml
Koloniezahl bei 36 °C	20/ml
Koliforme Keime	Negativ in 250 ml
E. coli	
Enterokokken	
P. aeruginosa	

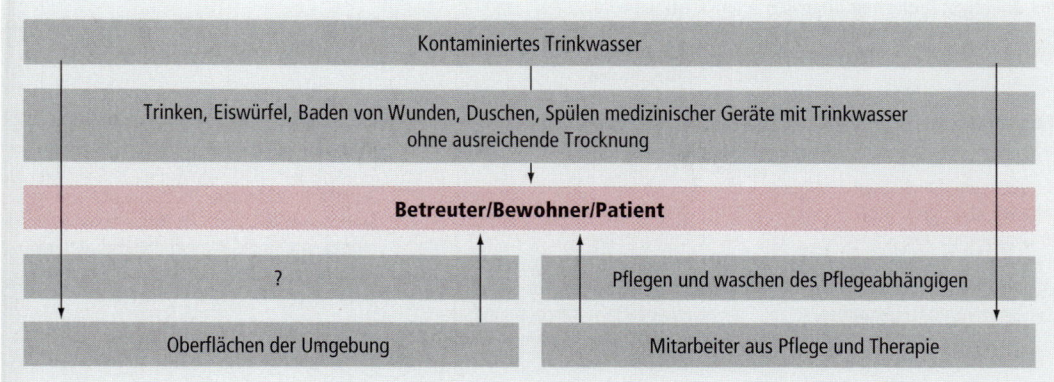

Abbildung 7-3-1: Übertragung von Krankheitskeimen aus dem Wasser

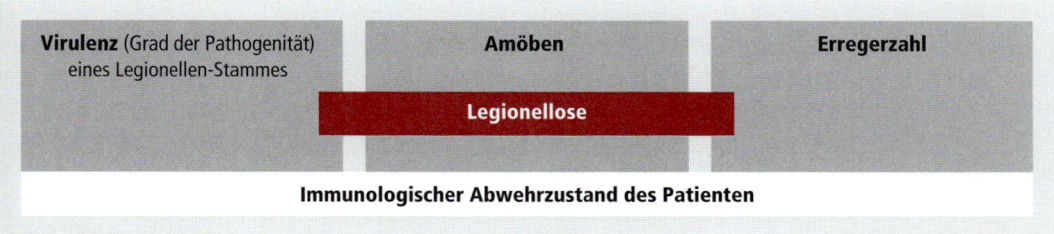

Abbildung 7-3-2: Voraussetzungen der Legionellen-Infektion

Mit ihrem Wachstum produzieren sie einen Biofilm, einen schleimigen Bewuchs der Rohre und können sich darin weiter vermehren und sind zudem vor Desinfektion und hohen Temperaturen geschützt. Legionellen wachsen in Symbiose mit anderen Bakterien, vor allem aber mit Amöben **(Abb. 7-3-2)**, in denen sie sich, ebenso wie in Makrophagen und Leukozyten, vermehren können.

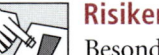 Risiken

Besonders für immungeschwächte Menschen stellen Wasserkeime wie beispielsweise Pseudomonaden und Legionellen ein hohes Infektionsrisiko dar. Legionellen überleben im Wasser bei < 0 °C bis 63 °C, ihr Temperaturoptimum liegt bei 24 bis 43 °C. Eine Übertragung des lungengängigen verkeimten Aerosols kann dann z. B. durch Duschen und Aspiration erfolgen und immungeschwächte Menschen schädigen.

Aber auch andere Infektionserreger, bei denen eine minimale Infektionsdosis ausreicht, um tatsächlich Infektionen auszulösen, werden im Trinkwasser gefunden: so genügen für Campylobacter jejunii, Giarda lamblia, Noro- und Rotavirus Infektionsdosen < 10 Erreger, um auch bei immunkompetenten Gesunden eine Erkrankung auszulösen (Widmer, 2002).

Die Keimbesiedlung kann sich in folgenden Erkrankungen auswirken **(Tab. 7-3-2)**.

Konkrete Hygienehinweise

Mit Bezug auf die verschiedenen präventiven Möglichkeiten, wie in der Umgebung des Betreuten wasserinduzierte Infektionsrisiken reduziert werden können, soll im Folgenden eingegangen werden:

- Hygienisch einwandfreie Wundbehandlung

- Hygienisch sinnvoller Einsatz von Wasserfiltern

- Die risikoreichen Wasserspender

- Die Aufgabe, das Legionellenrisiko zu reduzieren

Tabelle 7-3-2: Folgen fehlerhaft angewendeten Trinkwassers

Wasserinduzierte Infektion	Fehlerhafte pflegerisch-therapeutische Maßnahmen	Mögliche Infektionskeime
Lokale Wundinfektionen	Baden oder Ausduschen chronischer Wunden mit Leitungswasser, Duschen von Verbrennungswunden ohne Filter	(postoperative) Wundinfektion mit Legionellen, Pseudomonas aeruginosa, Acinetobacter spp., Enterobacter spp., Serratia spp., Burkholderia cepacia, Ralstonia pickettii, Stenotrophomonas maltophilia, Sphingomonas spp. sowie atypische Mykobakterien, Aeromonas hydrophila, Flavobakterien und Amöben sowie Sepsis
Systemische Infektion: d. h. auf den gesamten Organismus übergreifende Infektion mit Fieber, erhöhter Blutsenkung (BSG), C-reaktives Protein, erhöhte Leukozytenzahl (Leukozytose)	■ Duschen großer (OP-) Wunden, z. B. Bauchraum (Abdomen) ■ Duschen von Verbrennungswunden ■ In Hochrisikobereichen: Kontamination der Hände bei Handwaschung mit anschließender Kontamination von Infusionslösungen	
Lungenentzündung (Legionellose)	■ Mund-, Zahn und Gesichtspflege bei stark immunsupprimierten Menschen durch Mikroaspiration von Aerosolen (z. B. nach Transplantation) ■ Aerosole beim Duschen ■ Unkorrektes Nutzen von Wasser in Inhalationssystemen	Legionellen spp.
Gastroenteritis mit Durchfall, Erbrechen, Bauchschmerzen, evtl. Fieber	Trinkwasser, Tees ohne kochendes Wasser gebrüht	Hepatitis-A-Virus, Hepatitis-E-Virus, Rotaviren, Noroviren, Cryptosporidium parvum
Mukositis: schmerzhafte Entzündung der Mundschleimhaut	Aus Trinkwasser hergestellte Eiswürfel, z. B. für Menschen in der Zytostatikatherapie	Pseudomonaden spp.

Wundbehandlung. Immer wieder werden Praktiken zur Spülung von Wunden propagiert, bei denen alle möglichen Spüllösungen genutzt werden. Es gibt eindeutig kontraindizierte Wundspülpraktiken:

■ Duschen von Wunden ohne Filter: keinesfalls ungefiltertes Leitungswasser in die Nähe von Dekubitalgeschwüren oder anderer chronischer Wunden bringen. Dies ist wegen der Keimbesiedlung des Wasserleitungsnetzes, insbesondere in der institutionellen Pflege, als Kunstfehler zu werten (Sitzmann, 2005).

■ Baden chronischer Wunden an Extremitäten: keine Wundbäder mit Zusatz von Antiseptika durchführen, es kommt zur Verschleppung von Infektionskeimen und einer negativen Beeinflussung der Wunde durch das ungenau dosierte Antiseptikum. Adäquate korrekte Wundspülbehandlung sind in Kapitel 6.6 beschrieben.

Wasserfilter. Wasserfilter sind für individuelle Vorstellungen zur Geschmacksveränderung, insbesondere bei sehr hartem Trinkwasser, angebracht. Mikrobiologische Verbesserungen werden dadurch nicht erreicht. Für die Zubereitung von Tee oder Kaffee ist es aus geschmacklichen Gründen möglich, hartes Trinkwasser vorher zu filtern, um bestimmte Mineralien zu entfernen.

Zur mikrobiologischen Kontaminationsvermeidung großer chronischer Wunden ist die Duschbehandlung mittels eines für jeden Patienten neu autoklavierten Duschkopfes mit Sterilfilter oder Steril-Einmalfilter möglich. Dies ist auch im häuslichen Bereich angebracht bei immungeschwächten Personen (z. B. Organ- oder Stammzelltransplantation) nach kurzen intensiven stationären Therapieblöcken mit mehrwöchigen Abschnitten ambulanter Versorgung.

Wasserspender. Zu unterscheiden sind zunächst verschiedene Systeme:

■ Leitungsgebundene Wasserspender: an die Wasserleitung angeschlossen, kühlt, filtert und belebt er Trinkwasser aus der Leitung zu sprudelndem Tafelwasser, z. B. CWS Aqua-Fresh.

■ Freistehende Wasserspender, sog. Watercooler. Die hohe Chlorierung des amerikanischen Trinkwassers aus dem Wasserhahn führt dazu, dass das Trinkwasser sehr häufig in abgefüllten Kunststoff-Behältern bezogen wird. Aus amerikanischen Filmen bekannt, setzt sich diese Praxis auch in Europa zunehmend durch.

Fäkalkeime, Algen, Pseudomonaden fanden Untersucher des Bundesinstitutes für Risikobewertung (BfR) in diesen Wasserspendern. In der 2005 durchgeführten Untersuchung von ca. 800 Geräten war jedes dritte Gerät verkeimt (Anonym, 2005).

Zur Vorbeugung von Durchfall, Erbrechen und Fieber ist es wesentlich, die von den Geräteherstellern beschriebenen Hygieneanforderungen zu beachten, die formuliert sind zu:

■ Standort: Geräte nur vor Sonneneinstrahlung und Wärme geschützt aufstellen,

■ Reinigung, insbesondere des Zapfhahnes, zuverlässig und regelmäßig

■ Wartung

■ Standzeit der geöffneten Behälter: maximal 2 Wochen

Das Bundesinstitut gibt den Rat, seinen Durst eher mit Wasser aus dem Wasserhahn zu löschen (Unger, 2005).

Legionellenrisiko reduzieren. Infektionsfähige Konzentrationen finden sich nach Vermehrung in Warmwassernetzen. Diese mikrobielle Besiedlung betrifft die Hausinstallationen, die Reduzierung auf nicht krankmachende Werte ist eine im Wesentlichen haustechnische Aufgabe. Sie kann durch pflegerische und hygienische Beeinflussung unterstützt werden beim:

■ Wasser laufen lassen

■ Nutzen von Perlatoren (Strahlreglern)

■ adäquaten Zubereiten von Teewasser

Wasser laufen lassen: Es ist sinnvoll, in Altenpflegeheimen u. a. Lebensbereichen von stark abwehrgeschwächten Menschen, morgens vor der Körperpflege oder dem Duschen das Warmwasser über 1 min ablaufen zu lassen (Kap. 6.1).

Perlatoren (Strahlregler): Werden am Auslass des Wasserhahnes verwendet, um den Wasserstrahl gerichtet ins Becken laufen zu lassen und durch Zumischung von Luft Wasser zu sparen. Zu empfehlen sind Lamellenstrahlregler, bei Siebstrahlreglern muss eine regelmäßige Beseitigung von Konkrementen vorgenommen werden, um den Wasserkeimen die durch Verunreinigung entstehenden guten Vermehrungsbedingungen zu nehmen. Sie können bei Abwehrgeschwächten z. B. einmal wöchentlich in die Spülmaschine gegeben werden.

Adäquates Zubereiten von Teewasser: Zum Vermeiden von nosokomialen Infektionen durch inadäquat zubereiteten Tee nie abgestandenes Boilerwasser benutzen. Nur frisch gekochtes Wasser zum Aufbrühen verwenden (Kap. 6.2), kein kontaminiertes kaltes Wasser zumischen, Standzeit des zubereiteten Tees auf ca. 8 h beschränken.

Fazit für die Praxis

Da Legionellen gut angepasst und weitverbreitet in Wassersystemen vorkommen, ist eine Eliminierung, d. h. Beseitigung, aus der Umwelt nicht möglich. Anstrengungen sind daher auf eine verbesserte Diagnostik und Therapie sowie auf die Kontrolle von Bereichen, in denen Personen mit erhöhtem Risiko (Patienten nach Organtransplantation, Immunsupprimierte, Therapie mit Kortikosteroiden) behandelt werden oder leben, zu richten (Lück, 2006).

7.4
Nassbereich der Physiotherapie

Die Texte dieses Kapitels befassen sich mit der Hygiene im Nassbereich der Physiotherapie, mit Spuren von Badegästen.

Einleitung
Die Erholung und Gesundheitsförderung durch Therapien in Bädern

(Schwimm-, Bade- und Therapiebecken) wird wesentlich durch eine gute Wasserqualität und die hygienische Sicherheit bestimmt. Krankheitskeime können nach ihrer Freisetzung aus dem Organismus im Wasser für eine größere Zahl von Menschen eine Gefahr werden. Jeder Badegast gibt eine Vielzahl von Körpermaterial ab, dazu zählen:

■ Mikroorganismen ca. 3×10^8 (Pitten et al., 2001)

■ 30 bis 50 ml Urin

■ Unwillkürliche Urin- und Kotabgänge durch neurologische Patienten

■ 1 bis 1,5 g organischen Kohlenstoff in Form von Haut, Haaren, Kosmetika u.a. Körperflüssigkeiten

Das im fast geschlossenen Kreislauf geführte Wasser muss durch Flockungsfiltration, Oxidation und/oder Aktivkohleadsorption, d.h. das chemische Binden an Aktivkohle, zur Erhaltung der Wasserqualität und hygienischen Sicherheit professionell aufbereitet werden.

Risiken
Bei regelrechter Wartung eines Schwimm- oder Bewegungsbades ist das Infektionsrisiko für Patienten gering. Infektionen mit Pseudomonaden, Staphylokokken und Adenoviren stehen hinsichtlich badewasserbezogener Erkrankungen im Vordergrund. Die von pathogenen Darmkeimen wie Salmonellen oder pathogenen E. coli-Stämmen ausgehenden Gefahren werden eher überschätzt.

Durch den Feuchtkeim Pseudomonas aeruginosa beeinflusst, werden gehäuft Whirlpool-Dermatitiden, eine Entzündung des Rumpfes und der körpernahen Extremitätenabschnitte, beobachtet. 1 bis 4 Tage nach dem Besuch eines Whirlpools kommt es zu teils juckenden, an den Haarfollikeln orientierten Hautläsionen, u.a. verbunden mit leichtem Krankheitsgefühl (Kulenkamp, 2004).

Außerhalb des Badewassers bestehen Infektionsrisiken durch folgende Mikroorganismen (**Tab. 7-4-1**).

Konkrete Hygienehinweise
Es sind grundlegende Hygienevorkehrungen, die das Risiko reduzieren:

■ Sorge für professionell sichergestellte Wasserqualität

■ Appellieren an und Sicherstellen der korrekten Benutzerhygiene

■ Sinnvolle Flächenhygiene

Sorge für professionell sichergestellte Wasserqualität
Das Wasser des Bewegungsbades benötigt professionelle Pflege, die Mikroorganismen wie Bakterien und Viren zerstört, organische Verunreinigungen auflöst und Algenwachstum vorbeugt.

Chlor ist das bekannteste und gebräuchlichste Desinfektionsmittel. Die Auswahl des Produktes richtet sich nach den generellen Bedingungen des zu behandelnden Wassers und des bestehenden Klimas. Diesbezüglich müssen Details aus der DIN 19643, Teil 1 vom April 1997 entnommen werden, hier werden nur einige Parameter angeführt:

■ Gehalt an freiem Chlor im Beckenwasser 0,3 … 0,6 mg/l, für Wasser in Warmsprudelbecken 0,7 … 1,0 mg/l

Tabelle 7-4-1: Typische Infektionen im Feuchtbereich außerhalb des Badewassers

Pathogene	Infektionen
Viren	
Papillomaviren	Plantar- (Fußsohlen)warzen
Molluscum-contagiosum-Virus	Dellwarzen (bis erbsgroße Warze mit zentraler Eindellung, tritt auf an Gesicht, Hals, Achseln, seitlichem Brustkorb und Genital)
Bakterien	
Pseudomonaden, Staphylo- und Streptokokken	Lokale Infektionen, Pyodermien (Hauteiterungen)
Legionella pneumophila im Duschaerosol	Legionellose (Lungenentzündung)
Pilze	
Dermatophyten (Trichophyton, Epidermophyton)	Fußmykosen

- Für gebundenes Chlor ist ein oberer Wert von 0,2 mg/l für Reinwasser festgelegt worden

- Gehalt an Trihalogenmethanen (THM) im Beckenwasser soll den Wert von 0,020 mg/l (20 µg/l) nicht überschreiten. THM sind unvermeidbare Nebenreaktionsprodukte der Chlorung und gelten, wie auch das gebundene Chlor, als gesundheitsgefährdend.

Appellieren an und Sicherstellen der korrekten Benutzerhygiene
Routine:

- Vor dem Baden Blase und ggf. Darm entleeren

- Vor und nach dem Baden duschen

- Fußpilzinfektionen lassen sich vermeiden, wenn im Barfußbereich personengebundene Badeschuhe getragen werden und nach dem Baden die Füße und insbesondere Zehenzwischenräume gründlich abgetrocknet werden

- Regelmäßig die Badekleidung zu waschen verhindert eine Belastung durch Hautpilze. Wäscheschleudern sind wegen der Keimübertragung auf die Badekleidung nicht angebracht.

Praxisanfrage einer Mitarbeiterin aus der Krankengymnastik:
Frau M, eine jüngere Patientin mit frühkindlicher Hirnschädigung und Multipler Sklerose, wurde mit transurethralem Blasenkatheter aufgenommen. Sie erhielt ihn vor 3 Jahren. Kann sie ohne hygienische Bedenken im Bewegungsbad krankengymnastische Therapie erhalten?
Antwort
Nach kurzer Liegezeit sollte bei einem Patienten die Indikation für einen Blasenkatheter überprüft werden. Besteht sie weiter, sollte unbedingt auf einen suprapubischen Fistelkatheter hingewirkt werden (> 5 Tage). Hiermit ist ohne hygienische Bedenken für die begleitende Mitarbeiterin und nachfolgende Badegäste bei Anwendung der Folienverbandstechnik die Benutzung des Bewegungsbades möglich.

Die Patientin wird durch das Bewegungsbad nicht hygienisch gefährdet. Vielmehr entstehen durch den liegenden transurethralen Katheter hygienische Beeinträchtigungen der Wasserqualität durch das unvermeidliche Urethralsekret und damit eine Gefährdung der übrigen Badegäste.

Einschränkungen:

- Patienten mit Infektionen der Haut, ausgedehnten Fußmykosen oder Wundinfektionen, z.B. mit multiresistenten Keimen, sollen das Bewegungsbad nicht nutzen. Darauf ist bei der Terminabsprache durch die Therapeuten hinzuweisen.

Auf bestimmte Krankheitsbilder bezogene Regeln:

- Querschnittgelähmte Patienten mit suprapubischem Blasenkatheter, die das Bewegungsbad benutzen sollen, erhalten einen Folienverband, z.B. Tegaderm in Sandwichtechnik, bei dem der Katheter zwischen 2 Folienverbänden platziert ist (Sitzmann 1999, S. 266).

- Patienten mit Anus praeter, die ein wasserfestes Versorgungssystem nutzen, können nach vorher erneuertem Beutel an der Hydrotherapie teilnehmen. Benutzer mit geregeltem Stuhlgang, z.B. durch morgendliche Irrigation, können mit Stomakappe oder Minibeutel baden.

Praxisanfrage
Hygienische Vorsichtsmaßnahmen in der Physiotherapie-Praxis bei CF-Patienten?
Antwort
Unter einer CF = Cystischen Fibrose (auch Mukoviszidose genannt) versteht man eine der häufigsten Erbkrankheiten. Bei dem Menschen mit der bislang nicht heilbaren Erkrankung befindet sich in der Lunge abnorm zäher Schleim, der zu Luftnot, Zyanose, d.h. violetter bis bläulicher Verfärbung der Haut und vermehrter Atemarbeit führt.

Ein Großteil der Menschen wird heute erwachsen. Durch mehrmalige tägliche Inhalationen und Atemtherapien werden die Auswirkungen der CF in der Lunge gelindert. Diese physiotherapeutischen Maßnahmen wirken auch vorbeugend, denn sie begünstigen gute Verhältnisse im Atmungstrakt. Zudem eignen sich Gymnastik zur Erhaltung der Beweglichkeit.

Die Lungen sind häufig mit folgenden Erregern besiedelt: Burkholderia cepacia, Pandoraea species, Pseudomonas aeruginosa, Stenotrophomonas maltophilia, Alcaligenes species.

Abhängig von der Erregerbesiedlung müssen Präventionsmaßnahmen in der Physiotherapie vorgenommen werden:

1. Stenotrophomonas maltophilia und Alcaligenes species finden sich häufig in den Atemwegen von CF-Patienten. Klinisch bedeutende Infektionen verursachen diese Erreger selten. Eine Isolierung dieser Patienten im ambulanten Bereich ist nicht notwendig. Nach dem Kontakt mit diesen Patienten ist jedoch immer eine Händedesinfektion durchzuführen.

2. Pseudomonas aeruginosa lässt sich bei ca. 80 % der Patienten mit CF nachweisen. Häufig handelt es sich dabei um multiresistente Pseudomonaden. Der Kontakt von CF-Patienten mit multiresistenten Pseudomonaden zu anderen CF-Patienten sollte vermieden werden. In krankengymnastischen Einrichtungen sollte als Vorsichtsmaßnahme nach der Behandlung eines solchen Patienten kein weiterer CF-Patient am gleichen Tag behandelt werden. Auch sollte der Kontakt dieser CF-Patienten mit multiresistenten Pseudomonaden zu abwehrgeschwächten oder kürzlich operierter Patienten vermieden werden. Eine hygienische Händedesinfektion ist in jedem Fall nach Kontakt mit CF-Patienten erforderlich.

3. Burkholderia cepacia und Pandoraea species sind von besonderer Bedeutung für CF-Patienten. Diese Erreger können rasch zu einer deutlichen klinischen Verschlechterung führen, weshalb eine Übertragung auf andere CF-Patienten unbedingt zu vermeiden ist. Geräte wie Inhalationsgeräte oder Vernebler sollen möglichst patientenbezogen eingesetzt werden (eigene Geräte des Patienten einsetzen).

Wie bei Besiedlung mit multiresistenten Pseudomonas aeruginosa sollte auch bei CF-Patienten mit Burkholderia cepacia oder Pandoraea species nur ein CF-Patient pro Tag in der krankengymnastischen Einrichtung versorgt werden, besser wären Hausbesuche. Bei der Behandlung sollten die Mitarbeiter Schutzhandschuhe und Kittel benutzen, der Patient sollte einen Mund-Nasenschutz und bei Behandlung in der Praxis zusätzlich einen Schutzkittel tragen. Im Anschluss an die Behandlung ist von den Mitarbeitern eine hygienische Händedesinfektion nach Ausziehen der Schutzhandschuhe durchzuführen. Bei Behandlung in der Krankengymnastikpraxis ist eine Flächendesinfektion der Kontaktflächen nach der Behandlung erforderlich.

Kritisch ist eher die gleichzeitige Versorgung mehrerer CF-Patienten in einer Einrichtung. Daher sind separate Nassräume nur für CF-Patienten zur Prävention von Übertragungen ungeeignet (modif. nach Rüden, 2006).

Sinnvolle Flächenhygiene

- Fußsprühanlagen zur Fußpilzprophylaxe sind ungeeignet, da u. a. die Einwirkzeit und -konzentration des Desinfektionsmittels zu kurz sind

- Regelmäßige Reinigung von Wasserbecken und Fußlaufflächen einschließlich Überlaufrinnenroste und Gully

- Verschmutzungen gezielt desinfizieren mit Flächendesinfektionsmittel

- Eine routinemäßige Flächendesinfektion der Fußböden, Umkleidekabinen, Duschen, WC, Wasserbecken erreicht nur eine kurzfristige Keimzahlreduzierung und ist daher nicht angebracht

- Die Hygiene von Badewannen entspricht dem beschriebenen Verfahren (Anhang)

Fazit für die Praxis

Für den Bade- und Physiotherapie-bereich soll der Hygieneplan konkrete Hinweise gut lesbar und in verständlicher Form für Bewohner/Betreuten enthalten.

7.5
Grundanforderungen ambulanter Pflegedienste

Die hygienischen Voraussetzungen im Kran-kenhaus und in der ambulanten Pflege unter-scheiden sich in mancher Hinsicht. Für die Arbeit Pflegender im Auto, auf dem Fahrrad und in verschiedenen Haushalten gibt der nachfolgende Text für Pflegende ambulanter Pflegedienste einige Hinweise hygienischer Notwendigkeiten.

Einleitung

In der Klinik und bei der spitalexter-nen Pflege haben Patienten das An-recht auf eine korrekte, hygienisch einwandfreie Pflege und Behandlung. In sog. Vorrangrege-lungen ist im Sozialgesetzbuch (SGB) XI, § 3 und § 5) festgelegt das Primat:

- Von Rehabilitation vor Pflege
- Der häuslichen Pflege vor vollstationärer Pflege
- Der teilstationären und Kurzzeitpflege vor vollstationärer Pflege

Folgende Ziele bestehen im hygienischen Bereich der ambulanten Pflege (Schöbi, 2004):
Verhinderung zusätzlicher Infektionen bei den Patienten/Klienten, Mitarbeitern und pfle-genden Angehörigen sowie die Förderung der Genesung, z. B. im Rahmen der Wundheilung.

Vielfach besteht die Vorstellung, dass Hygiene-maßnahmen in der Klinik sehr wichtig seien und im ambulanten Bereich eher vernachlässig-bar seien. Man habe es in den Haushalten mit einem für den Patienten gewohnten Keimspekt-rum, nicht mit Mikroben anderer Patienten und niemals mit mikrobiellen Resistenzen zu tun.

Es steht fest, dass im häuslichen Milieu:

- ein individuelles Keimspektrum besteht
- jedoch das Keimspektrum der direkten Pati-entenumgebung zu berücksichtigen ist
- wozu evtl. noch spezifische Mikroben von Tieren kommen.

Sehr unterschiedlich erlebt wird evtl. Platzman-gel, Unsauberkeit in der Wohnung und Unord-nung.

Zu berücksichtigen sind in der hygienischen Vorsorge im ambulanten Pflegedienst Entwick-lungen durch gesundheitspolitische Verände-rungen, die eine Zunahme pflegebedürftiger und infektionsgefährdeter Menschen mit sich bringen. Folgen sind, dass:

- Die Klinikaufenthalte kürzer werden und die Patienten noch pflege- und behandlungsab-hängig aus der Klinik entlassen werden
- Öfter mit Immunsuppressiva und Cortison behandelt wird, wodurch sich die Körperab-wehr der Menschen reduziert
- Patienten mit invasiven Systemen und Inhala-tionstherapien zu betreuen sind
- Eine Zunahme resistenter Mikroben auch im häuslichen Bereich (Kap. 9.7) festzustellen ist, z. B. cMRSA «Community-acquired MRSA», der sich innerhalb und außerhalb von Kran-kenhäusern verbreitet. Bei den betroffenen Menschen besteht kein vorausgegangener sta-tionärer Krankenhaus- oder Heimaufenthalt. Ein weiteres Beispiel sind ESBL-bildende Mi-kroorganismen, die Betalactamasen mit er-weitertem Spektrum (gegen Penicillin und Cephalosporine) sowie Aminoglykoside-in-aktivierende Enzyme bilden. Diese Enzyme sind gegen die Antibiotikawirkung gerichtet. Sie finden sich überdies auf gesunden Trägern und werden über die Hände oder kontami-nierte Gegenstände übertragen
- Eine größere Zahl älterer Menschen zu be-treuen sind

Risiken

Abhängig ist das Infektionsrisiko im Ambulanten Pflegedienst von der Art der Patientenerkrankung und der pflegerisch-medizinischen Intensität der Therapie. Die Gefahr der Keimübertragung ist weniger vom Ort der Handlung abhängig.

Konkrete Hygienehinweise

Nachfolgend wird, abhängig von einigen Tätigkeitsbereichen und notwendigen hygienerelevanten Maßnahmen, ein Bezug zu den verschiedenen Kapiteln des Buches hergestellt (Tab. 7-5-1).

Mitarbeiterschutz

Wärme- und Kälteschutz. Entsprechend der Fahrstrecke und Verkehrsbedingungen zwischen Stützpunkt und den verschiedenen Haushalten unterscheidet sich das Fahrzeug (Fahrrad, Motorroller, PKW) und die weiteren Erfordernisse wie Regen- und Kälteschutz (Anorak, also eine Jacke aus windundurchlässigem Material mit eingearbeiteter Kapuze), um die Mitarbeitergesundheit zu schützen.

Händehygiene. Zu Beginn und am Ende der Arbeit bei einem Patienten sowie bei starker Verschmutzung soll eine Händewaschung beim Patienten vorgenommen werden. Die hygienische Händedesinfektion bezieht sich auf Wunden (vor und nach Kontakt), infektiöses Material (wie Blut, Eiter u.a. Körperflüssigkeiten) sowie vor dem Umgang mit sterilem Material. Zum Schutz der Haut sollte die Händedesinfektion der Waschung vorgezogen werden und die Hautpflege durchgeführt werden.

Tabelle 7-5-1: Gewährleisten von Hygiene und Sicherheit in der ambulanten Pflege

Hygieneziele	Tätigkeitsbereiche	Möglicher Inhalt der Ambulanztasche/Bereitschaftsbox	Hinweis im Buch
Gewährleisten korrekter Standardhygiene	Alle	Verbandsmaterial für Erste Hilfe, Einmalwischtücher, Schutzschürze, -kittel	Kap. 4.4
	Sachgerechte Blutdruckmessung	Blutdruckmessgerät, Stethoskop, 70 % Alkohol zur Desinfektion von Gerät, Schallkopf und Ohrolive	Kap. 4.2
	Fiebermessung	Fieberthermometer, 70 % Alkohol	Kap. 4.2
	Händehygiene	Flüssigseife, frisches Handtuch, Händedesinfektionsmittel, Händepflegecreme, Schutzhandschuhe	Kap. 4.4; Kap. 5.2
Sicherstellen der Sterilität bei	Wundversorgung und Verbandwechsel	Sterile Instrumente, Spüllösungen, evtl. Instrumentendesinfektionsmittel oder Instrumente direkt nach Gebrauch in Verpackungspapier geben und in Station aufbereiten	Kap. 6.6
	Transurethraler Katheterismus	Katheterset, dazu: Verweilkatheter, Kathetergleitmittel, Schleimhautantiseptikum	Kap. 6.5
	Verabreichen von Medikamenten durch Injektionen, Infusionen	Hautantiseptikum, Spritzen und Kanülen in verschiedenen Größen	Kap. 6.10
Sauberkeit	Blutzuckerbestimmung	Stichfestes Entsorgungsgefäß, BZ-Gerät	Kap. 6.9
	Nagelpflege	Nagelpflegeset, 70 % Alkohol	Kap. 6.1
	Darmanregung	Einmalklysma, Einmaldarmrohr, Einmalirrigatorbeutel	Kap. 9.5
	Abfallentsorgung	Separater kleiner Sack	
	Vorsorge für nächsten Patienten	Mit 70 % Alkohol wischdesinfizierte Gegenstände, die bei anderen Patienten wieder benutzt werden	Kap. 4.4
	Gezielte Desinfektion	Als Flächendesinfektionsmittel 70 % Alkohol	Kap. 4.2

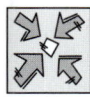

Fazit für die Praxis

Die Pflegefachkraft im ambulanten Pflegedienst hat in Bezug auf erforderliche Hygienemaßnahmen eine beratende und aufklärende Funktion für pflegende Angehörige und Patienten. Das bezieht sich z. B. auf hygienische Verhaltensweisen bei Hauterkrankungen durch Pilzinfektionen, im Umgang mit Ausscheidungen, der korrekten Durchführung von Injektionen sowie sinnvolle Umgebungshygiene, wie Häufigkeit von Handtuch- und Bettwäschewechsel im Privathaushalt. Dabei ist immer die Gastrolle des Pflegenden im Haushalt zu berücksichtigen.

7.6
Heime für Behinderte

In Heimen, in denen behinderte Erwachsene betreut werden, existieren vielfach keine Standards zum Infektionsschutz. Merkmale eines sog. Basishygienemanagements werden geschildert.

Einleitung

Heime für Behinderte unterliegen nach § 1, 1a des Heimgesetzes der infektionshygienischen Überwachung der Gesundheitsämter. Die einzelnen Einrichtungen unterscheiden sich hinsichtlich der Bewohnerzahlen, der Bewohnerstruktur, der Mitarbeiterqualifikation untereinander, aber auch in Hinblick auf Alten- und Pflegeheimen.

Gesundheitspolitisch begründete Veränderungen wirken sich auch hier aus:

Krankenhausbehandlungen werden in kürzerer Zeit durchgeführt mit früherer Rückverlegung aus der Akutversorgung, es kommt zudem zu einer Verlagerung der medizinischen Grundversorgung in den Bereich der niedergelassenen Ärzte und ambulanter Einrichtungen. Das führt zu einer erhöhten Arbeitsbelastung in den Heimen.

Die Mitarbeiter verfügen oftmals über sehr unterschiedliche berufliche Qualifikationen. Mitarbeiter aus nichtmedizinischen Berufen arbeiten zusammen mit Pflegenden.

Die Einrichtungen unterscheiden sich hinsichtlich ihrer Bewohnerzahlen und der Bewohnerstruktur. Es existieren Einrichtungen, in denen Menschen mit schwerer körperlicher (Mehrfach-)Behinderung rund um die Uhr gepflegt werden. Bei diesen kommen oft Tracheostomata/Beatmung, PEG-Sonden und verschiedene Katheter, z. B. Blasenkatheter zum Einsatz, wodurch nosokomiale Infektionen erworben werden können.

Risiken

Veränderungen im Gesundheitswesen führen auch in Heimen für Behinderte zu einer zunehmenden Infektionsgefahr für «health-care associated infections» (Kap. 3.4).

Konkrete Hygienehinweise

Anforderungskriterien an das Hygienemanagement. Vordringliche Aufgabe in vielen Heimen für Behinderte ist die Einführung eines fachlich qualifizierten Hygienemanagements, welches die Bedürfnisse der Einrichtung berücksichtigt. Trotz unterschiedlicher Profile der Heime ist es möglich, eine Einteilung in Heimtypen vorzunehmen.

Als Einteilungsmöglichkeit für Behindertenheime ist eine Einordnung nach unterschiedlichen Hygieneanforderungen geeignet:

■ **Heimtyp A** umfasst Heime, in denen keine regelmäßigen pflegerischen Tätigkeiten durchgeführt werden

■ **Heimtyp B** umfasst Heime, in denen schwerpunktmäßig pflegerische Tätigkeiten durchgeführt werden, zu denen beispielsweise die Versorgung von Bewohnern gehören mit:

  ■ Tracheostomata/Beatmungen (Kap. 6.8)

  ■ PEG-Sonden (Kap. 6.11)

  ■ Harnwegskathetern (Kap. 6.5)

  ■ Wunden (Kap. 6.6 + 6.7)

  ■ Die Betreuung von inkontinenten Bewohnern (Kap. 6.1)

  ■ Die Gabe von Injektionen und Infusionen (Kap. 6.10)

Damit besteht eine Grundlage für die an die Einrichtungen zu stellenden Anforderungen an das Hygienemanagement:

- Heime nach Typ A haben Basisanforderungen zu erfüllen

- Heime nach Typ B haben darüber hinaus ein Hygienemanagement einzurichten, in dem alle infektionsrelevanten Hygienestandards adäquat schriftlich abgebildet sind und die Mitarbeiter nachweislich zu hygienekritischen Tätigkeiten, die in der Einrichtung erforderlich sind, geschult sind.

Als Parameter eines sog. «Basishygienemanagements» wird vom öffentlichen Gesundheitsdienst (Anonym, 2006) für beide Heimtypen vorausgesetzt:

- Die Benennung eines Hygienebeauftragten

- Die Durchführung von Mitarbeiterschulungen zu hygienerelevanten Themen

- Das Vorliegen eines angepassten Hygieneplans

- Das Vorliegen eines angepassten Reinigungs-/Desinfektionsplans (Anhang)

- Der Einsatz VAH-gelisteter bzw. sonstiger zertifizierter Desinfektionsmittel (Händedesinfektionsmittel)

- Durchführung der Flächendesinfektion (routinemäßig und anlassbezogen entsprechend (Kap. 4.2)

- Vorhandensein eines Händewaschplatzes (Kap. 5.2)

- Nutzen von Schutzkleidung/Arbeitskleidung für die Mitarbeiter (Kap. 5.3)

Hinweis

Von der einzelnen Einrichtung kann geprüft werden, wieweit die Mitarbeiter des zuständigen Gesundheitsamtes bereit und in der Lage sind, eine Unterstützung zu gewähren durch ein konstantes Beratungsangebot (telefonisch/schriftlich), persönlichen Beratungsterminen oder Durchsicht heimindividueller Hygienepläne.

Fazit für die Praxis

Bei somatisch gesunden Bewohnern, die vor allem psychisch bzw. geistig gehandicapt sind, muss mit zunehmendem Alter mit dem Auftreten körperlicher Erkrankungen gerechnet werden. Wenn die Einrichtungen ihre Bewohner in Zukunft nicht in Altenpflegeheime verlegen wollen, dann wird sich auch in Heimen für Behinderte die Bewohnerstruktur und damit das Anforderungsprofil an die Kenntnisse und den Ausbildungsstand der dort beschäftigten Mitarbeiter verändern müssen.

7.7
Infektionsquelle Baustelle

Häufig besteht ein Zusammenhang pulmonaler Aspergillosen, d. h. Pilzerkrankung der Lunge, zu Baumaßnahmen in der Nähe betroffener Menschen, wie alten und abwehrgeschwächten Personen (Kap. 9.4). Nachfolgend werden organisatorische Voraussetzungen bei Bauarbeiten, die mit dem Aufkommen von Baustaub verbunden sind, begründet.

Risiken

Die Verlängerung der Lebenserwartung wird auch durch die stetige Verbesserung medizinischer und pflegerischer Behandlungsmethoden gefördert und führt zur Behandlung immer mehr Menschen mit akuten oder chronischen Immunstörungen. Daher kann auch eine Zunahme von Pilzinfektionen bei Patienten z. B. mit hämato-onkologischen Erkrankungen beobachtet werden.

Risiken

Es besteht das Risiko durch Hefepilze, wie Candida albicans, sowie Fadenpilze, wie Aspergillus fumigatus und A. flavus. Da diese Erreger überall vorkommen, d. h. ubiquitär existieren und jeder Mensch ständig diese winzigen Sporen bis in die Alveolen der Lunge einatmet, können Pilzinfektionen nie vollständig vermieden werden. Bei immunkompetenten Personen werden Aspergillus-Sporen in der Regel problemlos ausgehustet.

Tabelle 7-7-1: Einige potentielle Infektionsgefährdungen

Endogene Infektionsquellen	Exogene Infektionsquellen
■ Asymptomatische Kolonisation des Atemtraktes	■ Neubau- und Renovierungsmaßnahmen (innerhalb und außerhalb des Lebensraumes des Patienten) ■ Öffnen von Zwischendeckenbereichen ■ Erde von (schlecht gepflegten) Topf- und Zimmerpflanzen ■ Schimmelpilzbefall von Wänden, Fußböden ■ Bioabfall-Tonne ■ Durchfeuchtete Baumaterialien ■ Verschimmelte Lebensmittel bzw. kontaminierte Nahrungsmittel

Immunsupprimierte Menschen, z. B. mit hämatologisch-onkologischer Grunderkrankung (Vonberg, 2006), haben hingegen ein erhebliches Risiko, eine invasive Aspergillose zu erleiden. Das klinische Bild reicht von der allergischen Alveolitis bis zum Asthma bronchiale und einer allergischen Bronchitis mit Husten, Auswurf und leichter Temperaturerhöhung, Thoraxschmerz, zähem Sputum.

Bei der akuten invasiven Lungenaspergillose entwickelt sich das Myzel (die Pilzfäden) innerhalb der Lunge mit der Folge von Fieber, Husten, Atemnot und Leukozytose. Besonders bei Alkoholikern und Immungeschwächten kann die Aspergillose invasiv und hämatogen gestreut werden. Invasive Pilzinfektionen sind im Vergleich zu bakteriellen Infektionen selten, die betroffenen Menschen sterben jedoch häufig (bis zu 88 %). Die Gefahr kann durch geeignete Vorbeugemaßnahmen gemindert werden. Potenzielle Infektionsquellen müssen entfernt und die zu treffenden Maßnahmen zum Schutz der gefährdeten Patientengruppen (Expositionsprophylaxe) durchgeführt werden. Einige Infektionsquellen auch aus dem häuslichen Bereich sind in **Tabelle 7-7-1** aufgeführt und in endogene, d. h. patientenbezogene und exogene, d. h. äußere Reservoire, eingeteilt.

Konkrete Hygienehinweise

Bei Baumaßnahmen, wie bei den exogenen Quellen beschrieben, sowie Aus-

hub kontaminierten Erdreiches, gelangen Pilzsporen in die Luft. Eine minimale Infektionsdosis für die Infektion mit Aspergillen ist nicht ermittelt. Aufgrund der hohen Letalität einer Erkrankung und auch aus forensischen Gründen müssen wirkungsvolle Schutzmaßnahmen bezüglich der Erregerübertragung getroffen werden. Umfassende Präventionsmaßnahmen zielen ab auf:

1. Information der Hygieneverantwortlichen vor Bau- und Instandhaltungsmaßnahmen

2. Staubdichte Abtrennung des Baubereiches von Patientenbereichen

3. Patientenaufklärung über mögliche Risikoquellen

1. Information der Hygieneverantwortlichen vor Bau- und Instandhaltungsmaßnahmen. Zur Klärung von Detailfragen, Festlegung von Schutzmaßnahmen während der Bauzeit und zur Analyse der Gefährdungssituation sind vor Baubeginn die Hygieneverantwortlichen (Hygienefachpersonal und Hygienekommission), die Pflegedienstleitung, die betroffenen Stationsleitungen sowie die Leitung des Reinigungsdienstes hinzuzuziehen.

2. Staubdichte Abtrennung des Baubereiches von Bewohnerbereichen. Zum Schutz vor Kontaminationen im Innenbereich der Einrichtung muss der Baubereich mittels staubdichter Abtrennungen abgedichtet werden. Meist reichen dazu Folienwände nicht aus, da sie einreißen oder mutwillig zerstört werden, um Zugangswege zu schaffen. Der Zugang zur Baustelle soll nur von außen über Gerüst oder Außenaufzug möglich sein. Evtl. sind Fenster und Türen auf dichtes Schließen zu prüfen. Das Baumaterial und die mit den Bauarbeiten Beschäftigten dürfen Bewohner- oder Patientenbereiche nicht tangieren, d. h. Bauarbeiter mit ihrem Abbruchmaterial dürfen die Wege von Bewohnern nicht kreuzen. Die Wege der Betreuten, der pflegerisch-medizinischen Mitarbeiter und des Versorgungsmaterials dürfen nicht durch den Baubereich führen. Staubentwicklung ist so weit wie möglich zu vermeiden, z. B. durch Besprengen mit Wasser und häufiges feuchtes Wischen der angrenzenden Flächen. Bei einzelnen Bohrarbeiten ist ggf. sofortiges Absaugen des Bohrstaubes hilfreich. Evtl. sind Risikopatienten zu verlegen.

Hinweis

Trotz aller Appelle kommt es immer wieder vor, dass Baumaßnahmen begonnen werden, ohne dass zuvor die zuständigen Stations- und Hygieneverantwortlichen benachrichtigt werden. Das führt regelmäßig zu Verunsicherungen und Verärgerungen mit der häufigen Folge von Verzögerung der Bautätigkeiten, bis die Staubschutzmaßnahmen schließlich sorgfältig nachträglich realisiert sind.

Nach dem Bauabschluss muss eine gründliche desinfizierende Reinigung aller Flächen noch vor der ersten Patientenaufnahme erfolgen.

3. Patientenaufklärung über mögliche Risikoquellen. Unabhängig von Baustellen müssen gefährdete Patienten über potenzielle Streuquellen der luftgetragenen Sporen aufgeklärt werden, z.B. Bioabfall, Topf- und Zimmerpflanzen.

Fazit für die Praxis

Nicht alle Aspergillus-Infektionen sind zu vermeiden, das Risiko einer Aspergillus-Infektion kann aber deutlich reduziert werden. Sinnvoll ist das Kontrollieren und Dokumentieren der getroffenen Schutzmaßnahmen. Hauptaugenmerk sollte auf der Aufklärung der Patienten über mögliche Risikoquellen liegen.

7.8
Lebensmittel- und (Groß-) Küchenhygiene

Essen und Trinken sollen uns gesund erhalten und unser Wohlbefinden stärken. Unsere Nahrungsmittel sollen frei von schädlichen Stoffen und Krankheitskeimen sein. Hygienische Vorsorge vor lebensmittelbedingten Infektionskrankheit durch konsequente Lebensmittel- und Küchenhygiene ist Thema dieses Kapitels.

Einleitung

Die erforderlichen Grundlagen der Küchenhygiene sollen, bezogen auf ein konkretes Beispiel, verdeutlicht werden (Anonym, 2000):

Fallbeispiel

Im Frühsommer während der Mittagsruhe begann es. Plötzlich erkrankten in einer Kindertagesstätte mehrere Kinder akut mit Erbrechen, Übelkeit, Kreislaufbeschwerden und anschließend mit wässrigen Durchfällen. Der herbeigerufene Notarzt und Rettungsdienst kommt schnell an die Grenzen seiner Kapazitäten und löst «Massenanfall von Erkrankten» aus.

Definition von «Massenanfall von Erkrankten» als Sprachregelung im Rahmen des Katastrophenschutzes: Der Massenanfall von Verletzten und Erkrankten (MANV) bezeichnet eine Situation, bei der mit einer großen Zahl von Notfallpatienten zu rechnen ist. Diese Situation tritt zum Beispiel bei Eisenbahnunglücken, Lebensmittelvergiftungen oder Flugzeugabstürzen ein. Dabei stößt der reguläre Rettungsdienst einer Region an die Grenzen seiner Leistungsfähigkeit.

Aus immer mehr Kindereinrichtungen der Stadt und zweier angrenzender Landkreise laufen beim Gesundheitsamt am Nachmittag Meldungen über das gehäufte Auftreten von Magen-Darm-Erkrankungen ein. Es stellte sich schnell heraus, dass alle Kinder der betroffenen 11 Kindertagesstätten (insgesamt 592 Personen) von den Schinkennudeln gegessen hatten, die von einer Großküche aus einem benachbarten Landkreis geliefert wurden. Die Zahl der Erkrankten betrug 297, davon 258 Kinder.

Bei dieser Art der Erkrankung muss man davon ausgehen, dass die Keime gegessen und getrunken wurden (fäkal-oraler Infektionsweg, Kap. 9.5). Jeden Tag nehmen wir mit unserer Nahrung eine große Zahl von Mikroorganismen auf. Aufgrund der funktionierenden körpereigenen

Abwehr gegen Infektionen des Verdauungstraktes gelingt es diesen jedoch nur selten, die Passage in den Darm in ausreichend großer Zahl zu überleben, um eine Infektion auslösen zu können.

Wie gelingt es den Mikroorganismen trotzdem, ihre krankmachende Wirkung in unserem Körper zu entfalten? Im Zusammenhang mit Nahrungsmitteln kann es zu Lebensmittelinfektionen und Lebensmittelvergiftungen (Mims, 1996) kommen **(Tab. 7-8-1)**.

Welche Hinweise ließen im vorliegenden Fallbeispiel auf die Verdachtsdiagnose Lebensmittelvergiftung tippen? Erste Ermittlungen ergaben: alle erkrankten Kinder verzehrten zum gemeinsamen Mittagessen Schinkennudeln mit Tomatensoße. Da die Symptome sehr kurzfristig nach dem Mittagessen auftraten, wurde der Verdacht auf eine Lebensmittel*vergiftung* geäußert. Stuhlproben, Erbrochenes und Essensreste wurden vom Gesundheitsamt sichergestellt.

Merke

Bei Lebensmittelinfektionen muss sich der Organismus mit den Mikroben auseinandersetzen, meist sind größere Mikrobenmengen für eine Infektion erforderlich. Bei der Lebensmittelvergiftung wirken die Bakteriengifte direkt auf den Menschen, die Reaktion erfolgt schnell.

Mitarbeiter des Gesundheitsamtes, des Veterinäramtes, des Ordnungsamtes und der Polizei veranlassten:

- Die Prüfung der hygienerelevanten küchentechnischen Betriebsabläufe (technische und zeitliche Abläufe) bei der Herstellung des verdächtigten Essens

- Eine Kontrolle der allgemeinen hygienischen Bedingungen (Hygieneplan, HACCP-Konzept und -Prüfungen, Dokumentation der mindestens jährlichen Mitarbeiter-Belehrungen, Vorlage der Bescheinigungen des Gesundheitsamtes über lebensmittelrelevante Belehrungen

- Hygienische Kontrolluntersuchung der Küchenumgebung

- Mitarbeiterbefragungen zu Besonderheiten, Erkrankungen, Verletzungen u. a.

- Eine Inspektion der Hände und Unterarme der Mitarbeiter auf mögliche Hauterkrankungen und eiternde Wunden

Tabelle 7-8-1: Charakteristika von Lebensmittelinfektionen und Lebensmittelvergiftungen

Lebensmittel-infektionen bzw. -vergiftungen	Charakteristika
Lebensmittel-infektionen	Die Keime gelangen über den fäkal-oralen Weg, d. h. vom After in den Mund, mit den Lebensmitteln in den menschlichen Körper. Entweder sind zur Erkrankung: ■ Hohe Keimzahlen, z. B. bei Salmonellen zwischen 10^4 bis 10^6 notwendig ■ Oder es genügen wenige, z. B. um 100 Keime bei Enterohämorrhagischen Escherichia coli = EHEC, bei Noro- oder Rotaviren reichen 10 Viruspartikel.
Lebensmittel-vergiftung (-intoxikation) = mikrobiell bedingte Intoxikation	Lebensmittelvergiftung bezeichnet durch verdorbene Nahrung ausgelöste Beschwerden, Krankheiten oder Todesfälle. Charakteristisch ist, dass: ■ Die Vermehrung der krankheitserregenden Keimart im Lebensmittel erfolgte ■ Die Erkrankung durch Toxine im verzehrten Lebensmittel verursacht wird ■ Als «Lebensmittelvergifter» Toxine von Bakterien, z. B. C. botulinum, S. aureus und Pilzen, z. B. Aspergillus flavus = Mycotoxikose gelten. Toxinbildende Erreger können sich unter geeigneten Bedingungen vermehren und in der Nahrung Toxine produzieren. Zudem kann das Toxin abgetöteter Keime aktiv im Lebensmittel bleiben. Die Wirkung erfolgt meist innerhalb weniger Stunden.
Lebensmittel-vergiftungen (-intoxikationen) = nicht mikrobiell gebildete Toxine	Vergiftung erfolgt durch giftige Chemikalien (z. B. Schwermetalle, Desinfektionsmittel) oder andere Giftstoffe, Fehler bei der Produktion oder mit (krimineller) Absicht.

■ Untersuchung der Rückstellproben des hergestellten Essens

■ Untersuchung von Nasen- und Rachenabstrichen

■ Das Einsenden von Stuhluntersuchungen

Bezogen auf diese zielgerichteten Ermittlungen
werden nachfolgend die konkreten Hygienehinweise zur Lebensmittelhygiene behandelt.

Risiken

Als Gefährdung gelten Diarrhöen, div.
Lebensmittel und Dauerausscheider.

Diarrhö. Durchfall ist die Folge eines erhöhten Flüssigkeits- und Elektrolytverlustes in das
Darmlumen und reicht in den Auswirkungen
von einer leichten, sich selbst begrenzenden (limitierenden) Diarrhö bis hin zu schweren
manchmal sogar tödlichen Durchfällen. Ältere
Menschen und sehr junge Menschen (Säuglinge)
reagieren sehr sensibel. Bei ihnen ist der Wasser-
und Elektrolythaushalt als ein Gleichgewichts-
system des Körpers besonders labil und dekom-
pensiert leicht, d.h. physiologische Ausgleichs-
funktionen fallen bei längerem Erbrechen und
starken Durchfall aus.

Risikolebensmittel. Als Risikolebensmittel gelten für Salmonellen sehr verschiedenartige Lebensmittel, die also mit Salmonellen verunreinigt sein können. Insbesondere in fettreichen
Lebensmitteln können sich Salmonellen über
lange Zeit am Leben halten, z.B. Schokolade,
Mayonnaise. Als Risikolebensmittel gelten speziell rohe oder unzureichend gegarte Fleischgerichte, einschließlich Brathähnchen, Wurstwaren, Feinkostsalate, Sprossen u.a. Rohkostsalate,
Eigerichte, z.B. Tiramisu, Mousse au Chocolat,
aber auch Gewürze (Pfeffer, Paprika). Bei ihrer
Zubereitung und Anwendung müssen besondere hygienische Vorkehrungen beachtet werden, da Salmonellen darin häufig vorkommen
und sich im feuchten, warmen Milieu «explosionsartig» schnell vermehren können. Bei Infektionen durch Noro-Viren erfolgt die Übertragung durch Trinkwasser, Meerestiere sowie von
Mensch zu Mensch (Kap. 9.5).

Risiko Dauerausscheider. Bei Typhus- und Paratyphus-Patienten kann es zu einem lebenslangen Dauerausscheidertum kommen. Auch bei
Enteritis-Salmonellosen kann es bei Kindern im
Alter bis zu 6 Jahren zu einem Langzeitausscheidertum kommen, das zwischen 3 und 12 Monaten liegen kann. Eine derartige längerfristige
Abgabe von Salmonellen ist jedoch aus seuchen-
hygienischen Gründen nicht mit dem Typhus-
Dauerausscheidertum zu verwechseln. Sie kann
als Infektionsherd jedoch in Kinderbetreuungs-
einrichtungen über massive Verunreinigungen
von Lebensmitteln gefährlich werden, wenn z.B.
ein kontaminiertes Kind bei der Herstellung
leicht verderblicher Lebensmittel hilft. Vorzu-
stellen ist das z.B. beim weihnachtlichen Backen,
Zubereiten von Müsli mit Sahne und Milch ohne
korrekte Händehygiene.

Konkrete Hygienehinweise

Beim Umgang mit Lebensmitteln bezwecken Hygienemaßnahmen die Prävention der Aufnahme von Pathogenen mit den
Nahrungsmitteln und durch Umgebungskeime.
Präventive Maßnahmen müssen darauf zielen,
die Infektionskette zwischen einer Kontamination der Nahrung und der Umgebung wirkungsvoll zu unterbrechen. Solche Maßnahmen beziehen sich auf der Sorge für die Qualität der
Nahrungsmittel, angemessener Umgebungshygiene in Zentralküche und Wohn- und Pflegegruppenküchen, das Schaffen und Aufrechterhalten adäquater Trinkwasserqualität sowie
hygienischer Nahrungszubereitung. Lebensmit-
telhygienische Grundsätze lassen sich an den Ermittlungen des vorgestellten Fallbeispieles bearbeiten:

1. Die Prüfung der hygienerelevanten küchentechnischen Betriebsabläufe (technische und
zeitliche Abläufe) bei der Herstellung des verdächtigten Essens

2. Eine Kontrolle der allgemeinen hygienischen
Bedingungen (Hygieneplan, HACCP-Konzept
und -Prüfungen, Dokumentation der mindestens jährlichen Mitarbeiter-Belehrungen,
Vorlage der Bescheinigungen des Gesundheitsamtes über lebensmittelrelevante Belehrungen

3. Hygienische Kontrolluntersuchung der Küchenumgebung

4. Mitarbeiterbefragungen zu Erkrankungen, Verletzungen u. a.

5. Eine Inspektion der Hände und Unterarme der Mitarbeiter auf mögliche Hauterkrankungen und eiternde Wunden

6. Lebensmittelgerechte Lagerung

7. Untersuchung der Rückstellproben des hergestellten Essens

8. Untersuchung von Nasen- und Rachenabstrichen

1. Funktionen der Hygiene bei küchentechnischen Betriebsabläufen

Welche technischen und zeitlichen Abläufe konnten bei der Herstellung des verdächtigen Essens nach Angaben der Mitarbeiter rückverfolgt werden? Welche kritischen Punkte fanden sich zu den Herstellungsbedingungen in dem Cateringbetrieb?

Vortag

- Von 11.30 bis 12 Uhr wurden 20 kg Schinken zugeschnitten

- Um 13.00 Uhr wurde der geschnittene Schinken angebraten

- Nach einer «Abkühlzeit» (Temperatur?) von 15 min wurde die Fleischmasse in eine kompakte Plastikwanne gefüllt, mit Folie abgedeckt und bis zum nächsten Morgen in einer Kühlzelle gelagert.

Tag X

- Um 7 Uhr wurde der Schinken aus der Kühlzelle genommen und mit zuvor frisch gekochten Nudeln (etwa 45 kg) mit der Hand vermischt. Diese Praxis stellt ein Temperaturoptimum für die Vermehrung eines eingebrachten Keimes und die Bildung des Toxins dar.

- Abfüllung einer Teilmenge in Thermophoren, Rest in Assietten (tiefe Teller).

- Die Assietten wurden für ca. 90 min bei 89 °C in einem Wärmeschrank aufbewahrt.

- Ab 11.00 Uhr erfolgte die Auslieferung

- Zum Transportweg und einer möglichen Abkühlung des zubreiteten Essens wurden keine Angaben gemacht

Im zusammenfassenden Auswertungsbericht wurden folgende Kritikpunkte, fragwürdige Herstellungspraxis und küchentechnische Fehler beanstandet:

- Das Anbraten erfolgte erst ca. 1,5 h nach dem Schneiden

- Abkühlungsgeschwindigkeit: es erfolgte ein unsachgemäßes Abkühlen. Durch die Menge der Masse entstanden günstige Vermehrungstemperaturen (Abb. 7-8-1) trotz Kühlzelle. Volumina von 10 kg oder mehr benötigen bei einfacher Luftkühlung, d. h. Einstellen im Kühlraum viele Stunden, um von Kochtemperatur auf Werte < 10 °C abzukühlen.

- Manuelles Vermengen großer Speisemengen führt kaum zu einer gleichmäßigen Verteilung, zudem besteht die Gefahr des Einbringens von Mikroorganismen

- Der fehlende Erhitzungsvorgang am Folgetag für den Großteil der Masse förderte die Keimvermehrung und kann als hauptsächliche Ursache für die Vermehrung und Toxinbildung von Staphylococcus aureus (S. aureus) angesehen werden. Kinder, die aus den nochmals über 90 min bei etwa 90 °C erwärmten Assietten verköstigt wurden, erkrankten nicht.

Beachte
Informationen zu den optimalen Wachstumsbedingungen für S. aureus:

- Er gehört zu den widerstandsfähigsten Bakterien, er übersteht Hitzeeinwirkung von 60 °C über 30 min

- Er hält sich auf der unverletzten Hand über 3 h

- Eine Toxinbildung ist im Temperaturbereich zwischen 7 bis 46 °C möglich

- Enterotoxine von S. aureus sind sehr hitzestabil, auch durch Erhitzen bei 100 °C für 30 min werden sie nicht sicher inaktiviert.

2. Funktionen der allgemeinen küchenhygienischen Bedingungen

Das Wachstum von Mikroorganismen wird gefördert durch: Feuchtigkeit, Wärme und Nährstoffe, sprich Schmutz. Bei den weiteren Ermittlungen wurden beurteilt:

- Der Hygieneplan

- Das HACCP-Konzept (Kap. 10.3)

- Die Vorlage der Bescheinigungen des Gesundheitsamtes über lebensmittelrelevante Belehrungen (§ 43 IfSG) und Dokumentation der mindestens jährlichen Mitarbeiter-Belehrungen (Kap. 10.3)

Bei der Beurteilung der Flächenreinigung und -desinfektion in der Küche ist der Hygieneplan heranzuziehen. Eine Flächendesinfektion ist erforderlich bei Arbeiten mit kritischen Rohwaren wie rohes Fleisch, Geflügel und nach Arbeitsende auf Oberflächen, auf denen Lebensmitteln verarbeitet werden.

Dazu wird das Flächendesinfektionsmittel entweder gebrauchsfertig geliefert oder ist vor Verwendung mittels geeigneter Dosierhilfe (Messbecher) zuzubereiten (Kap. 4.2). Das Desinfektionsmittel wird auf die betreffende Fläche aufgebracht und mit einem Tuch oder Schwamm mit mechanischem Druck verteilt (Wischdesinfektion). Die Einwirkzeit des Desinfektionsmittels ist vor erneuter Benutzung der Fläche abzuwarten. Flächen, die mit Lebensmitteln in Berührung kommen, sind danach mit klarem Wasser abzuspülen.

Beim Fallbeispiel wurden als weitere Mängel Kritik an der mangelnden Flächen- und Händedesinfektion sowie an der Sauberkeit der Toiletten geübt.

Zusammengefasst beurteilt erschien es, dass die Mitarbeiter nicht ausreichend geschult waren in Bezug auf hygienisches Verhalten am Arbeitsplatz.

3. Funktionen der Hygiene umgebungsbezogener Kontrolluntersuchungen

Abdruckverfahren, sog. Abklatschuntersuchungen, ermöglichen eine orientierende Aussage über den Grad der Kontamination z. B. einer Arbeitsfläche, von Gegenständen, z. B. Wurstschneidemaschine oder Händen der Mitarbeiter. Sie erscheinen dort sinnvoll, wo ihr Ergebnis auf ein direktes Infektionsrisiko hinweisen könnten. Hygienische Umgebungsuntersuchungen in Küchen sind routinemäßig nur in besonderen Situationen sinnvoll, z. B. einem Ausbruch von Lebensmittelinfektionen (Kap. 9.1). Ungezielte routinemäßige Umgebungs- oder Mitarbeiteruntersuchungen sind meist nicht interpretierbar, aufwändig in Bezug auf Arbeitszeit und Kosten.

Die Hygienebedingungen der Arbeitsflächen wurden bereits nach optischer Inaugenscheinnahme als unzureichend beurteilt. Es hätte keiner Keimkultur bedurft.

4. Mitarbeiterbefragungen zu Erkrankungen, Verletzungen u. a.

Die Mitarbeiter müssen informiert sein, dass sie bei Durchfall, Erbrechen und Übelkeit eine Meldung an die Küchenleitung machen und sich ärztlich untersuchen lassen müssen. Zudem ist es angebracht, nach Auslandsaufenthalt in Ländern mit häufigen Durchfallerkrankungen eigenaktiv möglichst noch vor Dienstantritt eine Stuhlprobe zur Untersuchung zu geben. Alle Hautverletzungen, infizierte Wunden oder Hauterkrankungen mit der Übertragungsmöglichkeit von Mikroorganismen in Lebensmittel müssen durch wasserdichten Verband abgedeckt und dem Küchenleiter gemeldet werden. Er muss einen Einsatz ohne direkten Lebensmittelkontakt veranlassen.

Im Fallbeispiel wurden Stuhlproben eingesandt, der gleiche S. aureus-Stamm wurde in verschiedenen Stuhl- und Essensproben nachgewiesen. Das weist auf mangelnde Händehygiene hin.

5. Inspektion der Hände und Unterarme der Mitarbeiter auf mögliche Hauterkrankungen und eiternde Wunden

Gut nachvollziehbar sind Untersuchungen der Mitarbeiterhände und -Unterarme auf Verletzungen. Es bestehen optimale Wachstumsbedingungen für S. aureus bei kleinen (Hand-) Verletzungen mit Eiterungen. Freiheit von Hautverletzungen, wasserdichte Verbände bei Verletzungen oder Tätigkeitsverbot im direkten Lebensmittelbereich stellen hygienische Standards dar.

6. Lebensmittelgerechte Lagerung

Das Wachstum von Mikroorganismen wird gehindert durch Kühlung, Hitze und Sauberkeit.

Zu bedenken ist, dass ein Großteil der Lebensmittelinfektionen sporadische Fälle darstellen, die meist durch küchenhygienische Fehler entstehen. Daher ist der wiederholenden Aufklärung der Fachkreise und Bevölkerung über die oft selbstverständlichsten, aber vielfach verloren gegangenen küchenhygienischen Praktiken ein besonderer Vorzug zu geben. Besonders zu beachten ist, dass sich z.B. Salmonellakeime am besten zwischen 10 bis 40 °C vermehren. Das hat zur Konsequenz, dass alle leicht verderblichen Lebensmittel sowie die daraus hergestellten Speisen kühl (4 bis 8 °C) aufbewahrt werden müssen und die Kühlung nicht länger als zwei Stunden vor dem Verzehr unterbrochen werden sollte. Auch empfiehlt es sich, entsprechende Risiko-Nahrungsmittel und -Speisen nicht lange vor dem Verzehr auf Warmhalteplatten etc. warm zu halten. Vorbereitete Speisen oder Reste dürfen zum Verzehr, z.B. nicht nur durch die Mikrowelle, kurz aufgewärmt werden, sondern sind stets kurz durchzukochen oder -zubraten. In **Abbildung 7-8-1** werden optimale Temperaturen zum Wachstum oder zur Wachstumsverhinderung von Mikroorganismen dargestellt.

Besondere Vorsicht ist bei tiefgefrorenem Geflügel angeraten; man sollte das Auftauwasser sowie die Verpackung sorgfältig vernichten. Auch sollten die Hände, der Arbeitsplatz sowie alle Gegenstände, z.B. Küchenbretter, die mit dem Auftauwasser in Berührung gekommen sind, mit heißem Wasser und einem Spülmittel sorgfältig gereinigt werden.

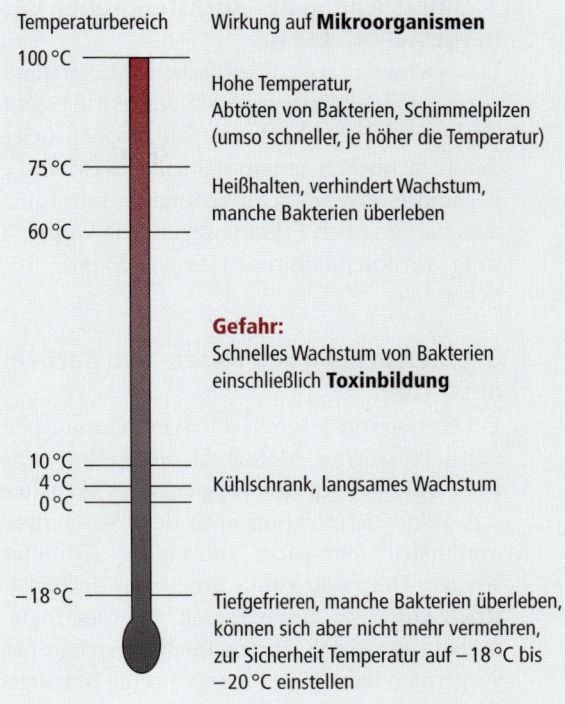

Abbildung 7-8-1: Optimale Temperaturbedingungen zum Wachstum oder zur Wachstumsverhinderung lebensmittelgefährdender Mikroorganismen

Beachte

Entgegen mancher falscher Vorstellungen sind Kunststoff-Küchenbretter keineswegs hygienischer als Holzbretter! Darauf weist eine Untersuchung der Biologischen Bundesanstalt für Land- und Forstwirtschaft (Anonym, 2001) hin. Auf Holzbretter wachsen Bakterien aufgrund antibakterieller Eigenschaften des Holzes nur gebremst.

Ebenfalls müssen Geschirrtücher, Spüllappen und -bürsten häufig, d.h. im professionellen Küchenbetrieb, mindestens täglich gewechselt werden; sie können als Kochwäsche, bzw. die Bürsten in der Spülmaschine, wieder aufbereitet werden.

Um einem Qualitätsverlust von Lebensmitteln durch den Befall mit Schädlingen vorzubeugen, sind die Lebensmittel sachgemäß verpackt (z.B. in der Original-Umverpackung, Eimer mit Deckel) zu lagern und mit einer Inhaltskennzeichnung zu versehen.

Im Fallbeispiel erfolgte ein unsachgemäßes Abkühlen (in zu großer Menge dauerte die Temperaturreduktion zu lang) und führte zur Keimvermehrung und Toxinbildung von S. aureus.

7. Untersuchung der Rückstellproben des hergestellten Essens

Der Nachweis von genidentischen, d. h. verwandten toxinbildenden S. aureus-Stämmen in Essensproben und verschiedenen Stuhlproben belegt den ursächlichen Zusammenhang zwischen Lebensmittelverzehr (Schinkennudeln mit Tomatensoße) und den Erkrankungen. Die Verpflichtung zu Rückstellproben ist in Kapitel 10.3 behandelt.

8. Untersuchung von Nasen- und Rachenabstrichen

Ein Eintrag von S. aureus durch im Nasenrachenraum besiedelter Menschen auf Lebensmittel kann durch angepasstes hygienisches Verhalten, z. B. Händedesinfektion nach dem Naseputzen, minimiert, aber nicht vollständig verhindert werden. Der Fund von S. aureus im Rachenabstrich von zwei Beschäftigten des Cateringbetriebes kann eine S. aureus-Infektionsgefahr hervorgerufen haben. Sie lässt sich völlig beseitigen durch ordnungsgemäße Herstellungspraxis.

Fazit für die Praxis

Pflegende können in Heimen, aber auch im häuslichen Bereich Einfluss auf den hygienischen Umgang mit Lebensmitteln nehmen. Um zu vermeiden, dass Lebensmittel durch Mikroorganismen oder Verfall verderben, empfehlen sich für die Reinigung und Lagerung einige Standards. Sie sind dem Reinigungsnachweis der Bereichsküche (Anhang) beigefügt.

7.9
Wohn- und Pflegegruppenküchen

Mit hygienischer Vorsorge lebensmittelbedingter Erkrankungen in bewohnernahen Küchen befasst sich dieses Kapitel. Enge Beziehung besteht zu Kapitel 7.8.

Einleitung

Auch der Umgang mit Nahrungsmitteln und Speisen im häuslichen Bereich unterliegt hygienischen Aspekten. Gerade hier können Pflegekräfte ein Auge darauf werfen und für einen sorgfältigen Umgang damit sorgen.

Vielfach besteht die Vorstellung, dass gesundheitliche Risiken in der Ernährung vor allem von bestrahlten Lebensmitteln, Fleisch von hormonbehandelten Tieren und chemischen Zusätzen, z. B. Konservierungs- und Farbstoffen ausgehen. Das sind wohl mittel- und langfristige Gefahrenquellen (z. B. resistente Mikroorganismen, Kap. 9.7). Ein von Verbrauchern als gering angesehenes Erkrankungsrisiko besteht jedoch durch mikrobiell verunreinigte Lebensmittel.

Die Wahrscheinlichkeit einer mikrobiellen Lebensmittelinfektion oder -vergiftung z. B. durch Salmonellen, Staphylokokken oder EHEC-Bakterien ist hoch, besonders bei achtlosem Umgang mit Lebensmitteln und mangelnder persönlicher Hygiene.

Nährstoffansprüche für Mikroben. Um die Vermehrungsbedingungen von Mikroorganismen zu beeinflussen, muss man ihre Bedürfnisse kennen. Welche Lebensbedingungen benötigen Mikroben? Sie benötigen:

- Sommerliche Temperaturen zwischen 20 und 40 °C

- Ein feuchtes, warmes Milieu; dort vermehren sie sich «explosionsartig»

- Und bevorzugen Lebensmittel mit hohem Eiweiß- und Stärkegehalt

- Sauerstoff in der Luft; dadurch wird ihre Vermehrung zusätzlich gefördert

Generationszeit. Unter optimalen Bedingungen vermehren sich Mikroorganismen, z. B. in 100 g Kartoffelsalat, der 10 000 Staphylococcus aureus enthält, in:

- Einer Stunde auf 40 000

- Zwei Stunden auf 160 000

- Drei Stunden auf 640 000

- Vier Stunden auf 2 560 000 Mikroben

Für die meisten Bakterien beträgt die Generationszeit, d. h. das Zeitintervall für eine Verdoppelung der Zellzahl, etwa 20 bis 30 min. Theoretisch entstehen aus einer einzigen Bakterienzelle bei einer Generationszeit von 30 min innerhalb 24 h 2^{48} und in 48 h 2^{96} Nachkommen. Das sind unvorstellbare Mengen, die nur bei ausreichendem Nährstoffangebot erreicht werden.

Wasserbedarf. Das Wachstum der Mikroorganismen ist an das Vorhandensein von Wasser gebunden («Wasser ist Leben»). Ein begrenzender Faktor für das Wachstum sind trockene Bedingungen. Die im Wasser gelösten Substanzen sind Nährstoffe, aus denen die Mikroorganismen ihr Zellmaterial aufbauen und Energie gewinnen. Also gilt auch: «Ohne Wasser kein Leben» denn bei einer relativen Luftfeuchtigkeit (RF) von < 65 % ist nahezu kein Wachstum mehr möglich.

Schimmelpilze benötigen eine noch höhere Luftfeuchtigkeit für ihr Wachstum. Der Pilz Rhizopus nigricans bildet auf Brot ein weißes, graues oder unterschiedlich gefärbtes, fadenartiges Pilzmyzel, das später meist lebhaft gelb, rot, grün oder schwarz gefärbte Sporen entwickelt. Er ist auf eine minimale RF von 93 % angewiesen. Zur Prävention kann dieses Wissen bei der feuchtigkeitsgeschützten Lagerung von Brot angewandt werden.

Pseudomonas (P.) aeruginosa gehört zu den anspruchlosesten Bakterien überhaupt. Dadurch ist dieser Art in nahezu jeder Umgebung eine Überlebenschance gesichert, und dementsprechend ist sie weit verbreitet. Als typischer «Nass- oder Pfützenkeim» findet sich P. aeruginosa an längerfristig feuchten Stellen, z. B. in der Küche am Küchenlappen, Trockenhandtuch, Spülschwamm, Komposteimer.

Risiken

Hygienisches Arbeiten in der Küche ist unerlässlich. Wird hier geschlampt, besteht Gefahr! Die zum großen Teil unsichtbaren Mikroorganismen, verursachen gesundheitliche Probleme, die lebensbedrohlich sein können. Die gefährlichsten Mikroorganismen in Zusammenhang mit Lebensmitteln sind:

- Salmonellen

- Staphylokokken (Eiterkeim)

- Clostridien (Fäulniskeim)

- EHEC-Bakterien (Kolibakterien)

- Von Schimmelpilzen gebildete Mykotoxine (Giftstoffe)

Salmonellen kommen vor allem bei Geflügel, Eiern, Fleisch, Fisch und Speisen, die aus diesen Zutaten hergestellt, aber nicht ausreichend erhitzt wurden, vor. Gelangen sie über Lebensmittel lebend in den Körper, so können sie zu einer Salmonelleninfektion mit u. U. ernsten Krankheitserscheinungen führen.

Staphylokokken leben in Wunden und im Nasen- und Rachenraum des Menschen. Durch Husten, Niesen und über die Hände kommen sie in Lebensmittel, wo sie sich vermehren und ein kochfestes Gift bilden, das eine plötzliche schwere Erkrankung hervorrufen kann.

Es gibt verschiedene Clostridenarten. Meistens zersetzen sie das Eiweiß der Lebensmittel. Gefahr besteht in ungenügend gekochtem Gemüse (z. B. Bohnen) oder lang warmgehaltenen Fleischgerichten und in Cremefüllungen. Eine Art kann ein schon in geringsten Mengen lebensbedrohlich wirkendes Gift bilden.

EHEC- Bakterien werden durch verunreinigte Lebensmittel, z. B. rohes Fleisch und Rohmilch, oder durch direkten Kontakt mit infizierten Tieren übertragen und bilden im Darm vor allem für Kinder gefährliche Gifte.

Schimmelpilze bilden Gifte, sog. Mykotoxine, die sich über das gesamte Lebensmittel (z. B. auch die nicht sichtbar verschimmelten Teile eines Brotlaibes) ausbreiten können. Einige von ihnen sind krebserregend.

Konkrete Hygienehinweise zur Küchenhygiene

Wer das Milieu für die Keime wachstumshemmend verändert, hat bereits viel für seine Küchenhygiene getan. Da für die Keimvermehrung im Umgang mit Lebensmittel Luftsauerstoff, Feuchtigkeit, optimale Temperatur, niedriger Säuerungsgrad und ein Nährboden erforderlich sind, gilt es zum hygienischen Arbeiten diese Bedingungen zu beeinflussen. Das kann geschehen durch:

- Den Entzug von Luft: so sind z. B. mit Luft vakuumierte Lebensmittel länger haltbar

- Den Entzug von Wasser: getrocknete Lebensmittel halten länger

- Die korrekte Kühlung oder Erwärmung der Lebensmittel

- Den Säuregehalt im Lebensmittel: Lebensmittel, denen Säure zugesetzt wurde, z. B. in Salaten oder in denen bei der Gärung Säure entstand, z. B. im Sauerkraut und essigsaurem Gemüse, sind haltbarer

- Zugabe antiseptisch wirksamer Kräuter: so können mit Basilikumöl in geringer Konzentration zum Beispiel Salatblätter desinfiziert werden (Jäger et al., 2006)

- Reduzieren des Nährbodens. Unter Nährboden werden Eiweiß, Fette und Kohlenhydrate verstanden, die z. B. auch in Schmutz enthalten sind. Je weniger Nährboden vorhanden ist, desto länger ist das Lebensmittel haltbar.

Hauptursache für Lebensmittelinfektionen und -vergiftungen sind:

1. Fehler beim Einkauf

2. Unsaubere Lebensmittelverarbeitung

3. Unzureichendes Erhitzen und Kühlen

4. Zu langes Warmhalten im Risikobereich unter 60 °C

5. Übertragen von Mikroorganismen durch verunreinigte Lebensmittel, den Menschen oder Geräte auf die Speisen.

Durch Einhalten der nachstehend und den in Kapitel 7.8 ausgeführten wichtigen Tipps für den hygienischen Umgang mit Lebensmitteln lassen sich Lebensmittelinfektionen und -vergiftungen weitgehend vermeiden.

1. Lebensmittel richtig einkaufen – sorgfältig auswählen – zügig transportieren! Die Hygiene beginnt beim Einkauf. Vakuumierte Lebensmittel in kleinen Abpackungen einkaufen. Unbedingt Kühlkette einhalten, d. h. tiefgefrorene Lebensmittel zum Schluss kaufen. Dauert der Weg nach Hause länger als 1 h, dann Fleisch, Fleisch- produkte und Fisch möglichst in einer Kühltasche transportieren. Die Waren sollen nicht wärmer als – 12 °C werden. Nur einwandfreie Lebensmittel kaufen. Auf das Haltbarkeitsdatum achten (z. B. Milchprodukte)

2. Vermeiden unsauberer Lebensmittelverarbeitung. Vor der Küchenarbeit und auch zwischendurch die Hände waschen. Dieser Hinweis gilt besonders beim hygienisches Kochen mit Bewohnern oder Patienten. Während die Großküche einer Altenpflegeeinrichtung genau den gleichen Anforderungen unterliegt wie die eines Krankenhauses, werden vielfach im Pflege- und Rehabereich «therapeutisches Kochen» angeboten (Anhang). Dabei stellen Bewohner oder Patienten gemeinsam mit den Pflegenden eine Mahlzeit her und verzehren diese auch. In diesem Fall herrschen haushaltsähnliche Bedingungen, so dass die Lebensmittelhygieneverordnung nicht zur Anwendung kommt.

Pflegehelfer und Pflegekräfte, die in der Wohnbereichsküche Lebensmittel zubereiten, auch Brote vorbereitend schmieren, benötigen die Belehrung und Bescheinigung gemäß §43 Infektionsschutzgesetz, während examinierte (Alten-) Pflegekräfte davon ausgenommen sind.

Bei der Küchenarbeit können sich Bakterien über die ganze Küche verbreiten (Besteck, Arbeitsflächen, Schneidbretter, Geräte usw. bis hin zu den fertigen Speisen). Der beste Schutz ist Sauberkeit. Deshalb gilt:

- Vor jeder Essenszubereitung und vor dem Essen Hände gründlich reinigen, vor allem nach dem Toilettenbesuch, dem Windelwechsel, Gartenarbeit und Tierkontakten, aber auch wenn man sich an die Nase gefasst hat.

- Saubere Kleidung und saubere Fingernägel sollten selbstverständlich sein

- Lebensmittel waschen, bei Bedarf schälen. Obst und Gemüse immer mit Trinkwasser gründlich waschen, ungewaschene und gewaschene Lebensmittel trennen. Lebensmittel in geschlossenen Behältnissen lagern oder mit Folie abdecken (möglichst auch während der Essenszubereitung)

- Schneidbretter, Messer und andere Küchenutensilien nach jedem Kontakt mit rohem Fleisch, Geflügel, rohen Eiern und Fisch in heißem Wasser mit Spülmittelzusatz reinigen. Auch den Arbeitsplatz zwischendurch wie beschrieben säubern

- Tiefgefrorenes Fleisch (insbes. Geflügel) ist häufig mit Salmonellen verunreinigt. Das Abtauwasser ohne Verspritzen beseitigen

- Alle Flächen, die Kontakt mit dem Geflügel und dem Abtauwasser hatten, muss man besonders gründlich reinigen. Das gilt auch für die Hände!

- Hand- und Küchentücher mindestens täglich wechseln und waschen, bei Kontakt mit Auftauflüssigkeit sofort

- Ordnung in der Küche halten; Abfall in einer Schüssel sammeln, schmutziges Geschirr wegräumen und spülen

- Haustiere immer von Lebensmitteln fernhalten

3. Speisen gründlich erhitzen (kochen bzw. durchbraten) und kühlen. Lebensmittel zügig verarbeiten:

- Fleischstücke immer gut durchbraten, eine Kerntemperatur von 70 °C muss erreicht werden. Es darf kein roter Fleischsaft austreten. Spiegel- und Rühreier durchbraten, Frühstückseier mind. 6 bis 8 min kochen, das Dotter muss fest sein.

- Frischen Fisch so lange garen, bis er undurchsichtig ist und sich mit einer Gabel in Schichten zerteilen lässt.

- Fertig gegarte Speisen gleich verzehren und nicht längere Zeit und nicht unter 60 °C warm halten.

- Aufwärmen vermeiden, sondern die Reste kurz durchkochen oder -braten.

- Beim Garen oder Erwärmen in der Mikrowelle sicherstellen, dass alles gleichmäßig auf mindestens 70 °C erhitzt wird.

- Warmspeisen sind ausreichend zu erhitzen, da intensives Erhitzen Mikroorganismen abtötet. Das bedeutet, dass alle Teile auf eine Temperatur von mindestens 70 °C gebracht werden.

- Gegarte Speisen dürfen nicht mit der Hand angefasst werden, weil sich auch auf einer sauberen Handfläche Mikroorganismen befinden, die auf die Lebensmittel übertragen werden können.

- Rohe Milch (Milch ab Hof) vor dem Verzehr abkochen.

- Für die Zubereitung von Tee ist kochendes Wasser zu verwenden. Teeblätter sind nicht keimfrei und Wasser wird in der Regel in Kaffeemaschinen nicht aufgekocht. Ebenso muss Wasser, das zum Pürieren von Nahrung zugesetzt wird, vorher abgekocht sein.

- Leichtverderbliche Lebensmittel, z.B. Geflügel, Fisch, Fleisch, sind zu kühlen. Sie sollen trotz Kühlung nicht zu lange, d.h. 1 bis 3 Tage, aufbewahrt werden, da das Kühlen die Vermehrung vieler Mikroorganismen nur verlangsamt und nicht verhindert.

- Nach dem Kühlen sollen wiedererhitzte Speisen mindestens auf 70 °C gebracht werden. Intensives Wiedererhitzen tötet Mikroorganismen ab, die sich möglicherweise während der Kühllagerung entwickelt haben können.

- Lebensmittel im Kühlschrank in geschlossenen Vakuumdosen bzw. anderen Gefäßen aufbewahren

- Das «Fifo»-Prinzip anwenden. First in first out heißt: was zuerst rein kommt, kommt zuerst raus aus dem Kühlschrank

- Lebensmittel im Kühlschrank oder Gefrierschrank mit Bezeichnung und Datum beschriften, insbesondere wenn mehrere Personen in einer Wohngruppe den Kühlschrank benutzen.

- Lagerraum und Kühlgeräte sauber halten (Anhang)

Beachte

Kühlschränke müssen regelmäßig gereinigt werden (Anonym, 2006). Daran ändert auch die antibakterielle (Nanosilber-)Beschichtung nichts, mit der immer mehr Kühlschränke angeboten werden. Das Bundesinstitut für Risikobewertung (BfR) hat die hygienische Wirkung und den Nutzen derartiger Beschichtungen für den Verbraucher beurteilt. Das Ergebnis: Die Oberflächenbeschichtung bietet keinen zusätzlichen Vorteil beim Schutz vor Keimen. Sie kann weder die Reinigung der Geräte noch die Beachtung allgemeiner hygienischer Regeln beim Umgang mit Lebensmitteln ersetzen. Auch Kühlschränke mit antibakterieller Innenraumbeschichtung sollten regelmäßig mit Wasser und herkömmlichen Reinigungsmitteln gereinigt werden. Aus der Beschichtung könnten zudem mehr Silberionen auf die im Kühlschrank aufbewahrten Lebensmittel übergehen, als aus Sicht des gesundheitlichen Verbraucherschutzes wünschenswert wäre.

4. Verderbliche Lebensmittel und Speisen sofort kühlen oder einfrieren. Verderbliche Lebensmittel, fertig gekochte Speisen und Essensreste innerhalb von 2 h kühlen oder einfrieren. Kühlen und Gefrieren ersetzt nicht das Garen, da bestimmte Bakterien, z.B. Salmonellen, EHEC-Bakterien und Schimmelpilze Gefriertemperaturen von −18 °C überleben. Hackfleisch am «Kauftag» zubereiten. Frischen Fisch max. 24 h im Kühlschrank aufbewahren. Fleisch und Geflügel im Kühlschrank oder in der Mikrowelle auftauen.

Schimmelpilze bilden geschmack- und geruchlose zum Teil krebserregende Giftstoffe, die sich selbst bei nur angeschimmelten Lebensmitteln bereits in der gesamten Speise verteilt haben können. Deshalb: Verschimmelte, angeschimmelte aber auch verfaulte Lebensmittel wegwerfen!

Kalte Buffets sind problematisch. Oft sind die geforderten Lagertemperaturen nicht vorhanden. Abhilfe können kleine Chargen und die Kühlung, z.B. auf Eis bei Salaten und Desserts schaffen. Kalte Platten, Feinkost und Rohkost sollte nicht länger als 2 h ausliegen. Die Kühltheke sollte bei der Ausgabe max. 7 °C nicht überschreiten. Die Kerntemperatur darf bei Warmgericht 65 °C nicht unterschreiten.

5. Keimübertragungen vom Menschen vermeiden. Es gilt der Grundsatz, Lebensmittel nur mit sauberen Küchengeräten zu bearbeiten. Die Übertragung menschenbezogener Bakterien ist besonders bei rohem Fleisch, Geflügel, Eiern, Fisch und Meerestieren problematisch. Im Mund und Atemtrakt gesunder Menschen findet sich folgende normale Keimflora (**Tab. 7-9-1**).

Vorkosten nennen es die einen, naschen die anderen. Jedenfalls haben die Finger beim Kochen und die normalen Keime des Mundes beim Probieren von Speisen eine Bedeutung. Möglichkeiten zur Keimabgabe beim Kochen sind in Tabelle 6-3-4 aufgeführt, deshalb:

■ Nie mit den Fingern probieren!

■ Immer mit zwei Löffeln abschmecken: einer für den Mund, der andere für den Topf

■ Nicht auf Lebensmittel husten oder niesen

Keimübertragungen vom Geschirr vermeiden. Verzehrfertige Gerichte in sauberes Geschirr füllen. Dabei kann die Kontamination von sauberem Geschirr Infektionsursache sein. So fal-

Tabelle 7-9-1: Keimflora gesunder Menschen im Mund

Körperstelle	Flora
Mund: Zunge und Wangenschleimhaut	Vergrünende (Viridans-) Streptokokken, Neisseria-Arten, Branhamella catarrhalis, Hefen, unter anderen Candida
Zahnfleisch, Tonsillenkrypten	Bacteroides, Fusobakterien, Peptostreptokokken, Aktinomyzeten, Spirochaeten
Nasen-Rachenraum	Mikroorganismen der Mundhöhle, gelegentlich Streptococcus pneumoniae, Neisseria meningitidis (Meningokokken), Haemophilus, Anaerobier
Atemtrakt unterhalb des Kehlkopfs	Aufgrund des Ziliarepithelschlages und der Schleimschicht des Respirationsepithels steril
Speiseröhre	Transiente, d.h. temporäre Mundflora

len immer wieder Salmonelleninfektionen bei Kindern in den ersten Lebensmonaten auf. Als Infektionsursache scheidet die pulverförmige Säuglingsnahrung mit großer Wahrscheinlichkeit aus, weil während der Produktion und von Rückstellproben bakteriologische Kontrollen vorgenommen werden. Salmonellen werden eher mit anderen Lebensmitteln (Ei, Hackfleisch, Geflügel u. a.) in die Küche verschleppt und durch Hände, Küchenlappen oder unzureichend auf Kochtemperatur gebrachtes Trinkwasser in die Säuglingsnahrung übertragen.

Fazit für die Praxis

Das BfR hält, über die Nanosilber-Beschichtung von Kühlschränken hinaus, den Einsatz von antibakteriell wirkenden Mitteln im Haushalt grundsätzlich für überflüssig. Dadurch wiegt sich der Verbraucher leicht in einer falschen Sicherheit. Die Verbesserung des persönlichen Hygieneverhaltens und des hygienischen Umgangs mit Lebensmitteln hat bei der Vermeidung von Lebensmittelinfektionen einen weitaus größeren Nutzen. Herkömmliche Reinigungsverfahren mit Wasser, falls erforderlich mit Fett oder Eiweiß lösenden Mitteln, reichen aus, um Verschmutzungen auf ein gesundheitlich unbedenkliches Maß zu reduzieren.

Literatur

7.1 Bauplanung und -ausführung

Anonym, 2003: Prima Klima durch Zimmerpflanzen. Pharmazeutische Zeitung 37/2003 vom 9.9.2003 (ohne Jahrgangs- und Seitenangabe)veröffentlicht in: http://www.pharmazeutische-zeitung.de/; Zugriff vom 2.6.2006

Brandt, I. et al.: Schwamm drüber – Umweltschonende und gesundheitsbewusste Reinigung in öffentlichen Einrichtungen, 2. Aufl. Landschaftsverband Westfalen-Lippe, Münster 2001

Steinel, M.: Qualitätsmanagement im Bereich Reinigung. Veröffentlicht in: http://hauswirtschaft.loel.hs-anhalt.de/publ/053-band7.pdf; Zugriff vom 2.6.2006

7.2 Tierhaltung

Anonym: Altenpflege – Türe auf für Tiere. Pharmazeutische Zeitung (ohne Jahrgang) (2005) 8: (ohne Seitenangabe) vom 22.2.2005; veröffentlicht in: http://www.pharmazeutische-zeitung.de/

Hhe: Wir müssen nicht draußen bleiben! Intensiv 13 (2005) 3:94

Lightfoot, D.: Research into the dangers of unclean fish tanks, which can harbour diseases such as Salmonella. veröffentlicht in: http://uninews.unimelb.edu.au/articleid_3350.html; Zugriff vom 6.5.2006

7.3 Gefährdungen durch Wasser

Anonym: Hygienemängel bei Wasserspender – Aktualisierte Gesundheitliche Bewertung. Bundesinstitut für Risikobewertung. Aktualisiert 15.12.2005; veröffentlicht in: http://www.bfr.bund.de/cm/208/hygienemaengel_bei_wasserspendern.pdf; Zugriff vom 21.4.2006

Botzenhart, K.: Mikroorganismen im Trinkwasser. Dt Ärztebl 93 (1996) 34–35:2142–2144

Lück, P.C.; Steinert, M.: Pathogenese, Diagnostik und Therapie der Legionella-Infektion. Bundesgesundheitsbl 49 (2006) 5:439–449

Sitzmann, F.: Wunden nie ohne Sterilfilter ausduschen! Die Schwester/Der Pfleger, 44 (2005) 7:570

Unger, A.: Verkeimtes kühles Nass. Veröffentlicht in: http://www.stern.de/wissenschaft/ernaehrung/551649.html?nv=cb; Zugriff vom 21.4.2006

Widmer, A.F.: Trinkwasserversorgung in Spitälern. Swiss-Noso 9 (2002) 3:4–7

7.4 Nassbereich der Physiotherapie

Kulenkamp, D.: Whirlpool-Dermatitis – eine Sonderform der gramnegativen Folliculitis. Akt Dermatol 30 (2004) 4:120–122

Pitten, F.-A. et al.: Physiotherapie. In : Kramer, A. et al. (Hrsg): Krankenhaus- und Praxishygiene. Urban & Fischer, München 2001

Rüden, H.; Geffers, C.: Vorsichtsmaßnahmen bei der Behandlung von CF-Patienten. Consilium infectiorum Klinik. 12 (2006) 2:25–26

7.5 Grundanforderungen ambulanter Pflegedienste

Böhme, H.: Praktiker fragen – Juristen antworten. Pflege- & Krankenhausrecht. 8 (2005) 3:84

Köther, I. et al.: Aufgaben und Organisation von ambulanten Pflegediensten. In: Köther, I.: THIEMEs Altenpflege. Thieme, Stuttgart 2005

Schöbi, B.: Spital versus Spitex. Kantonsspital St. Gallen. Veröffentlicht in: http://www.infekt.ch/updown/vortrag/sh_04_hauspflege.pdf; Zugriff vom 1.6.2006

7.6 Heime für Behinderte

Anonym, 2006: Zur infektionshygienischen Überwachung von Heimen für Behinderte. Epidemiologisches Bulletin (ohne Jahrgangsangabe) (2006) 7:55–57

7.7 Infektionsquelle Baustelle

Unterdorfer, S. et al.: Epidemiologie und Expositionsprophylaxe von invasiven Aspergillosen aus Sicht der Krankenhaushygiene. Hyg Med 30 (2005) 11:404–408

Vonberg, R.P.; Gastmeier, P.: Was bedeuten Aspergillen in der Luft? Ergebnisse von Outbreak-Analysen. Hyg Med 31 (2006) Supplement 1:20

7.8 Lebensmittel- und (Groß-)Küchenhygiene

Anonym, 2000: Lebensmittelvergiftung durch toxinbildende Staphylokokken. Analyse eines Ausbruchs in drei Kreisen Sachsen-Anhalts. Epidemiologisches Bulletin Nr. 31 vom 4.8.2000 (ohne Jahrgangsangabe)

Anonym, 2001: Antibakterielle Wirkung von Holz nachgewiesen. Presseinformation der Biologischen Bundesanstalt für Land- und Forstwirtschaft, Braunschweig vom 26.6.2001. Veröffentlicht in: http://www.bba.de/; Zugriff vom 6.5.2006

Mims, C.A. et al.: Medizinische Mikrobiologie. Ullstein-Mosby, Berlin 1996

7.9 Wohn- und Pflegegruppenküchen

Anonym, 2006: Antibakterielle Beschichtung in Kühlschränken: kein Ersatz für regelmäßige Reinigung. Hyg Med 31 (2006) 4:150–151

Jäger, S. et al.: Pharmakologie ausgewählter Terpene. Pharmazeutische Zeitung-Online; veröffentlich in: http://www.pharmazeutische-zeitung.de/ Nr. 22/2006; Zugriff vom 2.6.2006

Weiterführende Literatur

Mayr, A.: Tiere im Haushalt. In: Gundermann, K.-O. et al. (Hrsg): Lehrbuch der Hygiene. Fischer, Stuttgart 1991

Trotz länger zurückliegenden Erscheinens weiterhin eine aktuelle und umfassende Darstellung einer Infektionsübertragungsmöglichkeit durch Tiere.

Seebacher, C.; Bergemann, R.: Nosokomiale Infektionen durch Pilze. In: Kramer, A. et al. (Hrsg.): Krankenhaus- und Praxishygiene. Urban & Fischer, München 2001

Weber, A.; Schwarzkopf, A.: Heimtierhaltung. Themenheft 19 des RKI. Berlin 2003

8 Hygienisch Arbeiten im Haushalt der Familie

8.1 Darstellung derzeitiger Optionen zukünftiger Versorgungsverhältnisse

> An einigen Beispielen wird die derzeitige Lage der Langzeitpflege mit Perspektiven aufgezeigt.

 Einleitung

In den deutschsprachigen Ländern werden die meisten Pflegebedürftigen in Familienpflege mit oder ohne Unterstützung durch einen ambulanten Pflegedienstes betreut. Nur ein geringerer Teil der Pflegebedürftigen wohnt in institutioneller Pflege wie Altenpflegeheimen. So wurden 2002 allein von den anerkannt Pflegebedürftigen 1,4 Millionen zu Hause und 635 000 in einem Pflegeheim gepflegt (Pick, 2004).

Einige aus der gestiegenen Zahl pflegebedürftiger Bürger absehbare Entwicklungen und Herausforderungen für die Pflege sind die:

- Zunahme geriatrischer Klienten/Patienten
- Zunahme häuslicher Krankenpflege
- Resultierende Auswirkung auf das Berufsfeld Pflege und die Profession
- Steigende Bedeutung von Entlassungsmanagement und Patientenberatung

Zunahme geriatrischer Klienten/Patienten

Es ist inzwischen hinlänglich bekannt, dass unsere Gesellschaft altert. Ein komplexes Zusammenspiel von steigendem Wohlstand, gesünderer Ernährung, humaneren Arbeitsbedingungen, verbesserter Hygiene, sozialer Fürsorge und medizinischer Versorgung wird für die gestiegene Lebenserwartung in den Industrienationen verantwortlich gemacht. Bemerkenswert ist aber, dass der Anstieg der Lebenserwartung schon lange vor der Entwicklung der sog. modernen Medizin begann (Weiland, 2006). Seit 1840 nimmt die maximale Lebenserwartung in den westlichen Ländern um ca. 3 Monate pro Jahr zu. Pro Jahrzehnt stieg die Lebenserwartung in den vergangenen 160 Jahren um 2,5 Jahre (Vaupel, 2005), ein Ende dieser Entwicklung ist nicht in Sicht. Wir sind auf dem Weg zur «Altersgesellschaft».

Tabelle 8-1-1: Zunehmende Lebenserwartung (Zeyfang, 2006)

Lebens-alter	1992	Ende 2002	Erwartungen für 2050
> 60 Jahre	20,3 %	20,1 Millionen (24,4 %)	27,6 Millionen (36,7 %)
> 80 Jahre	3,9 %	3,4 Millionen (4,1 %)	12 %
von 82,5 Millionen Menschen in Deutschland 1992 und 2002			

Definition

Eine mögliche Differenzierung des Begriffs «Alter» lautet:

- Die «Älteren» bzw. «ältere» Menschen sind Menschen ab dem 45. bis 64. Lebensjahr

- «Alt» bzw. «Alter» meint den Lebensabschnitt, der mit 65 Jahren bzw. mit der Pensionierung beginnt

- Mit «Alte», «Betagte» und «Senioren» werden Menschen ab dem 65. bis 79. Lebensjahr beschrieben (dritter Lebensabschnitt)

- Menschen ab dem 80. Lebensjahr sind die «Hochbetagten» (4. Lebensabschnitt).

Neben der kontinuierlichen Steigerung des Anteils der über 60-Jährigen an der Gesamtbevölkerung nimmt auch der Anteil der hochaltrigen Menschen zu, was für die Frage nach der Pflegebedürftigkeit von besonderem Interesse ist.

Hinweis

Pflegebedürftigkeit tritt in Deutschland verstärkt erst bei den über 85-Jährigen auf (Zeyfang, 2006)

Alter ist keine Krankheit und nicht das kalendarische Alter ist entscheidend für Wohlbefinden und Lebensqualität. Erst durch Hinzukommen von Krankheiten, meist gleich mehreren (Multimorbidität, **Tab. 8-1-2**), und Einschränkungen sowie Funktionsstörungen, den «geriatrischen Syndromen», kommt es zu Problemen. Besonders wichtig, weil anders als beim jüngeren Menschen, ist der Einfluss der mit Alter verknüpften Funktionsstörungen auf die Lebensqualität. Infektionen waren bis 1950 wichtige Todesursachen, heute sind in Deutschland Krankheiten des Kreislaufsystems (mit 47 %), z. B. durch Übergewicht, Fehlernährung und mangelnde Bewegung und Krebserkrankungen (mit 25 %), z. B. durch das Rauchen, die beiden häufigsten Todesursachen (Weiland, 2006). Nicht nur die «geriatrischen I's» (Immobilität, Inkontinenz, Intellektueller Abbau, Instabilität), auch

Tabelle 8-1-2: Wechselbeziehung von Demenz, Depression und Diabetes (verändert entnommen aus: Zeyfang, 2006)

Erkran-kung	Einfluss auf Diabetes	Einfluss von Diabetes
Demenz	- Schlechtere HbA_{1c}-* Werte - Schulung, Selbstmanagement unmöglich - Kontrollen erschwert (Augenhintergrund, Blutdruck, Fuß, Essen und Trinken)	- Bei Diabetikern häufiger Demenzen als bei Nichtdiabetikern - Je schlechter die Stoffwechselführung, desto größer die kognitiven Leistungseinschränkungen
Depression	- Schlechtere HbA_{1c}- Werte - Geringere Compliance - «Pseudodemenz»	- Bei Diabetikern signifikant häufiger Depression - Verstärkung durch Angst, Schuldgefühle

*HbA_{1c} = Glycohämoglobin

durch chronische Schmerzen, Fehl- und Mangelernährung, Sarkopenie, d. h. der mit dem Altern zunehmende Muskelabbau (Zeyfang, 2006), kommt es zu Problemen für den einzelnen Menschen – und für die Gesellschaft.

Zunahme häuslicher Krankenpflege

Durch die mit dem Altwerden gleichzeitige Zunahme chronischer Krankheiten gewinnt die Pflege sehr an Bedeutung. Das lässt sich an der ständigen Zunahme zugelassener ambulanter Pflegeeinrichtungen erkennen (Anonym, 2002). Es ist damit zu rechnen, dass diese Bedeutung der häuslichen Krankenpflege in Zukunft noch weiter steigt, da ein immer größer werdender Teil der Bevölkerung nicht mehr in der Lage sein wird, seine Angehörigen zu Hause zu pflegen. Trotzdem wird dem Verbleiben in der gewohnten Umgebung ein immer höherer Stellenwert beigemessen. Auch wird die Zahl der hochbetagten und Menschen mit Mehrfacherkrankungen aller Voraussicht nach weiter ansteigen.

Außerdem führen die Veränderungen in der Pflege im Krankenhaus zur Zunahme häuslicher Pflege. Die gesetzliche Förderung teilstationärer, vor- und nachstationärer und des Stellenwertes ambulanter Versorgung wird diese Versorgungsnotwendigkeit weiter an Bedeutung gewinnen lassen. Da zudem der weitere Ausbau großer Pflegeeinrichtungen nicht erstrebenswert erscheint, ist die Suche nach neuen Formen des Zusammenlebens zwischen den Generationen eine Möglichkeit, Monotonie, Einsamkeit und Abhängigkeit zu begegnen.

Auswirkungen auf das Berufsfeld Pflege und die Profession

Durch die zunehmende Alterung der Bevölkerung und gleichzeitige Zunahme chronischer Krankheiten wird Pflege insgesamt als Berufsfeld und Profession sehr an Bedeutung gewinnen. Obwohl die meisten Prognosen der Lebenserwartung von einer deutlichen Zunahme an Hochbetagten ausgehen, deren Versorgung, Betreuung und Pflege die Gesellschaft vor große Herausforderungen stellen wird, erlauben sehr vorsichtige Prognosen z. B. des Statistischen Bundesamtes, den Politikern, zwingend notwendige Vorbereitungen sowie Reformen der Sozialsysteme aufzuschieben (Vaupel, 2005). Am Beispiel der wenig gewürdigten Langzeitpflegerinnen (Anonym, 2005) und dem Zeitdruck und der hohen physischen und psychischen Arbeitsbelastung und Fluktuation allgemein in der Pflege (Pick, 2004), ist die mangelnde Vorbereitung überdeutlich.

Besonders die Prognosen der Lebenserwartung für das Jahr 2050 bergen die Gefahr, dass wir unvorbereitet und konzeptionslos einer neuen gesellschaftlichen Situation gegenüberstehen (Vaupel, 2005). Wir sind z. B. nicht darauf vorbereitet, dass mit der Entwicklung der Lebenserwartung auch die Zahl dementiell Erkrankter steigt. Wohngruppen für dementiell Erkrankte zeigen die Möglichkeit einer besseren Versorgung. Kleinräumige und familienähnliche Wohngruppen sorgen für Überschaubarkeit und ein positives Milieu. Auch hier sind Möglichkeiten, Pflegenden aus ambulanten Pflegediensten mit Basiswissen über dementielle Erkrankungen eine spezielle Pflegeaufgabe zu ermöglichen.

Steigende Bedeutung von Entlassungsmanagement und Patientenberatung

Entlassungsmanagement in Form von Pflegeüberleitung und interdisziplinären Versorgungspfaden als Brücke zwischen Akutkrankenhaus und ambulanter Versorgung (Kap. 8.2) gewinnen neben der Beratung und Schulung von Patienten und Angehörigen eine immer wichtigere Rolle. Das zeigt sich auch für die Institution Pflegeheim mit der z. T. großen Anzahl von Hausärzten, die alle in unterschiedlicher Art ihre Patienten in den Heimen versorgen (s. Fallbeispiel Kap. 9.7 und Fallbeispiel unten). «Je mehr Ärzte in einem Heim ein und aus gehen, umso unübersichtlicher ist die Handhabung der medikamentösen Polypragmasie, d. h. Ausprobieren vieler Behandlungsmethoden und Arzneien, des überwiegenden Teils der Bewohner…» (Anonym, 2002, S. 235).

Eine gelingende Kommunikation zwischen Pflegenden und Ärzten ist der zentrale Faktor für eine gute medizinische und hygienische Versorgung im Heim.

 ### Risiken

Es war historisch stets ein bedeutsames individuelles Ziel, ein hohes Alter zu erreichen. Hochaltrigen Menschen wurde nicht zu allen Zeiten und in allen Kulturen Hochachtung entgegengebracht. Die Bereitschaft, die Lasten des hohen Alters mit Hilfs- und Pflegebedürftigkeit zu tragen, wurde nicht selten infrage gestellt.

Spartanische Altersversorgung. «… Bei den griechischen Philosophen wurde gelehrt, dass der Mensch ein Exemplar sei. Das missgebildete Kind war demnach ein missratenes Exemplar und hatte ausgesetzt zu werden. In Sparta existierte eine bestimmte Vorstellung von Altersversorgung: wenn die Alten nicht arbeiten konnten, wurden sie auf die Mauer gestellt und bekamen einen Schub – der aktionsunfähige Mensch hatte keine Existenzberechtigung …» (Kienle, 1981).

Entwicklung des Christentums. «… Mit Jesus Christus trat eine Persönlichkeit auf, die dem Individuum einen Wert gab. Im Gleichnis vom Samariter pflegt er den Mann ohne Rücksicht darauf, ob das Exemplar wieder gesund wird. Er pflegt ihn um seines Leidens willen. Ich habe dem leidenden Individuum nur zu helfen, nicht aber die Berechtigung, über seine Existenz zu urteilen. Um diesen revolutionären Gedanken zu verstehen, hat die Menschheit 1000 Jahre gebraucht, dass das Individuum, der einzelne Mensch für sich von Wert ist …» (Kienle, 1981).

21. Jahrhundert nach Christus. Hochaltrigkeit wird als erhebliche Belastung für die Gesellschaft angesehen (Anonym, 2002). Das hohe Alter wird gegenwärtig mit gravierenden Risiken einhergehend betrachtet, von denen Demenz eines der bedeutsamsten ist und vielfach nur unzureichende Versorgungsbedingungen bestehen.

Konkrete Hygienehinweise

Die Absicht eines hygienischen Umgangs mit hohem Alter und Pflegebedürftigkeit wird an einigen Inhalten thematisiert, es sind dies:

- Eine Haltung Pflegender, die die individuelle Entscheidung des alten und sterbenden Menschen achtet

- Betrachtungen zu Pflegeversagen und hygienischen Defiziten

- Etablierung von High-Tech Home Care

- Abhängigkeit der Mitarbeiterzahl (Personalschlüssel) im Verhältnis zu Hygienefehlern

Zu bedenken ist dabei, dass Hygiene sich nicht auf ein enges Denken von Bakterienpolizei festlegen lässt. Der Wortbegriff «Hygiene» leitet sich von einem viel umfassenderen Anliegen ab, nämlich einer «der Gesundheit des Menschen zuträglichen Kunst» (Kap. 1.2).

Haltung Pflegender, die die individuelle Entscheidung des alten und sterbenden Menschen achtet

Die Langsamkeit der Reaktion auf die Krankheit und die veränderte Pharmakokinetik, d. h. Verteilung und Resorption der Medikamente bei älteren Menschen, die Medikamentenwirkungen oft erst verzögert eintreten lässt, ist nicht nur auf die Organe und Gewebe beschränkt. Sie erstreckt sich auch auf seinen psychischen Zustand, er neigt sehr oft zu Passivität und Depression. Diese «Langsamkeit» passt nicht in die Umtriebigkeit unserer Zeit. Die soziale Entwertung der alten Menschen beruht sowohl auf biologischen wie auf ökonomischen Kriterien. Die schrittweise Reduzierung der organischen Kräfte und die gleichzeitige Verminderung der Aktivität bieten das Bild eines gebrechlichen Wesens, das nicht sehr rentabel und dessen Zukunft äußerst unsicher ist.

Pflegende müssen dem Patienten gegenüber ständig eine Doppelrolle spielen. Sie versuchen, dem leidenden Menschen Mitgefühl im Sinne von Empathie entgegenzubringen. Gleichzeitig wird dem Betreuten das Bild der bestmöglichen Überwindung von Krankheit und Schmerzen und dasjenige von Gesundheit, d.h. der schon überwundenen und vergessenen Leiden versucht zu vermitteln.

So ungewöhnlich es klingt, pflegerisch-therapeutische Begleitung kann sich auch so vollziehen, dass sie in Sterben und Tod mündet. Eine zukünftige Haltung, dass es kein medikamentöses und technisches Erzwingen von Fortexistenz bei Krankheiten im hohen Alter geben kann, sondern der Individualität des Menschen in Freiheit zu einer Entscheidung zum Weiterleben oder einem endgültigen Verlassen des Leibes zu verhelfen, gilt es zu entwickeln. Es geht nicht darum, alles an High-tech-Medizin unreflektiert einzusetzen, was verfügbar ist. In einem Kontakt zum Betreuten, der von technischen Hilfsmitteln nicht abgelenkt und verstellt ist, ist nach dem Lebenswillen des Patienten zu forschen. Er macht eine Zielbestimmung notwendig.

Damit wird nicht einer Haltung das Wort geredet, den Menschen zu töten oder ihn sich selbst zu überlassen (aktive oder passive Euthanasie), ohne ihm jede mögliche menschliche und professionelle Hilfe in der Krankheit zu einer neu zu gewinnenden Gesundheit zu geben. Diese personifizierte Einstellung dem Kranken gegenüber macht es sich zum Grundsatz, das Ausmaß jeder Therapie und pflegerischen Einwirkung an der freiheitlichen individuellen Entscheidung des Patienten abzuspüren.

Diesen zukünftigen Entwicklungen der Pflege kommt eine existentielle Bedeutung zur Beachtung biographischer Lebensschritte zu. So wie heute vielen Menschen nachvollziehbar ist, dass jeder Mensch eine ihm eigene, schicksalsbestimmende Geburtsstunde eigen ist, werden Pflegende und Ärzte lernen müssen, eine Todesstunde zu erkennen und zur rechten Zeit zuzulassen.

Es ist festzustellen, dass alle Herrschaft des Menschen über Menschen eine Anmaßung darstellt und durch keine Legitimationstheorie zu rechtfertigen ist. Die Gemeinschaft muss aufhören, die Älteren zu entmündigen und generell als Betreuungsobjekte zu behandeln, sondern sie muss nach Möglichkeit die Selbstständigkeit der Älteren sowie ihre Integration als aktive Mitglieder fördern.

Diese Grundforderungen sind zu beachten, wenn die Frage nach dem freien Aufenthalt-Bestimmungsrechtes für Betagte behandelt wird. Wer zählt die Menschen, die infolge des Traumas starben, gewaltsam aus ihrer Wohnung und gewohnten Umgebung entfernt worden zu sein? Ein grundlegendes Prinzip ist das Recht des Betagten, selbst zu bestimmen, ob er die Intervention oder die Hilfe überhaupt will. Aufnahmeverfahren in Altenpflegeheime zeigen oft nur Lippenbekenntnisse der Helfer und Mangel an echter Anteilnahme.

Falsche Einschätzung der Hilflosigkeit oder des Selbstbestimmungswunsches, Etikettierung, ungenügende medizinische Information, ja sogar Zwangseinweisungen von Betagten verkennen oft, dass alte Menschen Grund- und Bürgerrechte besitzen. Ich muss mir bewusst werden, dass ich mit der Achtung des Selbstbestimmungsrechtes des anderen die soziale Situation gestalte, die auch mich trägt.

Verweigert ein Hilfsbedürftiger die ihm angebotene Hilfe, so gebietet es das Selbstbestimmungsrecht des Menschen, einen bei klarem Bewusstsein und klarer Willensentscheidung gefassten Verzicht zu akzeptieren.

Pflegeversagen und hygienische Defizite

Die zunehmende Lebenserwartung erfordert mehr Kapazität und ausgezeichnete Betreuung durch ambulante Pflegedienste und Altenheime. Zu befürchten ist, dass sich die bereits bestehenden Qualitätsprobleme vergrößern. An einem Fallbeispiel aus der gynäkologischen Ambulanz einer Uniklinik soll das Defizit an praktizierter, eindeutig messbarer Qualität für Heimleitung und -aufsicht verdeutlicht werden. Die zur Verbesserung der Erkenntnis erforderlichen Untersuchungen kosten wenige Cent, aus der grundlegenden Änderung interner Rahmenbedingungen resultieren hohe finanzielle und «Aufwendungen» der Wertschätzung gegenüber den Langzeit-Pflegerinnen.

Fallbeispiel

Mehrmals monatlich werden Altenheim-Bewohnerinnen mit den (Hausarzt-)Diagnosen «vaginale Blutung, Blutung nach Menopause, gynäkologisches Malignom/Korpuskarzinom» eingewiesen (Wenderlein, 2005). Die Mitarbeiter nehmen die meist auf Liegen gebrachten Frauen in Empfang. Als erfahrene Krankenschwestern stellen sie eine «Blickdiagnose», die in neun von zehn Fällen stimmt. Eigenständig untersuchen sie den Urin, entweder bei schlechtem Allgemeinzustand durch Miktion auf der Liege oder in Begleitung auf dem WC. Wenn beides nicht gelingt, ist ein Einmalkatheterismus notwendig. Die Erstdiagnose bestätigt sich: Blutiger Urin. Nicht ein Tumor im Urogenitalbereich ist der Grund, sondern eine hämorrhagische Zystitis, d.h. Harnblasenentzündung mit blutigem Urin. Ursache ist mangelnde Flüssigkeitszufuhr und damit ein Aufsteigen von Keimen in der atrophischen Urethra (Harnröhrenschleimhaut bildet sich im Alter zurück).

Die vom Hausarzt und den Mitarbeitern des Heimes als vaginale Blutung interpretierte Hämaturie ist eine Folge chronischer Entzündung der Blase. Die davon erfassten tieferen Schichten der Blasenwand lassen auf länger bestehende Exsikkose als Pflegeversagen schließen. Mangels Durstgefühl bei den Frauen erfolgte eine unzureichende Flüssigkeitsaufnahme. Sie wurden nicht regelmäßig zu 2 l/Tag trinken ermuntert. Was das Ambulanzpersonal sofort erkennt, sollte auch von den Mitarbeitern des Altenpflegeheims registriert werde: Trockene Haut, bei der die Falten als luxierte Haut stehen bleiben, borkige Zunge, wodurch das Sprechen erschwert wird und Müdigkeit, die oft bis zur Apathie ausgeprägt ist.

Bei diesen bedauernswerten Frauen ist oft keine Anamneseerhebung mehr möglich. Sie erhalten einen halben Liter Mineralwasser und bei Bedarf wird eine Ringerlösung als Infusion gelegt. Bei ungefähr der Hälfte ist bereits nach einer Stunde ein «mentales Aufhellen» beobachtbar …

Ein Mangel an Flüssigkeit über Monate ist durch Heim- und Pflegedienstleitung sowie Heimaufsicht leicht erfahrbar. Unangemeldet wird der Urin per Stix (Teststreifen) auf spezifisches Gewicht und Entzündungszeichen überprüft. Der Befund lässt simpel einen wichtigen Aspekt der Heimqualität abschätzen und in Bezug zur Denk- und Wahrnehmungsfähigkeit (Kognition) sowie Lebensqualität seiner Bewohner bringen. Am Beispiel Exsikkoseprobleme verdeutlicht sich ein weiteres Beispiel für das Eisberg-Phänomen «Pflegedefizite und der Wert der Alterspflege für die Gesellschaft».

Etablierung von High-Tech Home Care

Die Unterschiede in der Pflegeintensität ambulanter Patienten und Bewohnern von Altenpflegeheimen mit dem Charakter geriatrischer Krankenstationen ist fließend. Alte Menschen können völlig unabhängig von Betreuung in separaten Mietwohnungen in Altenwohnheimen leben. Bei Bedarf können sich die Bewohner an Sozialstationen wenden und von Mitarbeitern der ambulanten Pflege betreut werden oder erhalten ambulante Hilfe durch die Mitarbeiter des Altenheimes. In der ambulanten Pflege werden inzwischen Konzepte, z. B. unter dem Begriff ‹Home care› realisiert, die Angehörigen sehr spezielle Pflegemaßnahmen mit hohem hygienischen Standard vermitteln.

Während Pflegende in der Vergangenheit eher in Abhängigkeit von der Meinungsführerschaft der Medizin arbeiteten, ist zu erwarten, dass ihnen insbesondere in der Pflege älterer Menschen zu Hause und in der medizinischen Behandlungspflege (high-tech home care) verstärkt eine eigenständige Rolle zukommt. Auch das «Genesungshaus» ist ein derartiger Ansatz, bei dem nach der Akutbehandlung im Krankenhaus eine Genesung unter pflegetherapeutischer Ägide angestrebt wird. Der ambulanten Pflege kommt künftig eine tragende Rolle bei der Entwicklung zu und sie ist einem weit reichenden Funktionswandel unterworfen. Technologien, die einstmals im stationären Kontext dazu entwickelt wurden, Leben zu retten, dienen heute immer häufiger dazu, Überleben zu sichern und dies vornehmlich im eigenen Zuhause der Patienten.

Mit dem folgenden Fallbeispiel soll das Anliegen dokumentiert werden, dass nicht in der Institution Krankenhaus das Heil allein zu suchen ist, sondern in sehr differenzierten Betreuungsmöglichkeiten, die an den individuellen Bedürfnissen des Einzelnen weitgehend angepasst sind.

Fallbeispiel

Bei einem Verkehrsunfall erleidet die 3-Jährige Schamse ein schweres Schädelhirntrauma mit ausgedehnter Hirnkontusion und intrazerebralem Hämatom. Weitere Diagnosen:

- Hohes Querschnittsyndrom
- Lungen-/Thoraxkontusion
- Zwerchfelllähmung (N. Phrenikuslähmung) links
- Oberschenkelfraktur links
- Apallisches Syndrom
- Beatmungspflichtigkeit

Von nun an lebt sie auf der Intensivstation, das bedeutet: Hauptaufenthaltsort das Bett, Lärm und ständige Alarme, schwerkranke und sterbende Kinder im gleichen Zimmer, mangelnde individuelle Zuwendung, keine Rückzugsmöglichkeit, wenig Beschäftigung, kaum Aufenthalt außerhalb der Station.

Nach 4 1/2 Jahren zieht Schamse in eine Wohngruppe, angeschlossen an ein Kinderkrankenhaus, und plötzlich hat sie ein eigenes Zimmer mit Terrasse, ein Badezimmer, ein Bett nur zum Schlafen, einen individuell geregelten Tagesablauf, viel Platz und ein großes Beschäftigungsangebot. Sie lebt mit anderen Kindern mit vergleichbarem Handicap zusammen. Mahlzeiten werden gemeinsam am Tisch eingenommen. Ausflüge nach draußen gehören zum Tagesablauf. Schamse lebt nun seit über einem Jahr dort und hat sich sehr positiv entwickelt:

- Komplette orale Nahrungsaufnahme
- Deutlich höherer Wortschatz
- Lange Spontanatmungsphasen

- Äußert Wünsche, Gefühle und Bedürfnisse

- Wirkt deutlich glücklicher und gelöster

Schamse hat ein Zuhause gefunden. Ihr Lebensweg dokumentiert die Schwierigkeiten und Möglichkeiten eines langzeitbeatmeten Kindes. (Evers, 2004)

Abhängigkeit der Mitarbeiterzahl (Personalschlüssel) im Verhältnis zu Hygienefehlern. Es existiert ein eindeutiger, durch Studien für Intensivstationen belegbarer Zusammenhang zwischen einer professionellen und engagierten Krankenhaushygiene und der Mitarbeiterqualifikation und ihrer absoluten Zahl. Die Fakten von Patientenschäden beweisen die wissenschaftliche Evidenz zwischen Mitarbeiter-Ausstattung im Pflegedienst und nosokomialen Infektionen. Diese Erkenntnisse sind ohne Zweifel auf ambulante Pflegedienste und Altenpflegeheime zu übertragen und begründen, abgesehen von den Fürsorgepflichten für die Mitarbeiter, unbedingte Änderung!

Quellenauswahl zum Zusammenhang zwischen Mitarbeitermangel und (tödlichen) Hygienefehlern

Fridkin, SK. et al.: The role of understaffing in central venous catheter-associated bloodstream infections. Infect Control Hosp Epidemiol 17 (1996) 17:150–158

Panknin, H.T.: Personalausstattung im Pflegedienst und nosokomiale Infektionen. intensiv 12 (2004) 2:86–89

Panknin, H.T.: Aus Mangel an Belegschaft – Hängen Personalschlüssel und Komplikationsrate bei stationärer Patientenbehandlung zusammen? Die Schwester/Der Pfleger 44 (2005) 8:628–631

Pittet, D. et al.: Swiss-NOSO 4 (1997) 1:1–6

Söhle, C.: Die Beeinflussung des Patientenoutcome durch Intensivpflege-Qualifikation und deren Stellenbesetzung. Plexus 9 (2004) 1:37–39

Fazit für die Praxis

Als Voraussetzungen einer erfreulichen Langlebigkeit zeigten sich die Faktoren:

- Ein höherer sozio-ökonomischer Status mit besserer Schulbildung und einem angeseheneren Beruf mit höherem Einkommen

- Ein höherer Intelligenzgrad mit einem stärkeren Maß an Anpassungs- bzw. Auseinandersetzungsbereitschaft mit der jeweiligen Lebenssituation

- Eine hoffnungsvollere Stimmungslage mit entsprechender Lebensfreude und höherer körperlicher und geistiger Aktivität sowie geringerer Neigung zur Aufregung, innerer Unruhe, Nervosität und Reizbarkeit

- Eine auch außerfamiliär verstärkte Kontaktbereitschaft und

- Ein konsequenteres Gesundheitsbewusstsein mit entsprechend geringerer Krankheitsanfälligkeit

Jeder kann für sich beantworten, mit welchen Erwartungen er seine weiteren Lebensperspektiven betrachtet.

8.2
Entwicklungen aus der institutionellen Pflege

Nachfolgend werden einige Erfordernisse der Krankenpflege zu Hause mit ihren hygienischen Besonderheiten gegenüber institutionellen Betreuungseinrichtungen dargestellt. Zudem werden Beispiele für geglückte Kooperation zwischen Pflege zu Hause und Klinik gegeben.

Einleitung

Gegenüber der pflegerischen Fürsorge in Krankenhäusern, Altenpflegeheimen und ähnlichen institutionellen Betreuungseinrichtungen gewinnt die pflegerische Versorgung schwerkranker Menschen in ihrer häuslichen Umgebung wieder mehr an Bedeutung. So bieten inzwischen z. B. auf die Versorgung von Beatmungs-, Palliativ- und AIDS-Patienten sowie mit apallischem Syndrom spezialisierte ambulante Pflegedienste feste Grundlagen. Dabei werden Freunde und Angehörige einbezogen, um eine optimale Betreuung des Kranken zu gewährleisten. In seiner vertrauten Umgebung gepflegt zu werden, bietet dem Kranken Vorteile, die ein Krankenhaus nicht erreichen kann.

Bei Erwachsenen ist selten eine einzige Ursache für das Maß der Pflegebedürftigkeit ausschlaggebend. Meist prägt erst eine ungünstige Verknüpfung verschiedener Krankheits- und Verletzungsfolgen mit Altersveränderungen und psycho-sozialer Isolation das volle Ausmaß der Pflegebedürftigkeit und damit den individuellen Hilfebedarf. Oft stellt sich nach einem Krankenhausaufenthalt die Frage, wo die weitere Versorgung ermöglicht werden kann. Einige Voraussetzungen werden nachfolgend ausgeführt.

Risiken

In institutionellen Betreuungseinrichtungen ist der Kranke verschiedenen Risiken ausgesetzt, dazu gehören:

- Der infektiöse Hospitalismus
- Der physiologische Hospitalismus
- Der psychische Hospitalismus
- Die Deprivation

Die Bezeichnung Hospitalismus zeigt, dass das Krankenhaus selbst zu einem Risiko für Patienten werden kann.

Infektiöser Hospitalismus. Meist wird einschränkend unter Hospitalismus nur der infektiöse Hospitalismus verstanden.

Definition

Unter dem Begriff Hospitalismus werden alle krankmachenden Faktoren, die bei einem (Krankenhaus- oder Altenpflegeheim-) Aufenthalt wirksam werden können, zusammengefasst.

Der infektiöse Hospitalismus ist gekennzeichnet durch Infektionen, bei denen sich ein Erregerwandel zum opportunistischen Keim mit pathogener Potenz zeigt. Sie haben ihren normalen Standort in der Regel im menschlichen Organismus (z. B. Darmkeime), oder sie können bei Keimträgern nachgewiesen werden, ohne gleichzeitig eine klinische Symptomatik hervorzurufen (z. B. Staphylococcus aureus). Die sehr stark zunehmende Resistenzentwicklung von Mikroorganismen gegen antibiotische Wirksubstanzen charakterisiert diese Hospitalinfektionen weiter. Eine wichtige fördernde Funktion auf diese Erkrankungen haben jedoch die weiteren Hospitalismusformen.

Physiologischer Hospitalismus. Mit dieser Zusammenfassung werden körperliche Veränderungen aufgrund von Bewegungsmangel, falscher Lagerung und fehlenden vorbeugenden Maßnahmen benannt. Beispielsweise werden beobachtet Atrophie (Schwund) der Beinmuskulatur, das Entstehen eines Spitzfußes und Verkümmern bis dahin noch vorhandener Funktion, z. B. an den Händen.

Psychischer Hospitalismus. Bei Krankenhausaufenthalt oder nach Aufnahme in Heimen werden bei Säuglingen, Kleinkindern und Langzeitpatienten veränderte und reduzierte Kommunikationsbedingungen mit den Folgen von Monotonie, Isolation, Zuwendungsmangel (sensorische Deprivation) sowie Orientierungslosigkeit und Abhängigkeit, Überforderung, Stress, Anonymität und Ängsten wahrgenommen.

Deprivation. Mit der Einweisung ins Alten- oder Pflegeheim oder Krankenhaus kommen enorme Stresssituationen auf den alten Menschen zu. Abgesehen von der erforderlichen Diagnostik und therapeutisch belastenden Maßnahmen begibt er sich «in fremde Hände».

Alles Vertraute verlässt er und muss seinen gewohnten Lebensrhythmus umstellen: Der Tagesablauf der Einrichtung beginnt, wenn er geweckt wird und nicht, wenn er ausgeschlafen hat. Essen und Zeiten der Mahlzeiten sind verändert. Flexibilität und Anpassungsfähigkeit sind vom Menschen gefordert, die der alte Mensch schwerer aufbringen kann als der jüngere. Dadurch werden sie verwirrt und mancher verliert völlig die Orientierungsfähigkeit. Als Pflegediagnose formuliert «Verlegungsstress-Syndrom» kann dieser Zustand erläutert werden: psychische und/oder psychosoziale Störungen infolge der Verlegung von einer Umgebung in die andere.

Als entscheidende, hauptsächliche Merkmale werden beschrieben:

- Subjektive
  - Angst
  - Besorgnis
  - Depression
  - Einsamkeit
- Objektive
  - Umgebungs-/Ortswechsel
  - Zunehmende Verwirrtheit

Nächtliche Verschlimmerung dieser Erscheinungen sind diagnostisch besonders wichtig. Es erscheint den Klinikmitarbeitern unfassbar, dass ein desorientierter, inkontinenter alter Mensch sich wenige Tage zuvor noch selbstständig zu Hause versorgt haben soll. Diese plötzliche Veränderung des Zustandes kann nicht die bereits vor der Einweisung bestandene Arteriosklerose oder Senilität sein.

Dieser Prozess beim Patienten erstreckt sich über einige Tage. Wechselnde Bezugspersonen bei Einweisung in Krankenhaus oder Altenpflegeheim können die prozessartigen Veränderungen übersehen: und es sind lebensgefährdende, in den Sterbeprozess führende Veränderungen: Psychoreaktiv ausgelöster Sterbeprozess **(Abb. 8-2-1)** (Sitzmann, 1996). Diese Faktoren wirken sich auf körperliche Veränderungen aus und fördern eine erhöhte Infektanfälligkeit, z. B. die Pneumonie.

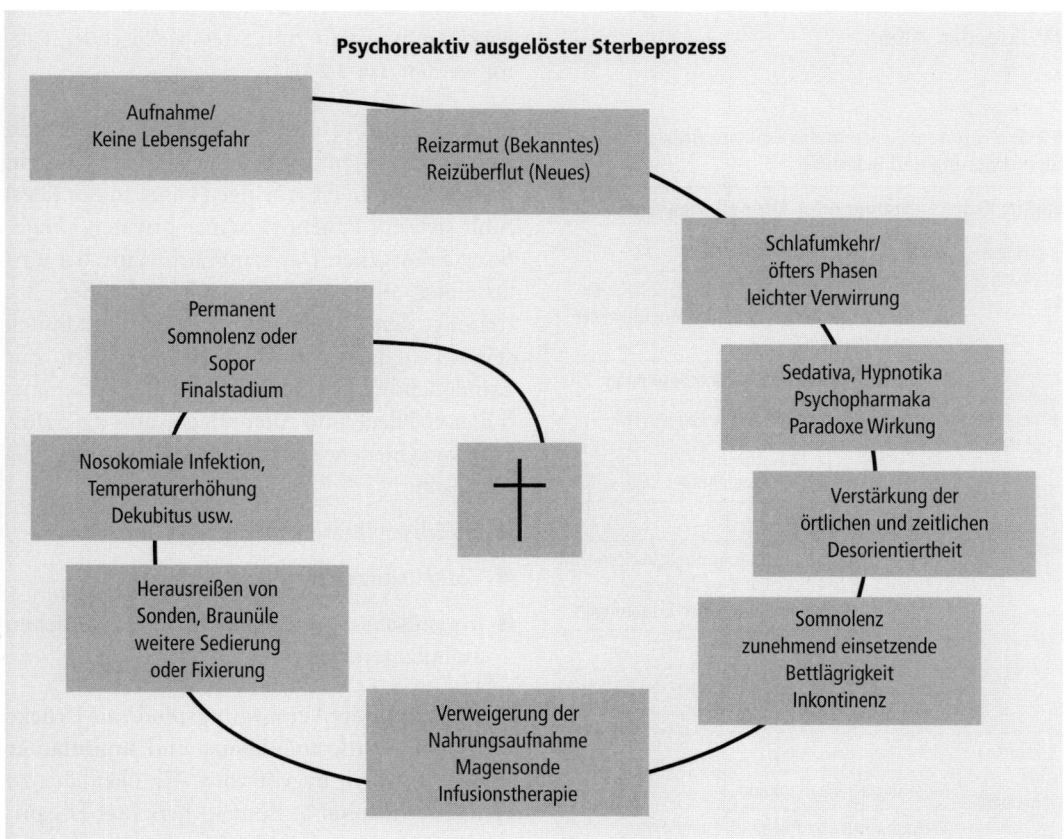

Abbildung 8-2-1: Psychoreaktiv ausgelöster Sterbeprozess

Risiken bei der Pflege im Familienhaushalt.
Hygienische Risiken sind jedoch auch im Familienhaushalt festzustellen. Mögliche Infektionsquellen im Haushalt stellen, wie in der Klinik, andere Menschen, rohe Lebensmittel und Trinkwasser sowie Haustiere (Kap. 7.2) dar. Orte, an denen Feuchtigkeit und organisches Material zusammenkommen (z. B. in Waschbecken, Toiletten und Wischlappen) fördern das Wachstum von Keimen. Wahre Brutstätten für Mikroorganismen im Haushalt sind Spüllappen, Türklinken, Computer- und Mobiltelefontastaturen und vor allem Kühlschränke mit Nahrungsmitteln. So wurden bis zu 11,4 Millionen lebender Mikroorganismen pro Quadratzentimeter innen an der Ablaufrinne der Kühlschrankrückwand gefunden. Auch gefährliche Krankheitskeime wie Salmonellen, Campylobacter und Listerien können lange in der kalten Feuchte des Kühlschranks überdauern. Das ausgepresste Wasser von benutzten Spüllappen enthielt pro Milliliter Wasser bis zu 4,2 Millionen Mikroorganismen (Wikipedia, 2006).

Tabelle 8-2-1: Die innere Gegensätzlichkeit von Entlastung/emotionaler Sicherung und Belastung

Isolierung im Krankenzimmer oder Altenpflegeheim		
Mögliche positive Wirkung auf den Menschen	Ruhe	
	Schutz vor belastenden, emotional aufwühlenden Reizen und Kontakten (auch von Angehörigen und Freunden)	
	Innere Auseinandersetzung und Besinnung	
Mögliche negative Wirkung auf den Menschen	Gefühle der Einsamkeit, Verlassenheit, des Ausgeliefertsein	
	Mangel an	Zuspruch durch Angehörige
		Ablenkung
		Kommunikationsmöglichkeiten zur emotionalen Bewältigung von Krankheit und neuen Erfahrungen
	Fördern	Grübeln
	Richten der Aggression nach innen mit Gefahr von Herzrhythmusstörungen	
Weitere Beispiele mit ähnlicher innerer Gegensätzlichkeit	Monitorüberwachung	
	Messung der Vitalfunktion	
	Verfügbarkeit von Pflegenden und Arzt	
	Gabe von Schlafmittel/Sedativa	

Konkrete Hygienehinweise

Es geht um die Unterstützung der Hygiene in der ambulanten Pflege und Altenpflege. Ob ein Mensch zusätzliche (psychische) Beeinträchtigungen oder gar Erkrankungen infolge eines Krankenhaus- oder Altenheimaufenthaltes erleidet, wird wesentlich mitbestimmt von seinen Bewältigungsmöglichkeiten. Sie sind abhängig von seinen bisherigen Lebensumständen, seinen aktuellen Verhältnissen, der momentanen Situation des Betreuungsteams und der Organisation der Station. Keinesfalls sind globale Einschätzungen und daraus gefolgerte Ansprüche oder Empfehlungen gerechtfertigt. Es lässt sich nicht generell sagen, dass «Isolierung» für den Patienten/Bewohner belastend oder entlastend sei. Die Wirkung hängt von seiner jeweiligen Verfassung, dem Stadium seines Krankheitsverlaufs, seinen Lebensperspektiven ab. Es existiert eine innere Gegensätzlichkeit von Entlastung/emotionaler Sicherung und Belastung: Jeweils das, was einerseits als emotional sichernd und entlastend wirkt, kann negativ zum Stress auslösenden Faktor werden **(Tab. 8-2-1)**.

Eine Versorgung des Schwerkranken bietet in seiner vertrauten Umgebung Vorteile, die ein Krankenhaus nicht erbringen kann. In der Regel fühlt sich ein Patient in seiner privaten Umgebung geborgener. Das ermöglicht ihm, bei umfassender und qualitativ hochstehender Betreuung, den Krankheitsprozess als Bestandteil seines Lebens in den Alltag zu integrieren. Zur Ermöglichung qualitativ zu akzeptierender ambulanter Pflege und Altenpflege kann die Erfüllung verschiedener Grundvoraussetzungen hilfreich sein:

■ interdisziplinäre Versorgungspfade

■ Vorkehrungen für Pflege zu Hause

■ hygienische Sorgfalt auch bei erforderlichen ambulanten Eingriffen.

Interdisziplinäre Versorgungspfade als Brücke zwischen Akutkrankenhaus und ambulanter Pflege. Mit dem Begriff vom «Krankenhaus zu Hause» («hospital at home») berichtet Higginson (2002) über englische Projekte, die Zusammenarbeit zwischen Klinik und ambulanten

Pflegediensten fördern. Das «Krankenhaus zu Hause» leistete die Pflege und Behandlung, die den Patienten von der Ersteinschätzung vor der Aufnahme bis zur Entlassung aus der ambulante Pflege begleitete, anhand von interdisziplinären Versorgungspfaden. Um eine qualitativ hochwertige Pflege immer zu gewährleisten, müssen die Versorgungsprozesse zwischen dem Akutkrankenhaus und dem ambulanten Dienst gut organisiert sein. Interdisziplinäre Versorgungspfade helfen bei dieser Koordination. Sie fügen alle unterschiedlichen Elemente und Tätigkeiten zusammen, die während des gesamten Klinikaufenthalts in einer einzigen Dokumentation erfasst werden. Dadurch wissen alle Mitarbeiter sowohl im Krankenhaus als auch im ambulanten Sektor, welche Versorgung und Behandlung erbracht werden soll; außerdem kann man feststellen, was vor dem ersten Kontakt mit den Patienten passiert ist.

Entsprechend dieses englischen Beispiels existiert seit Anfang 2006 im Rahmen der Medizinischen Qualitätsgemeinschaft Modell Herdecke und dem Verband der Angestellten-Krankenkassen eine Vereinbarung zur integrierten Versorgung von Patienten mit chronischen Wunden. Alle Patienten mit den Diagnosen: Ulcus cruris, Dekubitus, Phlegmone, Diabetischer Fuß u. a. werden von den beteiligten Leistungserbringern (Krankenhaus mit Wundambulanz, niedergelassenen Ärzten, ambulanten Pflegediensten, Wundspezialisten, Pflegeheimen), bei Einverständnis des Patienten, entsprechend einer internen Leitlinie (Sitzmann/Portsteffen, 2005) behandelt und gepflegt. In dieser Leitlinie sind enthalten: Hygienische Grundlagen, wie geeignete Wundantiseptika, Prinzipien der Wundbehandlung, Verabredungen zur Wunddokumentation sowie geeignete Wundmaterialien.

Vorkehrungen für Pflege zu Hause. Für die Pflege in der Wohnung sind einige Voraussetzungen, auch aus hygienischer Hinsicht, zu erfüllen. Durch Realisierung der Bedingungen wird allen Beteiligten Sicherheit vermittelt, sie betreffen die Themenkreise:

- Finanzielle Möglichkeiten
- Ambulante Pflegedienste
- Angehörige und Freundeskreis
- Räumliche Bedingungen
- Ausstattung des Krankenzimmers
- Hausärztliche Voraussetzungen und Zusammenarbeitsmöglichkeit mit fachkundigen Mitarbeitern in Klinik
- Hygienische Bedingungen

Finanzielle Möglichkeiten. Ambulante Pflege und Betreuung muss durch Kostenbewilligung durch einen Kostenträger (Pflegekasse, Sozialamt) sichergestellt sein. Mit den Voraussetzungen kennen sich in der Klinik die Mitarbeiter aus Überleitungspflege oder der Sozialdienste aus, die Krankenkasse und die Ambulanten Pflegedienste nennen Ansprechpartner. Die Vorbereitungen der häuslichen Pflege müssen so früh wie möglich vor geplanter Entlassung begonnen werden. Meist übersteigt eine Eigenübernahme der Kosten die finanziellen Möglichkeiten der Patienten.

Ambulante Pflegedienste. Je nach Pflegeaufwand muss eine Sozialstation gefunden werden, die evtl. eine 24 Stunden-Pflegekapazität ermöglichen kann und moderne behandlungspflegerische Systeme sicher und hygienisch anwenden kann (z. B. pflegerische Versorgung von Patienten mit Portsystem, nicht-invasiver Beatmung inklusiv trachealer Absaugung, palliative Schmerzbehandlung, langzeitenterale Ernährung). Die Vor- und Nachteile einzelner Pflegeanbieter müssen genau abgewogen werden, bevor eine Zusage gemacht oder ein Vertrag unterschrieben wird. Erfahrungen sollte man sich durch Referenzen nachweisen lassen.

Angehörige und Freundeskreis. Nur durch professionelle Pflege ist Pflege zu Hause nicht in allen Fällen zu leisten. Freunde und Familienangehörige sollten durch realistisches und offenes Besprechen, auch mit dem zu Betreuenden, ihre Möglichkeiten abstimmen und festlegen. Für die denkbare Erkrankung oder den Ausfall einzelner Betreuenden sollten Ausweichmöglichkeiten bedacht werden. Dabei wird es niemals endgültige Festlegungen geben.

Räumliche Bedingungen. Für die pflegerische Betreuung müssen Veränderungen in der Wohnung vorgenommen werden. Der größte Raum, z. B. das Wohnzimmer, wird am ehesten die besten Voraussetzungen z. B. in Bezug auf Helligkeit, Beteiligung am übrigen Leben der Angehörigen usw. bieten. Teppiche dürfen die Pflege nicht behindern, z. B. durch Schmutzanfälligkeit (Unfall: Verschütten einer Urinflasche oder Kaffeetasse), unzureichende Möglichkeit der Bodenreinigung, Behinderung der Patientenmobilisation mit Krankenfahrstuhl oder Sturzgefahr.

Ausstattung des Krankenzimmers. Ein Schwerkrankenbett sollte von mindestens 3 Seiten gut erreichbar sein. Krankenbetten mit (elektrischer) Höhenverstellung und mit durch den Patienten regulierbarem Kopfteil sowie Spezialmatratzen o. Ä. können oft ausgeliehen werden. Ein Tablett oder höhenverstellbarer Beistelltisch ist hilfreich für den Kranken und die Pflegenden. Erfordernisse zur Bettwäsche und ihrer Pflege sind in Kapitel 4.5 behandelt. Ein (Mobil-)Telefon ist heute eine Selbstverständlichkeit, für den Kranken als wichtige Kommunikationshilfe, andererseits zum Organisieren der Versorgung mit Material, Arzneimittel und die professionelle Pflege.

Im Badezimmer müssen Hilfen zur Gestaltung der Körperpflege abgestimmt sein, z. B. selbsthaftende Gummimatte, Haltegriffe in Dusche oder Badewanne, Hocker oder Plastikgartenstuhl. Für immungeschwächte Patienten nach der Krankenhausentlassung (z. B. Mukoviszidose, AIDS), sowie Personen, die durch medikamentöse Behandlung immunsupprimiert sind (z. B. nach Organtransplantation, Knochenmarktransplantation), empfiehlt sich ein Einmal-Duschfilter zum Schutz der Patienten vor wassergebundenen Krankheitserregern.

Pflegehilfsmittel für bettlägerige Patienten sind erforderlich: Urinflasche, Steckbecken, Nierenschale, Fieberthermometer, atmungsaktiver flüssigkeitsdichter Matratzenbezug, Einmal-Zellstoffunterlagen u. a.

Hausärztliche Voraussetzungen und Zusammenarbeitsmöglichkeit mit fachkundigen Mitarbeitern in Klinik. Zur kompetenten häuslichen Versorgung Schwerkranker ist eine gute Zusammenarbeit mit dem Hausarzt erforderlich. Die Bereitschaft zu Hausbesuchen muss abgeklärt werden. Fachkundige Hilfestellung und unterstützender Rat aus der Klinik sind vielfach möglich, wenn das durch mehrmalige Aufenthalte gewachsene Vertrauen und die Verbindung aufrechterhalten werden.

Hygienische Bedingungen. Die Reinigung von Geschirr, Bodenreinigung und Besorgen der Leib- und Bettwäsche entsprechen den in Kapitel 4.4 formulierten Hinweisen. Flächendesinfektion ist nur gezielt bei punktueller Verschmutzung (Erbrochenes, Stuhl o. Ä.) erforderlich, sinnvoll ist das feuchte Aufwischen mit (Einmal-)Tuch oder Zellstoff/Küchenkrepp und das anschließende Desinfizieren mit 70 % Alkohol auf Einmaltuch. Die Kriterien der Händehygiene entsprechen denen wie in Klinik und Altenpflegeheim. Solange keine spitzen Gegenstände entsorgt werden müssen, ist die übliche Hausmüll-Tonne zu bedienen. Verbandmaterial, Inkontinenzeinlagen u. Ä. sollten in eigenem Plastiksack in den Hausmüll entsorgt werden. Kanülen, leere Ampullen nur in stich- und bruchfesten Behältnissen (Kaffeedose, dickwandige Plastikflasche o. Ä.) in den Hausmüll geben.

Hygienische Sorgfalt auch bei erforderlichen ambulanten Eingriffen. Die weiteren zur Infektionsprävention erforderlichen hygienischen Maßnahmen und die Gefährdungen der Patienten sind wesentlich abhängig von der Art des pflegerisch-medizinischen Eingriffs. Der Behandlungsort ist zweitrangig (Tab. 8-2-2). Daher wird auf die entsprechenden Kapitel (z. B. Teil 6: pflegebezogene Standardhygiene, Teil 7: umgebungsbezogene Hygieneanforderungen und Kap. 9.2) verwiesen. Patienten können nosokomiale Infektionen in der Klinik und in der Praxis erwerben. Diese werden häufiger, da unser Gesundheitssystem Kurzaufenthalte sowie ambulante Eingriffe, mit neuen Technologien auch invasive Techniken bei Hochrisikopatienten in der Praxis erlaubt.

Fazit für die Praxis
Die pflegefachliche Qualifizierung im Bereich ambulanter Dienstleistungen

Tabelle 8-2-2: Beispiele nosokomialer Infektionen in der ambulanten Praxis

Umstände	Pathogene und Infektionen
Kleineingriffe, Punktionen, Injektionen	Wundinfektionen, Abszess
Endoskopie: ■ Obere Luftwege ■ Gastrointestinaltrakt ■ Palliative Eingriffe perkutan ■ Untere Harnwege	Hepatitis B, Hepatitis C, HIV Endokarditis durch Mykobakterien, Pseudomonas, Salmonellen, Helicobacter, C. difficile, Enterobakterien, Enterokokken
Kontaminiertes Einmalmaterial mehrfach gebraucht: Spritzen, Verbindungsleitung von Injektorsystemen, Instrumente	Lokale oder generalisierte Infektionen mit verschiedenen Mikroorganismen Hepatitis B und C, HIV
Kontaminierte Medikamente: Anästhetika, dosierte maschinelle Verabreichung von Röntgenkontrastmitteln aus Großgebinden, Impfstoffe aus Großgebinden	
Ambulante intravenöse Behandlungen, z. B. Zytostatika	Infektionen im Bereich des venösen Zugangs, Septikämien
Kieferorthopädische oder zahnärztliche Untersuchung und Behandlung	Hepatitis B, HIV, Herpes simplex
Verletzungen durch mit Blut kontaminierten Gegenständen	Hepatitis B und C, HIV
Tröpfcheninfektionen über Atemwege	Tuberkulose, virale Erkrankungen der Atemwege, Grippe, Varizellen, Masern, Röteln usw.

muss gleichfalls hygienische Kompetenz enthalten. Standards zur Hygiene sowie interdisziplinäre Versorgungspfade, formuliert und angewendet von ambulanter und klinischer Pflege und Therapie bringen Vorteile, auch bei der Verfügbarkeit ärztlich verordneter Materialien.

8.3
Messie-Syndrom

Mit Chaos-Phänomenen als gesundheitsgefährdendes Verhalten befasst sich das folgende Kapitel.

 ### Einleitung

Sie sammeln Papier, Marmeladengläser, Eierschachteln, alte Zeitungen und Joghurtbecher, Glasflaschen sowie Elektronikschrott, Sachen die gehütet werden müssen und die man irgendwann einmal brauchen könnte, oder noch lesen will.

Definition

Das Wort «Messie» ist abgeleitet vom englischen Wort «mess», gleich «Chaos, Durcheinander». Das Verhalten von Menschen, deren Leben durch das Anhäufen von Dingen bestimmt wird und die in ihrer Wohnung kaum noch Platz zum Leben finden, wird mit dem von «Messies» bezeichnet.

Vermüllungssyndrom. Mit dem Namen «Vermüllungssyndrom» wird die extremste Ausartung des Sammelzwangs benannt. Zu dem Unbewohnbarmachen der Wohnung mit Anhäufen nutzloser Gegenstände kommt eine allgemeine Verwahrlosung. Die häusliche und persönliche Hygiene werden vernachlässigt, und die Betroffenen ziehen sich immer mehr zurück – bis in die vollständige soziale Isolation. Sie sind dadurch von Kündigung, Zwangsräumung und Unterbringung in einem Heim oder einer Institution bedroht.

Dieses Verhalten von Menschen, dass als psychische Erkrankung typische Aspekte von Zwangsstörung als auch einer Suchterkrankung zeigt, kann in Verbindung mit Schizophrenie, Demenz, Borderline-Störungen und Hirnschädigungen stehen.

Drei Formen der Vermüllung. Es werden drei Formen der Vermüllung beschrieben (Dettmering, 2001):

- Wohnungen, in denen wertlose Gegenstände nach einem «Ordnungsschema» gesammelt werden. Hier existiert manchmal ein Gangsystem, das an die Bauten von Nagetieren erinnert.

- Wohnungen, in denen Dinge ohne System gehortet werden. Sie gleichen eher Müllhalden, und die Benutzung wichtiger Gebrauchsgegenstände, wie Herd und sanitäre Anlagen, ist stark eingeschränkt.

- Wohnungen, die unbewohnbar geworden sind, weil ihre hygienischen Einrichtungen nicht mehr funktionieren. Hier finden sich oft Essensreste, Urin und Exkremente im Wohnbereich.

Auslöser Überforderungssituationen. Auslöser für dieses Verhalten können sein Überforderungssituationen bezüglich Leistungsvermögen, Wissen, Besitz und Können für innerlich schon verunsicherte Persönlichkeiten. Diese entstehen aus z.B. angeborenen oder erworbenen individuellen Schwächen oder allgemein offensichtlichen Belastungen. Kritische Ereignisse wie Hochzeit, Geburt, Trennung, aber auch Krankheiten, kommen als Auslöser in Frage.

Auslösende Überforderungssituationen können Zustände sein, bei der sich der Mensch wie im Kreis bewegt, dem allgemein bekannten «Teufelskreis», immer wieder selbst hergestellt und beständig erhalten. So kann dies beispielsweise typischer Perfektionismus sein, dem man selbst nicht gerecht werden kann. Nach dem durchaus vernünftigen Motto: etwas, was man nicht schaffen kann, erst gar nicht anzufangen – wird aus einem «Tasse abwaschen» z.B. eine «komplette Hausputz-Idee». Dies ist aber in der gegebenen Zeit nicht zu leisten, die Tasse bleibt schmutzig stehen.

Auf die Überforderung hin schotten sich Messies mit der Zeit systematisch von der Umwelt ab. Das Phänomen ist umgebungs- bzw. ortsgebunden, d.h. es konzentriert sich in der Regel auf das Privatleben in der eigenen Wohnung. In Beruf und Freizeit sind diese Menschen eher unauffällig.

Chaos-Phänomen. Darunter leiden sie massiv, fühlen sich minderwertig, weil sie sich einer als normal dargestellten Aufgabe nicht gewachsen fühlen. Messies erleben sich mehr als passiv in einer auf sie einstürmenden Welt und weniger als aktiv ihr eigenes Leben frei gestaltend. Die selbstschützende Ablehnung weiterer als fordernd erlebter Situationen und/oder Personen dürfte auch der Grund für eine manchmal auffällige Feindseligkeit bei Messies sein. Es gibt 4 Chaos-Phänomene bei Menschen mit Messie-Verhalten:

- Äußerlich unauffällig-normal, Ordnung ist jedoch ein ungewöhnlich wichtiger Teil des Lebens, sie zu halten wird als Qual empfunden

- Zeit: z.B. Unpünktlichkeit und Versäumen wichtiger Termine

- Papier: Horten von Papieren, Notizen, Zeitungen, Artikeln

- Sammeln: Horten von Gegenständen, zwanghaftes Kaufen

Es wird von Sachverständigen (Anonym, 2006) geschildert, dass Menschen mit diesem Verhalten sehr sensible Menschen seien, die viel nachdenken und genau spüren, wenn man sie nicht ernst nimmt. Der Automatismus, der anderen Menschen selbstverständlich ist, dass Altes einfach weggeworfen wird, fehlt ihnen. Erst wenn sie ihr Selbstvertrauen wiedergewonnen haben, wenn ihr beschädigtes Ich wieder repariert ist, können sie ihr Problem mit dem Müll überwinden.

Risiken

Im Zusammenhang mit Unsauberkeit können zum Beispiel folgende Risiken entstehen:

1. Falsche Einschätzung vorurteilsbelasteter Menschen: Ein ungepflegtes Erscheinungsbild, schmutzige zerrissene Kleidung und ein unangenehm nach Schweiß riechender Körper lassen nicht immer auf ein gestörtes Verhältnis zur oder eine Vernachlässigung der häuslichen und persönlichen Hygiene schließen. Im Krankenhaus und in der Arztpraxis haben wir es auch immer mit Menschen zu tun, die sich nicht auf ihren Aufenthalt vorbereiten konnten. So z.B. die ältere Frau, die bei der Gartenarbeit eine hypertone Blutdruckkrise mit einem Schlaganfall erlitt. Menschen können direkt aus dem Leben gerissen in ein Krankenhaus eingewiesen werden. Auch kann die Wohnung eines allein lebenden Menschen zeitweise, z.B. durch eine akute Erkrankung, unaufgeräumt sein.

2. Körperliche Erkrankungen durch Unsauberkeit, Essen verdorbener Nahrung: Bei langfristig bestehender Unordnung und Chaos in der Wohnung mit körperlicher Vernachlässigung.

Sorgfältige kritische Wahrnehmung vieler Eindrücke hilft, einen aktuellen ungepflegten Eindruck von Zeichen langfristiger, gesundheitsgefährdender körperlicher Verwahrlosung (**Tab. 8-3-1**) zu unterscheiden. Haut, Hautanhangsorgane und Bekleidung weisen bei längerer Vernachlässigung Spuren auf, die nicht durch eine normale Dusche oder Waschung zu beseitigen sind.

Von einem ersten Eindruck auf den ganzen Menschen zu schließen wäre falsch.

3. Kündigung der Wohnung mit der Folge sozialen Abstiegs, beispielsweise beim Messie-Syndrom

Konkrete Hygienehinweise
Das Bedenken unterschiedlicher Lebenssituationen lässt abschätzen, in welcher Weise Hilfe möglich ist. Die uns begegnenden Menschen können:

- Sehr alt sein und dadurch eingeschränkt leben

- Krank sein, wie z.B. sich depressiv fühlen

- Das Verhalten eines Messies praktizieren

Hohes Alter. Sauberkeit und Ordnung ist zunächst eine Frage des persönlichen Lebensstils des Menschen, im hohen Alter aber auch eine Frage der Sinneswahrnehmung wie Sehen und Riechen sowie eine Frage der Geschicklichkeit. So kann sich beim Altersstar, dem Grauen Star (Katarakt), die Sehfähigkeit so weit reduzieren,

Tabelle 8-3-1: Beobachtbare Veränderungen im Bereich der Selbstversorgungsaktivitäten sich waschen und kleiden

Körperbereich	Beobachtbare Veränderungen und mögliche Ursachen.
Haut	Verkrustungen von Schweiß, abgestorbenen Hautzellen, Staub oder Erde zwischen den Zehen und an allen anderen Körperstellen, wo Haut auf Haut liegt. Nach Bad oder Waschung zeigt sich unter der entfernten Kruste wunde, gerötete Haut.
Wunden	Offene Wunden und Geschwüre fallen vor allem an den unteren Extremitäten auf. Madenbefall dieser Wunden liegt bei starkem Grad von Verwahrlosung vor.
Intimbereich	Reizungen, Rötungen, Entzündungen bis hin zu Abszessbildungen im Intimbereich stören das Wohlbefinden. Aufgrund der kürzeren Harnröhre können bei Frauen schneller Infektionen aufsteigen als bei Männern. Männer leiden ebenfalls an Entzündungen, die vor allem dann entstehen, wenn das sich bildende Smegma unter der Vorhaut nicht entfernt wird.
Ungeziefer	Ein Befall mit Parasiten ist möglich, manchmal sind Kopfläuse in den langen, verfilzten Haaren zu finden.
Nägel	Die Nägel sind schmutzig und können vor allem an den Füßen Krallen bilden. Zu beobachten ist auch, dass sich die harten Fußnägel durch den permanenten Druck an der Innenseite fester Schuhe nach unten biegen und wieder zurück in Richtung Zeh wachsen, um sich dort unterhalb des Nagelbetts in den Zeh zu bohren. Die Haut ist dann aufgeschwemmt, weich und entzündet. Da Fingernägel weicher sind, brechen sie durch den Gebrauch der Hände eher ab.
Zähne	Die Zähne sind kariös oder fehlen. Es können faulige Stümpfe bestehen, die sehr schmerzhaft sind, die Aufnahme von festen Nahrungsmitteln unmöglich machen und unangenehmen Mundgeruch verursachen

dass nur noch Helligkeitsunterschiede wahrgenommen werden, d.h. der Schmutz wird nicht gesehen.

Aussage einer Betroffenen
«Der Mensch sieht die Welt wie durch einen Braunfilter», das bemerkt er jedoch erst nach der Linsenimplantation.

Zur Geschicklichkeit und Bewegungsfähigkeit können die Fragen hilfreich sein: Können Sie den Boden aufkehren? Oder: Haben Sie die Kraft, die Bratpfanne zu reinigen?

Es ist sehr schwierig zu entscheiden, ab wann man eine Küche unbedingt entrümpeln und gründlich putzen soll. Es gibt sicher Menschen, welche ihre Unzulänglichkeiten selber merken und unglücklich sind, in einer unsauberen Küche wohnen zu müssen, andere realisieren gar nichts, weil sie immer so gelebt haben. Eine Grenze setzen wahrscheinlich verdorbene Nahrungsmittel und Ungeziefer in der Küche.

In sorgfältigen Gesprächen müssen damit Konfrontierte herausfinden, ob der Mensch sich auf eine Entrümplung des Kühl- und Küchenschranks, der Küche und einer Grundreinigung einlassen will.

Depressionen. Auch Depressionen können im Alter ein häufiger und behindernder Zustand sein und zur Vernachlässigung des Äußeren führen. Berücksichtigt werden sollten soziale Umstände und Verhältnisse, wie z.B. negative, belastende Lebensereignisse, schmerzliche Verluste durch Tod, Armut und Isolation.

Verhalten eines Messies. Handelt es sich um Menschen, die das Verhalten eines Messies praktizieren, ist Hilfe in Form einer Verhaltensänderung erforderlich. Der erste Schritt zur Überwindung des äußeren Chaos ist die Einsicht, etwas ändern zu wollen. Es darf z.B. von den Pflegenden eines ambulanten Pflegedienstes auf keinen Fall mit Druck zum Aufräumen gedrängt werden, sonst muss in der Regel mit massivstem aktivem und vor allem passivem Widerstand gerechnet werden.

Bei dem «unordentlich» Herumliegenden handelt es sich um Denkmäler für Aktivitäten und Vorhaben. Es einfach «wegzuräumen» würde entweder das Pflichtbewusstsein des betroffenen Menschen verletzen, oder ihn seiner Hobby-Aktivitäten und «letzten Freiheiten» berauben. In jedem Fall würde es einen enormen Eingriff in seine Privatsphäre darstellen.

Hilfen. Sie benötigen Hilfe, jedoch keine Haushaltshilfe, denn das würde ihr Problem nicht lösen. Im Gegenteil: der Privatbereich, die Wohnung ist oft stark schambelastet, Eingriffe und Verletzungen in diesem Bereich müssen entsprechend vermieden werden. Sie brauchen Unterstützung:

1. Die innere Bereitschaft zu entwickeln, ihr unter harten Bedingungen erlerntes Verhalten zu ändern und Hilfe anzunehmen.

2. Hilfe in Form von:

   ▰ Vor allem Verständnis und Akzeptanz:

   ▰ durch die Gesellschaft mit anderen Menschen mit gleichen Problemen. Für viele Betroffene ist der Austausch in Selbsthilfegruppen wichtig.

   ▰ oft auch einen liebevollen Freund, der gut zuhört und nicht bewertet, der Lösungen aufzeigt und realisieren hilft, der jedoch keine Anforderungen stellt, lehrmeistert oder Erfolgszensuren vergibt.

   ▰ Eine spezielle Verhaltenstherapie, in der an den irrationalen, nicht hilfreichen, selbstschädigenden Gedanken gearbeitet wird.

Zusätzlich können Ordnungssysteme und Arbeitspläne Struktur geben und so helfen, das Leben neu zu ordnen.

 ### Fazit für die Praxis

Diesen Veränderungen des Menschen geht ein monate- oder jahrelanges gesundheitsgefährdendes Pflegeverhalten voraus. In unserer Gesellschaft wird so gerne propagiert, dass jeder für sich selbst verantwortlich ist und aus eigener Kraft etwas leisten muss. Menschen können aber unverschuldet in Notsituationen geraten. Familiäre und berufliche Notlagen wie Scheidung, Arbeitslosigkeit, Überschuldung können zum Verlust des festen Wohnsitzes führen. Sie fallen durch die Maschen unseres sozialen Netzes und landen in der Obdachlosigkeit.

In Schwimmbädern gab es früher Badetage, an denen für einen geringen Betrag geduscht werden konnte. Heute werden Obdachlose häufig nicht mehr eingelassen. Die vermehrte Schließung von Schwimmbädern hat auch Konsequenzen für arme Menschen. Sie nimmt Menschen die Möglichkeit, sich wenigstens einmal in der Woche oder im Monat sauber und gepflegt zu fühlen.

Literatur

8.1 Darstellung derzeitiger Optionen zukünftiger Versorgungsverhältnisse

Anonym, 2002: Vierter Altenbericht der Bundesregierung. Veröffentlicht in: http://www.bmfsfj.de/Katego rien/Forschungsnetz/forschungsberichte,did=18 370. html; Zugriff vom 3.6.2006

Anonym, 2005: Wie viel ist uns die Alterspflege wert?: Langzeitpflegerinnen – wenig Prestige, tiefer Lohn. Neue Zürcher Zeitung vom 9.2.2005; veröffentlicht in:http://www.nzz.ch/2005/02/09/ma/articleCKIRN. html; Zugriff vom 4.6.2006

Evers, U.: Entwicklung eines dauerbeatmeten Kindes in einer Wohngruppe nach Langzeitaufenthalt auf der Intensivstation. Pneumologie 58 (2004) 8:9

Kienle, G.: Die Krankenpflege im Abendland. In: Selg, P.: Gerhard Kienle: Leben und Werk. Band 2. Verlag am Goetheanum, Dornach 2003

Pick, P. et al.: Schwerpunktbericht: Pflege. Robert Koch-Institut, Berlin 2004

Vaupel, J.W. et al.: Der bemerkenswerte Anstieg der Lebenserwartung und sein Einfluss auf die Medizin. Bundesgesundheitsbl 48 (2005) 5:586–592

Weiland, S.K. et al.: Zunahme der Lebenserwartung. Dtsch Ärztebl 103 (2006) 16:A1072–1077

Wenderlein, J.M.: Altenpflege: Defizite – und kein Ende? Dtsch Ärztebl 102 (2005) 37:A2448

Zeyfang, A.: Diabetes im Alter. Dtsch Med Wochenschr 131 (2006) 20:1159–1162

8.2 Entwicklungen aus der institutionellen Pflege

Ewers, M.: High-Tech Home Care. Huber, Bern 2003

Higginson, A. et al.: Interdisziplinäre Versorgungspfade als Brücke zwischen Akutkrankenhaus und ambulanter Pflege. In: Johnson, S. (Hrsg.): Interdisziplinäre Versorgungspfade. Huber, Bern 2002

Sitzmann, F.; Portsteffen, A.: Wundfibel Herdecke, 3. Aufl. Herdecke, 2005

8.3 Messie-Syndrom

Anonym, 2006: Das «Messie»-Syndrom. Veröffentlicht in: http://arbeitsblaetter.stangl-taller.at/SUCHT/Mes sie.shtml; Zugriff vom 4.6.2006

Dettmering, P. et al.: Das Vermüllungssyndrom. Klotz, Eschborn 2001

Georg, J.: Selbstvernachlässigung alternder Menschen. NOVA 37 (2006) 10:28–31

Gross, W.: Messie-Syndrom: Löcher in der Seele stopfen. Dtsch Ärztebl 99 (2002) 9:419–420

Internet-Anschriften

http://de.wikipedia.org/wiki/Haushaltshygiene
WIKIPEDIA, die freie Enzyklopädie, mit sehr gut recherchierten Informationen, von freiwilligen Autoren verfasst

Selbsthilfegruppe «Anonyme Messies» http://www.ruhr-uni-bochum.de/oase/SHG_Messies.html; Zugriff vom 5.6.2006

9 Umgang mit Personen, die an einer übertragbaren Krankheit leiden

9.1
Infektionserkrankungen: Rechtliche Vorgaben und Ausbruch

Wesentliche Voraussetzungen zum Schutz vor der Verbreitung von Infektionskrankheiten bietet das vom Bundesgesetzgeber erlassene Infektionsschutzgesetz (IfSG). Es regelt auch das Ausbruchmanagement.

Einleitung
Rechtliche Grundlagen

Individuelle Maßnahmen allein reichen nicht aus, sich vor Infektionskrankheiten, die direkt von Mensch zu Mensch oder durch Wasser oder Lebensmittel auf den Menschen übertragen werden, zu schützen. Daher muss dieses Ziel als öffentliche Aufgabe betrachtet werden, nämlich übertragbaren Krankheiten vorzubeugen, Infektionen frühzeitig zu erkennen und die Weiterverbreitung zu verhindern. Zur Eindämmung von Infektionskrankheiten existiert seit dem 1. 1. 2001 das IfSG, wodurch das alte Bundesseuchengesetz abgelöst wurde. Kernpunkte des IfSG sind:

- Prävention durch Information und Aufklärung, z. B. durch Unterstützung der eigenverantwortlichen Gestaltung eines hohen Hygienequalitätsniveaus

- das Meldewesen mit abgestuften Meldepflichten für bestimmte Infektionserkrankungen, z. B. bei Verdacht, Labordiagnose, Erkrankung oder Tod

- Aufgabenregelungen des Robert Koch-Institutes (RKI)

- Empfehlungen der Kommission für Krankenhaushygiene und Infektionsprävention (RKI)

- Sowie Tätigkeits- und Beschäftigungsverbote, z. B. für den Lebensmittelbereich

Daneben gibt es eine Reihe weiterer hygienerelevanter Vorschriften, z. B. Arbeitsschutzgesetz, Gefahrstoffverordnung, Trinkwasserverordnung und die Biostoffverordnung. Neben dem Heimgesetz sind gleichfalls Teile des Qualitätsmanagements (§ 135 a des SGB V) auf die Infektionsprävention gerichtet.

Da Pflegeeinrichtungen den privaten Lebensraum für ältere Menschen darstellen, können sie sich keinesfalls allein an Bedingungen des Krankenhauses orientieren. Sie richten sich eher sozialpflegerisch am Ziel, die Würde, Interessen und Bedürfnisse der Bewohner von Heimen zu schützen und ihre Selbstständigkeit, Selbstbestimmung und Selbstverantwortung zu fördern. Praktische Hygienearbeit muss diesem Ziel entsprechend und dem Anspruch der RKI-Empfehlungen für Heime (2005) ausgestaltet werden.

Eine weitergehende Darstellung der gesetzlichen und inhaltlichen Strukturen zur Umsetzung der Hygiene und Infektionsprävention finden Sie in Abschnitt 11.

Ausbruchartiges Auftreten mikroben-bedingter Erkrankungen

Viele Menschen, die ihren letzten Lebensabschnitt in Pflegeeinrichtungen verbringen, sind in ihrer körpereigenen Abwehr geschwächt und anfällig für Infektionen. Zunehmend werden infolge der verkürzten Verweildauer auch Schwerkranke aus Krankenhäusern mit künstlicher Beatmung oder Ernährung und postoperativen Wunden in Pflegeeinrichtungen verlegt. Daraus können plötzlich weit über der normalerweise vorhandenen Anzahl liegende Infektionen auftreten, z.B. in Form von Infektionen der Lunge und der Harnwege. Eine plötzliche Häufung nosokomialer Infektionen ist zudem beim engen Zusammenleben einer größeren Zahl pflegeabhängiger Bewohner und ihrer zentralisierten Versorgung möglich. Daraus begründen sich beispielsweise das momentan gehäufte Auftreten von Norovirus-Ausbrüchen und Ausbrüchen von Krätze in Pflegeeinrichtungen.

Anhand konkreter Fragen werden Charakteristika der am Ausbruch beteiligten infizierten Patienten beschrieben. Da das RKI dazu eine Empfehlung formuliert hat (Exner, 2002), werden hier nur einzelne Aspekte behandelt.

 ### Risiken

Ausbrüche und auffällige Infektionen sollen frühzeitig erkannt werden. Aus § 7 Abs. 2 IfSG leitet sich die Meldepflicht einer zeitlichen und örtlichen Häufung von Infektionskrankheiten ab.

Definition

Nach § 6 Abs. 3 des IfSG wird als ein Ausbruch das gehäufte Auftreten nosokomialer Infektionen bezeichnet, wenn ein epidemischer Zusammenhang wahrscheinlich ist oder vermutet werden muss.

Tabelle 9-1-1: Schritte der Analyse und Konsequenzen bei einem Infektionsausbruch

Fragen	Analyse
Wodurch kommt der Verdacht auf einen Ausbruch auf?	Notwendigkeit zur möglichst konkreten Beschreibung der «Fälle», d.h. der betroffenen infizierten Patienten und ihrer Zahl: ■ Die Häufung kann durch die Surveillance nosokomialer Infektionen festgestellt worden sein ■ Der Verdacht auf den epidemischen Zusammenhang kann durch die Mitarbeiter der Mikrobiologie geäußert worden sein ■ Es existieren Hinweise der Stationsmitarbeiter
Wann? oder: Wie ist der zeitliche Zusammenhang zwischen den «Fällen»?	Wann trat der erste «Fall» auf? Wann folgten weitere? Über welchen Zeitraum erstreckten sich die Infektionen? Gibt es Häufungen von Infektionen zu bestimmten Zeiten oder besteht ein mehr oder weniger gleichmäßiger Verlauf?
Wo? oder: Gibt es räumliche oder örtliche Beziehungen zwischen den «Fällen»?	Befinden sich die «Fälle» auf derselben Station oder verteilen sie sich über die Einrichtung? Erfolgten zeitlich begrenzte Behandlungen in denselben Bereichen (z.B. Physiotherapie, Arztpraxis, Ergotherapie)? Waren einzelne bestimmte Personen jeweils an den Therapien beteiligt?
Wer? oder: Welche gemeinsamen Merkmale weisen die betroffenen Menschen auf?	Welche Grundkrankheiten bestehen? Welche medikamentöse Therapie? Erfolgten gleichartige invasive Maßnahmen? Welche Infektionen traten auf? Erreger und Antibiogramm? Hilfreich ist eine möglichst übersichtliche Darstellung als Auflistung aus den Patientendokumentationen.
Wie? oder: Wo ist das Erregerreservoir und über welchen Übertragungsweg erfolgten die Infektionen?	Handelt es sich um eine endogene oder exogene Erregerquelle? Existiert sie weiter oder bestand die Gefahr nur vorübergehend? Hier erfolgt eine gewisse Konklusion aus den Fragen nach dem zeitlichen und örtlichen Zusammenhang sowie nach den Merkmalen der Fälle.
Was? oder: Zu welchem Schluss kommt das AM-Team und welche gezielten Interventionsmaßnahmen wurden festgelegt?	Nicht schematisch. Am Ende aller Überlegungen müssen vielfach empirische Sofortmaßnahmen zur schnellstmöglichen Schadensbegrenzung sowie der Unterbrechung von Übertragungswegen eingeleitet werden.

Die Meldung an das Gesundheitsamt hat den erhabenen Zweck, die Beratungskompetenz der Gesundheitsbehörde nutzen zu wollen. Ziel des daraus folgenden Ausbruchmanagements (AM) sind Maßnahmen, die eine weitere Verbreitung dieser Infektionen wirkungsvoll und zügig verhindern.

Konkrete Hygienehinweise zum Ausbruchmanagement

Die erforderlichen Abläufe sollen klar strukturiert sein. Dazu sind die Mitglieder des AM-Teams in der Einrichtung vorab schriftlich festgelegt (z. B. Hygienebeauftragte der Pflegeeinrichtung, Heimleitung, Pflegedienstleitung, Vertreter gegenüber der [Presse-] Öffentlichkeit, weitere Mitarbeiter der Hygienekommission), z. B. im Notfallplan der Einrichtung. Zu Beginn der Untersuchung müssen eine Anzahl Fragen gezielt bearbeitet werden **(Tab. 9-1-1)**.

Je nach Infektion und Ausmaß können sich die Fragen verschieden gestalten oder erweitern, z. B. bei einem Ausbruch gastrointestinaler Erkrankungen: Nahmen alle «Fälle» an der in der Zentralküche hergestellten Verpflegung teil? Wer veranlasst die Untersuchung der Rückstellproben und/oder Mitarbeiteruntersuchungen (Kap. 10.1)? Welche Praxis (z. B. im Bereich der Pflegetechniken wie der Tee- oder Sondenkost-Zubereitung oder Küchentechnik, z. B. Auftauen von Tiefkühlkost, der Geschirraufbereitung bestand zur Zeit des Ausbruchs in der Großküche oder bei der Schwerkrankenversorgung? Der anschauliche Beweis der Praxis vor einer durch den Ausbruch verursachten selbstständigen Veränderung durch die Mitarbeiter ist wichtig zu dokumentieren. Die evtl. zum Ausbruch führende, lange vorher übliche Praxis, ist zu einem späteren Zeitpunkt nicht mehr zuverlässig zu erfahren.

Fazit für die Praxis

Ziel eines Ausbruchmanagements sind Maßnahmen, die eine weitere Verbreitung dieser Infektionen wirkungsvoll und zügig verhindern. Die Möglichkeit des Einsatzes weitergebildeter Hygienefach-Mitarbeiter (Hygienebeauftragte in Pflegeeinrichtungen) kann da eine sehr wertvolle Hilfe sein. Blinder Aktionismus («man muss doch endlich etwas tun»), ist

nicht förderlich, besonders nicht bei Druck der (Medien-)Öffentlichkeit und fachfremdem Trägerinteresse. Gerade nicht in der emotional schwierigen Ausbruchsituation steht den Hygieneverantwortlichen eine Polizeifunktion zu, zudem wirken vorschnelle Verurteilungen und Schuldzuweisungen gegenüber einzelnen Mitarbeitern oder Mitarbeitergruppen kontraproduktiv. Besonders unter öffentlichem Druck beweist sich die Zusammenarbeitsfähigkeit aller Beteiligten.

9.2 Infektionen in der Familienpflege und in Alten- und Pflegeheimen

Der nachfolgende Text begründet die bei Infektionserkrankungen indizierten Hygienestandards für pflegebedürftige Menschen in der ambulanten Betreuung sowie in Alten- und Pflegeheimen und ist orientiert an den Übertragungswegen.

Einleitung

In allen Bereichen der Betreuung pflegebedürftiger Menschen müssen Hygienestandards berücksichtigt werden, die die persönliche Situation bedenken. Keineswegs ist der gesamte Mensch «infektiös», sondern die Mikroorganismen sind in bestimmtem Körpermaterial enthalten, das von Mensch zu Mensch oder über Gegenstände, d.h. auf konkreten Übertragungswegen, abhängig vom Pflegebedarf, weitergegeben wird **(Tab. 9-2-1)**.

Risiken

Infektionen können bei Menschen in Form von Einzelfällen auftreten. Bei einem kurzzeitig gehäuften Auftreten in einem örtlich begrenzten Bereich spricht man von einer Epidemie, z. B. die Lebensmittelvergiftungen in einer Kindertagesstätte (Kap. 7.8) durch Staphylococcus aureus.

Weitet sich eine Epidemie auf mehrere Kontinente aus, nennt man dies Pandemie, z. B. eine Influenza- und die AIDS-Pandemie. Wenn eine Infektionskrankheit in gewissen Regionen nicht

Tabelle 9-2-1: Nosokomiale Infektionen mit bevorzugten Mikroben nach typischen invasiv-therapeutischen Eingriffen

Eingriffe	Iatrogene Infektionen	Mikroben
Antibiotika-therapie	Pseudomembranöse Kolitis mit Diarrhö	Clostridium difficile
Blasenkatheter (transurethral)	Urethritis, Prostatitis, Epididymitis, Zystitis, Pyelonephritis, Bakteri-ämie, Urosepsis	Darmkeime, Entero-kokken, Pseudomonas (P.) aeruginosa, Can-dida
Intubation, Tracheotomie, Beatmung	Sinusitis, Tracheitis, Beatmungspneumonie, Septikämie	Staphylokokkus (S.) aureus, P. aeruginosa, Darmkeime, Klebsiella, Candida, Acineto-bacter
Chirurgisch-operative Eingriffe	Postoperative Infektio-nen im Operations-gebiet, Abszess, Osteo-myelitis	Überwiegend Bakterien (S. aureus, Enterokok-ken, E. coli, P. aerugi-nosa), Candida
Periphere Verweilkanülen, intravasale Katheter	Phlebitis, Septikämie, Endokarditis	S. epidermidis, S. aureus, P. aerugi-nosa, Candida, Acine-tobacter, Enterokokken
Ernährung durch Magen-sonde, perkutan endoskopische Gastrostomie (PEG)	Gastroenteritis, Lebens-mittelintoxikation durch Bakterientoxine, Peritonitis, peristomale Wundinfektion (bei PEG), Pneumonie	Darmkeime, P. aeruginosa, S. aureus, Salmonellen
Endoskopische Eingriffe	Cholangitis, Pankrea-titis, Bakteriämie	Enterokokken, Darm-keime, Staphylokok-ken, P. aeruginosa

zu bekämpfen ist und jahrein, jahraus immer wieder vorkommt, so bezeichnet man diese Erscheinung als Endemie, z.B. Malaria in den Tropen oder häufige Infektionen durch Krätze (Kap. 9.8) in einem bestimmten Altenpflegeheim.

Merke

Begriffe aus der Epidemiologie kurzgefasst:

- Epidemie: örtlich begrenzt, zeitlich begrenzt

- Pandemie: örtlich unbegrenzt, zeitlich begrenzt

- Endemie: örtlich begrenzt, zeitlich unbegrenzt

Einleitung

Kleine Kinder können, je nach häuslichem Umfeld, acht und mehr Infektionen pro Jahr durchmachen. Es handelt sich dabei meist um eine «physiologische Infektanfälligkeit», die die Unerfahrenheit des kindlichen Immunsystems dokumentiert. Meist begleitet von Fieber, sind Viren in den Wintermonaten mit Infekten der Atemwege verbunden, in den Sommer- und Herbstmonaten mit Infektionen des Magen-Darm-Traktes.

Tabelle 9-2-2: Ursachen erhöhten infektionsbedingten Sterbens (Letalität) im Alter (nach Kuhnke, 2003)

Ursachen
Verminderte Funktionsreserven und Mangelernährung (Lunge, Herz, Leber, Niere, Knochenmark)
Verändertes Keimspektrum, abhängig vom Aufenthaltsort des Patienten (eigene Wohnung, Krankenhaus, Pflegeheim)
Verminderte immunologische und organische Abwehrmechanismen begünstigen die lokale und systemische Ausbreitung einer Infektion
Vielfältige Begleiterkrankungen
Häufigere Aufenthalte im Krankenhaus mit erhöhter Gefährdung für nosokomiale Infektionen mit Problemkeimen
Verzögerung von Diagnose und Therapiebeginn durch atypische klinische Symptomatik
Häufige invasive Diagnostik und Therapie
Ansprechen auf antibiotische Therapie verzögert oder verschlechtert
Höhere Rate von unerwünschten Antibiotikawirkungen bei alten Menschen (z. B. höhere Rate von pseudomembranöser Kolitis durch Clostridium difficile)
Höhere Komplikationsrate

Infektionserkrankungen spielen im Alter eine bedeutende Rolle. Sie verlaufen vielfach schwerer, komplizierter und führen häufiger zum Tod (Letalität) (Tab. 9-2-2). Alte Menschen erkranken häufiger an Pneumonien, Verschlechterung einer chronischen Bronchitis, Harnwegs- sowie Haut- und Weichteilinfektionen. In Alten- und Pflegeheimen besteht diese Gefährdung besonders. Alte Menschen haben ein hohes Risiko für schwere Infektionen aufgrund verminderter Resistenz, zudem durch Begleiterkrankungen (z. B. Diabetes mellitus, Dekubitus), Bewusstseinstrübung einschließlich Schluckstörungen, Behinderungen oder Immobilität sowie durch altersbedingte Störung der Immunität. Charakteristisch für Infektionen bei alten Menschen ist die untypische Symptomatik, die sich z. B. in fehlender Leukozytose, fehlendem Fieberanstieg sowie Verwirrtheitszuständen zeigt.

Übertragungswege. Für eine Übertragung von Mikroorganismen ist eine Quelle für Mikroben erforderlich. Dafür kommen z. B. besiedelte oder infizierte Mitmenschen (Mitarbeiter, Mitbewohner, Besucher) sowie Kontaminationen oder Keimreservoire der Umwelt in Frage. Um vorbeugend tätig zu werden, ist es grundlegend erforderlich, den Übertragungsweg des spezifischen Mikroorganismus zu kennen. Es existieren im Wesentlichen die folgenden Übertragungswege (Kappstein, 2004):

- Infektionsübertragung durch Kontakt (direkt, indirekt, respiratorische Tröpfchen)

- Luft (aerogen)

- gemeinsame Quellen für mehrere Personen

Übertragung durch Kontakt. Bei der Übertragung von Mikroorganismen durch Kontakt können drei Formen unterschieden werden:

1. Direkter Kontakt: Es erfolgt eine Übertragung durch Körperberührung von einer infizierten oder besiedelten Person auf eine andere. Dieser Übertragungsweg ist bei einer größeren Anzahl von pathogenen Mikroorganismen bekannt, z. B. bei den Staphylokokken oder bei Streptokokken der Haut oder Schleimhäuten. Enterobacteriaceae

aus dem Magen-Darm-Kanal oder Urogenitaltrakt können über kontaminierte Hände im Kontakt mit anderen übertragen werden. Ebenso über die Hände erfolgt die fäkal-orale Übertragung vor allem der Hepatitis A und Salmonellose.

Beachte
Die häufigste Übertragung von Mikroben erfolgt durch Kontakt über (nicht desinfizierte) Hände.

2. Indirekter Kontakt: Bei der indirekten Übertragung vermitteln den Kontakt kontaminierte Gegenstände, die z. B. nach dem Gebrauch bei einem Bewohner nicht oder unzureichend aufbereitet wurden, wie Blutdruckmanschette. Möglich ist aber auch parenteraler Kontakt, z. B. einer Kanülenstichverletzung.

3. Infektionsübertragung durch große respiratorische Tröpfchen: Die Mehrheit der üblichen Infektionskrankheiten, wie z. B. die Influenza (Grippe), der Mumps, die Streptokokkenangina oder die Meningokokkeninfektion (Meningitis) werden durch Tröpfchen übertragen. Bei einer Tröpfcheninfektion werden die Mikroben beim Sprechen, Niesen oder Husten in großen Tröpfchen freigesetzt. Es sind Tröpfchen respiratorischen Sekrets, definiert als Partikel mit einem Durchmesser zwischen 100 Mikrometer (μm) und 2 mm. Es fehlt ihnen die Möglichkeit, längere Zeit in der Luft zu schweben, nach kurzer Distanz (max. 1,5 bis 2 m) fallen sie zur Erde. Deshalb ist für die Infektion einer anderen Person in der Regel ein naher Kontakt (face-to-face) notwendig, z. B. an den Schleimhäuten von Mund, Nase und Augen, um eine Infektion auszulösen. Es ist aber auch Selbstinokulation (engl. inoculation = hineinbringen) über die Hände möglich.

Luftgetragene (aerogene) Übertragung. Tröpfchenkerne entstehen bei der Verdunstung von größeren respiratorischen Tröpfchen. Bleiben in diesen Kernen Mikroben über längere Zeit infektiös erhalten und werden von Personen inhaliert, können aerogen erworbene Infektionen entstehen. Es handelt sich um Aerosolpartikel mit einem Durchmesser < 10 Mikrometer (µm), die über längere Zeit in der Luft schweben können. Krankheiten mit diesem Übertragungsweg sind vergleichsweise selten, Beispiele die offene Lungen-Tuberkulose, die Varizellen und Masern.

Andere Erkrankungen, wie z.B. die Legionellose, können ebenfalls durch Inhalation von Aerosolen ausgelöst werden. Diese stammen jedoch nicht von einer Person, sondern das infektiöse Agens wird aus der Umgebung (Übertragung durch Umweltmedien) inhaliert, z.B. durch eine kontaminierte Warmwasserleitung.

Zudem können Bioaerosole, die in der Natur ubiquitär existenten Mikroorganismen, z.B. Schimmelpilze (Aspergillussporen) in sich tragen, Ausgangsort für Infektionen von empfänglichen Menschen sein. So sind Menschen nach Organtransplantation erheblich in ihrer körpereigenen Abwehr reduziert.

Übertragung durch gemeinsame Quellen für mehrere Personen. Eine Ursache infektiöser Durchfallserkrankungen kann die unbelebte Umwelt durch gemeinsame Quellen sein, die Erregerübertragung erfolgt über sog. gemeinsame «Vehikel», z.B. kontaminierte Nahrung und Wasser.

Opportunistische Infektionen. Ohne eine externe Übertragung können sich langfristig im Menschen befindliche Keime verändern und eine Infektion auslösen. Dies trifft für empfängliche Menschen zu innerhalb und außerhalb des Krankenhauses. Bei dieser Besonderheit im Infektionsgeschehen spielen Opportunisten eine Rolle, die im gesunden menschlichen Organismus leben, ohne dort Schaden anzurichten (z.B. Aspergillen, Pneumocystis carinii).

Dazu existieren mit uns noch Mikroorganismen als Nützliche, z.B. im Darm. Durch äußere Einflüsse kann sich diese Symbiose verändern und bestimmte Keime können plötzlich überwiegen oder krankmachend wirken. Dazu zwei Beispiele:

Fallbeispiel 1

Der 10-Jährige Max nahm mit rohem (z.B. Tatar) oder nicht ausreichend erhitztem

Schweinefleisch Toxoplasmen (Kap. 2.5) auf, ohne mit Symptomen daran zu erkranken. Durch das funktionsfähige Immunsystem wurden sie an der weiteren Ausbreitung gehindert. Erst bei Schwächung des Immunsystems, z.B. der HIV-Infektion von Max, kommt es durch Reaktivierung zur Erkrankung (Toxoplasmose).

Fallbeispiel 2

Während der Antibiotikabehandlung einer eitrigen Bronchitis wird auch die physiologische Darmflora von Herrn A.K., einem 70-jährigen Bewohner des Altenpflegeheims, abgetötet und es kommt zur Überwucherung des Darmes mit einer falschen Bakterienart (Selektion), z.B. Clostridium difficile (s. Kap. 9.5). Schmerzhafte Durchfälle und eine Entzündung des Dickdarmes sind die Folge.

Konkrete Hygienehinweise zur Prävention

Wesentlich ist zu beachten, dass nicht der Patient als solches «infektiös» ist, sondern dass es auf den Kontakt mit dem Patientenmaterial ankommt sowie auf den Übertragungsweg, durch den evtl. eine Weiterverbreitung möglich ist. Im Vordergrund steht das Anwenden von Standardhygienemaßnahmen (Tab. 4-4-1), damit die Verbreitung von Infektionen bereits in der Inkubationszeit so weit als möglich vermieden werden kann.

Weitere Empfehlungen zur Hygiene sind den einzelnen Übertragungswegen und Krankheitserregern zugeordnet.

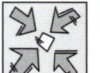

Fazit für die Praxis

Es ist sinnvoll, keinen Wirrwarr an Isolationsmaßnahmen aufzustellen, sondern orientiert am Übertragungsweg und der individuellen Situation des Patienten ein bewohnerbezogenes Hygienekonzept bei Infektionen zu praktizieren. Die Übertragungsgefahr ist eben unterschiedlich zwischen einem «Du-und-Ich-Menschen», der z.B. als verständiger, an der Therapie interessierter und kooperativer Mitmensch eine Hepatitis A hat (fäkal-orale Verbreitung) und einem Menschen mit Inkontinenz, der Hinweisen zur Händehygiene nicht mehr adäquat folgen kann.

9.3
Pneumonien

In diesem Kapitel werden zu den Infektionen der unteren Atemwege hygienische Grundlagen der Lungenentzündung (Pneumonie) ausgewählt.

Einleitung

Der Atemtrakt erstreckt sich im oberen Teil von der Nase bis zum Kehlkopf (Larynx) und die unteren Atemwege vom Kehlkopf bis zu den Lungenbläschen (Alveolen). Mit jedem Atemzug atmen wir eine riesige Menge von Partikeln ein, darunter auch Mikroorganismen. Fast alle dieser Mikroorganismen sind harmlos. In der Umgebung eines infizierten Menschen kann die Luft jedoch eine große Anzahl pathogener Mikroorganismen enthalten. Deshalb sind wirkungsvolle physiologische Reinigungsfunktionen (Tab. 9-3-1) von Bedeutung, die vor Infektionen des Respirationstraktes schützen.

Tabelle 9-3-1: Wirkungsvolle Reinigungsfunktionen der Atemwege (geändert aus: Sitzmann, 2000)

Organe	Aufgaben	Negativeinwirkungen durch Pflege und Therapie
Nase und Nasenhöhle mit Schleimdrüsen	■ Befeuchtung der Atemluft ■ Erwärmung der Atemluft ■ Reinigung der Atemluft ■ Geruchswahrnehmung ■ Bestandteil des Geschmackssinns	■ Einatemluft enthält Staubpartikel, Mikroorganismen ■ Mundatmung fördert Erkrankungen der Atmungsorgane ■ Mangelnde Erwärmung und Befeuchtung, z.B. bei O_2-Therapie ■ Intubation reduziert Befeuchtung und Erwärmung
Nasennebenhöhlen	■ Erwärmung der Atemluft ■ Funktion als Resonanzorgan	■ Infektionsgefährdung bei Langzeitintubation mit Sepsisgefahr
Rachen	■ Mündung der Ohrtrompete als Ort des Druckausgleiches zum Mittelohr ■ Lymphatisches Gewebe wehrt Bakterien ab	■ Entzündung des Halsraumes (dehnt sich evtl. zum Mittelohr aus) ■ Sonden als «Schiene» für Infektionskeime
Kehlkopf	■ Stimmbildner ■ Pforte der Atemluft (Verschluss bei der Bauchpresse) ■ Schutzfunktion für untere Atemwege durch Hustenreflex	■ Medikamentöse Minderung des Hustenreflexes ■ Fehlende Funktion bei Intubation ■ «Stille Aspiration» aufgrund fehlender Wahrnehmung im Bereich des Kehlkopfeinganges ■ Verzögerter Schluckakt bei sehr alten Menschen
Luftröhre mit respiratorischem Epithel (Flimmerzellen)	■ Weitere Erwärmung und Befeuchtung der Atemluft ■ Durch rhythmische Zilienbewegungen des respiratorischen Epithels (mukoziliare Reinigung) wird Schleim mundwärts zum Kehlkopfdeckel befördert und verschluckt	■ Einziger natürlicher Feind der Zilien ist die Austrocknung ■ Schädigung der Trachealwand durch Intubation (Cuffdruck) ■ Aspiration von Kondenswasser aus Beatmungsschlauch ■ Chronische Schädigung bei Rauchern
Bronchialbaum	■ Bei Eintritt in die Alveolen hat die Atemluft Körpertemperatur angenommen und ist vollständig mit Wasserdampf gesättigt	■ Trockene und kalte Luft bei maschineller Beatmung schädigt das respiratorische Epithel ■ Der durch Intubation geschaffene offene Zugang zum Bronchialsystem vermindert die Kolonisationsresistenz der Schleimhaut
Lungenbläschen	■ Gasaustausch unter der Voraussetzung der oberflächenaktiven Substanz Surfactant, die die Entfaltung der Lungen in der Einatmung unterstützt bzw. den Kollaps in der Ausatmung verhindert	■ Einschränkung der Atemoberfläche z.B. bei Pneumonie ■ Surfactantfunktionsstörung: z.B. durch Aspiration von Sekreten bei Lähmung des Gaumensegels ■ Volumenverminderung: z.B. bei Pneumothorax und durch schmerzbedingte Schonatmung ■ Immobilität (Bettruhe) mit reduzierter Atemtiefe (Atelektasengefahr)

Obwohl eine Unterscheidung nach Infektionen der oberen und unteren Atemwege vorgenommen wird, stellt der Respirationstrakt, von der Nase bis zu den Alveolen in Bezug auf das tätige infektiöse Agens ein zusammenhängendes System dar. Zudem kann die Übertragung einer Infektion durch erregerhaltige Tröpfchen eine Kontaktinfektion (so können große Tröpfchen z. B. zu einer Meningokokken-Meningitis führen) oder eine aerogene Infektion durch sehr kleine Tröpfchen sein. Hier entstanden durch Verdunstung schwebefähige Tröpfchenkerne (< 10 µm).

Risiken

Wie auf anderen Körperoberflächen leben auch in den oberen Atemwegen eine Vielzahl von Mikroorganismen, ohne Scha-den anzurichten. Sie besiedeln Nase, Mund, Rachen und Zähne und sind an das Leben dort gut angepasst. Sie bringen Probleme, wenn die Abwehrlage des Menschen geschwächt ist.

Infektionen der oberen Atemwege. Diese Art der Infektionen sind vorwiegend gefahrloser Natur. Fieber mit akutem Husten (< 3 Wochen andauernd) wird meist durch eine Entzündung des Rachens (Pharyngitis), Kehlkopfes (Laryngitis), der Nasennebenhöhlen (Sinusitis) oder der Bronchien (Bronchitis) verursacht.

Infektionen der unteren Atemwege. Infektionen durch Erkältungen können sich in tiefere Atemwegsabschnitte ausbreiten und gelegentlich zu schweren Infektionen der unteren Atemwege

Tabelle 9-3-2: Häufig gefundene Mikroorganismen ambulant erworbener Pneumonien (Community aquired Pneumonia = CAP) (Pletz 2005)

Beteiligte Mikroorganismen	Einige Besonderheiten
Bakterien	
Streptococcus pneumoniae (Pneumokokken)	Häufiger Erreger von Atemwegsinfekten (Pneumonie, Otitis media, Sinusitis); Übertragung durch Tröpfcheninfektion von Mensch zu Mensch; zunehmende Resistenz
Haemophilus influenzae	Gehört zur normalen Flora des oberen Respirationstraktes; häufige Mikrobe bei Atemwegsinfekten, Meninigitis
Mycoplasma pneumoniae	Aerogene Infektion vom Menschen; Tracheobronchitis, Pneumonie (oft atypisch)
Moraxella catarrhalis	Normalflora des Respirationstraktes; häufig Otitis media und Sinusitis bei Kindern, bei Erwachsenen häufig CAP
Chlamydophila pneumoniae	Aerogene Übertragung von Infekten der Atemwege, oft subakut
Legionella spp.	Bakterium findet sich in Wasserreservoirs; optimales Wachstum besteht bei 25 bis 42 °C; ein Überleben ist im Bereich von 0 bis 63 °C nachgewiesen; Pneumonie insbesondere bei älteren Patienten durch Inhalation oder Aspiration von legionellenhaltigem Wasserdampf bzw. Tröpfchen; Infektionsquellen Luftbefeuchter, Inhalationsgeräte, Magensonden (Mikroaspiration); Legionellenübertragung durch infizierte Amöbenpartikeln
Staphylococcus aureus	Pyogene Infektionen (Eitererreger), insbesondere bei älteren Patienten typischer Keim der Früh-Pneumonie
Pseudomonas aeruginosa	Ubiquitäre Keime, «Pfützenkeim» (Feuchtbiotope)
Viren	
Influenzaviren	Anteil an CAP 5 – 12 %, Kinder und immunsupprimierte Erwachsene sind häufiger betroffen Vermeidung des unnötigen Einsatzes von Antibiotika kann helfen, die Resistenzausbreitung zu reduzieren
Parainfluenzaviren	
Adenoviren	
Respiratory Syncitial Virus (RS-Virus)	
Coxsackievirus	
ECHO-Viren	

führen, besonders bei Menschen mit geschwächter Immunabwehr sowie bei sehr jungen und älteren Menschen. Kreuzinfektionen zwischen Pflegebedürftigen und Pflegenden können auftreten.

Die ambulant erworbene **Pneumonie** ist weltweit die am häufigsten registrierte Erkrankung, wobei in Europa und den USA die Gruppe der über 65-Jährigen am stärksten vertreten ist (Welte, 2003). Nur bei 2 bis 5 % der Patienten mit Fieber und akutem Husten liegt eine Lungenentzündung (Pneumonie) zu Grunde, die in 80 % der Fälle bakteriell **(Tab. 9-3-2)** bedingt ist. Sie sind am ernstesten und können lebensgefährliche Formen annehmen. Hier ist Krankenhaus- und oft intensivmedizinische Behandlung erforderlich. Die Letalität («Tödlichkeit» einer Erkrankung) ist im ambulanten Bereich mit 1 % gering, im Krankenhaus kann sie bis auf 20 % ansteigen.

Als pathophysiologisch sehr bedeutend sind die so genannten «endogenen» Infektionsmikroben, also Keime, die vom Betroffenen selbst kommen, erkannt. Typischerweise beobachtet man nach stationärer Aufnahme einen Wechsel der Keimflora von der physiologischen Standortflora hin zu einer Besiedelung mit krankenhaustypischen, potenziell pathogenen Keimen.

Konkrete Hygienehinweise bei einer Lungenentzündung (Pneumonie)

Mit den nachfolgenden Maßnahmen zur Infektionsprävention (Vorbeugung) wird die epidemische Ausbreitung innerhalb der Familie, der Institution und der Pflegenden versucht zu vermeiden **(Tab. 9-3-3)**. Gesundheitsförderliche Pflegemaßnahmen, die eine individuelle Verschlimmerung von Atemwegserkrankungen abwehren sollen, wurden in Kapitel 6.2 besprochen.

Eine Pneumokokken-Infektion kann für Menschen > 65 Jahren mit chronischen kardiovaskulären oder pulmonalen Erkrankungen, angeborenem oder erworbenem Immundefekt, Diabetes mellitus u.a. lebensgefährlich sein, daher kann eine Impfung hier angebracht sein. Weitere hygienische Präventionsmaßnahmen orientieren sich an den bei der Influenza (Kap. 9.6.2) beschriebenen Handlungsweisen.

Weitergehende hygienische Maßnahmen. Effektive Vorbeugung und pflegerische Beeinflussung nosokomialer broncho-pulmonaler Infektionen können sich an den Hauptfaktoren der Entstehung einer Pneumonie orientieren, wie sie in Kap. 6.2 sowie Kap. 6.8 erläutert sind.

Fazit für die Praxis

Die Leichtigkeit, mit der bei alten Menschen bronchopneumonische Infektionen auftreten können, muss sehr aufmerksam machen. So kann schon die aus irgendeinem Grund nötige Bettruhe oder Krankenhauseinweisung einen Risikofaktor darstellen, der durch eine Immunitätsverminderung noch verstärkt wird.

Die Alarmzeichen Schlafumkehr und Desorientierung fördern Inkontinenz, Passivität, Vernachlässigung des Äußeren und Verweigerung der Nahrungsaufnahme. Diese Faktoren wirken sich wieder auf körperliche Veränderungen aus und fördern Infektionen, z.B. eine Pneumonie (Abb. 8-2-1 zum psychoreaktiv ausgelösten Sterbeprozess).

Tabelle 9-3-3: Empfehlungen zur Hygiene bei Pneumonie

Aspekt	Beachte
Mikroben	Große Vielfalt
infektiöses Patientenmaterial	Je nach Mikroorganismus respiratorisches Sekret, Tröpfchen
Übertragung	Kontakt (Tröpfchen), aerogen
Erweiterte Hygienemaßnahmen neben der Standardhygiene	
Unterbringung	Einzelzimmer, je nach Keim
Flächendekontamination	Routinemäßige Reinigung, gezielte Desinfektion sichtbarer Kontaminationen
Dauer der speziellen Maßnahmen	Krankheitsdauer
Kommentar	Übertragung über die Hände ist möglich

9.4
Aerogen übertragbare Erkrankungen: Tuberkulose, Masern

In diesem Kapitel wurde zu der Gruppe aerogen übertragbarer Infektionen hygienische Grundlagen zu der im Alter gehäuft auftretenden Lungentuberkulose und zu den Masern ausgewählt.

Einleitung
Luft wird in ihrer Bedeutung als Infektionsüberträger sehr überschätzt. Nur wenige Infektionen, wie die Lungentuberkulose und pulmonale Aspergillose, d.h. eine Invasion von Pilzsporen in das Lungengewebe, werden tatsächlich aerogen durch die Luft in Form von Tröpfchenkernen übertragen. Die winzigen Partikel schweben lange in der Luft, bevor sie sedimentieren.

Risiken
Erkrankungsrisiko für Lungen-Tbc. Die Lungen-Tbc wird als Folge einer Inhalation kleinster Tröpfchenkerne bis in die Alveolen übertragen **(Abb. 9-4-1)**. Von allen Exponierten infiziert sich jeder vierte und reagiert mit einer Primärinfektion. Danach bestehen Mykobakterien in der Lunge fort und es kann nach jahrelanger Latenz zu einem Wiederaufleben einer früheren Infektion kommen (TB-Reaktivierung), selbst wenn sich diese vorher nie bemerkbar gemacht hat.

Das Erkrankungsrisiko hängt vom Zustand des Immunsystems ab. Es ist unterschiedlich in verschiedenen Bevölkerungsgruppen verteilt. Die Erkrankungshäufigkeit nimmt mit dem Alter zu, in der Schweiz ist die ältere Bevölkerung fast vollständig tuberkulös (primär-) infiziert. Weiter sind Personen, die beruflich mit vorwiegend undiagnostizierten Tuberkulosepatienten in Kontakt kommen, (z.B. Personen in der offenen Altenpflege oder Kontakt mit Hochrisikogruppen, beispielsweise Asylbewerbern) am ehesten einem erhöhten Risiko ausgesetzt.

Tabelle 9-4-1: Empfehlungen zur Hygiene bei offener Lungen-Tbc

Aspekt	Beachte
Mikrobe	Mycobacterium tuberculosis
Infektiöses Patientenmaterial	Aerosol von respiratorischem Sekret («Tröpfchenkerne»)
Übertragung	Inhalation infektiöser Aerosole
Erweiterte Hygienemaßnahmen neben der Standardhygiene	
Unterbringung	Einzelzimmer bei sorgfältiger Raumlüftung
Verhalten des Patienten	Hustenhygiene, Abstand > 1,5 m bei Husten
Flächendekontamination	Routinemäßig Reinigung, gezielte Desinfektion sichtbarer Kontaminationen
Dauer der speziellen Maßnahmen	Nachweis säurefester Stäbchen im respiratorischen Sekret
Kommentar	Partikelmaske FFP2 bei nahem Kontakt

Erkrankungsrisiko für Masern. Unter bestimmten Bedingungen können Masern, Windpocken und Herpes zoster *auch* aerogen übertragen werden. Diese Infektionen werden bei Kindern wegen ihrer hohen Kontagiosität, d.h. Ansteckungskraft einer Mikrobe, jedoch ebenfalls beim ersten Kontakt über die Hände mit Selbstinokulation (Hand-Gesichts-Kontakt) sowie von Mensch zu Mensch durch Sekret der Atemwege übertragen (Kap. 9.6).

Konkrete Hygienehinweise

9.4.1
Präventive Hygienemaßnahmen bei offener Lungentuberkulose (Tbc)

Symptome. Die klassische Trias der offenen Lungentuberkulose besteht aus Husten, Auswurf, Nachtschweiß. Symptome sind im Alter meist weniger dramatisch als beim jungen Menschen und werden in höheren Lebensjahren häufig dem natürlichen Alterungsprozess angelastet:

■ Der Husten wird als normaler Altershusten gewertet, denn er ist auch bei chronischer

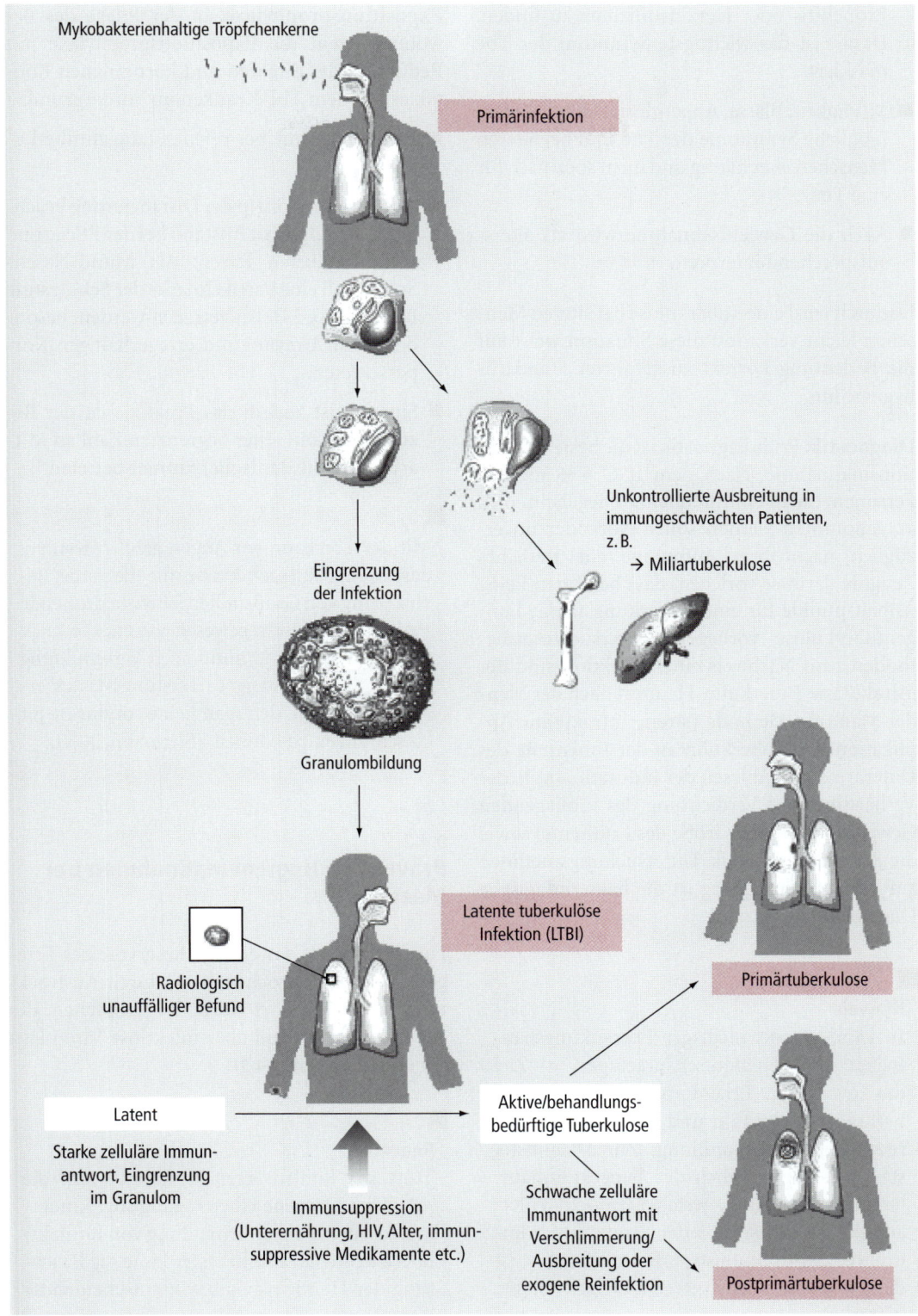

Mykobakterienhaltige Tröpfchenkerne

Primärinfektion

Unkontrollierte Ausbreitung in immungeschwächten Patienten, z. B.
→ Miliartuberkulose

Eingrenzung der Infektion

Granulombildung

Radiologisch unauffälliger Befund

Latente tuberkulöse Infektion (LTBI)

Primärtuberkulose

Latent

Starke zelluläre Immun-antwort, Eingrenzung im Granulom

Immunsuppression (Unterernährung, HIV, Alter, immun-suppressive Medikamente etc.)

Aktive/behandlungs-bedürftige Tuberkulose

Schwache zelluläre Immunantwort mit Verschlimmerung/ Ausbreitung oder exogene Reinfektion

Postprimärtuberkulose

Abbildung 9-4-1: Das Gleichgewicht zwischen *M. tuberculosis* und dem Immunsystem (mod. nach Hauer, 2005)

Bronchitis oder Herzinsuffizienz zu finden. Damit ist das wichtigste Symptom der Tbc maskiert.

- Müdigkeit, Blässe, Appetitlosigkeit als weitere mögliche Symptome der Tbc sind bei älteren Menschen eher häufig und nicht spezifisch für eine Tbc.

- Auch die Gewichtsabnahme wird als altersentsprechend interpretiert.

Dadurch wird eine Tuberkulose bei älteren Menschen leicht verkannt; diese Situation weist auf die Bedeutung korrekt ausgeführter Standardhygiene hin.

Diagnostik. Frühdiagnostik ist die beste Präventionsmaßnahme. Nach dem IfSG § 36 müssen Personen, die in ein Altenheim, Pflegeheim o. Ä. aufgenommen werden sollen, vor oder unverzüglich nach ihrer Aufnahme ein ärztliches Zeugnis darüber vorlegen, dass bei ihnen keine Anhaltspunkte für eine ansteckungsfähige Lungentuberkulose vorliegen. Untersuchungsmethoden zum Nachweis einer Infektion sind der intrakutane Tuberkulin-Hauttest nach der Mendel-Mantoux-Methode (streng intrakutane Applikation von Tuberkulin an der Innenseite des Unterarms und Ablesen der Induration, d. h. der Verhärtung und Verdichtung des umliegenden Gewebes – nicht die Größe des Erythems) sowie die Röntgendiagnostik. Untersuchungsmethode zur Verlaufsbeurteilung ist die bakteriologische Diagnostik.

Hinweis

In Ländern mit niedriger Erkrankungshäufigkeit, wie den deutschsprachigen, ist Ziel die zuverlässige Erkennung der latenten tuberkulösen Infektion und ihre effektive chemopräventive Behandlung. Zur Diagnostik stand bislang lediglich der Tuberkulinhauttest zur Verfügung, welcher jedoch fehleranfällig ist. Ein kompletter Ersatz durch immunologische Bluttests, z. B. Interferon γ, ist derzeit noch nicht gerechtfertigt (Hauer, 2006).

Expositionsprophylaxe. In der Pflege des Bewohners steht die Expositionsprophylaxe mit Reduktion des direkten und körpernahen Kontaktes mit dem Tbc-Kranken im Vordergrund:

- Isolierung (nur bei offener Lungentuberkulose!)

- Das Hygieneprinzip der Distanzierung beachten, d. h. möglichst Abstand bei der Pflege und nicht Anhusten lassen. Als Mund-Nasen-Schutz soll eine Partikelmaske der Schutzstufe FFP 2 (Abb. 5-3-1c) getragen werden, besonders beim Umgang mit erregerhaltigen Körpersekreten.

- Sinnvoll ist zudem das Praktizieren der Bezugspflege mit einer begrenzten Zahl an Mitarbeitern, die das Isolierzimmer betreten.

Mit der Tbc kann vor Augen geführt werden, dass es ursprünglich krasse, für die ganze Bevölkerung von Großstädten lebensbedrohende **soziale Missstände** gewesen waren, die auch um den Preis der kommunalen Verschuldung den Aufbau genau jenes Leistungsstaates erzwungen haben, den man heute sorglos meint einschränken zu können. (Sitzmann, 2000).

9.4.2
Präventive Hygienemaßnahmen bei Masern

Der Mensch ist das einzige Reservoir des Erregers, der ausgesprochen labil, durch Austrocknung rasch zerstört wird. In Tröpfchen des Atemwegsekrets sind aber infektiöse Viren länger enthalten **(Tab. 9-4-2)**.

Beachte

Trotz der kontroversen Diskussion um die mögliche aerogene Übertragung sog. Kinderkrankheiten, ist die Vermeidung von Kontaktübertragungen, also in erster Linie die Beachtung der Händehygiene, von entscheidender Bedeutung.

Tabelle 9-4-2: Empfehlungen zur Hygiene bei Masern (Morbilli)

Aspekt	Beachte
Mikrobe	Morbillivirus
infektiöses Patientenmaterial	Respiratorisches Sekret
Übertragung	Kontakt einschl. über Tröpfchen, aerogen
Erweiterte Hygienemaßnahmen neben der Standardhygiene	
Unterbringung	Einzelzimmer
Flächen-dekontamination	Routinemäßig Reinigung, gezielte Desinfektion sichtbarer Kontaminationen
Dauer der speziellen Maßnahmen	Bis 4 Tage nach Exanthembeginn, bei immunsupprimierten Patienten während der Krankheitsdauer
Kommentar	Mitarbeiter mit dem ärztlichen Nachweis einer früher durchgemachten Masernerkrankung oder Impfschutz können ohne Mund-Nasenschutz arbeiten. Nicht-immune Mitarbeiter sollen möglichst diese Patienten nicht betreuen, da Masern hochkontagiös sind. Kontaktpersonen (von in der Wohngemeinschaft Erkrankten) dürfen keine Gemeinschaftseinrichtungen besuchen (bis 14 Tage nach Exposition), außer es liegt Impfschutz, ein ärztlicher Nachweis einer früher durchgemachten Masernerkrankung oder eine postexpositionelle Schutzimpfung vor.

Tabelle 9-5-1: Wichtige Pathogene akuter infektiöser Diarrhöen

Pathogene akuter infektiöser Diarrhöen		
Viren	**Bakterien**	**Protozoen**
■ Rotavirus	■ Shigella spp.	■ Giardia lamblia
■ Noro-Virus	■ Salmonella spp.	
■ Enterales Adeno-virus	■ Escherichia coli spp.	■ Entamoeba histolytica
■ Calicivirus	■ Clostridium perfringens	■ Cryptosporidium parvum
■ Zytomega-lie-Virus	■ Campylobacter jejuni	
	■ Yersinia entero-colitica	
	■ Clostridium difficile	
	■ Staphylococcus aureus	
	■ Bacillus cereus	
	■ Vibrio spp.	

Fazit für die Praxis

Voraussetzung der aerogenen Übertragung ist nicht, dass sich potenziell pathogene Mikroorganismen in Luftproben befinden. Der Keim muss über längere Zeit in der Luft überlebensfähig sein, um inhaliert zu werden und in Form schwebender Partikel mit dem Luftstrom transportabel sein. Eine wichtige Präventionsmöglichkeit besteht auch bei einer Reihe aerogen verbreiteter Mikroben in Form einer adäquaten Händehygiene.

9.5
Durchfallerkrankungen durch gemeinsame Quellen

Krankheitskeime können nach ihrer Freisetzung aus dem Organismus durch Rückübertragung auf eine größere Zahl von Menschen eine Gefahr werden. Ursache für infektiöse Durchfallerkrankungen kann die unbelebte Umwelt durch sog. gemeinsame «Vehikel», z. B. kontaminierte Nahrung und Wasser, werden.

In diesem Kapitel werden bakterielle und virale Ursachen sowie die Prävention von Durchfallerkrankungen besprochen.

Einleitung

Die Aufnahme von pathogenen Mikroorganismen mit der Nahrung kann zu vielen verschiedenen Infektionen führen. Diese können auf den Verdauungstrakt beschränkt bleiben oder sich von dort auf andere Körperteile ausbreiten. Weltweit sterben jährlich schätzungsweise 3,1 Millionen Menschen, mehrheitlich Kinder an Durchfallerkrankungen; das sind stündlich > 350 Menschen. Die meisten Durchfallerkrankungen verlaufen bei uns in leichter Form und sind selbstbegrenzt. Sie spielen in Tageskliniken, geriatrischen Einrichtungen und bei Kindern eine besondere Rolle. Ein hoher Anteil inkontinenter Bewohner begünstigt die Übertragung.

Risiken

Für Infektionen des GI-Trakt kommt eine Vielzahl von Mikroorganismen ursächlich in Betracht. Wichtige Pathogene akuter infektiöser Diarrhöen sind in **Tab. 9-5-1** aufgeführt, bis zu 50 % der Ursachen sind in unseren Breitengraden viral.

Zum Auslösen von Infektionen müssen die Pathogene in ausreichender Menge aufgenommen werden und/oder besondere Eigenschaften aufweisen, um der Abwehr des Menschen im oberen GI-Trakt zu entkommen und in den Darm zu gelangen. Die altersbedingte Zunahme des pH-Wertes des Magensaftes erhöht die Anfälligkeit.

Hinweis

Mikroorganismen können die Abwehr des Menschen überwinden, wenn eine Abwehrschwäche vorliegt oder der Mensch es mit Pathogenen mit besonderen Eigenschaften zu tun bekommt.

Gehäufte GI-Infektionen bringen neben hygienischen auch arbeitsmedizinische Probleme u. a. für Pflegende mit sich. Nicht nur Mitarbeiter der Küche müssen deshalb über mikrobiologisch-hygienische Gefahren informiert sein.

Definitionen. Nachfolgend werden einige Begriffe aus dem Bereich Infektionen des GI-Traktes beschrieben (**Abb. 9-5-1**).

Symptome und Komplikationen. Grundsätzlich können neben der Diarrhö eine Vielzahl von Begleitsymptomen auftreten, woraus aber nicht gezielt auf einen Erreger zu schließen ist. Es kön-

Gastroenteritis: Gruppe, auf Magen und Darm (gastro-intestinal) bezogener Krankheitszeichen, zu denen Übelkeit, Erbrechen, Diarrhö und abdominelle Beschwerden zählen.

Diarrhö: Vereinfacht versteht man unter Diarrhö eine Zunahme der Menge, der Frequenz (> 3/Tage) und des Wassergehalts des Stuhlgangs, also: zu viel, zu oft, zu flüssig. Bei älteren, nicht selten auch immunsupprimierten Kranken oder bei Patienten mit Antibiotikatherapie kann eine Diarrhöe nichtinfektiöser Ursache vorliegen.

Dysenterie: Eine entzündliche Erkrankung des GI-Traktes, die häufig mit Blut und Eiter im Stuhl verbunden ist und von Schmerzen, Fieber und Unterleibskrämpfen begleitet wird. Sie resultiert meist aus Erkrankungen des Dickdarms.

Enterokolitis: Entzündung der Schleimhaut von Dünn- und Dickdarm

Abbildung 9-5-1: Erläuterungen zu Infektionen des Magen-Darm-Traktes

nen auftreten: Fieber, Schmerzen, schmerzhafter Stuhldrang (Tenesmen), Übelkeit, Erbrechen und selten blutiger Stuhl.

Die wichtigste Komplikation ist die mit Elektrolytverlusten einhergehende Austrocknung (Dehydratation) des Menschen. Daher zielt die Therapie in erster Linie auf die orale und/oder intravenöse Flüssigkeits- und genügende Elektrolyt- und Nährstoffzufuhr.

Konkrete Hygienehinweise bei Durchfallerkrankungen

Hygienemaßnahmen zielen auf die Prävention der:

1. Aufnahme von Pathogenen mit den Nahrungsmitteln (Kap. 7.8 und 7.9) und durch Umgebungskeime

2. Direkten Übertragung vom Quellpatienten

3. Berücksichtigen eines strukturierten Ausbruchmanagements

Präventive Maßnahmen

1. Aufnahme von Pathogenen mit den Nahrungsmitteln und durch Umgebungskeime. Präventive Maßnahmen müssen darauf zielen, die Infektionskette zwischen der Kontamination der Nahrung und der Umgebung wirkungsvoll zu unterbrechen. Solche Maßnahmen beziehen sich auf das Schaffen und Aufrechterhalten adäquater Standards der Trinkwasserhygiene, Sorge für gute Qualität der Nahrungsmittel, angemessene Umgebungshygiene in Zentralküche und Wohn- und Pflegegruppenküchen sowie hygienischer Nahrungszubereitung (Kap. 7.8 und 7.9).

2. Prävention der direkten Übertragung vom Quellpatienten. GI-Infektionen werden nicht übertragen, wenn Standardhygienemaßnahmen, in erster Linie eine korrekte Händehygiene, praktiziert werden (Kap. 5.2). Es handelt sich um patientennahe Hygienemaßnahmen, die unabhängig davon sind, ob die für eine Infektionsübertragung erforderliche Infektionsdosis eher gering oder höher ist. Mit detaillierten Informationen über die Krankheit und ihre Übertragungsmöglichkeit, die Kooperationsfähigkeit und den Grad der individuellen Hygiene des betroffenen Menschen ist es möglich, auf die aktuelle Situation bezogen den Isolierungsumfang zu bestimmen. Um unsinnige Maßnahmen zu vermeiden, ist es hilfreich, bewohnerbezogene oder patientenindividuelle Absprachen zur Isolierung mit den Hygienespezialisten zu treffen. Wenn dadurch die in Frage kommenden Übertragungswege wirksam unterbrochen werden, können sie dem Patienten und den Mitarbeitern gegenüber auch mit Nachdruck vertreten werden.

Für das Ausmaß der Isolierung ist es entscheidend, ob ein Pathogen bei immunkompetenten Menschen bereits in niedriger Keimzahl eine Infektion auslösen kann (z. B. Norovirus 10 bis 100 Viruspartikel) oder ob es dazu in der Regel hoher Keimzahlen (z. B. Enteritissalmonellen > 100 000 Bakterien) bedarf.

Fallbeispiel

In der ersten Dezembernacht erkrankte der 12-jährige Junge akut mit Durchfall und Erbrechen ohne Fieber, nachdem er am Nachmittag zuvor bei Freunden Plätzchen gebacken und vom Teig genascht hatte. Auch die Mutter des Jungen erkrankte mit gleichen, aber leichteren Symptomen; sie hatte ebenfalls rohen Teig probiert. In der Nacht des dritten Krankheitstages, nach nochmaligen Erbrechen, fiel den Eltern bei dem Kind die veränderte Atmung auf. Trotz der sofort vom Notarzt begonnenen Reanimation und während der Beförderung in die Klinik fortgesetzten Bemühungen konnte dort nur der Tod festgestellt werden. Bei der Sektion fanden sich keine Vorerkrankungen, die angelegte Blutkultur ergab den Nachweis von Salmonella enteritidis (Anonym, 2006).

Fallbeispiel

Mehr als eine Woche dauerte es, bis die Pflegedienstleitung auf die gehäuften Brechdurchfälle von Mitarbeitern und Bewohnern der Station eines Altenwohnheimes reagierte. Sie benachrichtigte weder die Heimleitung noch die Hygienebeauftragte des Heimes. Erst der Anruf eines Altenpflegers beim Hygieneverantwortlichen führte dann zum Ein-

berufen einer kurzen Konferenz (Ausbruchmanagement-Team) mit Verabreden des Schließens der Station als Isoliereinheit sowie umfangreichen Hygienevorkehrungen (Flächendesinfektion, geänderte Händedesinfektion u.a.). Insgesamt dauerte der Ausbruch 2 Wochen, 13 Mitarbeiter erkrankten innerhalb dieses Zeitraumes sowie 8 Bewohner.

Tabelle 9-5-2: Empfehlung isolierender Schutzmaßnahmen bei kooperativen Patienten mit darmpathogenen Infektionen mit vorwiegend hoher Infektionsdosis, z. B. Enteritissalmonellen

Aspekt	Beachte
Mikroben	Enteritissalmonellen
Infektiöses Patientenmaterial	Stuhl
Übertragung	Kontakt (fäkal-oral)
Erweiterte Hygienemaßnahmen neben der Standardhygiene	
Mitarbeiterbezogene Maßnahmen	Schürze oder Schutzkittel patientenbezogen getragen, täglich frisch bei Kontakt mit Körperflüssigkeiten, Ausscheidungen, Sekreten und Betten des Patienten, Kontakt mit kontaminierten Körperarealen
Händedesinfektion	Vor und nach Patientenkontakt bzw. Betreten des Zimmers, Einmalhandschuhe bei Kontakt mit Körperflüssigkeiten, Ausscheidungen, Sekreten, bei Kontakt mit kontaminierten Körperarealen
Stuhlprobe	Nur von Kontaktpersonen mit Symptomatik (Durchfall, Erbrechen)
Patientenbezogene Maßnahmen Unterbringung	Einzelzimmer nicht erforderlich, Mehrbettzimmer möglich, eigenes WC oder Nachtstuhl zuweisen mit täglicher desinfizierender Reinigung
Patienten in die hygienische Händedesinfektion einweisen	z. B. nach WC-Benutzung
Flächendekontamination	Routinemäßig Reinigung, gezielte Desinfektion sichtbarer Kontaminationen, keine Schlussdesinfektion erforderlich
Wäsche und Müll	Kein gesonderter Abwurf erforderlich, nur bei Kontamination mit infektiösem Material zur sog. Infektionswäsche; kein spezifischer Müllabwurf
Dauer der speziellen Maßnahmen	Dauer der Ausscheidung
Kommentar	Übertragung über die Hände ist möglich

Clostridium difficile. Der durch C. difficile verursachten schweren Diarrhö mit Dickdarmentzündung (Kolitis) und Schleimhautschäden ist eine antibiotische Therapie vorangegangen; sie begünstigte die Vermehrung von C. difficile. Sie nimmt inzwischen unter den nosokomialen gastrointestinalen Infektionen den bedeutendsten Platz ein (Tab. 3.4.2).

3. Ausbruchmanagement. Bei Häufung von Magen-Darmerkrankungen in einer Einrichtung ist ein strukturiertes Vorgehen wichtig. Es empfiehlt sich, entsprechend den RKI-Empfehlungen (Kap. 9.1) durch Mitteilung an die für die Hygiene Zuständigen sinnvolle Sofortmaßnahmen einzuleiten. Nur so lässt sich eine weitere Verbreitung dieser Infektionen wirkungsvoll verhindern.

Fazit für die Praxis

Neben der sorgfältigen pflegerischen Versorgung und Therapie einer bereits bestehenden Durchfallerkrankung sollte ein

Tabelle 9-5-3: Empfehlung von Schutzmaßnahmen bei kooperationsfähigen Patienten mit darmpathogenen Infektionen mit niedriger Infektionsdosis, z.B. Noro-Virus, Rota-Virus

Aspekt	Beachte
Mikroben	Viren, kleine Zahl für Infektion ausreichend
Infektiöses Patientenmaterial	Stuhl, Erbrochenes
Übertragung	Kontakt (fäkal-oral), möglicherweise aerogen
Erweiterte Hygienemaßnahmen neben der Standardhygiene	
Mitarbeiterbezogene Maßnahmen Schutzkittel	Schutzkittel tragen und pro Dienstschicht erneuern bei Kontakt mit Körperflüssigkeiten, Ausscheidungen, Sekreten, Betten des Patienten, Kontakt mit kontaminierten Körperarealen, Wickeln infizierter Kinder. Schutzkittel im Patientenzimmer mit der Außenseite nach außen hängen lassen
Händedesinfektion	Nach allen Tätigkeiten mit Kontaminationsrisiko; empfohlen werden ethanolbasierte Präparate, z.B. Sterillium Viruguard oder DESDERMAN N, die aber weniger hautverträglich sind. Wesentlich ist sicher, überhaupt vor und nach jedem Patientenkontakt eine sorgfältige Händedesinfektion durchzuführen und die Einwirkzeit einzuhalten.
Einmalhandschuhe	Bei Kontakt mit Körperflüssigkeiten, Ausscheidungen, Sekreten, bei Kontakt mit kontaminierten Körperarealen, nach rektaler Temperaturmessung; nach dem Ausziehen immer Händedesinfektion!
Mund-Nasenschutz	Zur Vermeidung der Inhalation von Tröpfchen insbes. bei engem Kontakt, z.B. Hilfeleistung bei Erbrechen
Patientenbezogene Maßnahmen Unterbringung	Einzelzimmer: Zimmer kennzeichnen, Besucher müssen sich bei Pflegenden anmelden, bitte in Händehygiene einweisen! Mehrbettzimmer ist möglich als Gruppenisolierung bei Ausbruch; eigenes WC
Patienten in die hygienische Händedesinfektion einweisen	z.B. nach WC-Benutzung
Eltern tragen Schutzkittel	die das Patientenzimmer in der Pädiatrie verlassen (pro Dienstschicht erneuern)
Angehörige in die hygienische Händedesinfektion einweisen	z.B. nach WC-Benutzung
Flächendekontamination	Tägliche Desinfektion (Fußboden, patientennahe Flächen) mit viruziden Desinfektionsmittel auf Aldehyd- oder Peressigsäure-Basis; gezielte Desinfektion sichtbarer Kontaminationen, Schlussdesinfektion als Wischdesinfektion durchführen
Wäsche und Müll	Wäscheabwurf im Zimmer in Textilsack für Infektionswäsche mit äußerem Klarsicht-Plastiksack; kein spezifischer Müllabwurf
Dauer der speziellen Maßnahmen	Krankheitsdauer
Kommentar	Erkrankte Mitarbeiter sollen frühestens 2 d nach Ende der klinischen Symptomatik wieder arbeiten! Danach aber noch 2 Wochen entsprechende Händehygiene durchführen, da weitere Virenausscheidung möglich.

Hauptaugenmerk des Handelns auf der Verhinderung von Neuerkrankungen liegen. Schwerpunkt liegt in der sorgfältig ausgeführten Standardhygiene, insbesondere der Händehygiene.

9.6
Kontaktübertragbare Erkrankungen durch große Tropfen: Erkältung, Grippe

In diesem Kapitel werden Infektionserkrankungen, die durch große Tröpfchen als Kontaktinfektion übertragen werden, behandelt, also Erkältung («grippaler Infekt») und Grippe (Influenza). Weiter ausgewählt wurden die meist als Kinderkrankheiten auftretenden Kontaktinfektionen Windpocken, Keuchhusten, Scharlach und Röteln. Herpes zoster (Gürtelrose), die meist bei Älteren auftritt, ergänzt diese Sammlung.

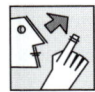
Einleitung
Einleitende Vorbemerkungen zu den wirkungsvollen physiologischen Reinigungsfunktionen der Atemwege wurden Kapitel 9.3 eingefügt; es wird darauf verwiesen.

Risiken
Wie auf anderen Körperoberflächen leben auch in den oberen Atemwegen eine Vielzahl von Mikroorganismen (Kap. 9.3), ohne Schaden anzurichten. Sie besiedeln Nase, Mund, Rachen und Zähne und sind an das Leben dort gut angepasst. Beim Niesen oder Husten wird eine Wolke mikrobenhaltiger Tröpfchen ausgestoßen. Aufgrund ihrer Größe und Schwere können sie jedoch nicht lange in der Luft schweben. Sie bringen Probleme, wenn die Abwehrlage des Menschen geschwächt ist. Die hier besprochenen Beispiele für Infektionskrankheiten sind typisch für Kontaktinfektionen durch große Tröpfchen. Diese Art der Infektionen sind eher gefahrloser Natur.

Infektionen durch Erkältungen können sich in tiefere Atemwegsabschnitte ausbreiten und gelegentlich zu schweren Infektionen der unteren Atemwege führen, besonders bei Menschen mit

Tabelle 9-5-4: Präventive Hygienemaßnahmen bei Hepatitis A und E

Aspekt	Beachte
Mikroben	HAV, HEV
Infektiöses Patientenmaterial	Stuhl
Übertragung	Kontakt (fäkal-oral)
Erweiterte Hygienemaßnahmen neben der Standardhygiene	
Unterbringung	Einzelzimmer nur bei inkontinenten Bewohnern und unzureichender persönlicher Hygiene
Schutzkittel und -handschuhe	Bei Kontaktmöglichkeit mit infektiösem Material
Flächendekontamination	Desinfektion der Wohnflächen im bettnahen Bereich und WC, gezielte Desinfektion sichtbarer Kontaminationen
Dauer der speziellen Maßnahmen	Bis 5 Tage nach Beginn des Ikterus
Kommentar	Die Übertragungsmöglichkeit besteht am stärksten bevor Symptome auftreten, d.h. in der Inkubationszeit.*

*Auch dieser Hintergrund der Übertragung von Hepatitis A weist auf die Dringlichkeit einer sorgfältigen Standard-Hygiene hin.

geschwächter Immunabwehr sowie bei sehr jungen und älteren Menschen. Kreuzinfektionen zwischen Pflegebedürftigen und Pflegenden können auftreten.

Konkrete Hygienehinweise
Die hygienischen Vorbeugemaßnahmen beziehen sich auf:

9.6.1 Erkältungen («common cold»)

9.6.2 Grippe (Influenza)

9.6.3 Varizellen (Windpocken)

9.6.4 Herpes zoster (Gürtelrose)

9.6.5 Pertussis (Keuchhusten)

9.6.6 Scharlach

9.6.7 Röteln

Gesundheitsförderliche Pflegemaßnahmen, die eine individuelle Verschlimmerung der Erkrankung abwehren sollen, wurden in Kapitel 6.2 behandelt.

9.6.1
Präventive Hygienemaßnahmen bei Erkältung

Erkältungen («common cold») sind sehr häufig, fast ausschließlich viral bedingt und können in häuslicher Umgebung oder in Alten- und Pflegeheimen erworben werden. Nach einer Inkubationszeit von 1 bis 3 Tagen entsteht üblicherweise Kratzen in der Kehle und Halsentzündung. Am zweiten und dritten Tag schwellen die Schleimhäute der Nase und der Nebenhöhlen an. Gleichzeitig sondern sie reichlich klare Flüssigkeit aus Wasser, Proteinen, abgestorbenen Zellen und einer Menge Viren ab. Die Folge ist eine Störung der mukoziliaren Reinigung. Die Virusvermehrung erfolgt in den Epithelzellen, wodurch die Zellen des Respirationstraktes geschädigt werden. Bradykinin, ein gefäßerweiternd wirkendes Eiweiß, löst die Sekretion von Flüssigkeit («Schnupfen») und den Einstrom von weißen Blutkörperchen aus. Kopf- und Gliederschmerzen oder eine Konjunktivitis können hinzukommen. Selten fesseln Fieber und Schüttelfrost den Patienten ans Bett.

Im weiteren Verlauf verdickt sich das Sekret und wird klebriger, bis nach vier oder fünf Tagen die Schleimhäute von selbst wieder abschwellen.

Manche Patienten quält ein lästiger, hartnäckiger Husten, hervorgerufen durch eine Entzündung. Bis zu acht Wochen kann es dauern, bis der postinfektiöse Husten spontan abklingt.

Die Übertragung erfolgt durch große Tröpfchen, die durch Husten und Niesen freigesetzt werden. Wenn ein Schnupfenpatient niest, schießen Tausende von kontaminierten Tröpfchen mit einer Geschwindigkeit von 150 km/h mehrere Meter weit aus der Nase.

Hinweis

Tröpfchen fördern bei der Erkältung die Übertragung, die eigentlichen Überträger sind jedoch viruskontaminierte Hände.

Präventiv wirkt zuverlässige Händehygiene mit der Vermeidung von Gesichts- und Augenkontakt. Die persönliche Angewohnheit häufiger Gesichts- und Augenkontakte sollte unbedingt reduziert und bewusst, d. h. mit sauberen Händen, vorgenommen werden. Diese Art Viren wird auch über die Augen (selbst-)inokuliert (Hineinbringen von Erregern).

Meist genügt eine symptomatische Therapie, wie sie in Kapitel 6.2 beschrieben ist. Bei starken Beschwerden wirken schleimlösende (Sekretolytika) und Hustenmittel (Antitussiva) lindernd. Dabei können volkstümliche Mittel lokal als auch bei der Inhalation als krankheitslindernd eingesetzt werden. Jedoch: viel Trinken hilft nicht! Im Gegensatz zu einer häufig geäußerten Meinung führt die Erhöhung der Flüssigkeitszufuhr bei normalem Hydrationszustand des Kranken nicht zu vermehrtem bronchialen Sekretvolumen (Sitzmann, 2004, S. 344).

9.6.2
Präventive Hygienemaßnahmen bei Grippe (Influenza)

Für durch große Tröpfchen übertragbare Erkrankungen wie Erkältung oder Influenza besteht ein nicht zu beseitigendes Risiko in Gemeinschaftseinrichtungen. Wichtig ist es, eine banale Erkältung von einer echten Grippe (Influenza) zu unterscheiden (Tab. 9-6-1).

Hygienisch vorbeugend reichen für den einzelnen Patienten standardhygienische Maßnahmen (Kap. 4.4 und Tab. 4-4-1) aus. Besondere Regelungen sind bei epidemisch oder pandemisch auftretender Influenza erforderlich. Sie beziehen sich auf den Mitarbeiterschutz (dichtsitzende Halbmaske der Schutzstufe FFP 3, das Tragen geschlossener Schutzkittel und virusdichter Nitril-Schutzhandschuhe). Die Händedesinfektion muss mit einem auf Viruswirksamkeit geprüften Desinfektionsmittel nach direktem Krankenkontakt, nach Kontakt mit erregerhaltigem Material oder kontaminierten Flächen sowie nach Ablegen der Schutzhandschuhe durchgeführt werden. Soweit möglich ist eine räumliche Absonderung im Sinne einer Standardisolierung angebracht. Eine Abreicherung der Viruslast insbesondere patientennaher Flächen muss durch eine tägliche Wischdesinfektion mit einem viruswirksam geprüften Mittel erfolgen.

Tabelle 9-6-1: Abgrenzung von Erkältung und Grippe (Influenza)

Kriterien	Erkältung («common cold»)	Grippe (Influenza)
Mikroorganismen	Mehr als 200 verschiedene Mikroben, z. B. Rhino-, Corona-, RS- und Enteroviren	Influenza-Viren der Typen A, B und C
Übertragung	Große Tröpfchen, Handkontakt	Große Tröpfchen, Handkontakt
Inkubationszeit	Stunden bis 3 Tage	1 bis 3 Tage
Klinische Zeichen	Schnupfen, Husten, Heiserkeit, Kopf- und Gliederschmerzen	Schnupfen, Husten, Heiserkeit, Kopf- und Gliederschmerzen, hohes Fieber
Krankheitsverlauf	Leicht	Akutes schweres Krankheitsempfinden mit Abgeschlagenheit, Schwäche, Benommenheit, starke Kopf-, Gelenk- und Gliederschmerzen. Beginn mit Schüttelfrost, dann rascher Anstieg der Körpertemperatur bis 40 °C
Immunität	Keine	Keine
Vorbeugung	Stärkung des Immunsystems	Stärkung des Immunsystems, Impfung
Arztbesuch	Nur bei Komplikationen	Unbedingt sinnvoll; Labornachweis ist meldepflichtig
Therapie	Symptomatisch	Symptomatisch
Letalität	Nur bei Komplikationen	Hoch

Die Wandelbarkeit der Influenzaviren ist sehr groß, es kommt ständig zu Mutationen, d.h. genetischen Veränderungen, die dadurch begünstigt werden, dass Virusvarianten auch bei Tieren, z. B. Geflügel, vorkommen. Dadurch gewährleistet ein Influenzaimpfstoff keinen nachhaltigen Schutz, sondern muss jährlich den sich verändernden Viren angepasst werden. Personen über 60 Jahre wird wohl eine Grippeimpfung jährlich öffentlich empfohlen, die tatsächliche Schutzrate liegt jedoch bei über 65-jährigen Menschen in den USA nur bei 30 bis 40 % (Bridges, 2003). Damit ist der Nutzen einer Grippeschutzimpfung gerade für diese von Komplikationen bedrohte Bevölkerungsgruppe von bescheidenem Nutzen. Dagegen wird eine korrekt durchgeführte Händehygiene aller als die beste Prävention beobachtet (Bode-Böger, 2006).

9.6.3
Präventive Hygienemaßnahmen bei Varizellen (Windpocken)

Das Varizellen-Zoster-Virus ist sehr ansteckend, meist sind es 2- bis 6-jährige Kinder, die erkranken. Bereits junge Erwachsene sind zu > 95 % in

Tabelle 9-6-2: Empfehlungen zur Hygiene im Einzelfall bei Influenza (Grippe)

Aspekt	Beachte
Mikroben	Influenzaviren
Infektiöses Patientenmaterial	Respiratorisches Sekret
Übertragung	Kontakt einschl. über Tröpfchen, aerogen mit hoher Übertragungswahrscheinlichkeit (Kontagiosität)
Erweiterte Hygienemaßnahmen neben der Standardhygiene	
Unterbringung	Einzelzimmer auch bei Verdacht
Verhalten des Patienten	Bedecken von Mund und Nase beim Husten/Niesen (Hustenhygiene) und Einmaltücher für respiratorische Sekrete, diese in Kunststoffbeutel entsorgen
Flächendekontamination	Routinemäßig Reinigung, gezielte Desinfektion sichtbarer Kontaminationen
Dauer der speziellen Maßnahmen	Krankheitsdauer
Kommentar	Sorgfältige Händedesinfektion und Mund-Nasenschutz bei engem Kontakt für pflegende Personen

Tabelle 9-6-3: Empfehlungen zur Hygiene bei Varizellen (Windpocken)

Aspekt	Beachte
Mikroben	Varizellen-/Zostervirus
Infektiöses Patientenmaterial	Sekret von Hautläsionen, respiratorisches Sekret
Übertragung	Kontakt einschließlich über Tröpfchen, aerogene Übertragung bei pulmonaler Beteiligung
Erweiterte Hygienemaßnahmen neben der Standardhygiene	
Unterbringung	Einzelzimmer
Flächen-dekontamination	Routinemäßig Reinigung, gezielte Desinfektion sichtbarer Kontaminationen
Dauer der speziellen Maßnahmen	Bis alle Läsionen verkrustet sind
Kommentar	Mitarbeiter mit dem ärztlichen Nachweis einer früher durchgemachten Windpockenerkrankung können ohne Mund-Nasenschutz arbeiten, nicht immune Mitarbeiter sollen möglichst diese Patienten nicht betreuen (Schwangere absolut nicht!). Eine relevante Infektionsgefahr für Schwangere besteht, wenn zwischen Gesunden und Kontagiösen ein face-to-face-Kontakt stattgefunden hat oder sich Gesunde und Kranke > 1 h im gleichen Raum aufgehalten haben.

Tabelle 9-6-4: Empfehlungen zur Hygiene bei Herpes zoster

Aspekt	Beachte
Mikroben	Varizellen-/Zostervirus
Infektiöses Patientenmaterial	Sekrete von Haut- und Schleimhautläsionen
Übertragung	Kontakt
Erweiterte Hygienemaßnahmen neben der Standardhygiene	
Unterbringung	Kein Einzelzimmer bei lokalisiertem Erscheinen
Flächen-dekontamination	Routinemäßig Reinigung, gezielte Desinfektion sichtbarer Kontaminationen
Dauer der speziellen Maßnahmen	Bis alle Läsionen verkrustet sind
Kommentar	Nicht immune Mitarbeiter sollen keinen Kontakt mit Zoster-Patienten haben, da sie an Windpocken erkranken können. Letalität von VZV-Erstinfektionen bei Erwachsenen 30-mal höher als bei Kindern.

Kontakt gekommen. Als latente Infektion bleibt sie im Menschen das ganze Leben über bestehen und er erlebt das Virus in unterschiedlichen Altersstufen: Kinder als «vom Winde verwehte Pocken» (Varizellen) und Erwachsenen schmerzt es in Form der «blühenden Rosen am Gürtel» (Herpes zoster) durch endogene Reaktivierung.

9.6.4
Präventive Hygienemaßnahmen bei Herpes zoster

Nach dem Erstkontakt mit dem Variezella-Zoster-Virus (VZV) besteht das Virus in Nervenganglien weiter fort. Die Durchseuchung mit VZV in Deutschland erreicht bei 40-Jährigen etwa 100 %. Bei einer Reaktivierung, für die besonders Ältere in Seniorenheimen und immuninkompetente Personen gefährdet sind, kommt es zum Herpes zoster, der Gürtelrose (an einer Körperhälfte kleine Bläschen, streifenförmig in Gruppen) (**Tab. 9-6-4**).

9.6.5
Präventive Hygienemaßnahmen bei Pertussis (Keuchhusten)

Die Bakterien Bordetella pertussis sind zu finden in den Atemwegen von erkrankten, geimpften, symptomfreien und Personen, die Kontakt mit Erkrankten hatten. Sie sind mäßig empfindlich für Austrocknung, d.h. sie können im Staub, auf Kleidern und Plastikoberflächen über 3 bis 5 Tage ihre Ansteckungsfähigkeit (Infektiosität) behalten (**Tab. 9-6-5**).

9.6.6
Präventive Hygienemaßnahmen bei Scharlach

Die Streptococcus pyogenes (A-Streptokokken) gehören zu den häufigsten bakteriellen Keimen von Infektionen der Haut und der Atemwege. Sie können eitrige Lokalinfektionen hervorrufen, die sich als Entzündungen des Rachens (Angina), Haut (lokale eitrige Infektionen: Pyodermie, z. B. Phlegmone, Erysipel) zeigen. Ausgelöst wird

Tabelle 9-6-5: Empfehlungen zur Hygiene bei Pertussis

Aspekt	Beachte
Mikroben	Bordetella pertussis
Infektiöses Patientenmaterial	Respiratorisches Sekret
Übertragung	Kontakt einschließlich über Tröpfchen (Hustenstöße)
Erweiterte Hygienemaßnahmen neben der Standardhygiene	
Unterbringung	Einzelzimmer
Mund-Nasenschutz	Bei engem Kontakt (< 2 m)
Schutzkittel und -handschuhe	Bei Kontaktmöglichkeit mit infektiösem Material
Flächendekontamination	Routinemäßig Reinigung, gezielte Desinfektion sichtbarer Kontaminationen
Dauer der speziellen Maßnahmen	Bis 5 Tage nach Beginn einer effektiven Therapie
Kommentar	Antibiotische Postexpositionsprophylaxe für nicht-immune Mitarbeiter nach ungeschütztem engen Kontakt

Tabelle 9-6-6: Empfehlungen zur Hygiene bei Scharlach

Aspekt	Beachte
Mikroben	A-Streptokokken
Infektiöses Patientenmaterial	Respiratorisches Sekret
Übertragung	Kontakt einschließlich über Tröpfchen
Erweiterte Hygienemaßnahmen neben der Standardhygiene	
Unterbringung	Einzelzimmer
Mund-Nasenschutz	Bei engem Kontakt (< 2 m)
Schutzkittel und -handschuhe	Bei Kontaktmöglichkeit mit infektiösem Material
Flächendekontamination	Routinemäßig Reinigung, gezielte Desinfektion sichtbarer Kontaminationen
Dauer der speziellen Maßnahmen	Erkrankte gelten ab dem 2. Tag nach Beginn einer effektiven Therapie, ohne Antibiotikatherapie frühestens nach 3 Wochen als nicht mehr infektiös
Kommentar	Durch die hohe Rate asymptomatischer Träger ist die Diagnose «Scharlach» nicht durch den Nachweis von A-Streptokokken gerechtfertigt. Außerhalb von Epidemien sind Kontaktpersonen arbeitsfähig.

Scharlach durch die Produktion des erythrogenen Toxins β-hämolysierender Streptokokken.

Enges Zusammenleben in Familie begünstigen eine Infektion und in den Wintermonaten sind asymptomatische Träger der A-Streptokokken (bis zu 20 % der Bevölkerung) eine unerkannte Ansteckungsquelle.

Die A-Streptokokken sind gegen äußere Einflüsse wenig widerstandsfähig. Sie können sich wohl einige Tage im Staub oder in der Bettwäsche vermehrungsfähig halten, ihre Infektiosität aus diesen Quellen ist jedoch gering (**Tab. 9-6-6**).

9.6.7
Präventive Hygienemaßnahmen bei Röteln

Im Kindesalter ist die Rötelerkrankung meist harmlos. Das Rötelvirus ist nicht besonders ansteckungsfähig; das birgt die Gefahr, dass Erkrankungen bei Ungeimpften erst im Jugend- oder Erwachsenenalter auftreten. Dadurch besteht für Frauen im gebärfähigen Alter die Gefahr der

Tabelle 9-6-7: Empfehlungen zur Hygiene bei Röteln

Aspekt	Beachte
Mikroben	Röteln-Virus
Infektiöses Patientenmaterial	Respiratorisches Sekret
Übertragung	Kontakt einschließlich über Tröpfchen
Erweiterte Hygienemaßnahmen neben der Standardhygiene	
Unterbringung	Einzelzimmer
Mund-Nasenschutz	Bei engem Kontakt (< 2 m)
Schutzkittel und -handschuhe	Bei Kontaktmöglichkeit mit infektiösem Material
Flächendekontamination	Routinemäßig Reinigung, gezielte Desinfektion sichtbarer Kontaminationen
Dauer der speziellen Maßnahmen	Bis 7 Tage nach Auftreten des Exanthems
Kommentar	Mitarbeiter mit dem ärztlichen Nachweis einer früher durchgemachten Rötelerkrankung können ohne Mund-Nasenschutz arbeiten, nicht-immune Mitarbeiter sollen möglichst diese Patienten nicht betreuen (Schwangere absolut nicht!).

Rötelnembryopathie mit schwerer Schädigung des Ungeborenen (Herzfehler, Innenohrtaubheit, Minderwuchs u. a.). Bis zu 50 % aller Rötelninfektionen verlaufen symptomlos (**Tab. 9-6-7**).

Fazit für die Praxis

Für Infektionskrankheiten, die in Altenpflegeeinrichtungen auftreten, ist die Hygieneverantwortung nicht geringer als im Klinikbereich, obwohl sie in erster Linie das schützenswerte Wohnumfeld der Menschen sind. Das liegt in der Infektionsanfälligkeit alter und abgeschwächter Menschen. Daher liegt ein Schwerpunkt der Arbeit von Hygienebeauftragten, die nosokomiale Übertragung von Infektionen zu verhindern und trotzdem die Wohnqualität auch im Pflegebereich zu schützen.

9.7
Multiresistente Keime

Stationäre und ambulante Versorgungseinrichtungen sind im Gesundheitswesen eng verzahnt. Als Folge jeder Verlegung von Pflegeabhängigen können sich daher Pathogene unbemerkt ausbreiten. Die folgenden Ausführungen beziehen sich auf Pflegebedürftige mit MRSA-Kolonisation sowie andere Keime mit besonderer Resistenzlage wie z. B.:

- VRE (vancomycinresistenter Enterococcus faecium/faecalis)

- multiresistente Pseudomonas aeruginosa

- ESBL (Extended spectrum beta-Lactamasen)

Einleitung

Mikroorganismen, die mehrfach gegen Antibiotika resistent, d. h. widerstandsfähig sind, entwickeln sich zu einem weltweiten Problem. Das Auftreten von MRSA, d. h. Methicillin-resistente S. aureus, stellt in erster Linie ein krankenhaushygienisches Problem dar. Übertragungen von MRSA erfolgen nachweislich zum größten Teil von einem Patienten zum anderen über die Hände der Mitarbeiter. Trotz

des Wissens um die Bedeutung von Standardhygienemaßnahmen entspricht die Krankenhauspraxis vielfach dem des folgenden Fallbeispiels:

Fallbeispiel

Schwester S.: Keime auf ärztlichen Krawatten? Oh Wunder! Ich dachte immer, Ärzte werden von Keimen gemieden. Oder warum sonst tragen sie im MRSA-Zimmer keinen (Schutz-) Kittel, wenn sie abhören oder sonst am Patienten was tun? Und das, obwohl man selbst in Vollvermummung drinne steht!? Auf diesen Fehler hingewiesen, antwortete mir ein Arzt: «Wieso, ich pflege doch nicht! Außerdem bin ich gleich wieder weg vom Bett.» Auch 'ne Logik, oder? (Anonym, 2006)

Insgesamt stellt die weltweit zu beobachtende vermehrte mikrobielle Resistenzentwicklung bei Bakterien (**Tab. 9-7-1**), Parasiten und Viren die Mitarbeiter in Krankenhäusern vor besondere Herausforderungen. Für die ambulante Pflege sowie in Alten- und Pflegeheimen ist das Besiedlungs- und Infektionsrisiko i. d. R. nicht gegeben. Hier werden keine hochinvasiven Eingriffe vorgenommen und das Spektrum der Körperbesiedlung mit Mikroben entspricht keineswegs dem eines Krankenhauses.

Informationen über die resistente Erregerbesiedlung des Bewohners müssen die Mitarbeiter haben, sie können dann die Hygienemaßnahmen der Verbreitungsmöglichkeit entsprechend konsequent ausführen.

Zum Resistenzproblem. Zum großen Teil schaffen wir die Bedingungen für Resistenzen selbst. Im Wesentlichen ist es der Selektionsdruck der Antibiotikaanwendung bei Mensch und Tier, die die Vermehrung resistenter Stämme begünstigt. Auf die primäre Resistenz von Mikroorganismen («angeborene» Widerstandskraft gegen antibakteriell wirkende Arzneimittel/Antibiotika) haben wir keinen Einfluss.

Weltweit machen die sekundären Resistenzen Probleme, die sich in den Kliniken verbreiten, aber auch im Bereich der Alten- und Pflegeheime

Tabelle 9-7-1: Auswahl auf Antibiotika resistent reagierender Mikroorganismen

Mikroorganismen	Kommentare
«Klassische» multiresistente Keime	
Multiresistente Pseudomonas aeruginosa	■ Typisch für Harnwegsinfekte
Staphylococcus aureus (resistent auf Penicillin und Cephalosporine incl. Methicillin = MRSA)	■ Staphylokokken besiedeln eine große Zahl gesunder Menschen ■ MRSA stellen weltweit 0 bis 70 % der Krankenhauskeime (in den Niederlanden < 1 %, Schweiz 2 bis 20 %, Deutschland > 25 %) ■ Zahlreiche nosokomiale Epidemien ■ Gesunde Träger mit MRSA, z. B. in Nase, Übertragung über Hände oder kontaminierte Gegenstände ■ Häufig einzig sensibel auf Vancomycin und auf Teicoplanin (Reserveantibiotika) ■ Auf Vancomycin resistente Stämme kommen in den USA vor
Multiresistente Enterobacter-, Citrobacter-, Serratia spp.	■ Infektionen der Harnwege und der Atemwege
Multiresistente Keime «in neuerer Zeit»	
Klebsiella sp./E. coli (ESBL-Bildner)	■ Zahlreiche Stämme produzieren Betalactamasen mit erweitertem Spektrum (Penicillin, Cephalosporine) sowie Aminoglykoside-inaktivierende Enzyme ■ Auftreten von Resistenz auf Chinolone ■ Zahlreiche Krankenhausepidemien ■ Gesunde Träger, Übertragung über Hände oder kontaminierte Gegenstände
Penicillin-resistente Streptococcus pneumoniae	Typischer Eitererreger von Lungenentzündungen, Hirnhautentzündung (Meningitis) und Sepsis
Multiresistente Mycobacterium tuberkulosis	■ Resistent auf die tuberkulostatisch wirkenden Substanzen INH und Rifampicin ■ Einzelne Stämme sind resistent auf alle Tuberkulostatika ■ Hohe Sterberate (Mortalität) bei Infektionen ■ Infektionen und Todesfälle auch unter Mitarbeitern
Enterokokken (resistent auf Penicillin, Aminoglykoside und Vancomycin = VRE)	■ Enterokokken sind häufig für nosokomiale Infektionen verantwortlich ■ In einzelnen Krankenhäusern hat der Anteil multiresistenter Stämme stark zugenommen ■ Einzelne Stämme sind resistent auf alle Antibiotika ■ Es existieren gesunde Träger (im Darm), die Übertragung erfolgt über Hände und kontaminierte Gegenstände ■ Hohe Sterberate (Mortalität) bei Infektionen
cMRSA «Community-acquired MRSA»	cMRSA-Stämme besitzen eine Kombination von Pathogenitäts- und Resistenzfaktoren; insbesondere das Panton-Valentine-Leukozidin, ein porenbildendes Toxin zur Abtötung von Granulozyten und Makrophagen, ist gefürchtet. Dadurch kann es zu häufig wiederkehrenden tiefen Haut- und Weichteilinfektionen und nekrotisierender Pneumonie kommen

sowie in der «community» weitergetragen werden. Bislang galt cMRSA «community-acquired MRSA» in Deutschland als Rarität. Er verbreitet sich jedoch innerhalb und außerhalb von Krankenhäusern. Bei den betroffenen Menschen besteht kein vorausgegangener stationärer Krankenhaus- oder Heimaufenthalt, cMRSA verbreitet sich offensichtlich auch in der Allgemeinbevölkerung.

Maßgeblichen Anteil an der Resistenzentwicklung im ambulanten Bereich hat der unnötige Einsatz von Antibiotika, z. B. bei:

■ Virusbedingten Atemwegsinfektionen, z. B. Schnupfen, Grippe

■ Asymptomatischer Bakteriurie, also einem Urinbefund ohne Krankheitszeichen

■ Nicht evidenzbasierter lokaler Anwendung, z. B. chronischen Wunden

Begünstigt wird die Resistenzentwicklung durch:

■ Unterdosierung oder zu kurze bzw. zu lange Anwendungsdauer, weil eine Selbstmedikation praktiziert wird

■ Nichtbeachtung des Antibiogramms, d. h. die Empfindlichkeitsprüfung der Erreger (Kultur und Resistenzprüfung) wird im Falle einer Infektion nicht vorgenommen oder nicht beachtet

Für das Krankenhaus existieren als Reservoir erkannte und unerkannte, meist nasal, besiedelte und infizierte Patienten. Dazu kommen solche MRSA-Träger, die noch von früheren Kranken-

hausaufenthalten kolonisiert oder infiziert geblieben sind und unerkannt wieder aufgenommen werden.

In Alten- oder anderen Langzeitpflegeeinrichtungen sowie in der ambulanten Pflege existiert meistens für die Bewohner nur ein moderates Besiedlungs- und ein geringes Infektionsrisiko. Der Patient verliert zumeist derartige resistente Klinikkeime häufig nach Entlassung, wenn er wieder in sein häusliches Milieu zurückgekehrt ist. Dies kann allerdings mehrere Monate dauern (Adam, 2006).

Zudem ist es ethisch nicht vertretbar, praktisch ein Verbot sozialer Kontakte bei kolonisierten Bewohnern zu realisieren (Tab. 9-7-2). Daher sind Empfehlungen, die zur Verhütung der MRSA-Übertragung in Krankenhäusern gelten, für Einrichtungen der stationären oder ambulanten Altenhilfe nicht praktikabel und nicht erforderlich.

Tabelle 9-7-2: Unterschiede in der Zielsetzung und infektiologischen Realität von Krankenhäusern und Altenpflegeheimen (mod. n. Dietlein et al., 2002)

Situationen	Krankenhaus	Altenpflegeheim
Hauptaufgabe	Akute Krankenversorgung	Unterstützung in der Lebensgestaltung
Rechtlicher Status	Patient mit Krankenhaus-Aufnahmevertrag	Bewohner mit Mietverhältnis, bei Bedarf pflegestufenabhängige Unterstützung und Hilfe in der Lebensführung
Ausstattung	Hoch technisiert	Der zu Hause ähnlich
Aufenthaltsdauer	Kurz	Bis zum Lebensende
Patientenalter	Alle Altersstufen	Alt, einzelne jüngere Schwerstpflegebedürftige
Ausbildung pflegerischer Mitarbeiter	Professionell	Professionelle, Laienhelfer
Qualifikation der Ärzte	Umfassend	Meist Allgemeinmedizin
Hygiene-Fachmitarbeiter	Meist vorhanden	Geringer Anteil
Definition von Infektionen	Begründet (etabliert)	Eher unsicher
Ressourcen	Variabel, zunehmend limitiert	Variabel, oft stärker limitiert
Kapazität zur Isolierung infektiöser Kranker	Vorhanden	Eingeschränkt vorhanden oder nicht erforderlich
Hintergründe zur Infektionsprävention	Ausführlich vorhanden	Eingeschränkt vorhanden
Übertragungsrisiko resistenter Mikroorganismen	Hoch, insbesondere auf Intensiv- und Verbrennungsstationen	Seltene Übertragung

Hinweis

Es ist sicher hilfreich, wenn Angehörige eines Bewohners auf die unterschiedlichen Erfordernisse in der Pflege zwischen Klinik und Alten- und Pflegeheim oder ambulanter Pflege im Gespräch hingewiesen werden. Dadurch werden die Maßnahmen der Standardhygiene verstanden und die nicht erforderliche Isolierung nicht als Nachlässigkeit der Mitarbeiter angesehen. Evtl. ist eine schriftliche Begründung, gemeinsam formuliert von Heimleitung und Hygienebeauftragten, hilfreich (Anhang).

Bei Bewohnern mit Risikofaktoren können multiresistente Keime, die den Menschen meist nur asymptomatisch kolonisieren, bei reduzierter Immunabwehr eine vitale Bedrohung darstellen. Die Akutkrankenhäuser müssen ihre Patienten entlassen, sobald die Therapie der Grunderkrankung abgeschlossen ist. Mit multiresistenten Keimen kolonisierte Träger kommen dadurch oft in Einrichtungen der Alten- und Langzeitpflege, wo sie die Mitbewohner mit ihren importierten Keimen kolonisieren können. Werden diese Mitbewohner im Rahmen einer Akuterkrankung stationär aufgenommen, schließt sich

Tabelle 9-7-3: MRSA-Besiedlung von Bewohnern mit Risikofaktoren

Risikofaktoren	MRSA %
Akute Infektionen	7,7
Dekubitus	10,5
Ulcus cruris	16,7
Harnwegs-Katheterträger	11,2
Antibiotikagabe	9,5
Operation innerhalb der vergangenen 6 Monate	15,4

Tabelle 9-7-4: Risikofaktoren von Heimbewohnern für MRSA

Als personenbezogene Risikofaktoren gelten	Externe Risikofaktoren bestehen, wenn der Mensch
■ Hohes Alter ■ Geringe Mobilität bzw. Bettlägerigkeit ■ Mehrere chronische Erkrankungen des Bewohners (Multimorbidität) ■ Bewohner mit Ekzemen, nässenden und schuppenden Dermatitiden, d.h. entzündlichen Hautreaktionen, chronischen Wunden, Dekubitalulzera ■ Diabetes mellitus ■ Dialysepflichtigkeit	■ Nicht selbstständig atmen, essen, ausscheiden kann, mit der Folge invasiver Eingriffe, z.B. Trachealkanüle, Ernährungssonde, Venenkatheter, Blasenkatheter ■ Wiederholt oder langdauernd eine Antibiotikatherapie erhält ■ Mehrmals in den letzten 6 Monaten sich im Krankenhaus aufhalten musste ■ Bereits länger im Heim wohnt

der Kreis. Der unauffällig kolonisierte Mitbewohner gibt keinen Anlass zu einem Screening, also einem vorsorglichen bakteriellen Abstrich mit Isolierung des Patienten, bis das Laborergebnis vorliegt. Bei Verbreitung des multiresistenten Keimes auf intensivpflichtige Patienten erwächst daraus die Gefahr von der Kolonisation über die Infektion zur Sepsis mit hoher Sterberate.

Risiken

In Heimen haben aktuell MRSA keine große Bedeutung, Untersuchungen ergaben eine Rate zwischen 1,1 % und 2,4 %. Bei Bewohnern mit Risikofaktoren besteht jedoch eine stark erhöhte MRSA-Zahl (**Tab. 9-7-3**) mit der Gefahr von Übertragung auf Mitbewohner und Mitarbeiter.

Man unterscheidet exogene und endogene Risikofaktoren für die Besiedlung/Infektion mit MRSA (**Tab. 9-7-4**).

Durch «Selbstinfektion» gehen endogene Infektionen auf Mikroorganismen der körpereigenen Besiedlungsflora zurück. Sie treten oft infolge diagnostischer oder therapeutischer Maßnahmen im Krankenhaus mit Verletzung des Gewebes auf; es kann zum Eindringen der die Haut besiedelnden transitorischen oder residenten Flora kommen. Beispiele sind Infektionen nach Operationen oder Implantationen und Aspirationspneumonien bei künstlicher Beatmung.

In weit weniger Fällen haben exogene Infektionsquellen (Mitpatienten, Mitarbeiter, das unbelebte Umfeld eines Staphylokokkenträgers, z.B. das Bett, der Fußboden) eine Bedeutung bei der Entstehung von S. aureus-Infektionen. Die bedeutendsten exogenen Infektionsquellen sind die transient besiedelten Hände der Mitarbeiter.

Fallbeispiel

In einem großen Alten- und Pflegeheim kommt es zu einer Häufung von 11 Harnwegsinfekten. Für jeden einzelnen Bewohner wird der zuständige Hausarzt informiert, der jeweils eine antibiotische Behandlung einleitet. Überlegungen zu einem epidemiologischen Zusammenhang, d.h. Fragen zur Verbreitung und Ursachen der gehäuften Infektionen im Haus, werden nicht angestellt. Die Hausärzte kommen zu verschiedenen Zeiten und haben untereinander keinen Kontakt. Ein Ausbruch wird nicht erkannt und nicht gemeldet. Indexfall (Ausgangsperson des Ausbruchs) war ein Bewohner mit Harnwegskatheter und MRSA-infiziertem Ulcus cruris, beim Verbandwechsel war es vermutlich über Kontamination der Hände zur Infektion weiterer Pflegebedürftiger gekommen.

Dieser Bewohner wurde ohne Kenntnis der MRSA-Lage ins Krankenhaus eingewiesen, dort war kein Aufnahmescreening etabliert. Erst im Laufe des Krankenhausaufenthaltes wurde bei diesem Patienten MRSA in der Blutkultur nachgewiesen. Vor Vorliegen des entsprechenden Befundes kam es bereits zu einer Übertragung auf den Nachbarpatienten und in der Folge zu einem MRSA-Ausbruch auf der großen internistischen Station. Im Rahmen des Ausbruchs wurden weitere Patienten infiziert, die Station gesperrt. Zwei weitere Patienten sind dort an einer MRSA-Sepsis verstorben.

Konkrete Hygienehinweise zum Hygienemanagement bei resistenten Mikroorganismen

Aufgrund der weniger häufigen Keimübertragung in Langzeitpflegeeinrichtungen, scheint eine gemilderte Form der Präventionsmaßnahmen auszureichen. Der Schwerpunkt soll auf der Händedesinfektion, der sachgerechten Reinigung der Umgebung und dem fachgerechten Abdecken von Wunden liegen, während ein striktes Isolieren der Träger von multiresistenten Keimen überflüssig erscheint. Dafür wäre auch ein hoher Preis zu bezahlen: eine Abnahme an Lebensqualität. Eine Einengung der Bewegungsfreiheit ist demnach bei fehlender Evidenz für eine Gefährdung der Mitbewohner nicht angesagt.

Immer sollten sowohl der behandelnde Arzt als auch ein hygienisch geschulter Mitarbeiter, wie z. B. Hygienebeauftragter in der Langzeit- und Altenpflege, bei diesen Problematiken eingebunden werden.

Während eines Ausbruchs müssen die Maßnahmen selbstverständlich verstärkt werden, insbesondere ist eine räumliche Isolierung von Trägern des verantwortlichen Keims dann in Erwägung zu ziehen.

Existieren juristische Argumente zur Ablehnung pflegebedürftiger Personen? Es gibt keinen Rechtfertigungsgrund für die Ablehnung der Aufnahme pflegebedürftiger Menschen in

eine Einrichtung der stationären Pflege mit dem Verweis auf MRSA-Besiedlung oder -Infektion (loegd, 2005). Die Antibiotikaresistenz bei Bakterien ist keine seuchenrechtlich relevante Eigenschaft, d. h. Menschen mit derartigen Keimen unterliegen keinerlei rechtlich abgesicherten Einschränkungen in ihrer Bewegungsfreiheit. Ein Nachweis derartiger Bakterien stellt auch keinen Grund dar, z. B. die Rücknahme von Bewohnern von Alten- und Pflegeheimen aus einem Akutkrankenhaus zu verweigern oder die Übernahme eines Patienten in eine Reha-Klinik abzulehnen. Es besteht natürlich Vertragsfreiheit, die es einer Einrichtung möglich macht, eine entsprechende Klausel aufzunehmen. Es gibt jedoch hierfür keine infektiologischen Rechtfertigungsgründe, damit wäre eine derartige Haltung nicht im Sinne des Wettbewerbs.

Sinnvolle Prävention. Maßnahmen gegen MRSA in krankenhausfernen Einrichtungen schützen in erster Linie die mit der Einrichtung kooperierenden Krankenhäuser. Die sinnvollen Hygienemaßnahmen bei Pflegebedürftigen mit resistenten Mikroorganismen (z. B. MRSA, VRE) werden nachfolgend gegliedert nach den verschiedenen Versorgungsebenen (z. B. ambulant/stationär) und Erregergruppen:

1. Funktionen der Hygiene bei MRSA-Besiedlungen oder -Infektionen in Rehabilitations-Fachkliniken. Eine Anschlussheilbehandlung folgt in direktem Anschluss an einen stationären Krankenhausaufenthalt. Beim umfangreichen, oft gemeinschaftlich in Gruppen praktizierten Therapieangebot in Rehabilitations-Fachkliniken stellen Patienten mit resistenten Mikroorganismen eher ein Problem dar. Die Übertragung von MRSA-Kontaminationen erfolgt durch Kontakt und kann bei Patienten mit noch nicht vollständig verheilten Wunden zu einer Infektion führen.

Daher muss es verstärkt das Ziel des Akutkrankenhauses sein, eine Dekontamination erfolgreich vor der Anschlussheilbehandlung abzuschließen. Der Nachweis vor der Aufhebung der Isolierung muss durch eine regelhafte Abstrichserie geführt werden: entsprechend der RKI-Empfehlungen, wenn der Patient drei Tage nach Abschluss der Behandlung an drei aufeinanderfolgenden Tagen MRSA-negativ ist. Während der kontrollierenden Abstrichserie sollte keine Abwaschung mit Desinfektionsmitteln durchgeführt werden. Wir erwarten einen Befund der physiologischen Hautflora und keinen Befund durch eine evtl. kurzfristig vorher stattgefundene Hautantiseptik!

2. Funktionen der Hygiene bei MRSA-Besiedlungen oder -Infektionen in Alten- und Pflegeheimen.

Frage

Dürfen Menschen mit MRSA in ein Pflegeheim?

Fallbeispiel

Es geht um eine Patientin, 21 Jahre, Verkehrsunfall 7/1999, Reanimation, apallisches Syndrom.

Entlassung aus der neurologischen Rehabilitation mit PEG-Sonde, suprapubischem Fistelkatheter und Tracheostoma. In der Reha Infektion mit MRSA, erfolgreiche antibiotische Therapie; Entlassung nach Hause mit Befall von multiresistenten Pseudomonas aeruginosa im Urin und Trachealsekret, weiterhin Nachweis von multiresistentem Pseudomonas aeruginosa und Serratia, zum Teil Proteus. Bis auf bronchitische Rasselgeräusche keine klinischen Entzündungszeichen, kein Fieber.

Jetzt soll die junge Frau, um den pflegenden Eltern erstmals seit dem Unfall einen Kurzurlaub zu ermöglichen, in eine Kurzzeitpflege verlegt werden (mod. Just, 2002).

Antwort

Ja! Für Mitbewohner besteht immer ein Risiko einer Keimübertragung von einem Menschen auf den anderen. Daher müssen Pflegende und andere Mitarbeiter, die engen Körperkontakt zum Bewohner haben (z.B. Arzt, Physiotherapie) hygienisch geschult sein, um solche Keimübertragungen durch Anwenden der üblichen Standardhygienemaßnahmen möglichst zu vermeiden. Dabei ist es unerheblich, welche Art von Antiobiotikaresistenz dieser Keim hat; die krankmachende Eigenschaft ist nicht von der Resistenzlage abhängig. Insofern entscheidet die Situation vor Ort, wie auch die mögliche Gefährdung der Mitbewohner darüber, ob eine Isolierung von Personen mit multiresistenten Erregern sinnvoll oder gar notwendig ist.

Tabelle 9-7-5: Empfehlungen zum bewohnerbezogenen MRSA-Hygienemanagement (*ohne besondere Risiken:* kooperativer, informierter MRSA-Träger ohne chronische Hautläsionen, ohne invasive Zugänge)

Aspekt	Beachte
Mikroorganismus	Methicillinresistenter S. aureus
Infektiöses Patientenmaterial	Sekrete, Haut
Mikrobiol. Untersuchungsmaterial	NaCl 0,9 % angefeuchteter Abstrich Nase, Perinealraum
Übertragung	Kontakt
Erweiterte Hygienemaßnahmen neben der Standardhygiene	
Schutzkittel	Bewohnerbezogene Schürze oder Schutzkittel tragen bei Kontaktmöglichkeit mit infektiösen Körpersekreten (Ausscheidungen, Betten des Bewohners, Kontakt mit kontaminierten Körperarealen). Schutzkittel im Bewohnerzimmer mit der Außenseite nach außen hängen lassen.
Händedesinfektion	Entsprechend der Standardhygiene
Schutzhandschuhe	Bei Kontakt mit Körperflüssigkeiten, Ausscheidungen, Sekreten, bei Kontakt mit kontaminierten Körperarealen, Ausziehen im Zimmer und anschließend Händedesinfektion!
Unterbringung	Im Mehrbettzimmer ist möglich
Flächendekontamination	Übliche Zimmerreinigung, jedoch am Ende eines Durchgangs mit Information an den Reinigungsdienst, gezielte Desinfektion sichtbarer Kontaminationen
Wäsche, Geschirr und Müll	Kein spezifischer Umgang
Erforderliche Einweisung ins Krankenhaus	Unterrichtung des erstbehandelnden Arzt eines ehemals und gegenwärtig MRSA-kolonisierten bzw. infizierten Bewohners
Kommentar	Mitbewohner im selben Zimmer sollten keine erhöhten Risiken haben, d.h. kein Katheter-, Sonden- oder Tracheostomaträger sein

Tabelle 9-7-6: Empfehlungen zum bewohnerbezogenen MRSA-Hygienemanagement (*mit besonderen Risiken:* z. B. nicht kooperativer MRSA-Träger, Träger chronischer Hautläsionen, invasiver Zugänge, endotracheale Absaugung ist erforderlich, hustet stark Sekret ab (produktiver Husten), nässende Ekzeme, stark schuppende Haut, z. B. Psoriasis

Aspekt	Beachte
Mikroorganismus	Methicillinresistenter S. aureus
Infektiöses Patientenmaterial	Sekrete, Haut
Mikrobiol. Untersuchungsmaterial	NaCl 0,9 % angefeuchteter Abstrich Nase, Perinealraum, Wunde (u. a. Tracheostoma, Blasenfistel, Venenkatheter, Dekubitus)
Übertragung	Kontakt
Erweiterte Hygienemaßnahmen neben der Standardhygiene	
Schutzkittel	Bewohnerbezogene Schürze oder Schutzkittel tragen bei Kontaktmöglichkeit mit infektiösen Körpersekreten (Ausscheidungen, Betten des Bewohners, Kontakt mit kontaminierten Körperarealen). Schutzkittel im Bewohnerzimmer mit der Außenseite nach außen hängen lassen.
Händedesinfektion	Entsprechend der Standardhygiene
Schutzhandschuhe	Bei Kontakt mit Körperflüssigkeiten, Ausscheidungen, Sekreten, bei Kontakt mit kontaminierten Körperarealen, Ausziehen im Zimmer und anschließend Händedesinfektion!
Mund-Nasenschutz	Bei Aerosolbildung, z. B. endotrachealem Absaugen
Unterbringung	▪ Einzelzimmer ist erforderlich oder Aufenthalt im Mehrbettzimmer möglich mit einem Mitbewohner, der auch MRSA-Träger ist ▪ Ist eine gemeinsame Unterbringung eines MRSA-Trägers mit einem Nicht-MRSA-Träger nicht zu vermeiden, muss die Pflege mit bewohnerbezogenen Schutzkitteln erfolgen
Flächendekontamination	Flächendesinfektion des Zimmers angebracht, gezielte Desinfektion sichtbarer Kontaminationen
Wäsche, Geschirr und Müll	Kein spezifischer Umgang
Dauer der speziellen Maßnahmen	Solange Wunden bestehen
Erforderliche Einweisung ins Krankenhaus	Unterrichtung des erstbehandelnden Arztes eines ehemals und gegenwärtig MRSA-kolonisierten bzw. infizierten Bewohners
Kommentar	Durch Genotypisierung von multiresistenten, im Altenpflegeheim nachgewiesenen Keimen konnte gezeigt werden, dass Bewohner, die das gleiche Zimmer bewohnten, selten mit dem gleichen Stamm kolonisiert waren. Es scheint also, dass erstaunlicherweise trotz der hohen Kolonisationsrate und dem engen sozialen Kontakt im Altenpflegeheim eine Keimübertragung zwischen Bewohnern seltener ist als beispielsweise auf Intensiv- und Verbrennungsstationen (Sax, 1999).

Für die Prävention der Erregerübertragung innerhalb einer Pflegeeinrichtung oder ambulanten Pflege sind in der Regel die Hygienemaßnahmen ausreichend, die ohnehin beim Umgang mit jedem Bewohner oder Klienten praktiziert werden müssen. An erster Stelle steht auch hier die konsequente Händehygiene. Die beiden folgenden Szenarien (**Tab. 9-7-5** und **Tab. 9-7-6**) können als Inhalte eines MRSA-Hygieneplanes aufgenommen werden.

Anders als im Krankenhaus ist eine Einzelunterbringung in Pflegeeinrichtungen nur dann erforderlich, wenn die Gefahr einer Streuung besteht, z. B. bei produktivem Husten, offenen Hautläsionen, Sonden und Infusionen. Bei MRSA-Besiedlung eines kooperationsfähigen und darüber informierten Bewohner ohne die o. a. Risikofaktoren unterscheidet sich das Infektionsrisiko nicht von dem in häuslicher Gemeinschaft lebenden Menschen.

Soziale Kontakte soll der Bewohner zu Angehörigen, Mitbewohnern und Besuchern ohne Einschränkung pflegen können. Besucher sollen keine Schutzkleidung tragen. Liegt eine Besiedlung des Tracheostomas vor, soll es, z. B. durch eine sog. Künstliche Nase soweit abgedeckt sein, dass kein Hustensekret nach außen geschleudert wird. Diese kooperationsfähigen Bewohner können am Gemeinschaftsleben (z. B. gemeinsamen Mittagstisch, externer Behandlung wie physikalische Therapie) teilnehmen, wenn Hautläsionen und offene Wunden verbunden sind. Eine Einschränkung muss jedoch für folgende Aktivitäten ausgesprochen werden:

■ Keine Mitwirkung an Kochgruppen

■ Kein Besuch von Sauna, Schwimmbad, Whirlpool

3. Funktionen der Hygiene zur Beförderung bei MRSA-Besiedlung oder -Infektionen. Mitarbeiter der Krankenbeförderung sind zu informieren und darauf hinzuweisen (loegd, 2005), dass nur bei direktem Körperkontakt Schutzkittel und Einmalhandschuhe zu tragen sind. Um den Pflegebedürftigen nicht zu diskriminieren und aus infektionsprophylaktischer Sicht sind Overalls oder Schutzanzüge überflüssig. Sie sind schädlich, da dadurch andere Menschen verunsichert werden. Das Tragen dieser ängstigenden «Katastrophen»kleidung ist zu unterlassen!

Beförderung sitzender Patient im Rollstuhl. Von diesem Patienten geht während der Fahrt keine Kontaminationsgefahr aus. Er berührt keine Gegenstände, hat bei Besiedlung der Atemwege einen Mund-Nasenschutz auf und verlässt das Fahrzeug, ohne dass eine Kontamination von Fahrzeugteilen oder Mitarbeitern der Krankenbeförderung erfolgte.

Beförderung liegender Patient auf Trage. Hier handelt es sich um Kranke, die evtl. während der Fahrt Betreuung benötigen. Daher ist hier eine weitergehende Prävention vor MRSA-Kontamination erforderlich durch Vorbereitung des Fahrzeuges:

■ Der Fahrgastraum des Fahrzeuges sollte weitestgehend freigeräumt sein. Notwendige Materialien sind in verschlossenen Schranksystemen unterzubringen.

■ Die Patiententrage ist mit einem frischen Laken abzudecken.

■ Vorzubereitendes Material: textilen Schutzkittel mit Ärmelbündchen, Einmalhandschuhe, Kopfhaube, Mund-Nasenschutz, Händedesinfektionsmittel, Flächendesinfektionsmittel.

Zur Patientenübernahme und während der Fahrt. Unmittelbar vor der Patientenkontaktaufnahme sollen die Mitarbeiter die Schutzkittel überziehen (vorn geschlossen) sowie bei engem Kontakt mit dem Patienten und Husten den Mund-Nasenschutz aufsetzen und eine Händedesinfektion durchführen. Während der Fahrt und insbesondere vor der Wohnung des Patienten sind der Mund-Nasenschutz zu entfernen. Ist für den Patienten ein Mund-Nasenschutz vorzusehen, sollte der Sitz dieses Schutzes kontrolliert werden. Akzeptiert der Patient keinen Mund-Nasenschutz, tragen ihn die Mitarbeiter des Fahrdienstes.

4. Funktionen der Hygiene zu MRSA und Verstorbene. Der Körper von Verstorbenen ist meist nicht infektiös. Da bei der Aufbahrung und Versorgung des Toten jedoch Ausscheidungen und Körperflüssigkeiten austreten können, müssen Pflegende mit Schürze/Schutzkittel und Schutzhandschuhen arbeiten (Kap. 6.12).

Starb der Mensch mit einer Infektionskrankheit oder war er mit MRSA besiedelt, so sind als Standardhygienemaßnahme in der gleichen Weise Schutzkittel und Schutzhandschuhe zu tragen. Ein Mund-Nasenschutz erübrigt sich, denn der Verstorbene atmet nicht mehr. Das Zimmer dieses Verstorbenen, die Einrichtung und Gebrauchsgegenstände müssen durch Wischdesinfektion gereinigt werden.

5. Funktionen der Hygiene bei Patienten mit Vancomycin-resistenten Enterkokken (VRE). Enterokokken sind als natürliche Besiedler von Darm sowie gelegentlich des Genitaltrakts und Rachenraums bekannt. VRE verfügen über eine hohe Überlebensfähigkeit in der Umwelt; nach

Tabelle 9-7-7: Empfehlungen zum Hygienemanagement bei Vancomycin-resistenten Enterkokken (VRE)

Aspekt	Beachte
Mikroben	Enterococcus faecium, Entercoccus faecalis
Infektiöses Patientenmaterial	Stuhl
Mikrobiol. Unter-suchungsmaterial	Drei negative Stuhlproben/Rektalab-striche im Abstand von einer Woche (!)
Übertragung	Direkter und indirekter Kontakt über Hände und kontaminierte Gegen-stände (WC-Stuhl verschmutzte Unterseite)
Erweiterte Hygienemaßnahmen neben der Standardhygiene	
Schutzkittel	Bewohnerbezogene Schürze oder Schutzkittel tragen bei Kontaktmög-lichkeit mit infektiösen Körpersek-reten (Ausscheidungen, Betten des Bewohners, Kontakt mit kontami-nierten Körperarealen). Schutzkittel im Bewohnerzimmer mit der Außen-seite nach außen hängen lassen.
Händedesinfek-tion	Zur Prävention einer institutions-weiten Verbreitung des VRE ist eine korrekte Händehygiene noch wich-tiger als bei MRSA!
Schutzhand-schuhe	Vor direktem Patientenkontakt und vor Kontakt mit Körperflüssigkeiten/ Ausscheidungen/Sekreten/bei Kontakt mit kontaminierten Körperarealen: Analbereich. Ausziehen im Zimmer und anschließend Händedesinfektion!
Mund-Nasen-schutz	Nur bei Besiedlung oder Infektion des Respirationstraktes
Unterbringung	Zwei Bewohner mit VRE können im Mehrbettzimmer untergebracht werden
Flächen-dekontamination	Tägliche Desinfektion der Flächen (Fußboden, patientennahe Flächen mit Info an Reinigungsdienst), gezielte Desinfektion sichtbarer Kontamina-tionen
Wäsche, Geschirr und Müll	Kein spezifischer Umgang
Dauer der spezi-ellen Maßnahmen	Drei negative Stuhlproben/Rektalab-striche im Abstand von einer Woche
Kommentar	Keine Bewohner mit MRSA- und VRE-Kontamination gemeinsam in einem Zimmer betreuen. Die Übertragung der Vancomycin-Resistenzgene auf den MRSA ist möglich!

Kontamination sind sie für Tage und Wochen auf Flächen und Gegenstände nachweisbar **(Tab. 9-7-7)**. Obwohl VRE im Vergleich zu Staphylococcus aureus, insbesondere MRSA, als weniger krankmachend einzustufen sind, da ihnen Enzyme zur Gewebsinvasion fehlen, sind sie häufig Erreger von nosokomialen Infektionen (z. B. Bakteriämien und Wundinfektionen). Die Therapiemöglichkeit ist jedoch so sehr eingeschränkt, dass man angesichts VRE von der «postantibiotischen Ära» spricht, die auch bei anderen Erregern drohen kann (z. B. MRSA, Mycobacterium tuberculosis).

6. Funktionen der Hygiene bei Patienten mit ESBL-Bildnern (Extended spectrum beta-Lactamasen). Für die Patienten in Krankenhäusern problematisch ist die hohe Rate der Ausbildung von Antibiotikaresistenzen, insbesondere die zunehmende Tendenz zur Multiresistenz durch Bildung von ESBL. Diese Enzyme zerstören β-Laktam-Antibiotika (Penicilline, Cephalosporine), sodass Behandlungsmöglichkeiten bei Infektionen schwinden. In Alten- und Pflegeheimen und in der ambulanten Pflege besteht der Anspruch, nicht mehr und nicht weniger, Standardhygienemaßnahmen anzuwenden. Eine Übersicht gibt nochmals **Tabelle 9-7-8**. Isolierungen aus infektiologischer Erfordernis müssen nicht vorgenommen werden.

7. Funktionen der Hygiene bei Patienten mit multiresistenten Pseudomonas aeruginosa in der Fach-Rehaklinik.

Fragen aus der Praxis

Ein querschnittsgelähmter Patient hat einen multiresistenten Pseudomonas aeruginosa isoliert in der Blase. Muss der Patient isoliert werden oder darf er sich in der Klinik (mit gewissen Hygienevorkehrungen) bewegen?

Ein weiterer Patient mit Querschnittlähmung trägt nach mehreren Eradikationsversuchen, d. h. Behandlungsversuchen zur Beseitigung, einen multiresistenten P. aeruginosa isoliert in der linken Leiste. Darf sich dieser Patient ebenfalls frei bewegen?

Ist es richtig, diese Patienten analog zu MRSA-Patienten zu isolieren und entsprechende Hygienemaßnahmen durchzuführen?

Antwort

Als multiresistent gilt ein Pseudomonas, wenn er auf nur noch zwei oder weniger der Antibiotikagruppen empfindlich ist. Da Pseudomonaden aufgrund ihrer Überlebensfähigkeit im Krankenhaus das Potenzial zum Hospitalkeim haben, ist bei solchen Patienten eine Isolation analog der für MRSA erforderlich. Die Gefährdung der querschnittgelähmten Patienten, insbesondere für Harnwegsinfektionen besteht wie in der Akutklinik.

Das bedeutet, dass sich der besiedelte oder infizierte Patient nicht frei in der Rehaklinik bewegen darf, sondern keinen Kontakt mit anderen Patienten, Mitarbeitern und Funktionsstellen, genau wie ein MRSA-Patient, haben darf.

In Begleitung, z.B. der Physiotherapeutin, darf ein solcher Patient mit Überkittel, Handschuhen, Haube und Mundschutz versehen das Zimmer zum Spazierenfahren verlassen, sollte aber Bereiche wie z.B. die Cafeteria, wo Kontakte mit anderen, potenziell gefährdeten Patienten möglich sind, nicht aufsuchen.

Diese Praxis ist erforderlich unabhängig von einer evtl. «isolierten» Besiedelung einzelner Körperstellen, da die Besiedelung verschiedener Körperstellen meist einen dynamischen Zustand darstellt, der sich innerhalb von Stunden oder zumindest Tagen ändern kann oder wird.

Ähnliche Isolationsmaßnahmen sollten aus denselben Gründen (Vermeidung der «Züchtung» von Hospitalkeimen) in der Fachrehaklinik auch für VRE (Vancomycin-resistente Enterokokken) und für Mikroorganismen, die ESBL bilden, gelten (mod. n. Glück, 2005).

8. Funktionen der Hygiene bei Patienten mit multiresistenten Mikroorganismen zu Hause.
Zuhause sind die Isolationsmaßnahmen für solche Patienten nicht erforderlich. Sie bezwecken, eine Besiedelung anderer Krankenhauspatienten bzw. der Mitarbeiter mit dem multi-resistenten

Tabelle 9-7-8: Empfehlungen zum Hygienemanagement bei ESBL (multiresistente Klebsiella pneumoniae, Escherichia coli u. v. a., die Extended spectrum beta-Lactamasen bilden)

Schutzschürze/Schutzkittel	Schutzhandschuhe
Bei zu erwartender Kontamination der Kleidung mit potenziell infektiösem Material (z.B. Stuhl, Urin, Blut, Sekrete) → Vor dem Ausziehen: hygienische Händedesinfektion	■ Bei zu erwartendem Kontakt mit potenziell infektiösem Material (z.B. Stuhl, Urin, Sekrete) zum Mitarbeiterschutz ■ Vor Berühren von Schleimhäuten und nicht intakter Haut (zum Bewohnerschutz ggf. sterile Handschuhe) Begrenzt sind Schutzhandschuhe desinfektionsfähig! → Nach dem Ausziehen: hygienische Händedesinfektion
Mund-Nasenschutz (chirurgischer Mund-Nasenschutz), **Schutzbrille,** wenn die Gefahr besteht, dass sich Tröpfchen/Aerosole bilden (z.B. Absaugen) → Mitarbeiterschutz Bei Atemwegsinfektionen der Mitarbeiter → Bewohnerschutz	**Flächendesinfektion** ■ Desinfektion der **Arbeitsfläche** vor dem Aufziehen von i.v.-Medikamenten und -Infusionen, Richten einer sterilen Arbeitsfläche ■ Desinfektion **aller Flächen** bei Kontamination mit potenziell infektiösem Material (Blut, Sekret, Ausscheidungen), sichtbare Verschmutzungen sind vorher zu entfernen → 70 % Alkohol und Einmal-Tuch für kleine (1 bis 2 qm) Flächen
Schutz vor Stichverletzungen ■ Bei Umgang mit spitzen oder scharfen Gegenständen, Abwurfgefäß patientennah nutzen ■ Ordnung auf Spritzen- und Blutentnahmetablett	**Mikrobiologische Untersuchung** Abstrich aus Rektum sowie alle vorher kolonisierten Körperstellen: Fistelkatheter-Punktionsstelle, Tracheostoma
Hygienische Händedesinfektion entsprechend den Indikationen	

Keim zu verhindern. Dies muss dem Patienten und den Angehörigen auch so erklärt werden. Von den resistenten Keimen geht für die gesunde Normalbevölkerung keine Gefahr aus.

In der privat-häuslichen Versorgung sind keine besonderen Vorkehrungen zu treffen. Eine gute Körper- und Wäschehygiene sowie sorgfältiges Händewaschen sind zu empfehlen. Behandelnde Ärzte und ambulante Pflegedienste sind durch die vorbehandelnden Ärzte bzw. durch die Krankenhäuser zu informieren. Eine im Krankenhaus begonnene Sanierung sollte unter ärztlicher Kontrolle ambulant fortgeführt werden.

Bei der ambulant-pflegerischen sowie ambulant-ärztlichen Versorgung sind die Grundregeln der Hygiene einzuhalten. An erster Stelle steht die Händehygiene, um MRSA-Übertragungen auf andere Patienten zu vermeiden. Wenn immer möglich, sollte ein MRSA-positiver Patient am Ende einer Arbeitsschicht versorgt bzw. zum Ende einer Sprechstunde einbestellt werden. Pflegerische Tätigkeiten an MRSA-Patienten sollten nicht von Mitarbeitern mit Hautläsionen oder Ekzemen versehen werden.

Neugeborene, Menschen mit akuter Abwehrschwäche (z. B. Immunsupprimierte bei ambulanter Zytostatikatherapie, AIDS-Patienten, Organtransplantierte) sollten keinen Kontakt mit MRSA-kontaminierten Menschen haben.

Fallbeispiel

Schreiben einer Krankenschwester an den Verfasser:

«... herzlichen Dank für Deine Unterlagen, meine Schwägerin hat sich sehr darüber gefreut. Dein Buch schließt eine große Lücke, deren Dimension mir als klinisch Tätige nicht so klar war.

Am Beispiel ihres Vaters (mit fortgeschrittener MS-Erkrankung) wird die ganze Dramatik von Fehlinformationen zum Thema MRSA zu Hause deutlich; aus der Klinik entlassen mit der MRSA-Info, allerdings keine Unterstützung und Informationen, keine detaillierte Angaben. Selbst der Pflegedienst erhält keine Auskunft (trotz zahlreicher Anrufe in der Klinik), woher der MRSA-Keim stammt (Dekubitus? Blase? Luftwege?); der betr. Hausarzt ist im Urlaub!!!!

Die Physiotherapeuten weigern sich nun aus Sorge vor dem Keim weiter die Betreuung zu übernehmen, beim Pflegedienst gibt es ähnliche Probleme ...

Die Ehefrau, die sowieso schon mit der schwierigen Patientensituation (der Mann verweigert fast alles, trinkt kaum, isst kaum, will nicht lange auf der Seite liegen etc.) am «Limit» ist, fühlt sich nun von den Professionellen ganz allein gelassen.

Herzliche Grüße, ...»

9. Funktionen der Hygiene bei Patienten mit Clostridium difficile.

Diese Folge der Zerstörung der normalen Bakterienflora des Darmes als Folge von Antibiotikabehandlung wird in Kapitel 3.4 behandelt.

Fazit für die Praxis

Nicht auszuschließen ist es, dass in den Kliniken die Angst machenden Isolationsbedingungen bei multiresistenten Mikroorganismen von einer Praxis der Konzentration auf personenbezogene Standardhygiene (Kap. 4.4) bei jedem Patienten abgelöst werden. Abhilfe zu schaffen wäre bei der von uns täglich geförderten mikrobenbegünstigenden Bedingung mangelnder Händehygiene. Zudem wären Information der Mitarbeiter über die relevanten Übertragungswege und systematische Surveillance, d. h. Überwachung und Bewertung nosokomialer Infektionen vorzunehmen.

Klarzustellen ist: Der Umgang mit Patienten außerhalb des Krankenhauses erfordert keine speziellen isolierenden Maßnahmen (Gärtner, 2006).

9.8
Ekto- und Endoparasitenbefall

Unter Verzicht auf eine zoologische Systematik werden eine Auswahl von Würmern als Endoparasiten, die im menschlichen Darm, Blut oder Gewebe vorkommen, vorgestellt; von den Ektoparasiten werden Läuse, Flöhe, Wanzen und (Krätze-)Milben besprochen, die die Haut des Menschen zur Blutaufnahme aufsuchen.

Einleitung

Kopflausbefall ist lästig und hat in den letzten Jahren stark zugenommen. Betroffen sind vor allem Kinder im Alter von 2 bis 10 Jahren. Dabei spielt Hygiene keine primäre Rolle, es ist egal, ob die Haare gewaschen sind oder nicht. Außerdem wurde in den letzten Jahren wiederholt über epidemische Verbreitungen von Parasiten in Altenheimen mit Befall von Mitarbeitern und Bewohnern berichtet. Dabei handelt es sich um Lebewesen, die zeitweise oder ständig auf Kosten («Schmarotzer»), eines größeren Organismus, also des so genannten Wirtes, leben. Sie sind Ursache zahlreicher Krankheiten (Parasitosen) des Menschen. Über die im Körperinnern einiger Ektoparasiten lebenden Mikroorganismen können Menschen mit Krankheiten infiziert werden (**Tab. 9-8-1**).

Risiken

Die Übertragung der Parasiten auf den Menschen erfolgt häufig als orale Infektion (Würmer); wie andere Infektionskeime können Parasiten jedoch u.a. vektoriell (über Insekten und Spinnentiere) sowie sexuell (Schamlaus) übertragen werden.

Konkrete Hygienehinweise

9.8.1
Konkrete Hygienehinweise bei Würmern

Es soll keine zoologische Systematik der Helminthen (Wurmarten) behandelt werden, sondern anhand der Übertragungswege einige Präventionsmöglichkeiten (**Tab. 9-8-2**) geschildert werden. Schwerpunkte der Prävention bestehen allgemein in der Abwasserreinigung sowie in der Lebensmittelhygiene (z.B. sollte Hackfleisch vor dem rohen Verzehr mindestens 24 h tiefgefroren werden) und insbesondere beim Umgang mit Hunden und Katzen in einer sorgfältigen Händehygiene.

Beachte

Der Spul- und Peitschenwurm verbreitet sich nicht als ausgewachsener Wurm, sondern in erster Linie über oral aufgenommene Wurmeier. Nicht nur aus dieser Erkenntnis begründet sich die alte Regel «Nach dem Stuhlgang, vor dem Essen: Händewaschen nicht vergessen!» Auch wenn sich Würmer nicht von After zu After verbreiten und das sich im Stuhl entwickelnde Ei noch nicht infektiös ist, sollte man auf fremdem WC zum Schutz etwas Klopapier auf die Brille legen, selbst wenn diese vermeintlich (optisch) sauber ist.

9.8.2
Konkrete Hygienehinweise bei Läusen

Läuse bleiben während ihrer gesamten Entwicklung immer in Körpernähe. Es müssen die Läuse wie auch die Eier (Nissen: an Haaren und Kleidung klebend) abgetötet bzw. entfernt werden. Mechanisch kann dies durch Waschen und Lauskamm erfolgen. Für keines der angebotenen Mittel liegen ausreichende Studien vor, hilfreich sind veröffentlichte Erfahrungen des Umweltbundesamtes. In erster Linie kommen daher Goldgeist forte und Mosquuito Läuseshampoo in Betracht. Alle Mittel sind mindestens zweimal im Abstand von 8 bis 10 Tagen anzuwenden (Anonym, 2006).

Bei der Behandlung des Kopflausbefalls ist es wesentlich, dass alle Entwicklungsstadien der Kopflaus zuverlässig bekämpft werden, d.h. die erwachsene (adulte) Laus, ihre Larven sowie die Nissen (Eier). Bisher gängige Therapien basieren

Tabelle 9-8-1: Spezifische Auswahl von durch Parasiten übertragenen Infektionen

Parasiten	Beteiligte Infektionskeime und nachfolgende Krankheitsbilder
Endoparasiten	
Würmer (Helminthen): ■ Ascaris (Spulwürmer) ■ Bandwürmer (Cestoden) ■ Hundebandwurm (Echinococcus granulosus) ■ Rinderbandwurm (Taenia saginata)	■ Gastrointestinale Symptome ■ Leberzysten, evtl. mit Befall anderer Organe (ZNS, Lunge) ■ Meist asymptomatisch: Infektionen verursachen nur selten pathologische Veränderungen
Ektoparasiten	
Läuse (Kopf-, Kleider- sowie Filz- oder Schamlaus) Körperlaus	■ Pedikulose (Läusebefall): sie saugen in mehrstündigem Abstand Blut → an Einstichstelle stark juckende Papeln→ Kratzen → Sekundärinfektion und Ekzeme ■ Überträgt das Bakterium Rickettsia prowazekii → Epidemisches Fleckfieber
Flöhe (Menschenfloh, sowie vom Tier auf den Menschen übertragene Flöhe) Rattenfloh Milben (Sarcoptes scabiei) Schildzecken	■ Flohbefall mit stark juckenden Stichreaktionen auf der Haut (Erythem, Papeln) ■ Überträgt Yersinia pestis → Pest ■ Skabies (Krätze) ■ Übertragen FSME-Virus → Frühsommermeningoenzephalitis und die Borrelia burgdorferi → Borreliose

auf Präparaten mit gesundheitsschädlichen Insektiziden, die z. T. nicht alle Entwicklungsstadien der Laus zuverlässig vernichten. Zudem können die Substanzen allergische Reaktionen sowie Schädigungen der Leber und des Nervensystems (insbesondere Lindan) hervorrufen. Vermehrt werden zudem Resistenzen gegen diese Therapien bei Kopfläusen beobachtet.

Eine Läusebehandlung ist erfolgreich, wenn die gesamte Wohngemeinschaft behandelt wird. Ist in einer Familien das Kind betroffen, so müssen auch beide Eltern mitbehandelt werden. Nur so kann das Weiterreichen der Parasiten verhindert werden. Nach der ersten Behandlung kleben sie immer noch am Haar fest und müssen nach einem Essigbad aus dem Haar mit einem Läusekamm (die Zinken stehen nicht mehr als 0,2 bis 0,3 mm auseinander) herausgekämmt werden. Oft werden nicht alle Läuse abgetötet. Außerdem können in den Nissen noch Eier überlebt haben. Die Waschungen müssen nach einigen Tagen wiederholt werden.

9.8.3
Konkrete Hygienehinweise bei Flöhen

Bringen Haustiere den Flohbefall mit, ist bei der besonderen Lebensweise der Flöhe erforderlich, nicht nur die erwachsenen Flöhe am Wirtstier selbst zu bekämpfen. 24 bis 48 h nach der ersten Blutmahlzeit beginnen die Weibchen mit der Eiablage. Da die winzigen weißlichen Eier nicht klebrig sind, fallen sie relativ schnell aus dem

Tabelle 9-8-2: Beispiele für die Übertragung von Würmern

Übertragungsweg	Wurmart	Infektiöses Stadium	Erkrankungsform
Verunreinigte Nahrung (Salat, Gemüse etc.)	Ascaris lumbricoides	Ei	Spulwurmbefall
	Trichuris trichiura	Ei	Peitschenwurmbefall
Direkter Kontakt bei unhygienischen Umständen (durch Kratzen des besiedelten Afters gelangen Eier an die Finger und von da in den Mund)	Enterobius vermicularis	Ei	Madenwurmbefall
	Hymenolepis nana	Ei	Zwergbandwurmbefall
Rohes oder unzureichend gegartes Fleisch	Taenia saginata	Finne im Rindfleisch	Bandwurmbefall
	Taenia slium	Finne im Schweinefleisch	

Tabelle 9-8-3: Empfehlungen zur Hygiene bei Läusen

Aspekt	Beachte
Pathogen	Menschliche Lausarten
«Infektiöses» Patientenmaterial	Befallene Körperareale
Übertragung	Kontakt
Erweiterte Hygienemaßnahmen neben der Standardhygiene	
Schutzkittel	Bei Kontakt mit dem Bewohner
Händedesinfektion	Entsprechend der Standardhygiene; Händewaschen verhindert Übertragen durch behandelnde und pflegende Mitarbeiter
Schutzhandschuhe	Bei Kontakt mit dem Bewohner
Unterbringung	Erstversorgung vorzugsweise im Badezimmer, Einzelzimmer bei ausgedehntem Befall
Flächendekontamination	Desinfektionsmittel sind ggb. Ektoparasiten unwirksam; gezielte Desinfektion sichtbarer Kontaminationen; sorgfältige Reinigung des Bewohnerzimmers und des Sanitärbereiches
Wäsche	Bettwäsche, Handtücher und Kleidung nach jeder Behandlung wechseln; institutionseigene Wäsche in Wäschesack; zur Behandlung von Privatwäsche gibt es drei Variationen: ■ In Plastiksack packen und verschließen; waschen bei mindestens 60 °C ■ Chemische Reinigung ■ Nicht waschbare Textilien in Plastiksack verschlossen für 4 Wochen
Dauer der speziellen Maßnahmen	Bis 24 h nach Beginn einer effektiven Therapie
Kommentar	Pflegematerial (z. B. Kamm, Haarbürste thermisch desinfizieren)

Haarkleid des Tieres zu Boden. Die zahlreichen Jugendstadien halten sich in der Umgebung auf und befinden sich somit überhaupt nicht auf dem Tier.

■ Katzen- und Hundedecken sollten öfter gewaschen werden, damit die Flöhe und Eier entfernt werden.

■ Beim Menschen steht die Entwesung der Kleidung und Wohnung im Vordergrund. Teppichböden und beheizte Räume bieten bei Tierhaltung optimale Vermehrungsbedingungen für alle Flohstadien. Die Wohnung muss häufig und vor allem sorgfältig gesaugt werden, auch Polstermöbel, Kissen, Bett und Decken. Hat der Mensch sich die Flohstiche außerhalb der eigenen häuslichen Umgebung erworben, reicht es meist aus, die komplette getragene Kleidung zu waschen.

9.8.4
Konkrete Hygienehinweise bei Wanzen

Bettwanzen halten sich vorwiegend in warmen, trockenen Häusern und in Ställen auf. Das ausgewachsene Tier ist in hungrigem Zustand papierdünn und breit, misst fünf bis acht Millimeter in der Länge. Wanzen ernähren sich nachts von Blut, nicht nur vom Menschen, sondern auch von Haustieren und Vögeln. Nach der Nahrungsaufnahme sind die Insekten verdickt und rotschwarz gefärbt. Tagsüber verbergen sich die Bettwanzen in Ritzen, Böden, Matratzen, in Büchern oder hinter Bildern.

Erwachsene Tiere sind resistent gegen Kälte und können wochenlang ohne Nahrung auskommen. Bettwanzen hinterlassen bei starkem Befall einen unangenehmen süßen Geruch im Raum, der sie vor Fressfeinden schützen soll.

In Europa überträgt die Wanze keine Krankheiten, auch verursachen Wanzenbisse keinen Stichschmerz. Die Tiere sondern jedoch ein Sekret aus, das zu Quaddeln und starkem Juckreiz und allergischen Reaktionen führen kann. Bei einigen Menschen können die Stichsymptome jedoch vollständig fehlen.

Mangelnde Hygiene vor allem der Bettwäsche begünstigen Wanzenbefall. Man kann sie auch aus dem Urlaub mitbringen.

9.8.5
Konkrete Hygienehinweise bei Krätze (Skabies)

Die Skabies ist eine oft verkannte parasitäre Infektion, die sich häufig durch starken Juckreiz manifestiert. Die weibliche Milbe bohrt blind endende Gänge ausschließlich in die Hornschicht der Haut (Finger-Zwischenräume, Genital- und Brustbereich, Achselfalten). Meist handelt es sich um Regionen mit dünner Haut und hoher Temperatur. Kratzeffekte zeigen sich infolge des starken Juckreizes mit Sekundärinfektionen durch eiterbildende Mikroben.

Zu beachten ist die sehr ansteckende sog. Norwegischen Scabies, auch Scabies crustosa genannt, die selbst durch Kurzkontakte erfolgen kann (hohe Milbendichte). Sie tritt vorwiegend bei Betreuten mit Immundefekten auf.

Fallbeispiel

In einem frisch renovierten, nach Auskunft des Gesundheitsamtes sehr gut geführten Altenheim mit fast 100 zu einem hohen Anteil schwerstpflegebedürftiger Bewohnern, trat Skabies auf einer Station im Herbst des Vorjahres auf. Das Gesundheitsamt wurde im Frühjahr nach Skabies bei mehreren Bewohnern und drei Mitarbeitern benachrichtigt. Daraufhin wurde eine Informationsveranstaltung über Skabies für die Mitarbeiter (Entwicklungszyklus der Milben, Hygienemaßnah-

Tabelle 9-8-4: Empfehlungen zur Hygiene bei Krätze (Skabies)

Aspekt	Beachte
Pathogen	Sarcoptes scabiei
«Infektiöses» Patientenmaterial	Befallene Hautareale
Übertragung	Temperaturunabhängig durch direkten Kontakt (Stillen, Kuscheln), auch sexuell, von Mensch zu Mensch, seltener durch kontaminierte Wäsche. In den letzten Jahren zunehmend auch epidemieartig unabhängig von Hygiene und sozio-ökonomischen Verhältnissen.
Erweiterte Hygienemaßnahmen neben der Standardhygiene	
Schutzkittel	Bei Kontakt mit befallenen Hautstellen
Händedesinfektion	Entsprechend der Standardhygiene; Händewaschen verhindert Übertragen durch behandelnde und pflegende Mitarbeiter
Schutzhandschuhe	Bei Kontakt mit Körperflüssigkeiten, Ausscheidungen, Sekreten, bei Kontakt mit befallenen Hautstellen
Unterbringung	Einzelzimmer bei unzureichender Patientenhygiene; gleichzeitige Behandlung aller Personen, auch asymptomatischer, die im gleichen Zimmer oder in der gleichen Wohnung wohnen; während der Behandlung keine sexuellen Kontakte mit einer unbehandelten Person
Flächen-dekontamination	Reinigung; gezielte Desinfektion sichtbarer Kontaminationen
Wäsche	Zeitgleich Sanierung der direkten Umgebung: Bettbereich mehrtägig lüften und nicht benützen (nicht auf dem Menschen lebende Parasiten sterben ab), frisches Bett, Bettwäsche, Leibwäsche und Nachtwäsche sowie Tausch der Handtücher.
Dauer der speziellen Maßnahmen	Bis 24 h nach Beginn einer effektiven Therapie
Kommentar	Patienten dreimal hintereinander am Abend ein Vollbad (einschl. Haarwäsche) nehmen lassen. Jeweils nach dem Vollbad abends auf dem ganzen Körper vom Hals abwärts permethrinhaltiges Antiscabiosum auftragen. In der Regel genügt eine einmalige Anwendung. Permethrin kann auch bei Säuglingen und Kleinkindern angewendet werden. In der Schwangerschaft und Stillzeit sollte die Indikation sehr sorgfältig gestellt werden. Bei Säuglingen und Kleinkindern darf das Permethrin nicht im Mund- und Augenbereich aufgebracht werden. Wichtig ist vorangehend die Fingernägel zu schneiden sowie das Produkt sorgfältig in den Nagelfalzen und den Fingerzwischenräumen aufzutragen. Waschen der Kleidung bei 60 °C, Verschluss nichtwaschbarer Kleidung in Plastiksäcken für 3 Tage, Behandlung von Teppichböden und Polstermöbeln mit leistungsstarken Staubsaugern. Allgemeine Verbesserung des Hygieneverhaltens erforderlich.

men, therapeutisches Vorgehen) durchgeführt. Es erfolgte wiederum eine vorschriftsmäßige Behandlung.

Als im Sommer erneut Skabies – inzwischen auf allen vier Stationen – auftrat, organisierte das Gesundheitsamt in Zusammenarbeit mit Heimleitung, Pflegedienstleitung und Bürgermeisteramt Verhütungs- und Therapiemaßnahmen auf der Grundlage des § 16 Infektionsschutzgesetzes. Es wurden 55 Bewohner mit Verdachtssymptomen untersucht und behandelt und von 60 untersuchten Mitarbeitern mussten 9 Mitarbeiter behandelt werden. Alle Hygienemaßnahmen wurden mit erheblichem Aufwand unter gewissenhafter Kontrolle durchgeführt (Schutzkittel, Handschuhe, Wechsel der Kleidung, Handtücher und Bettwäsche). Trotz dieser großen Aktionen mussten im Dezember und im Februar des Folgejahres erneut Mitarbeiter und Bewohner behandelt werden, der Ausbruch zog sich über 1 $^1/_2$ Jahre hin.

Therapieziel ist die zuverlässige Vernichtung der Milben und deren Nachkommen **(Tab. 9-8-4)** auf der Haut des Betreuten, bei Kontaktpersonen und in Bettwäsche und Kleidung sowie das Vermeiden einer Reinfektion.

Fazit für die Praxis

Es kommt immer wieder zu Unfällen durch chemische Schädlingsbekämpfungsmittel. Zu warnen ist deshalb vor dem leichtfertigen Einsatz dieser Mittel. Ärzte verordnen eine adäquate Therapie bei Ekto- und Endoparasitenbefall. Von ihrer Anwendung im häuslichen Bereich durch den Laien muss abgeraten werden. Liegt ein umgebungsbezogenes Problem in der Wohnung oder Zimmer des Betroffenen vor (z. B. bei Wanzen), muss ein Schädlingsbekämpfer hinzugezogen werden. Zu empfehlen ist ein Hygienefachberater (Krankenhaushygieniker, Fachkrankenpflege für Krankenhaushygiene), wenn mehrere Personen einer Institution betroffen sind.

Literatur

9.1 Infektionserkrankungen: Rechtliche Vorgaben und Ausbruch

Exner, M. et al.: Ausbruchmanagement und strukturiertes Vorgehen bei gehäuftem Auftreten nosokomialer Infektionen. Bundesgesundheitsbl 45 (2002) 2: 180–186

9.2 Infektionen in der Familienpflege und in Alten- und Pflegeheimen

Kappstein, I.: Nosokomiale Infektionen 3. Aufl. Zuckschwerdt, München 2004

Kuhnke, A. et al.: Probleme der Pharmakotherapie bei Infektionen im Alter. Der Internist 44 (2003) 8: 986–994

9.3 Pneumonien

Pletz, M.W.R.: Ambulant erworbene Pneumonie. Pneumologe 2 (2005) 1:17–27

Sitzmann, F.: Mit wachen Sinnen wahrnehmen und beobachten, Teil 2. RECOM Basel/Baunatal, 1996

Sitzmann, F.: Pflegerische Hinweise zu Tuberkulose und zu Pneumonien. In: Bienstein, C. et al. (Hrsg): Atmen. Thieme Verlag, Stuttgart 2000

Sitzmann, F.: Hygiene in der Intensivpflege – Sinnvolle und nicht sinnvolle Präventionsmaßnahmen von Pneumonien. Intensiv 8 (2000) 5:18–198

Welte, T.: Ambulant erworbene und nosokomiale Pneumonie. Internist 44 (2003) Supplement 1:S44–S58

9.4 Aerogen übertragbare Erkrankungen: Tuberkulose, Masern

Hauer, B. et al.: Tuberkulose. Pneumologe, 2 (2005) 4: 291–306

Hauer, B. 2006: Diagnostik der Tuberkuloseinfektion. Der Pneumologe Online, veröffentlich unter: http://www.springerlink.com/media/253huwwrmp3d5chyy jvw/contributions/n/8/4/x/n84xw520nj303549_html /fulltext.html; Zugriff vom 8.6.2006

Jensen, P.A.: Guidelines for Preventing the Transmission of Mycobacterium tuberculosis in Health-Care Settings, 2005. MMWR 54 (2005) 12:1–147

Sitzmann, F.: Pulmonale Tuberkulose. In: Köther, I. (Hrsg.): THIEMEs Altenpflege. Thieme, Stuttgart 2005

9.5 Durchfall und Infektionserkrankungen durch gemeinsame Quellen

Anonym: Zum Tod eines 12-jährigen Kindes an einer Salmonellose. Epidemiologisches Bulletin 5/2006 vom 3.2.2006 (ohne Jahrgangsangabe)

9.6 Kontaktübertragbare Erkrankungen durch große Tropfen: Erkältung, Grippe

Bridges, M.D. et al.: Prevention and Control of Influenza-ACIP Recommendations. MMWR Recommendations and Reports 52 (2003) 4:1–36

Falke, D.: Paramyxo-Viren. In: Hahn, H. et al. (Hrsg.): Medizinische Mikrobiologie und Infektiologie. 5. Aufl. Springer, Berlin 2005

9.7 Multiresistente Keime
Adam, D.: Antibiotikatherapie: Fortschritte und Resistenzentwicklung. Der Internist; Online-publiziert 16.5.2006, veröffentlicht in: http://www.springerlink.com/media/6cc6l5qumk4wtvq7ta2w/contributions/x/4/8/5/x48504l181770j32_html/fulltext.html
Anonym: Verhalten bei MRSA. Veröffentlicht in: http://forum.zwai.net/archive/index.php/t-143.html, Zugriff vom 18.4.2006
von Baum, H. et. al.: Konsensusempfehlung Baden-Württemberg: Umgang mit Patienten mit Glykopeptidresistenten Enterokokken (GRE)/Vancomycin-resistenten Enterokokken (VRE). Hygiene & Medizin 31 (2006) 1−2:30−32
Dietlein, E. et al.: Empfehlungen zur Kontrolle von MRSA in Alten- und Pflegeheimen. Hygiene & Medizin 27 (2002) 4:131−137
Gärtner, W. et al.: Alten- und Pflegeheime. In: Daschner, F. et al. (Hrsg.): Praktische Krankenhaushygiene und Umweltschutz, 3. Aufl. Springer, Berlin 2006
Glück, T.: Hygienemaßnahmen bei Besiedlung mit P. aeruginosa. Frage 5184. Consilium infectorium (2005) Sonderheft (ohne Jahrgangs- oder Heftangaben)
Just, M.: Dürfen Patienten mit MRSA in ein Pflegeheim? InfectoPharm Infectiorum, Frage 4317 v. 2.12.2002
Neuhaus, B. et al.: Studie zum Vorkommen von MRSA in Alten- und Altenpflegeheimen NRW. loegd, Münster 2002; veröffentlicht in: http://www.loegd.nrw.de/1pdf_dokumente/5_hygiene_infektiologie/krankenhaus-hygiene/loegd_studie_mrsa.pdf; Zugriff vom 23.4.2006
Sax, H. et al.: Spitalhygiene in Langzeitpflegeeinrichtungen. SWISS-Noso 6 (1999) 4:1−6
Yoshikawa, T.; Norman, D.: Treatment of infections in elderly patients. Medical Clinics of North America. 79 (1995) 3:651−661

9.8 Ekto- und Endoparasitenbefall
Anonym, 2006: Behandlung von Kopfläusen. Arzneimittel-Telegramm 37 (2006) 9:79−83

Weiterführende Literatur
Hahn, H. et al.: (Hrsg) Medizinische Mikrobiologie und Infektiologie. 5. Aufl. Springer, Berlin 2005
Grundlegendes Studienbuch der Infektionserkrankungen und Mikrobiologie, sehr gut grafisch gegliedert und verständlich
Kappstein, I.: Nosokomiale Infektionen, 3. Aufl. Zuckschwerdt, München 2004
Ein kurzgefasstes, trotzdem selten eine Antwort offen lassendes Nachschlagewerk einer auch in der Praxis erfahrenen Hygienikerin.

Internet
http://www.loegd.nrw.de/hygiene_infektiologie/frameset.html
*Veröffentlichung des Landesinstitutes für den Öffentlichen Gesundheitsdienst NRW, Münster, November 2005, zur Infektionsprävention in Heimen bei Methicillin − resistente Staphylococcus aureus (MRSA)
Sehr klare, eindeutig Stellung beziehende, praxisorientierte Hilfestellung.*

10 Alles was Recht ist im Bereich der Hygiene

10.1
Hygienestrukturen in Langzeit-Pflegeeinrichtungen und ambulanten Pflegediensten

Sicherheit und Wohlbefinden bei der pflegerischen Versorgung werden auch durch ein wirkungsvolles System der Infektprävention erreicht. Strukturelemente der Hygiene werden nachfolgend erläutert.

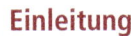

Einleitung

So wie bei den «hospital acquired», d. h. den Krankenhausinfektionen (nosokomiale Infektionen), beinhaltet Pflegearbeit auch außerhalb das Ziel, bei Klienten/Patienten, Pflegenden und Besuchern/Angehörigen soweit wie möglich «health-care associated infections» zu vermindern. Sie betreffen alle Gesundheitsinstitutionen, wie Tageskliniken, Rehabilitationseinrichtungen, Pflegeheime einschließlich des ambulanten Bereiches, wie Arztpraxen usw.

Eine effektive Infektionsvorbeugung in ambulanten Pflegediensten, Arztpraxen, Pflege- und Altersheimen, Einrichtungen der Heilpädagogik, Rehabilitationseinrichtungen, Kurzzeitpflege u.a. setzt das geplante Zusammenspiel von Maßnahmen auf verschiedenen Ebenen der Betreuung voraus. Damit wird die Basis für ein einrichtungsbezogenes Infektionspräventionskonzept begründet. Wesentlich ist, dass Strategien der Infektvor-

beugung den Gegebenheiten und Ansprüchen an die Lebensqualität der Klienten in den Einrichtungen angepasst werden. Der Fokus darf nicht auf Defizite gerichtet sein, sondern auf Ressourcen des Einzelnen, auf seine individuellen Vorlieben und Wünsche.

Ein weiteres Motiv für funktionierende Hygienestrukturen sind rechtliche Verpflichtungen. Verschiedene Anforderungen bestehen für ein System der Infektprävention durch geeignete personelle und organisatorische Bedingungen sowie innerbetriebliche Regelungen. Je nach Art der Einrichtung sowie dem Grad der Pflegebedürftigkeit ergeben sich unterschiedliche Notwendigkeiten. Einige Elemente sind in **Tabelle 10-1-3** zusammengestellt.

Rechtliche Grundlagen. Infektionen können nur erfolgreich reduziert werden, wenn entsprechendes Hygienebewusstsein vorhanden ist; unterstützend wirken dabei rechtliche Hygienegrundlagen. Im Einzelnen sind das:

- Das Gesetz zur Verhütung und Bekämpfung von Infektionskrankheiten beim Menschen (Infektionsschutzgesetz, IfSG) vom 20.7.2000

- Die aus der Richtlinienkompetenz für das Robert-Koch-Institut (RKI) formulierten Empfehlungen für Krankenhaushygiene und Infektionsprävention sowie der Liste der vom RKI geprüften und anerkannten Desinfektionsverfahren und -präparate

■ Euro-Normen, die für mikrobiologische Wirksamkeitsprüfungen die nationalen Prüflisten zunehmend ablösen, z. B. werden dadurch die Desinfektionsliste der Deutschen Gesellschaft für Hygiene und Mikrobiologie (DGHM) und die Liste der Deutschen Veterinärmedizinischen Gesellschaft (DVG) überflüssig

■ Unfallverhütungsvorschriften der Berufsgenossenschaft für Gesundheit und Wohlfahrtspflege sowie die daraus formulierten Technischen Regeln für Biologische Arbeitsstoffe (TRBA)

■ Die Verordnung zum Schutz vor Gefahrstoffen (Gefahrstoffverordnung = GefStoffV), vom 23. 12. 2004

■ Das Heimgesetz, zuletzt geändert am 21. 3. 2005

■ Das Sozialgesetzbuch (SGB) XI – Pflegeversicherungsgesetz vom 26. 5. 1994 (Änderung und Erweiterung durch das Pflegequalitätssicherungsgesetz 1. 1. 2002) mit den Prüfanleitungen des Medizinischen Dienstes der Krankenversicherung (MDK) für den Bereich Hygiene (§ 80 SGB XI)

■ Das Arzneimittelgesetz

■ Das Medizinproduktegesetz (MPG) und Medizinproduktebetreiberverordnung (MPBetreibV)

■ Die Lebensmittelhygiene-Verordnung, zuletzt geändert 2001

■ Die Verordnung über die Qualität von Wasser für den menschlichen Gebrauch (Trinkwasserverordnung), zuletzt geändert 2003

Hinweis

Rechtliche Grundlagen der Hygiene finden Sie in zahlreichen Gesetzen und Verordnungen. Sie sind vom Bundesministerium für Justiz nahezu für das gesamte aktuelle Bundesrecht im Internet bereitgestellt. Die Internetanschrift lautet: http://bundesrecht.juris.de/index.html

---

Nachfolgend werden weitere Aspekte ausgeführt:

■ Zum Infektionsschutzgesetz

■ Zum Heimgesetz

■ Zu Arbeitsschutzanforderungen wie die Biostoff-VO mit den darauf basierenden Technischen Regeln für Biologische Arbeitsstoffe (TRBA) im Gesundheitswesen und in der Wohlfahrtspflege sowie den Technischen Regeln für Gefahrstoffe

■ Zu Empfehlungen des RKI

Infektionsschutzgesetz. Das Gesetz zur Verhütung und Bekämpfung von Infektionskrankheiten beim Menschen bestimmt für Deutschland in § 36, Absatz 1 IfSG die Einhaltung der Infektionshygiene. So heißt es hier:

«Die in § 33 genannten Gemeinschaftseinrichtungen … , Vorsorge- oder Rehabilitationseinrichtungen, … sowie Einrichtungen nach § 1 Abs. 1 des Heimgesetzes legen in Hygieneplänen innerbetriebliche Verfahrensweisen zur Infektionshygiene fest.»

In § 33 IfSG sind u. a. Einrichtungen, in denen Säuglinge, Kinder oder Jugendliche betreut werden, genannt. Durch den Bezug auf das Heimgesetz und die in § 33 IfSG genannten Einrichtungen bezieht das Infektionsschutzgesetz einen Großteil der Einrichtungen des Gesundheitswesens in die Infektionsprävention ein.

Diese Einrichtungen stehen in infektionshygienischer Überwachung durch das Gesundheitsamt. Die Mitarbeiter der Gesundheitsämter sind befugt, jederzeit diese Einrichtungen aufzusuchen, zu besichtigen und alle erforderlichen Unterlagen einzusehen. Aus dem IfSG beschreibt:

■ § 6 IfSG die Meldepflicht beim Auftreten bestimmter Krankheiten

■ § 6.3 IfSG die Meldepflicht für das gehäufte Auftreten bestimmter nosokomialer Infektionen als Ausbruch

■ § 7 IfSG für bestimmte diagnostizierte Krankheitserreger eine Meldepflicht sowie

■ § 36 die Verpflichtung für ein Zeugnis auf Tuberkulosefreiheit (Kap. 9.4)

Heimgesetz. Das Heimgesetz in seiner letzten Fassung von 2005 regelt vor allem das Vertragsverhältnis zwischen Träger der Einrichtung (Heim) und Bewohner. Es stellt z. B. durch § 1, Abs. 1 mit den dort genannten Einrichtungen eine wichtige Grundlage für Hygienemaßnahmen dar. Auf die Erfordernis von Hygienebemühungen wird mehrmals Bezug genommen:

- nach § 3 verpflichten sich Heime … «ihre Leistungen nach dem jeweils allgemein anerkannten Stand fachlicher Erkenntnisse zu erbringen.»

- § 11, Abs. 1,3 legt fest … «die Pflege nach dem allgemein anerkannten Stand medizinisch-pflegerischer Erkenntnisse sowie die ärztliche und gesundheitliche Betreuung zu sichern,»

- nach § 11, Abs. 1, 5 müssen Heime «… eine angemessene Lebensgestaltung ermöglichen.»

- nach § 11, Abs. 1, 9 darf ein Heim nur betrieben werden, wenn … «der Träger und die Leitung … einen ausreichenden Schutz der Bewohnerinnen und Bewohner vor Infektionen gewährleisten und sicherstellen, dass von den Beschäftigten, die für ihren Aufgabenbereich einschlägigen Anforderungen der Hygiene eingehalten werden.»

- nach § 11, Abs. 2, 2 haben Heime «… zu gewährleisten, dass die persönliche und fachliche Eignung für die zu leistende Tätigkeit vorhanden ist.»

- nach § 11, Abs. 2, 4 darf ein Heim «… nur betrieben werden, wenn der Träger … ein Qualitätsmanagement betreibt …».

Arbeitsschutzanforderungen. Mitarbeiter im Gesundheitswesen sind zahlreichen potenziellen Infektionsgefahren ausgesetzt. Die enge Zusammenarbeit zwischen Hygieneverantwortlichen und Arbeitsmedizinern ist aufgrund der Wechselwirkungen der Übertragung von Mikroben vom Patienten auf die Mitarbeiter und umgekehrt wichtig. Hier muss der Arbeitgeber tätig werden, um die durch mangelnde Zusammenarbeit entstehenden parallelen, d.h. verwirrenden Schutzmaßnahmen zu verhindern. Sie sollten sich nahe am Hygieneplan orientieren. Die Abstimmung ist erforderlich auf dem Gebiet der:

- Gefährdungsbeurteilung

- Anforderungen der Biostoff-Verordnung

- Berufsgenossenschaftlichen Vorschriften

- Arbeitsmedizinischen Vorsorgeuntersuchungen

- Des Impfangebotes für Mitarbeiter

- Technischen Regeln für Gefahrstoffe

Gefährdungsbeurteilung. Im Gefahrenbereich biologischer Arbeitsstoffe (Körpersekrete, Stuhl u. a.) wird in Pflegeheimen und Pflegediensten u. a. gearbeitet. Gemäß § 5 Arbeitsschutzgesetz (ArbSchG, Fassung 30. 7. 2004) ist der Arbeitgeber verpflichtet, durch eine Beurteilung der arbeitsplatzbedingten Gefährdungen die erforderlichen Schutzmaßnahmen zu ermitteln.

Anforderungen der Biostoff-Verordnung. Die im ArbSchG allgemein formulierte Vorschrift wird für Tätigkeiten mit biologischen Arbeitsstoffen konkretisiert in der

- Verordnung über Sicherheit und Gesundheitsschutz bei Tätigkeiten mit biologischen Arbeitsstoffen (Biostoffverordnung = BioStoffV, zuletzt geändert am 23. 12. 2004). Sie ist das zentrale Regelwerk für den arbeitsmedizinischen Gesundheitsschutz der Mitarbeiter im Gesundheitswesen

- Technischen Regel für Biologische Arbeitsstoffe im Gesundheitswesen und in der Wohlfahrtspflege (TRBA 250)

- Technischen Regel für Biologische Arbeitsstoffe als Handlungsanleitung zur Gefährdungsbeurteilung und für die Unterrichtung der Beschäftigten (TRBA 400).

Berufsgenossenschaftliche Vorschriften. Zusammen mit dem Ausschuss für biologische Arbeitsstoffe (ABAS) hat die Berufsgenossenschaft die berufsgenossenschaftliche Regel BGR 250 «Biologische Arbeitsstoffe im Gesundheitswesen und in der Wohlfahrtspflege» erarbeitet. Sie wurde TRBA 250 genannt und löst die bisherigen UVV (Unfallverhütungsvorschriften) des Gesundheitsdienstes ab.

Abschnitt 4.1.2.3 der TRBA 250 lautet in der Fassung 11/2003:

«Der Arbeitgeber hat für die einzelnen Arbeitsbereiche entsprechend der Infektionsgefährdung Maßnahmen zur Desinfektion, Reinigung und Sterilisation sowie zur Ver- und Entsorgung schriftlich festzulegen (Hygieneplan) und zu überwachen.»

Da die Zahl der gemeldeten Unfälle mit scharfen und spitzen Instrumenten immer noch steigt, wird diese erst vor kurzem beschlossene Technische Regel geändert. Es soll verbindlich vorgeschrieben werden, dass der Unternehmer sichere Instrumente in gefährdeten Bereichen einsetzen muss, Mitarbeiter schult und die Wirksamkeit neuer Produkte überprüft. Der Einsatz sicherer Instrumente wird dann verpflichtend (Haamann, 2006).

Arbeitsmedizinische Vorsorgeuntersuchungen. Nach § 15 BioStoffV sind Mitarbeiter bei Tätigkeiten im Gesundheitsdienst und in der Wohlfahrtspflege mit einer Exposition gegenüber Hepatitis B-Virus, Hepatitis C-Virus arbeitsmedizinisch zu untersuchen und zu beraten. Diese Festlegung trifft auf Altenpflegeheime und vergleichbare Einrichtungen zu.

Impfangebot für Mitarbeiter. Wenn im Ergebnis der Gefährdungsbeurteilung eine tätigkeitsspezifische Infektionsgefährdung durch biologische Arbeitsstoffe festgestellt wird und ein wirksamer Impfstoff zur Verfügung steht, hat der Arbeitgeber den Beschäftigten gemäß § 15 BioStoffV eine Impfung anzubieten. Die wirksamen Impfstoffe sind in den Impfempfehlungen der Ständigen Impfkommission (STIKO) veröffentlicht.

Technische Regeln für Gefahrstoffe. Dieses auch TRGS 525 genannte Regelwerk gibt den Stand der sicherheitstechnischen, arbeitsmedizinischen, hygienischen und arbeitswissenschaftlichen Hintergrund für Gefahrstoffe wieder. Auch für Lebens- und Arbeitsbereiche außerhalb des Krankenhauses legt die TRGS Regeln im Umgang mit Arzneimitteln, Anästhetika und Desinfektionsmittel zum Schutz der Mitarbeiter fest.

Empfehlungen des Robert Koch-Institutes (RKI). Seit Jahren werden vom Centers for Disease Controll (CDC, Atlanta, USA) Empfehlungen zur Prävention der häufigsten Krankenhausinfektionen mit detaillierten Angaben formuliert. Vom RKI werden in dieser Art herausgegebene Empfehlungen seit Anfang 2000 mit Kategorien und umfangreichen Literaturangaben veröffentlicht. 2005 wurde eine Empfehlung zur Infektionsprävention in Heimen (Just, 2005) herausgegeben. Trotzdem können die übrigen Empfehlungen des RKI übertragen werden, sind doch die zur Infektionsprävention erforderlichen Maßnahmen weitgehend unabhängig vom Behandlungsort. Sie sind primär von der Art des medizinisch-pflegerischen Eingriffs abhängig. Die Verbindlichkeit der RKI-Empfehlungen und ihre Kategorisierung leiten sich aus den folgenden Begründungen ab (Sitzmann, 2000) ab. Sie:

- gewinnen an Praktikabilität

- beschreiben die wissenschaftlich abgesicherte Beweiskraft

- begründen ihre Theorie und

- ermöglichen praktische Anwendbarkeit

Die Einstufung berücksichtigt ebenso ökonomische Auswirkungen und entsprechende gesetzliche Vorgaben (Kategorie IV). **Tabelle 10-1-1** beschreibt die Formulierungen der einzelnen Kategorien und erläutert die daraus folgenden Verpflichtungen.

Hygienische Überwachungsuntersuchungen. Die Zyklen für die verschiedenen Reinigungs- und Desinfektionsprozeduren müssen innerhalb der Einrichtung definiert, mit den RKI-Empfehlungen abgeglichen, einrichtungsbezogen regelmäßig über die mikrobiologischen Monitoring-Daten überprüft werden. **Tabelle 10-1-2** zählt einige sinnvolle Untersuchungen auf.

Tabelle 10-1-1: RKI-Empfehlungen mit ihrer Kategorisierung und Begründung

Kategorie	Erläuterungen	Begründung kurzgefasst
Kategorie IA	Nachdrückliche Empfehlung für alle Krankenhäuser o. ä. Gesundheitseinrichtungen. Es liegen gut konzipierte experimentelle oder epidemiologische Studien vor.	Muss!
Kategorie IB	Nachdrückliche Empfehlung für alle Krankenhäuser o. ä. Gesundheitseinrichtungen. Expertenempfehlungen mit Konsensus-Beschluss der Krankenhaushygiene-Kommission des RKI liegen vor, zu dieser Einteilung führten die Effektivität sowie gut begründete Hinweise für die Wirksamkeit der Empfehlungen.	Soll!
Kategorie II	Empfehlung zur Einführung/Umsetzung in vielen Kliniken o. ä. Gesundheitseinrichtungen. Die Empfehlungen basieren teils auf hinweisenden klinischen oder epidemiologischen Studien, teils auf nachvollziehbaren theoretischen Begründungen oder Studien, die in einigen, aber nicht allen Kliniken anzuwenden sind.	Kann!
Kategorie III	Keine Empfehlung oder ungelöste Fragen. Hier liegen keine ausreichenden Hinweise über die Wirksamkeit oder kein Konsens vor.	Keine Empfehlung!
Kategorie IV	Gesetzliche Bestimmungen oder Verwaltungsvorschriften schreiben die hygienischen Anforderungen, Maßnahmen oder Vorgehensweisen vor	Gesetz!

Tabelle 10-1-2: Hygienische Überwachungsuntersuchungen

Was?	Wie?	Methoden
Reinigungs- und Desinfektionsgeräte für Instrumente	Regelmäßig prüfen	Halbjährig Bioindikatoren, Thermologger, biologische Überprüfung des Pumpensumpfwassers, Wartung
Sterilisatoren		Halbjährig Bioindikatoren oder alle 400 Chargen, Chargenkontrolle, täglicher Bowie-Dick-Test (Dampfdurchdringungstest), Thermologger, Wartung!
Trinkwasser	Entweder nach Trinkwasserverordnung oder beim Auftreten von Legionellosen	Bestimmung der Keimzahlen sowie E. coli, coliforme Keime, Pseudomonas aeruginosa, Legionellen, atypische Mykobakterien, evtl. chemische Substanzen
Desinfektionsmittel-Dosiergeräte	Regelmäßig prüfen	Jährlich durch Techniker der Chemiehersteller
Steckbecken-Spülgerät		Halbjährig Temperaturüberprüfung
Spülmaschine Großküche		Täglich Temperaturüberprüfung, biologische Überprüfung der Reinigungswirkung mit Bioindikatoren (halbjährig), Wartung
Mopp-Waschmaschinen u. a. Textilwaschmaschinen		Halbjährig Hygieneüberprüfung der Reinigungswirkung mit Bioindikatoren

Risiken

Das Infektionsrisiko bei der Betreuung pflegebedürftiger alter und junger, evtl. behinderter Menschen, wird maßgeblich von der Abwehrsituation und den erforderlichen pflegerisch-medizinisch und hygienischen Maßnahmen bestimmt. Sie betreffen den einzelnen Betreuten sowie die professionellen Helfer und die Laienhelfer samt mithelfenden Angehörigen. Die speziellen Infektionsrisiken sind den entsprechenden pflegerisch-therapeutischen Maßnahmen zugeordnet.

Konkrete Hygienehinweise zu Strukturen der Hygiene

Nachfolgend werden Funktionen der Hygiene dargestellt:

1. Bei Fortschritten der Gesundheitspolitik

2. Zur Gewährleistung einrichtungsbezogener Strukturelemente

3. Zu mitarbeiterbezogenen Elementen

1. Funktionen der Hygiene bei Fortschritten der Gesundheitspolitik

1.1 Sinnvolle (Hygiene-)Strukturen in der Integrierten Versorgung. Das Einbeziehen der persönlichen, vom jeweiligen Bewohner frei gewählten, Ärzte ist für eine effiziente und koordinierte Infektionsprävention von entscheidender Bedeutung. Am Beispiel eines integrativen Versorgungskonzeptes chronischer Wunden soll die Bedeutung einrichtungsübergreifender Absprachen verdeutlich werden.

Krankenkassen können gemäß § 140a SGB V Verträge über eine verschiedene Leistungssektoren übergreifende Versorgung der Versicherten abschließen.

Fallbeispiel

Frau K., eine 76-Jährige rüstige Dame mit einem Ulcus cruris, wird nach erheblicher Besserung des Wundzustandes am Freitagmorgen in die weitere ambulante Behandlung entlassen. Ihre Wunde war in der Klinik nach einem chirurgischen Debridement und Versorgung mit einem Hydrokolloidverband noch zusätzlich mit einem Bindenverband zur besseren Fixierung der Wundauflage versorgt worden.

Sie erfährt um 12 Uhr, dass sie heute keine Materialien mehr verschrieben bekommen kann, sondern am Montagnachmittag in die Sprechstunde ihres Hausarztes kommen soll.

Sie hat wohl über das Wochenende Schmerzen am Bein, tröstet sich aber mit dem bevorstehenden Besuch beim Hausarzt.

Dort wird am Montag eine stark verschlechterte Wundsituation festgestellt: Erkennbar durch zu starken Druck entstandene neue Nekrosen. Zudem hätte längst ein Wechsel des Hydrokolloidverbandes erfolgen müssen. Daneben kennt der Hausarzt das in der Klinik verwendete Verbandmaterial nicht.

Die erhöhte Wiederaufnahmerate nach Krankenhausentlassung am Wochenende kann mit der geringen Vernetzung stationärer und ambulanter Behandlung sowie der geringen Verfügbarkeit ambulanter Behandlung am Wochenende begründet sein (Nüssler et al., 2006). Bei Entlassungen von Patienten freitags, insbesondere ohne geordnete Pflegeüberleitung, besteht die Gefahr, dass z. B. eine nicht vollständig verheilte Wunde durch den niedergelassenen Arzt und/oder dem ambulanten Pflegedienst nach einem vollständig anderen Konzept behandelt wird als primär in der Klinik. Das muss nicht falsch sein, auf jeden Fall ist es jedoch von Vorteil, wenn der Patient nach einem multiprofessionell und disziplinübergreifenden Ansatz gepflegt und behandelt wird.

Für den Bereich der KV Westfalen-Lippe schlossen in 2006 der Verband der Angestellten-Krankenkassen und die Medizinische Qualitätsgemeinschaft Modell Herdecke einen Vertrag zur integrierten Versorgung chronischer Wunden. Sie vereinbarten:

- Die optimierte Therapie von Patienten mit chronischen Wunden

- Ein sektorenübergreifendes Versorgungsangebot

- Die Einrichtung eines Wundzentrums mit stationär und ambulant tätigen Wundspezialisten

- Die Wundfibel Herdecke (Sitzmann, 2005) als Leitlinie für Hausarzt, Klinik, ambulante Pflegedienste und Altenheime

Diese Leitlinie beinhaltet die integrierte Versorgung mit Qualitätsabsprachen zwischen Krankenhaus/ambulanten Bereich mit abgestimmten (antiseptischen) Substanzen und Materialien. Im Ansatz sind diese Inhalte in Kapitel 6.6 beschrieben.

2. Funktionen der Hygiene zur Gewährleistung einrichtungsbezogener Strukturelemente

Der Leiter der Einrichtung trägt die Verantwortung für die Sicherung der hygienischen Erfordernisse und nimmt seine Verantwortung durch Anleitung und Kontrolle wahr. Er sollte zu seiner Unterstützung einen Hygienebeauftragten oder ein Hygieneteam benennen. Um Hygieneschwachstellen zu beheben und ein gutes Niveau zu erhalten, können die folgenden Grundelemente hilfreich sein:

- Gestalten eines Hygieneplanes

- Erarbeiten weiterer Strukturelemente der Hygiene

- Bestellen von Hygienebeauftragten in Pflegeeinrichtungen

2.1 Gestaltungshinweise zum Hygieneplan.
Ein Hygieneplan muss für alle Beschäftigten jederzeit zugänglich und einsehbar sein. Grundlagen zur Erstellung eines Hygieneplanes s. Kapitel 1.4 und Anhang. Ein Hygieneplan ist jährlich hinsichtlich seiner Aktualität zu überprüfen und ggf. zu ändern. Die Eigenverantwortung der Einrichtung ist sinnvoll, denn nur Maßnahmen, die sich an den Schutzbedürfnissen von Bewohnern und Mitarbeitern als auch an den strukturellen und baulichen Umständen orientieren, bieten die Chance, auch angewendet zu werden.

Die Überwachung der Einhaltung der Hygienemaßnahmen erfolgt u. a. durch Begehungen der Einrichtung, routinemäßig mindestens jährlich sowie bei aktuellem Bedarf. Die Ergebnisse werden schriftlich dokumentiert.

Die Mitarbeiter werden mindestens einmal pro Jahr hinsichtlich der erforderlichen Hygienemaßnahmen belehrt mit schriftlicher Dokumentation. Bei der Einweisung der Mitarbeiter von Fremdfirmen sind Besonderheiten der Einrichtung zu beachten und in die vertraglichen Vereinbarungen einzuarbeiten.

2.2 Erarbeiten von Strukturelementen der Hygiene.
Die Verantwortlichen werden vor die Aufgabe gestellt, geeignete personelle und organisatorische Voraussetzungen sowie innerbetriebliche Regelungen zu treffen. Je nach Art der Einrichtung wie auch der Pflegebedürftigkeit ergeben sich daraus unterschiedliche Anforderungen. Da alle Einrichtungen auf externe Dienste angewiesen sind, z. B. bewohnerbezogene ärztliche Betreuung mit freier Arztwahl, externe Dienstleister, ergibt sich die Notwendigkeit zu deren Koordination unter infektionspräventiven As-

pekten, z. B. Kommunikation zwischen den betreuenden Ärzten.

Zur Gestaltung einer organisationsbezogenen Hygiene sind verschiedene Grundlagen erforderlich. Einige hilfreiche Elemente sind in **Tabelle 10-1-3** ausgeführt.

2.3 Hygienebeauftragte in Pflegeeinrichtungen.
Eine sachgerechte Umsetzung der hier gegebenen Empfehlungen ist in jeder Einrichtung

Tabelle 10-1-3: Sinnvolle Elemente einer Hygienestruktur in Alten- und Pflegeheimen (entsprechend eigener Erfahrungen angepasst an: Sax et al.,1999; Just et al., 2005)

Hygieneelement	Kommentar
Hygienekommission	Vertreter der wichtigsten Abteilungen, z. B. Küche, Heimleitung, Hygienebeauftragte, Pflegedienstleitung, Vertreter der Hausärzte, evtl. Heimbeirat; regelmäßige Sitzungen
Hygienebeauftragte für die Einrichtung	Adäquate Weiterbildung; Beratungsmöglichkeit durch Krankenhaushygieniker mit adäquater vertraglich vereinbarter Verpflichtung
Abteilungsbezogene Hygienebeauftragte	Nebenamtliche, engagierte und durch Fortbildung motivierte Mitarbeiter
Infektionsüberwachung (§ 23 IfSG)	Klar definierte Zielsetzung; gültiges System der Infektdefinition
Meistern von Ausbrüchen	Weisungsbefugnis muss im Hygieneplan geregelt sein
Vorbeugende Maßnahmen gegen die Keimübertragung	Betonung der Standardhygiene, modifiziert nach den spezifischen Gegebenheiten der Einrichtung; striktere Maßnahmen im Fall eines Ausbruches
Schriftliche Hygienevereinbarungen	Individuell an die Institution angepasst (Hygieneplan s. Kap. 1.4); ständige Zugänglichkeit
Ausbildung/ Information	Ausbildung/Information von Mitarbeitern, Bewohnern und Besuchern in Sachen Hygiene in der Einrichtung
Projekte/Programme zur Verminderung von Infektionen bei Bewohnern	Impfprogramm; Verminderung von Risikofaktoren
Gesundheitsprogramm für die Mitarbeiter	Programme zur Gesundheitsförderung, Impfprogramm, Wegweisung zur Verhütung der Exposition mit blutübertragenen Keimen
Programm zum adäquaten Einsatz von Antibiotika	Verabredung von Empfehlungen zum Antibiotikaeinsatz; auf Evidenz basierende Pflege und Behandlung von Infektionen

am ehesten durch die Einsetzung eines Hygiene-beauftragten mit entsprechender Fortbildung auf dem Gebiet der Infektionsprävention gewährleistet (Anonym, 2002). Nachfolgend werden einige Aufgaben eines Hygienebeauftragten im Alten- und Pflegeheim aufgelistet.

Einhalten der Regeln der Infektionsprävention und Hygiene:

- Regelmäßige Begehung aller Bereiche der Pflegeeinrichtung, insbesondere der Pflegestationen (Arbeitsablaufbeobachtungen, Hygienevisite, Mitarbeitergespräch, Beratung der Verantwortlichen, Anwesenheit bei Begehungen durch Kontroll- bzw. Aufsichtsorgane)

- Dokumentation/Berichtswesen (Mängelliste, Maßnahmenempfehlungen bei Umbauten, Maßnahmenplan mit Priorität)

- Telefonische Auskünfte einschließlich Notfallbetreuung, z.B. Vorliegen einer Infektionserkrankung, MRSA …

- Zusammenarbeit mit der Sicherheitsfachkraft und dem Betriebsarzt, z.B. Abstimmung Impfbedarf, Teilnahme an Arbeitssicherheitsausschuss-Sitzungen

Qualitätsarbeit

- Erstellung und Fortschreibung von Desinfektionsplänen

- Erstellung und Fortschreibung von Hygieneplänen, Unterstützen des Erstellens von Pflegestandards/Verfahrensanweisungen

- Stellungnahmen, z.B. zum Thema Kleintierhaltung

- Formulieren von Merkblättern, z.B. Desinfektion

- Fortschreiben der Gefährdungsbeurteilung entsprechend Biostoffverordnung, in Absprache mit Sicherheitsfachkraft

- Erstellen von Entsorgungskonzepten in Absprache mit Betriebsbeauftragten für Abfall/Umweltbeauftragten

- Dokumentation der Daten, bezogen auf nosokomiale Infektionen, z.B. Häufigkeit, Art der Erkrankung, Erreger, Antibiotikawirksamkeit

- Erstellen von Infektionsstatistiken

Mitarbeiterbelehrung, Schulung, praktische Anleitung für die Mitarbeiter

Folgebelehrungen nach § 43 IfSG. Unterweisung der Mitarbeiter in der Küche (Kap. 10.3).

Technische Hygieneüberwachung. Zur Qualitätssicherung und Eigenkontrolle in der Pflege und Betreuung können objektive Nachweise des vorhandenen Hygienestandards mittels gezielten mikrobiologischen Untersuchungen vorgenommen werden. Der Schwerpunkt liegt hierbei in der Langzeit- und Schwerstpflege sowie dem Küchenbereich.

Die Vorbereitung und Probengewinnung für folgende Untersuchungen sind durch die Hygienebeauftragten zu empfehlen:

- Hygienische Überprüfung von Desinfektionsgeräten, Geräten, die der Wiederaufbereitung von Materialien dienen (Steckbeckenspülautomaten, Reinigungs- und Desinfektionsgeräte, Waschmaschinen, Geschirrspülmaschinen u.a.)

- Hygienische Prüfung der Sterilisation mittels Bioindikatoren

- Untersuchung des Wassers aus der Hausinstallation, einschl. der Untersuchung auf Legionellen

- Anlassbezogene Umgebungsuntersuchungen zur Beurteilung des Hygienestatus an Flächen, Händen und Instrumenten sowie im Pflege- und Küchenbereich.

Erstellen und Fortführen eines Hygiene- und Qualitätskonzeptes. In Absprache mit Heimleitung und Pflegedienstleitung einschließlich Handbuch und Audit

3. Funktionen der Hygiene zu mitarbeiterbezogenen Elementen

3.1 Funktionen zur Gewährleistung einer guten Hygienequalität. In der Verwirklichung eines humanen Verständnisses und hygienischem

Umgehen mit den Klienten liegt eine besondere Aufgabe.

Pflege als handlungsorientierte Tätigkeit hat aber auch eine kommunikative Funktion, sie ist ein Feld des sprachlichen Miteinanderaushandelns von Zielen, das gemeinsame Reflektieren eigenen Denken und Tuns, das Beraten. Im Ringen um ein erweitertes Berufsverständnis gewinnt dieses kommunikative Arbeitsfeld immer größere Bedeutung.

Qualität heißt «die Erfüllung von Erfordernissen und Erwartungen» (Definition nach DIN EN ISO 9000-05). Qualität wird nicht allein durch das Erfüllen formal-rechtlicher Anforderungen erreicht, die nach schematischen Kontrollverfahren überprüft werden. Erforderlich ist die Begegnung von Menschen in ihren verschiedenen Rollen und aus den Situationen ihres Lebens heraus. In Bewohnerbesprechungen werden individuelle Pflegeplanungen entwickelt. Darin wird das Bemühen der Pflegenden deutlich, zusammen mit den Ärzten, Therapeuten und anderen Begleitern ein individuelles Verständnis des Klienten zu erreichen. Es geht um ein Verständnis, bei dem die dem Einzelnen spezifisch eigene biographische Situation und Aufgaben zum Ausdruck kommt. Voraussetzung dazu sind ein mitarbeiterorientierter Führungsansatz.

Fazit für die Praxis

Zum Wohle der Betreuten und der Zusammenarbeit mit den Mitarbeitern ist eine Etablierung eines «Qualitätszirkels Infektionsprävention» sinnvoll, der alle betreuenden Ärzte und hygieneverantwortlichen Mitarbeiter unter Bezug auf die Verantwortung zur Qualitätssicherung zur Teilnahme motiviert. Hilfreich kann die Gewährung von Fortbildungspunkten durch die zuständige Landesärztekammer und für Pflegende sein («Freiwillige Registrierung für beruflich Pflegende»), selbstverständlich unter den jeweiligen qualitativen Voraussetzungen.

10.2
Aus Fehlern lernen

Manchmal haben Fehler rechtliche Folgen. Da Hygiene auch etwas mit Psychologie zu tun hat, befasst sich der nachfolgende Text mit Aspekten zur Gewährleistung einer guten Hygienequalität durch ein Programm: «Von der Nullfehlermentalität zur Lern- und Fehlerkultur sowie vertrauensvollen Kommunikation». Thema ist das Verhalten in Risikosituationen.

Einleitung

In Pflege und Medizin auftretende Fehler haben oft fatale Folgen. Meist werden nur spektakuläre Fälle bekannt, viele kleinere oder größere Pannen in der Regel nie (Sitzmann, 2005). Vielfach werden sie abgestritten oder verschleiert («pfuschen und vertuschen»). Auswertungen internationaler Untersuchungen ergaben, dass zwischen 2,7 und 8,5 Prozent aller stationär behandelten Patienten infolge von Behandlungsfehlern (Merten, 2006) einen Schaden erlitten. Obwohl viele Fehler glimpflich ablaufen, ergaben Hochrechnungen in Großbritannien, dass rund fünf Prozent aller medizinischer Zwischenfälle den Tod zur Folge haben.

Fehler – vertuschen oder Chance nutzen? Vor dem konstruktiven Umgang mit Fehlern drückt man sich, wo es nur geht. Dabei sind sie in Grenzen unvermeidlich, sie müssen nur als Chancen begriffen werden. Im «ingenieurmäßigen» Sinn werden sie als Abweichungen von einer vereinbarten Zielgröße oder im angelsächsischen Raum als «adverse events» (unerwünschte Ereignisse) verstanden.

Ansätze zur Fehlerminimierung müssen sich in der Organisation ambulanter Pflegedienst, Altenpflegeheim auf so genannte «aktive» und «latente» Fehler konzentrieren. Während der *aktive Fehler* sofort Auswirkungen hat, handelt es sich bei *latenten Fehlern* um Probleme, die in der Struktur des Systems, des Unternehmens, begründet sind. Sie werden erst nach einiger Zeit wirksam, weil z. B. bei autoritären Hierarchieverhältnissen einzelnen Beteiligten im entscheidenden Moment nicht widersprochen wird.

Hauptursache menschliches Versagen. Fehler passieren nur ausnahmsweise durch Defizite des Mitarbeiterwissens und -könnens. Hauptfehlerursachen (ca. 80 %) stellen menschliches Versagen sowie Organisations- und Kommunikationsmängel dar. Als auslösende Faktoren gelten:

- Arbeitslast, Übermüdung

- Demotivation

- Differenzen im Arbeitsteam, mangelnde Teamarbeit

- Ungeeignete Organisationsstrukturen

- Naive Technik-/Computergläubigkeit mit Überfluss von Informationen («den Wald vor lauter Bäumen nicht mehr sehen»)

- Persönliche Probleme

- Alkohol- und Drogengenuss vor dem Arbeitseinsatz ohne ausreichende Ruhezeit und

- Unzureichende Kommunikation als die größte Gefahrenquelle

Risiken
Niemand ist ohne Fehler; wenn jemand das behauptet, hat er damit den ersten Fehler gemacht. Vielfach werten gerade Menschen, die als «dynamisch» und «aktiv» angesehen sein wollen, Sicherheitshinweise und -schulungen als langweilig, einengend und umständlich.

Doch bestehen Zusammenhänge zwischen der Persönlichkeitsstruktur mit einer Fehler provozierenden Einstellung **(Tab. 10-2-1).** Zwingend ohne Möglichkeit einer persönlichen Veränderung sind sie nicht.

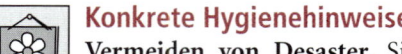

Konkrete Hygienehinweise
Vermeiden von Desaster. Sinnvolles Risikomanagement erklärt sich aus der Identifikation von Gefahren, dem Analysieren unterschiedlichen Gefährdungspotenzials, dem Überprüfen vorbeugender Maßnahmen zur Komplikationsvermeidung sowie dem Ergreifen angemessener Maßnahmen zur Prävention. Sie beziehen sich auf drei wesentliche Aspekte des arbeitenden Menschen in seiner Abhängigkeit zur Technik, als Individuum und im komplexen Organisationssystem.

Technik und Mensch. Auf dem Gebiet der technischen Sicherheit wurden in der Vergangenheit in allen Hochrisikobereichen, wie Atomindustrie, Luftfahrt und Medizin erhebliche Anstrengungen unternommen – und Erfolge erzielt. Im Krankenhaus u. a. Pflegebereichen wurden Arbeitsplatzgestaltung, zusätzliche Überwachungsparameter und weniger fehleranfällige Geräte als wesentliche Sicherheitsfaktoren maximiert.

Aus dem hohen Anteil menschlicher Fehler könnte nun geschlossen werden, den fehlbaren Menschen vollends durch «unfehlbare» Technik zu ersetzen. Erfahrungen aus der Luftfahrt zeigen jedoch, dass ein erhöhter Automationsgrad nicht zwangsläufig den Anteil menschlicher Fehler als Unfallursache verändert. Er blieb auch

Tabelle 10-2-1: Beispiele für selbstsuggestive Einstellungsänderungen (mod. nach Kuhnig, 2004)

Persönliche Einstellung	Kerngedanke	Gegenwirkende Imaginationen
Unverletzlichkeit	«Bei mir passiert 100 % nichts»	«Auch ich bin fehlerhaft»
Antiautoritär	«Sag **Du** mir nicht, was ich zu tun habe»	«Besinne dich auf empfohlene Verfahren (SOP). Sie stimmen meistens»
Á la Macho	«Ich zeig's Euch, ich kann's»	«Steig von deinem hohen Ross. Sich nur auf das Glück zu verlassen ist dumm»
Impulsiv, spontan, unbedacht	«Mach irgendetwas, Hauptsache schnell»	«Erst denken, dann handeln»
Resignativ, gelähmt	«Was soll's, ich kann nichts machen»	«Es gibt immer irgend etwas, das helfen könnte»

nach Einführung erheblich automatisierter Flugzeuge bei ca. 70 bis 80 %. Je mehr organisatorische und technische Systeme automatisiert sind, umso wichtiger wird der Mensch als «Fehler heilendes Element», sozusagen als Sicherheitsressource. Somit drängen die Zunahme der Komplexität der Arbeitsaufgaben, des Zeitdrucks sowie die Abhängigkeit von funktionierender Teamarbeit dazu, weitere nötige Faktoren eines umfassenden Risikomanagements zu betrachten.

Der Mensch als Individuum. Die Entwicklung individueller, in der Einzelpersönlichkeit liegender Leistungsunterschiede, lassen Gefahren für Desaster reduzieren: die physiologische Befindlichkeit gehört ebenso dazu wie Elemente der Persönlichkeitsstruktur, persönliche Einstellungen sowie Ausbildungsstand und Erfahrung, Wissensverluste und Kommunikationsfähigkeit. Zum IMSAFE-Konzept einer systematischen kritischen (Selbst-)Einschätzung des Menschen brauchen die selbst erklärenden englischen Begriffe «I llness, M edication, S tress, A lcohol, F atigue und E ating» nicht weiter erläutert werden. Sie wirken sich deutlich auf die «professionell performance», die berufliche Leistungsfähigkeit der Mitarbeiter aus.

Der Mensch im komplexen Organisationssystem. Elementar gehört zum Risikomanagement das Entwickeln einheitlicher verbaler und nonverbaler Kommunikationsmuster für die Teamarbeit unter Zeitdruck und Stress. Damit ist unsere dringend notwendige Fachsprache gemeint, ohne eigenwillige Abkürzungen und fachfremde Floskeln, jedoch auch ohne diskriminierende Formulierungen.

Weniger Fehler durch stabilisierende Organisationsstrukturen. Ein typischer Fehlerbereich ist der Medikationsfehler. Viele Patienten sterben oder kommen zu Schaden, weil sie falsche Medikamente erhalten. Verursacht kann dies durch falsche Arztanordnung sein, aber auch trotz korrekter schriftlicher Arztanordnung entstehen Fehler durch Verwechslung beim Richten und Verabreichen von Injektionen, Infusionen und oralen Medikamenten.

Menschliche Mängel lassen sich durch stabilisierende Organisationsstrukturen unterstützen. So kann das Fordern von Call outs (Sitzmann, 1998) beim Richten und Weitergeben von Medikamenten als sinnvolle Dienstanweisung oder Standardprozedur (SOP: Standard Operating Procedures) angesehen werden. Um Verwechslungen zu vermeiden, liest jeder Ausführende Verordnungen laut ab.

Offenheit und vertrauensvolle Kommunikation. In Arbeitsgebieten mit den in Medizin und Pflege vergleichbar hohen Sicherheitsanforderungen, etwa der Luftfahrt, hat sich das Fördern von innerbetrieblicher Offenheit und vertrauensvoller Kommunikation seit Jahren bewährt. Auch hier haben sich Verständigungsmängel als die größte Gefahrenquelle erwiesen. Als Grundvoraussetzung stellte sich die kritische Aufarbeitung von Fehlern in einer Atmosphäre gegenseitigen Vertrauens heraus. Eine offene Sicherheitskultur zeichnet sich durch Abkehr von der personenbezogenen Verurteilung («Wer war schuld?») zur freien Diskussion über gemachte Fehler («Was ist schuld? Welche Bedingungen sind fehlerträchtig?») aus, wozu unbeirrtes Offenlegen und Ableiten notwendiger Konsequenzen gehört. Analysen von Katastrophen zeigen, dass abgrenzendes Verhalten unterschiedlicher Disziplinen das Entstehen von Fehlern begünstigt.

Fehler sind unvermeidlich. Fehler in komplexen Systemen müssen immer im Kontext aller beteiligten Einflussfaktoren gesehen werden, im Cockpit wie im Krankenhaus werden gefährliche Desaster allzu häufig als Fehlhandlung oder Versagen Einzelner dargestellt. Meist hat ein Zwischenfall eine Entwicklung hinter sich und passiert selten wirklich plötzlich. Oft ist es eine Kette kritischer Ereignisse, die das Verhängnis verursachen. Systemschwächen, etwa schlechte Vorbereitung, latente Fehler, Versäumnisse auf der Führungsebene, administrative Mängel oder eine unzureichende Kontrolle der Arbeitsabläufe sind Ebenen, die Möglichkeiten zum Verhindern des Fehlers gegeben hätten. Offenheit und Transparenz in der Institution sowie im Gespräch zwischen Patienten und Pflegenden sowie Arzt sind entscheidender Faktor für die Verbesserung der Situation. So werden Patienten, die einen kompetenten Gesprächspartner finden und sensible Antworten auf Fragen erhalten, eher bereit sein, auch einen ungünstigen Ausgang des pflegerisch- therapeutischen Prozesses zu akzeptieren.

Fazit für die Praxis

Fehler können auch im Umgang mit Behördenvertretern entstehen. Die gesammelten Hinweise: Wie verhält man sich bei Inspektionen des MDK, der Heimaufsicht, des Amtsarztes, des Veterinärmediziners? (Anhang) können die Vorbereitungen und Begleitung versachlichen und erleichtern.

10.3
Küchenhygiene: Rechtliche Vorgaben und Rahmenbedingungen

Von gesetzgeberischer Seite wird gegenüber den Mitarbeitern in Küchen mit einem dichten Netz rechtlicher Normen und der Forderung nach Einführung umfangreicher Qualitätssicherungssysteme agiert. Einige Rechtsgrundlagen der Lebensmittel- und Küchenhygiene werden nachstehend vorgestellt.

Einleitung

Keinesfalls sind Verordnungen und Gesetze allein geeignet, Motivation für eine sorgfältige Küchenhygiene zu entwickeln. Sie muss aus dem Wissen entstehen, dass insbesondere bei älteren Menschen oder bei Menschen mit geschwächtem Immunsystem Lebensmittelinfektionen schwerer verlaufen und häufiger zu Komplikationen (Kap. 9.5) führen. Da die für lebensmittelbedingte Erkrankungen empfänglicher reagierende Menschengruppe in den letzten Jahren stetig zugenommen hat, sind gesetzliche Hintergründe ein Hilfsinstrument, um Verantwortlichkeiten gegenüber Kostenträgern und Finanzverantwortlichen zu verdeutlichen.

Risiken

Mögliche gesundheitliche Gefahren für den Verbraucher können durch Lebensmittel entstehen, beteiligt können biologische, chemische oder physikalische Faktoren sein.

Biologische Gefahren: Biologische Gefahren können ausgehen von:

- krankheitsfördernden Bakterien (z. B. Salmonellen, Staphylococcus aureus) und ihren Toxinen, d. h. Giften

- Schimmelpilzen und Hefen

- Viren (z. B. Noro-Viren, Hepatitis A)

- Parasiten

Risikolebensmittel. Auf Salmonellen bezogen fördern die Massentierhaltung, Gemeinschaftsverpflegung sowie industrielle Produktion von Lebensmitteln die Streuung. Besondere Kontaminationen finden sich in Lebensmitteln tierischen Ursprungs, als Risikolebensmittel gelten Schokolade, Mayonnaise, weiterhin rohe oder unzureichend gegarte Fleischgerichte, einschließlich Brathähnchen, Wurstwaren, Feinkostsalate, Sprossen u. a. Rohkostsalate, Eigerichte, z. B. Tiramisu, Mousse au Chocolat, aber auch Gewürze (Pfeffer, Paprika). Sie können mit Salmonellen verunreinigt sein, sich darin schnell vermehren und über lange Zeit am Leben halten. Bei der Zubereitung und Anwendung müssen besondere hygienische Vorkehrungen beachtet werden.

Risiko Mensch. Bei Typhus- und Paratyphus-Patienten kann es zu einem lebenslangen Dauerausscheidertum kommen. Auch bei Enteritis-Salmonellosen kann es bei Kindern gerade im Alter bis zu 6 Jahren zu einem Langzeitausscheidertum kommen (Tschäpe, 2003).

Chemische Gefahren: Chemische Gefahren können gegeben sein durch eine Belastung der Produkte mit:

- Kontaminanten, d. h. Verschmutzungen z. B. mit Desinfektions- und Reinigungsmitteln, toxischen Schwermetallen, polychlorierten Biphenylen sog. PCBs

- Rückständen, z. B. Tierarzneimittel wie Antibiotika, Futterzusatzstoffe und Pestizide, d. h. Schädlings- und Pflanzenbekämpfungsmitteln

- Zusatzstoffen, z. B. Nitrit und Räucherbestandteile

Physikalische Gefahren: Physikalische Gefahren können in Produkten entstehen durch den Eintrag von:

- Splittern aus Metall (Konservendosen, Schmuck), Glas (Flaschen, Gläser, Beleuchtung), Knochen, Holz der Verpackung

- Sonstige Fremdkörper: Draht, Steine, Holz, Kunststoffteile

Konkrete Hygienehinweise

In Altenwohnheimen und Pflegeeinrichtungen müssen an die Lebensmittelhygiene besonders hohe Ansprüche gestellt werden. Die Forderungen beziehen sich z. B. auf:

- Ein praxisgerecht aufgestelltes und nachhaltig angewandtes HACCP-Konzept

- Die Berücksichtigung arbeitsmedizinischer Aspekte

- Gesundheitliche personelle Anforderungen aus dem Infektionsschutzgesetz

Praxisgerecht aufgestelltes und nachhaltig angewandtes HACCP-Konzept. Die Lebensmittelhygieneverordnung (LMHV, Stand 2001) setzt Richtlinien der Europäischen Union um und schafft Möglichkeiten, hohe Hygienestandards der Arbeitsabläufe sicherzustellen und fordert ein Eigenkontrollsystem durch betriebseigene Kontrollen der Lebensmittel (Sitzmann, 1998). Wirksame Konzepte zur Eliminierung oder Prävention von Hygienegefahren setzen eine bis ins Einzelne gehende Analyse der in Betracht kommenden Risiken voraus. Neben den Kenntnissen über lebensmittelbedingte und mitarbeiterverursachte Hygienerisiken ist es erforderlich, Arbeitsanleitungen zum Umgang mit Reinigungs- und Desinfektionsarbeiten zum Thema von Mitarbeiterschulungen zu machen und sichtbar auszuhängen. Besonders bei der Verpflichtung von Fremdunternehmen für Spülküche, Reinigung u. a. ist die sorgfältige Ausarbeitung, Abgrenzung der einzelnen Arbeitsbereiche und Kontrolle von Bedeutung.

In der amtlichen Begründung zur LMHV wird darauf verwiesen, dass dieses Eigenkontrollsystem in Anlehnung an das HACCP-Konzept («Hazard Analysis Critical Control Point») eingerichtet werden kann. Zu dem HACCP-Konzept gehört eine auf das einzelne Kochrezept ermittelnde Analyse von Gesundheits- und Verderbnisrisiken, bei denen regulierend eingegriffen werden kann. Es schließt ein Überwachungs- und Dokumentationssystem von Sicherungsmaßnahmen ein. Es handelt sich um die so genannten «kritischen Kontrollpunkte», weitere Bestandteile dieses Konzeptes sind ein eigener Hygieneplan für den Küchenbereich.

Das HACCP-Konzept ist ein vorbeugendes Sicherheitssystem, das den Verkauf gesundheitlich unbedenklicher Lebensmittel gewährleistet. Es umfasst:

- Die vorbeugende Gefahrenanalyse (Hazard Analysis), bei der die Hygienegefahren eines Verfahrensablaufs, die die Gesundheit des Verbrauchers gefährden können, identifiziert und bewertet werden

- Die anschließende Festlegung von Maßnahmen zur Lenkung und Beherrschung (engl. «control») dieser spezifischen Gefahren (Lenkungsbedingungen)

- Die Überwachung (Beobachtung oder Messung) und Dokumentation der festgelegten Maßnahmen

Hinweis

Grundsätzlich ist festzuhalten, dass die im HACCP-Konzept zusammengefassten Hygieneanforderungen auch vor Inkrafttreten der EU-Hygienerichtlinien und der Lebensmittelhygieneverordnung Voraussetzung für die Herstellung gesundheitlich unbedenklicher Speisen gewesen sind. Insofern bringt das HACCP-Konzept grundsätzlich nichts Neues, sondern zeigt einen Weg zur hygienisch sicheren Arbeitsweise in einer Altenheimküche und zu Maßnahmen mit integrierten Eigenkontrollen auf.

Es empfiehlt sich, folgende betriebseigene Kontrollen in einem Hygieneplan der Küche zu planen und entsprechend der Zeitvorgaben durchzuführen:

- Wareneingangskontrolle auf gekühlte Anlieferung bei Bedarf, Verpackung, Haltbarkeit, diverse Schäden an Waren

- Tägliche Temperaturkontrollen in Kühleinrichtungen: die Temperatur darf in den Kühlschränken nicht über 7 °C liegen, in Gefrierfächern muss die Temperatur mindestens −18 °C betragen

- Geplante Überprüfung der Mindesthaltbarkeitsdaten, z. B. wöchentlich

- Aufbewahrung von Rückstellproben bei −18 °C aller selbst zubereiteter Speisen für 14 Tage, getrennt nach Komponenten (mind. 100 g pro Komponente). Sie müssen beschriftet sein mit Entnahmetag, Entnahmezeit, Inhalt und Entnahmeperson und nur bei Verdachtsfällen untersucht werden.

Ein vorliegendes HACCP-Konzept soll nicht nur zu einer besseren Hygiene führen, sondern auch vor Haftungsansprüchen im Sinne des Produkthaftungsgesetzes schützen und die Darlegung der betriebsüblichen Hygienemaßnahmen gegenüber Untersuchungsbehörden erleichtern.

Hinweis
Die Regel ist, dass, wie auch im Pflegebereich, nur dokumentierte Maßnahmen als ausgeführt betrachtet werden.

Berücksichtigung arbeitsmedizinischer Aspekte. Die Häufung infektiöser Enteritiden, d.h. Darmentzündungen, bringt neben hygienischen auch arbeitsmedizinische Probleme u. a. für Mitarbeiter der Küche und für Pflegende mit sich. Eine signifikant höhere Zahl von Gastroenteritisfällen gegenüber der Allgemeinbevölkerung wurde bei der Untersuchung von 6000 Stuhlproben von Mitarbeitern eines Universitätskli-

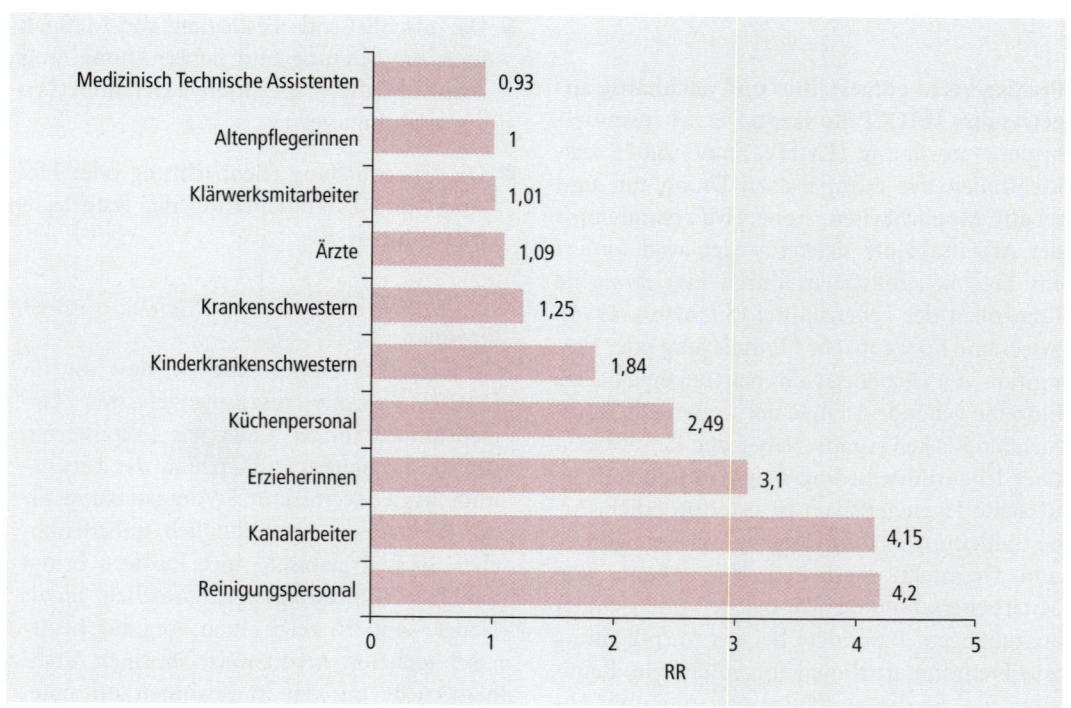

Abbildung 10-3-1: Risiko verschiedener Berufsgruppen für Hepatitis A im Vergleich zur Allgemeinbevölkerung (Hofmann, 1997)

nikums festgestellt (Hofmann, 1997). Das zeigt wiederum die enge Verknüpfung arbeitsmedizinischer und krankenhaushygienischer Probleme und Präventionsmöglichkeiten. In der Reihenfolge der Gefährdung durch Gastroenteritisfälle sind folgende Mitarbeitergruppen am stärksten betroffen durch:

- Lebensmittelkontakte: Köche u. a. Mitarbeiter der Küche

- Stuhlkontakte: Kinderkrankenschwestern, Erzieherinnen, Mitarbeiter der Behindertenpflege, Mitarbeiter des Reinigungsdienstes sowie Krankenschwestern/-pfleger **(Abb. 10-3-1)**

Pflegende in der Altenpflege und Behindertenpflege betreuen Menschen mit einem deutlich höheren Durchseuchungsgrad als in der Allgemeinbevölkerung. Mitarbeiter in der Betreuung von Kindern (Pflege, Kindertagesstätte) sind höher durchseucht, da Hepatitis A-Infektionen bei Kindern häufig anikterisch, d. h. ohne dass die deutlichen Symptome der Gelbfärbung von Skleren der Augen und Haut ablaufen. Daher werden vielfach nicht die erforderlichen hygienischen Vorsorgemaßnahmen getroffen.

Merke
In der Pflege sind es die Stuhlkontakte, in der Küche für Köche und andere Mitarbeiter die Lebensmittelkontakte, die als wichtigste Risikofaktoren für Gastroenteritis gelten!

Stuhl enthält bei Hepatitis A eine sehr große Menge, d. h. ca. eine Milliarde Viren pro Milliliter. Es wird alimentär, d. h. durch die Nahrung, übertragen. Die Gefährdung durch Hepatitis A-Viren liegt zunächst an der hohen Keimzahl im Stuhl. Ein weiterer Grund liegt in der Resistenz des Erregers, der wesentlich stabil ist. Sobsey stellte (1988) fest, dass in Lebensmitteln selbst 60 Tage nach Hepatitis A-Virus-Verunreinigung noch infektionstüchtige Erreger vorkommen. Zu den Pflichten des Arbeitgebers gehören bei diesem Hintergrund:

- Gefährdungsbeurteilungen des Arbeitsplatzes

- Schutzmaßnahmen gegenüber dem Mitarbeiter, wie Vorsorgeuntersuchungen, Impfangebot u. a.

- Arbeitsplatzbezogene Risikoaufklärung als Bestandteil der Hygieneordnung (s. Anhang: Persönliche Hygieneverpflichtung)

Gesundheitliche personelle Anforderungen aus dem Infektionsschutzgesetz. Alle Mitarbeiter, die mit Lebensmitteln in Berührung kommen, müssen die Inhalte der Paragraphen 42 und 43 des Infektionsschutzgesetzes (IfSG) kennen und eine Bescheinigung des Gesundheitsamtes nach § 43 IfSG vorweisen können.

Beschäftigungsverbote nach § 42 IfSG: Dieser Paragraph regelt die Tätigkeits- und Beschäftigungsverbote mit Lebensmitteln. Personen, die im Küchen- bzw. Lebensmittelbereich von Gemeinschaftseinrichtungen beschäftigt sind, dürfen nicht tätig sein oder beschäftigt werden, wenn sie:

- An Typhus, Paratyphus, Cholera, Shigellenruhr, Salmonellose, einer anderen infektiösen Darmerkrankung oder Virushepatitis A oder E (infektiöse Gelbsucht) erkrankt oder dessen verdächtig sind

- An infizierten Wunden oder Hauterkrankungen erkrankt sind, bei denen die Möglichkeit besteht, dass deren Krankheitserreger über Lebensmittel übertragen werden können,

- Die Krankheitserreger Shigellen, Salmonellen, enterohämorrhagische Escherichia coli oder Choleravibrionen ausscheiden

Als Lebensmittel gelten Fleisch, Geflügel, Milch, Fische, Eiprodukte, Säuglings- und Kleinkindernahrung, Speiseeis, Backwaren, Feinkost.

Belehrungen nach § 43 IfSG: Mitarbeiter dürfen im Küchen- und Lebensmittelbereich nur tätig sein, wenn:

- Sie bei erstmaliger Beschäftigung eine nicht mehr als 3 Monate alte Bescheinigung des Gesundheitsamtes oder eines vom Gesundheitsamt beauftragten Arztes nachweisen können.

Diese muss eine in mündlicher und schriftlicher Form durchgeführte Belehrung über genannte Tätigkeitsverbote und Verpflichtungen enthalten. Außerdem muss der Beschäftigte darin schriftlich erklären, dass bei ihm keine Tatsachen für ein Tätigkeitsverbot vorliegen. Treten nach Tätigkeitsaufnahme Hinderungsgründe auf, so hat der Beschäftigte dieses unverzüglich dem Arbeitgeber mitzuteilen (s. Anhang: Persönliche Hygieneverpflichtung).

■ Der Arbeitgeber jährlich die Belehrung für die Beschäftigten im Küchen- bzw. Lebensmittelbereich nach Aufnahme der Tätigkeit wiederholt, den Nachweis über die Belehrung dokumentiert und der zuständigen Behörde auf Verlangen vorlegt.
Belehrt werden müssen auch Personen, die nicht unmittelbar bei der Zubereitung von Speisen beschäftigt sind, z.B. Mitarbeiter des Spül- und Reinigungsdienstes. Die Belehrungen nach §43 IfSG ergänzen die Unterrichtungspflichten nach der LMHV, ersetzen sie nicht!

DVG-Listung der Desinfektionsprodukte. Absprachen müssen zu den in der Küche im Wesentlichen ausreichenden Reinigungsarbeiten und den im Einzelnen erforderlichen Desinfektionsarbeiten getroffen werden (Hygieneplan). So hat sich es sich z.B. für den Bereich der Gemüseküche mit dem Schälen von Kartoffeln, Putzen von Gemüse und Salat gezeigt, dass eine tägliche Desinfektion der Flächen erforderlich ist. Eingeschleppte Erdmikroorganismen fördern sonst erhebliche Aufkeimungen in Abfluss und Kartoffelschälmaschine.
Bisher durften nur DVG-geprüfte und für wirksam befundene Desinfektionsmittel (Kap. 11.1) in der Küche eingesetzt werden. Die Präparate sollten für den Lebensmittelbereich und seinen unterschiedlich belasteten Bereichen geprüft sein. Seit einiger Zeit werden Desinfektionsmittel nach neuer Euro-Norm geprüft. Die DVG-Liste besitzt eine lediglich auf Deutschland beschränkte Gültigkeit, während die Euro-Normen innerhalb der EU immer mehr Verbreitung finden. Die Bewertung im Lebensmittelbereich erfolgt durch die Euro Norm genauso wie durch die DVG-Listung.

Tierische Schädlinge. Die Küche ist regelmäßig auf Schädlingsbefall zu kontrollieren. Sie kann auf größere kriechende Insektenarten, z.B. alle Schabenarten, durch die Mitarbeiter der Küche mit Klebefallen erfolgen, die mit einem Lockstoff als Dauerköder für 24 bis 72 h ausgelegt und anschließend kontrolliert werden. Bei Befall sind Schädlingsbekämpfungsmaßnahmen nach dem Stand der Technik durch eine Fachfirma zu veranlassen.
Die als Krankheitsüberträger und Nahrungsmittelschädlinge angesehenen Ratten unterliegen dem Tierschutz und es breiten sich immer mehr Tiere genetisch verändert mit Resistenz gegen die blutgerinnungshemmend wirkenden Vernichtungsmittel (Antikoagulantien) aus. Aus diesen Gründen muss ein Befall mit Nagern durch Fachfirmen bekämpft werden (Anonym, 2005).

Fazit für die Praxis
Verantwortlich für die Einhaltung küchenhygienischer Regeln ist jeder Mitarbeiter, dazu muss ein Schulungskonzept verwirklicht werden. Anordnungsverantwortung hat die Küchenleitung!

10.4
Ansichten zur Verantwortung

Aspekte zu Verantwortung, Gewissensentwicklung und Eigenverantwortung werden versucht darzustellen mit Themen aus dem Bürgerlichen Recht zur vertraglichen und deliktischen Haftung (Sitzmann, 1986) sowie Hinweisen zum Recht der Ordnungswidrigkeiten.

Einleitung
Rechtliche Konsequenzen aus dem Beruf. Rechtliche Unsicherheit in der Gruppe der unbefriedigend so bezeichneten «nicht ärztlichen Heilberufe» besteht (Sitzmann, 1986) auch heute noch. Auf dem Gebiet der Delegation ärztlicher Tätigkeiten, also pflegetherapeutischen invasiven Maßnahmen, an Pflegende gibt es eine Reihe von Dilemmas.

«Ich übernehme dafür die Verantwortung» ist ein geflügeltes Wort im täglichen Miteinander von Ärzten und den übrigen Gesundheitsberufen. Es wird von Ärzten benutzt, wenn ein rechtsunsicheres Terrain betreten wird, weil sich im Laufe der Zeit in der Aufgabenverteilung Änderungen entwickelt haben. Ursprünglich waren es ärztlich beanspruchte Tätigkeitsfelder, die jetzt als so genannte gering invasive Tätigkeiten an Pflegende übertragen werden.

Verantwortliche Delegation. Verantwortliche Delegation invasiver Maßnahmen ist möglich, wenn folgende Bedingungen eingehalten werden:

- Der Patient hat eingewilligt.

- Für die invasive Maßnahme besteht die *Anordnungsverantwortung des Arztes* (Anonym, 1980) und die *Durchführungsverantwortung der beauftragten Pflegeperson.* Das hat zur Konsequenz, dass Pflegende nur Aufgaben übernehmen, denen sie sich gewachsen fühlen. Sie müssen sich sonst im Fall des Schadens für den Patienten den Vorwurf des Übernahmeverschuldens machen lassen.

- Die erforderliche schriftliche Anordnung bezieht sich auf alle wichtigen Details eines einzelnen Betreuten. Bei Injektionen bedeutet dies beispielsweise die Angabe des Medikamentes, die Dosis, Zeitpunkt der Verabreichung und Injektionsart.

- Der Arzt trägt die Verantwortung für die Auswahl der Pflegeperson, die die erforderlichen Kenntnisse und Erfahrungen aus ihrer Ausbildung und Berufspraxis besitzt. Er überwacht die Durchführung im Rahmen des Vertrauensgrundsatzes.

- Wegen erhöhten beruflichen Risikos ist eine Haftpflichtversicherung durch den Arbeitgeber begründet.

- Bestehen Undeutlichkeiten oder Einschränkungen in diesen Grundbedingungen verantwortlicher Übernahme ärztlicher Aufgaben, sollten die Pflegenden diese Tätigkeiten ablehnen und auf ihre Durchführungshaftung hinweisen. Auswirkungen arbeitsrechtlicher Art dürfen dadurch nicht entstehen, wie z. B. Kündigung wegen Arbeitsverweigerung.

Hinweis

Besteht mit einem Hausarzt in einer LZPE kein Vertragsverhältnis, ist er nicht anordnungsbefugt. Daher dürfen keine Anordnungen an die Mitarbeiter zur Ausführung invasiver Maßnahmen gegeben werden.

Erweitertes Aufgabenspektrum. Heute gibt es selbstverständliche Pflichten der Pflegeberufe, bei denen nicht mehr bedacht wird, dass sie sich vor nicht allzu langer Zeit noch der Arzt vorbehalten hat, wie das Blutdruckmessen. Andere Tätigkeiten werden vom Arzt übergeben, die er selbst auszuführen verpflichtet ist, so das Anlegen von Infusionen, intravenöse Injektionen u. a. Abgesehen davon, dass Verantwortung übernehmen bedeutet, nicht nur mit Worten für etwas einzutreten, sondern mit seiner Person durch Haltung und Verhalten auch gegenüber dem Patienten einzustehen, zeigen Urteile der Strafgerichtsbarkeit, dass häufig Bedingungen der verantwortlichen Delegation nicht erfüllt sind.

Die Rechtsprechung zeigt, dass der einzelne am Patienten Tätige für sein Handeln persönlich eintreten muss, dass es keine ärztliche Pauschalvertretung für die Pflegeberufe gibt. Diese Realität muss sich in Ausbildung, der Auswahl der Mitarbeiter, den Aufgabenstellungen, den Fortbildungsaktivitäten und dem Stellenplan der Pflegenden auswirken.

Eine Delegation von Sorgfaltspflichten ist nicht ausgeschlossen, also zum Beispiel die besonders sorgfältige Ausführungsanweisung des Arztes an die Pflegeperson. Auch besteht keine Verpflichtung, unausgesetzt zu kontrollieren und nachzuprüfen; der Auftraggeber ist aber trotzdem wegen Fahrlässigkeit mitschuldig, wenn ihm der Vorwurf gemacht werden kann, dass er den Ausführenden nicht sorgfältig ausgewählt und sich nicht stichprobenartig von der ordnungsgemäßen Ausführung überzeugt hat.

Schadensersatz und Haftung. Neben einer evtl. strafrechtlichen Verantwortlichkeit der Gesundheitsberufe bei der Betreuung von Patienten und Betreuten besteht auch eine Verpflichtung zum Ersatz eines verursachten Schadens, d. h. zivilrechtliche Schadensersatzhaftung. Die Rechtsgrundlagen zur Haftung sind im Bürgerlichen Gesetzbuch (BGB) geordnet und stellen fest, wer für Schäden Ersatz zu leisten hat und wann und in welchem Umfang dies notwendig ist. Die Unterscheidung Vertragshaftung oder Haftung aus Vertragsverletzung sowie Deliktshaftung oder Haftung aus unerlaubter Handlung spielt nicht nur eine theoretische Rolle. Sie ist bedeutsam für die Entscheidung, wer einen Schaden gegenüber dem Betreuten wiedergutmachen muss. Die Begriffe «vertragliche Haftung» und «deliktische Haftung» sollen nachfolgend erläutert werden:

Vertragliche Haftung. Der vor Beginn eines Heimaufenthaltes gemäß § 5 des Heimgesetzes abgeschlossene Heimvertrag besteht zwischen dem Träger einer Einrichtung und dem Bewohner. In diesem Vertrag sind alle Leistungen enthalten, die der Bewohner benötigt, z. B. Unterkunft, Verpflegung, pflegerische Betreuung und das Entgelt. Stillschweigend eingeschlossen ist, dass die Leistung nach den aktuellen und durch Regelwerke vorgegebenen Qualitätsmaßstäben erbracht wird.

In Pflegeheimen entspricht der Heimvertrag einem Dienstvertrag nach § 611 BGB, in Wohnheimen dem eines Mietvertrages. Damit muss der Heimbetreiber auch für die Schäden aufkommen, die der Bewohner durch die Angestellten, z. B. die pflegerischen Mitarbeiter, erleidet. Die so genannten «Erfüllungsgehilfen» des Heimbetreibers handeln in seinem Auftrag.

Da in den Heimen freie Arztwahl besteht, hat der behandelnde Arzt seine Fehler bei der Behandlung selbst zu vertreten.

Eine vertragliche Eigenhaftung der Pflegenden im Altenpflegeheim scheidet immer aus, da ein Bewohner keinen gesonderten Vertrag über die pflegerische Betreuung mit den einzelnen Pflegekräften abschließt. Möglich ist jedoch ein solcher Haftungsgrund in der Privatpflege oder einer selbstständigen Krankenpflegepraxis.

Deliktische Haftung. Zur vertraglichen Haftung tritt die Delikthaftung oder Haftung aus unerlaubter Handlung. Gewährung von Schmerzensgeld ist nur in diesem Bereich möglich. Anspruchsgrundlage ist § 823 BGB; er geht davon aus, dass der einem Dritten schuldhaft und rechtswidrig verursachte Schaden finanziell auszugleichen ist.

> **Definition**
> § 823 (1) BGB: Wer vorsätzlich oder fahrlässig das Leben, den Körper, die Gesundheit, die Freiheit, das Eigentum oder ein sonstiges Recht eines anderen widerrechtlich verletzt, ist dem anderen zum Ersatz des daraus entstehenden Schadens verpflichtet.

Diese Verantwortlichkeit zum Ersatz angerichteten Schadens, z. B. aus einem Injektionsschaden, Verletzung der Aufsichtspflicht, trifft zwar grundsätzlich den Schadensstifter, also zum Beispiel jeden Mitarbeiter des Pflegedienstes, des Heimes, persönlich, der geschädigte Patient kann sich prinzipiell aber auch an den Arbeitgeber des Mitarbeiters mit seinem Anspruch wenden (§ 278 BGB).

Nicht unerwähnt bleiben sollen mögliche arbeitsrechtliche Konsequenzen, die aus einem Schadensersatzanspruch des Betreuten gegenüber dem Arbeitgeber des Schädigers entstehen können.

Verantwortlichkeit für die Handlung mit Vorsatz oder Fahrlässigkeit. Mit dem Heimvertrag verpflichtet sich der Heimträger zur Wahrung der erforderlichen Sorgfalt. Hat der Mitarbeiter dem Bewohner vorsätzlich oder fahrlässig einen Körperschaden zugefügt, so besteht eine direkte Schadensersatzpflicht nach Deliktgrundsätzen. Im § 276 BGB sind diese Begriffe erläutert:

Vorsatz. Setzt Wissen und Wollen des rechtswidrigen Erfolges voraus; diese Handlungsabsicht kommt für Schäden von Bewohnern gewöhnlich im Heim, ambulanten Pflegedienst und Krankenhaus nicht in Frage.

Fahrlässigkeit. Die Begehung einer Tat ist nicht nur willentlich und wissentlich möglich, d. h. vorsätzlich, sondern auch durch Fahrlässigkeit. Der Tatbestand eines Fahrlässigkeitsdelikts setzt ein

Verhalten voraus, bei dem es zu einer Verletzung der gebotenen Sorgfalt kommt.

Definition Fahrlässigkeit

§ 276 (2) BGB: Fahrlässig handelt, wer die im Verkehr erforderliche Sorgfalt außer Acht lässt.

Wesentlich ist die Voraussehbarkeit des Schadens. Man kann dem Täter einen Vorwurf machen, wenn er nicht alles zur Vermeidung eines Schadens unternommen hat, was ein einsichtiger und besonnener Mensch tun würde. Schuldhaft handelt er dann, wenn er aus seinen persönlichen Kenntnissen und Fähigkeiten imstande gewesen wäre, die verletzte Sorgfalt zu beachten.

Zu den Sorgfaltspflichten im Hygienebereich gehören u. a. die Händedesinfektion, die Hautantiseptik vor Injektionen (Jäkel, 2004).

Grobe Fahrlässigkeit. Grobe Fahrlässigkeit liegt dann vor, wenn schon einfachste, ganz naheliegende Überlegungen, die jedem einleuchten müssten, vor Ausführung der Tat nicht angestellt wurden.

Fallbeispiel: Sepsis durch Infusion

Mit dem Verdacht einer Hyperkalzämie durch Hormonstörungen (Anonym, 1986) wird Frau St. in die Klinik aufgenommen. Ein Kyle-Test wird angeordnet, um durch die Infusion von Kalzium in Laevulose den Abfall der Phosphat-Clearance zu ermitteln. Daraus kann auf den Schweregrad der Erkrankung geschlossen werden.

Die Infusion wird durch die Krankenschwester des Spätdienstes vorbereitet, die um 20 Uhr Dienstschluss hat. Der Arzt legt die Infusion um 21 Uhr an, das ist die vorgesehene Zeit für diesen Test.

Etwa eine Stunde nach Anlegen der Infusion ruft die Nachtschwester den diensthabenden Arzt an und schildert ihm aufgetretene Komplikationen. Frau St. trifft er mit Schüttelfrost, steigendem Fieber, Beklem-

mungsschmerzen in Magen, Brust und Rücken an. Er bricht den Test durch Abnehmen der Infusion ab und leitet eine intensive Behandlung des entstandenen septischen Schocks ein. Bei der Untersuchung des Infusionssystems wurde eine Verunreinigung der Infusion durch eine zur normalen Darmflora gehörende Bakterienart festgestellt. Sie sind besonders gefürchtete Erreger von Krankenhausinfektionen, die vielfach Resistenzen aufweisen und häufig zur Sepsis führen. Elf Tage nach dem septischen Schock konnte Frau St. aus der Klinik entlassen werden, hatte aber als Dauerschaden eine rechtsseitige Lähmung zurückbehalten. Sie verklagte den Krankenhausträger auf Schadenersatz und Schmerzensgeld.

Rechtsgrundlagen. Dieser Fall ist in der Klinik aufgetreten, es werden jedoch Infusionen in allen Bereichen des Gesundheitswesens vorgenommen, die beschriebene Praxis ist heute aktuell.

Hier liegt kein normaler Fall von Haftung des Krankenhausträgers für einen Organisationsmangel vor. Bisher galt, dass der Patient verpflichtet ist, einen Organisationsmangel (hier den Verstoß gegen anerkannte Regeln der Hygiene, Infusionen erst unmittelbar vor Anlegen vorzubereiten, um ein Keimwachstum so gering wie möglich zu halten, Kap. 6.10) des Krankenhauses zu beweisen. Das ist ihm entweder unmöglich gewesen oder sehr schwer gefallen, da er nicht die Betriebsstruktur und den Arbeitsablauf kannte.

Der Bundesgerichtshof als oberste Instanz für Haftungsprozesse legte in seiner Urteilsbegründung dar, warum er die Beweisnot des Patienten würdigte und den Krankenhausträger aufforderte, zu erläutern, wie es zur Verunreinigung der Infusion kommen konnte (Beweislastumkehr). Nicht die Patientin musste die Schuld des Krankenhauses, sondern der Krankenhausträger seine Unschuld beweisen. Bei diesen Ermittlungen stellte sich heraus, dass zwischen der Herstellung und der Applikation der Infusionslösung mehr als eine Stunde verging. Ein Organisationsmangel lag vor, da, wie die Schwester zugab, sie die Vorbereitung der Infusion oft schon um 19 Uhr vornahm, also zwei Stunden vor Beginn des Tests. Dies lag an ihrem Dienstende um 20 Uhr. Sie wollte rechtzeitig vorher planbare Arbeiten erledigen. Dieses Bestreben führte zur unsachgemäß langen Aufbewahrung der vorbereiteten Infusionslösung, die Sterilität der Lösung war gefährdet. Im Fall von Frau St. konnte in der aus der Restmenge der Infusion gewonnenen Bakterienkultur das Erregerwachstum festgestellt werden.

Es erfolgte die Verurteilung des Klinikträgers zur Zahlung von Schmerzensgeld und Schadenersatz an Frau St.

Gegen anerkannte Regeln der Hygiene ist im vorliegenden Fall verstoßen worden. Das Gericht sah darin auch einen erheblichen und leichtfertigen Verstoß gegen die ärztlichen und pflegerischen Sorgfaltspflichten. Das Gericht erklärte auch, dass das Krankenhaus durch den Abschluss des Krankenhausvertrages für schuldhaftes Fehlverhalten seiner Mitarbeiter einzustehen habe. Das ist eine Haftung für fehlerhafte Auswahl und fehlerhafte Überwachung der Mitarbeiter. Eine Entlastung vom Haftungsanspruch des Patienten wäre nur gelungen, wenn das Krankenhaus hätte beweisen können, dass es seine Mitarbeiter ordnungsgemäß ausgewählt und ausreichend überwacht hat.

Berufsfachliche Forderungen. Aus diesem Beispiel auch des heutigen Berufsalltags sollten sich nicht nur aus rechtlichen Gründen Konsequenzen ergeben. Organisationsfragen zum Schaffen einer guten Hygienequalität sind zu berücksichtigen, z. B.:

- Korrektur und Aufstellung von Grundsätzen der Hygiene, zum Beispiel in der Infusionstherapie, auch unter fachlichen Gesichtspunkten

- Planung des Arbeitsablaufs einer Pflegeeinheit besonders unter Berücksichtigung hygienischer Zusammenhänge

- Konsequente Berücksichtigung ärztlicher Anordnungen in die pflegerische Dienstplanung

- Nachdrückliche Aufnahme von Themen der Krankenhaushygiene in die berufliche Bildungsarbeit (Fortbildung)

- Nutzen der Kontrollmöglichkeit von Hygieneverhalten, obwohl es unpopulär ist

Weiteres siehe Kapitel 6.10, Hygieneprinzipien bei Injektionen und Infusionen.

Vor Übertragung an Pflegende sollte eine Ausbildung bezogen auf Injektionen umfassen:

- Punktions- und Injektionstechnik

- Auswirkungen einer fehlerhaften Handhabung: im Erkennen unbrauchbarer Medikamente, Pharmakologie, Sofortmaßnahmen bei Komplikationen

- Handlungskompetenz bei entstehenden unerwünschten oder unerwarteten Reaktionen

Diese Grundbedingungen verantwortlicher Übernahme ärztlicher Aufgaben sind bei der Verabreichung von intramuskulären, intrakutanen und subkutanen Injektionen durch dreijährig ausgebildete Pflegende erfüllt. Sie können den dreijährig ausgebildeten Pflegenden vom Arzt übertragen werden.

Ordnungswidrigkeitengesetz. Es heißt in § 1 des Ordnungswidrigkeitengesetzes: «Eine Ordnungswidrigkeit ist eine rechtswidrige und vorwerfbare Handlung, die den Tatbestand eines Gesetzes verwirklicht, das die Ahndung (Bestrafung) mit einer Geldbuße zulässt.» Der Gesetzgeber lässt es zu, dass bei bestimmten Rechtsverstößen keine Strafen verhängt werden, sondern Bußgeld. Wie sich die Juristen ausdrücken, sind das zum einen Fälle des *Ungehorsams* gegenüber Verwaltungsvorschriften, z. B. entsprechend § 12 Heimgesetz die mangelnde Anzeige zum Betrieb eines Heimes, aber auch Tatbestände, die individuelle Rechtsgüter gefährden oder beeinträchtigen. Im Heimgesetz § 21 sind Tatbestände für Ordnungswidrigkeiten aufgezählt. Die Aufsichtsbehörde ist verpflichtet, den Hinweisen von Bewohnern u. a. auf Missstände in einer Einrichtung nachzugehen.

Fazit für die Praxis

Zur Verantwortungsübernahme wird bei derartigen Fällen das Dilemma deutlich, das sich auf vielen Gebieten unseres Lebens abzeichnet. Eine weitgehende Schadensprävention durch geeignete organisatorische, bauliche und personelle Maßnahmen wird durch ständige Rationierung von Finanzmitteln verhindert. Ein entstandener Schaden wird wohl «vergütet», aber eine «Wiedergutmachung» von erlittenem menschlichen Leid ist auch durch hohe finanzielle «Ent-Schädigung» nicht möglich. Die ursprünglich vorhandene, an eine Person gebundene Verantwortung, wird auf eine anonyme Institution übertragen, die Betreuung damit vom Menschen losgelöst.

Literatur

10.1 Hygienestrukturen in Langzeit-Pflegeeinrichtungen und ambulanten Pflegediensten
Anonym, 2002: Leitlinie: Hygienebeauftragte in Pflegeeinrichtungen. Hyg Med 27 (2002) 6:271–272
Hamann, F.: Kein Stich mehr: Die BGR/TRBA 250 wird geändert. BGW – Mitteilungen (ohne Jahrgangsnummer) (2006)2:16
Just, H.M. et al.: Infektionsprävention in Heimen. Bundesgesundheitsbl 48 (2005) 9:1061–1080
Sax, H. et al.: Spitalhygiene in Langzeitpflegeeinrichtungen. SWISS-Noso 6 (1999) 4; veröffentlicht in: http://www.chuv.ch/swiss-noso/d64a1.htm, Zugriff vom 16.4.2006
Sitzmann, F.: Recht in Pflege und Betreuung. Bibliomed, Melsungen 1986
Sitzmann, F.: Hygiene in der Intensivpflege – Sinnvolle und nicht sinnvolle Präventionsmaßnahmen katheterassoziierter Harnwegsinfektionen. Intensiv – Fachzeitschrift für Intensivpflege und Anästhesie 8 (2000) 8:234–241
Sitzmann, F.; Portsteffen, A.; Arbeitskreis «chronische Wunde» der MQMH: Wundfibel Herdecke, 3. Auflage. Eigenverlag, Herdecke 2005

10.2 Aus Fehlern lernen
Kuhnigk, H., N. Roewer: Der Anästhesist als «human factor» im System operativer Versorgung. Anästhesiol Intensivmed Notfallmed Schmerzther 39 (2004) 4:230–234
Merten, M.: Patientensicherheit: Eine erste Bilanz. Dt. Ärztebl 103 (2006) 19:A1270
Sitzmann, F.: Call outs zur Patientensicherheit. In: Georg, J. (Hrsg.): Pflegekalender 1999. Verlag Hans Huber, Bern 1998

Sitzmann, F.: Let's talk about risk and error – aus Fehlern lernen. In: Georg, J. (Hrsg): Pflegekalender 2006. Verlag Hans Huber, Bern 2005

10.3 Küchenhygiene: Rechtliche Vorgaben und Rahmenbedingungen
Anonym (2005: Resistente Ratten in Europa. Presseinformation der Biologischen Bundesanstalt für Land- und Forstwirtschaft, Braunschweig vom 23.5.2005; veröffentlicht in: http://www.bba.de/; Zugriff vom 6.5.2006
Hofmann, F.: Arbeitsmedizin und Gesundheitsschutz im Krankenhaus. In: Daschner, F. (Hrsg.): Praktische Krankenhaushygiene und Umweltschutz. Springer, Berlin/Heidelberg 1997
Sobsey, M.D.: Survival of hepatitis A virus in food and water. In: Zuckerman, A. (Hrsg.): Viral hepatitis and liver disease. Alan R Liss Inc, New York 1988, S. 121–124
Sitzmann, F.: HACCP-Konzept für das Nikodemuswerk. Nicht veröffentlicht 12/1998
Tschäpe, H.; Bockemühl, J.: Salmonella-Erkrankungen durch Lebensmittel. Ernährung & Medizin 18 (2003) 1:31–36

10.4 Ansichten zur Verantwortung
Anonym: BGH-Entscheidung, Aktenzeichen VI ZR 119/80, leicht verändert entnommen aus:
Jäkel, C.: Rechtliche Aspekte und Haftungsfragen der Krankenhaushygiene. Hyg Med 29 (2004) 6:217–221
Sitzmann, F.: Recht in Pflege und Betreuung. Verlag Bibliomed, Melsungen 1986
Anonym, 2006: Ordnungswidrigkeit; Veröffentlicht in: http://de.wikipedia.org/wiki/Ordnungswidrigkeit; Zugriff vom 15.5.2006

Internet-Anschriften
Sax, H. et al.: Spitalhygiene in Langzeitpflegeeinrichtungen. SWISS-Noso 6 (1999) 4; entnommen aus: http://www.chuv.ch/swiss-noso/d64a1.htm, Zugriff vom 16.4.2006
http://www.hvbg.de/d/bgz/index.html
Über diese Anschrift werden die gemeinsamen Aufgaben der Berufsgenossenschaften auf dem Gebiet von Sicherheit und Gesundheitsschutz bei der Arbeit bekannt gemacht.
http://www.hvbg.de/d/bgz/entwicklung/pdf_bild_bgvr/bgra1_pdf.pdf
Über diese Anschrift können Grundsätze der Prävention (BGV A1) eingesehen werden. Darin werden staatliche Arbeitsschutzvorschriften und berufsgenossenschaftliche Vorschriften konkretisiert.

11 Anhang

1.

Reinigungs- und Desinfektionsplan, Heim für Behinderte – Pflegebereich

Was?	Wann?	Womit?	Wie?		Wer?
Mitarbeiter: Dienstkleidung: Pflegeschürze (Textil)	Bei Durchführung der Körperpflege				Pflegende
	Beim Umgang mit Lebensmitteln				Pflegende und Mitarbeiter der Küche
Hände waschen mit anschließender Hautpflege	Vor der Körperpflege des Bewohners, nach WC-Besuch, vor Umgang mit Lebensmitteln	Flüssigseife aus Spender	Sorgfältig waschen, gut abspülen (Hautirritationen!), sorgfältig trocknen (kein Gemeinschaftshandtuch!)		Siehe oben
Hände desinfizieren	▪ Wenn die Möglichkeit einer Kontamination besteht, z. B. nach Umgang mit Harnblasenkatheter, auch mit Handschuhen! ▪ Nach grober Verunreinigung mit keimhaltigen Ausscheidungen (vorher grobe Verschmutzung mit Papierhandtuch und Desinfektionsmittel entfernen, dann waschen, anschließend desinfizieren)	Händedesinfektionsmittel	Aus Spender entnehmen, je nach Handgröße mehr als 3 ml, gründlich einreiben		Siehe oben
Matratzen flüssigkeitsdichte Haubenbezüge über die gesamte Matratze	▪ Bei Verschmutzung ▪ Bei Bewohnerwechsel	▪ Flächendesinfektionsmittel 0,5 % ▪ Chem. Reinigung	Feucht abwischen		▪ Pflegende ▪ Fremdwäscherei
Essen und Trinken Wohngruppenküche ▪ textile Schürze ▪ Hände waschen	Beim Vorbereiten von Lebensmitteln, vor Umgang mit Lebensmitteln				Pflegende
Filter der Abzugshaube	Halbjährlich kontrollieren				
Brotkasten	Brot in frischem Handtuch und Folie aufbewahren, täglich auswischen	Essigreiniger			
Anrichte	Nach Benutzung reinigen, nach Richten von Rohei, rohem Fleisch, rohem Geflügel und Rohmilch desinfizierend abwischen	Neutralseife Flächendesinf.-mittel			
Abtauen und reinigen des Kühlschrankes	Alle 3 Monate	Essigreiniger			Mitarbeiter
▪ Reinigen der Bereichsspülmaschine (Siebrand) ▪ Abfalleimer	Jeden Abend und bei Bedarf	Neutralseife			
Auswaschen Schränke	1x im Quartal				
Ernährungspumpe	Bei Bedarf	70 % Alkohol	Abwischen mit sauberem Lappen		Pflegende

Was?	Wann?	Womit?	Wie?	Wer?
Schnabelbecher, Medikamentengläschen, Essgeschirr Bewohner	Nach Benutzung		Spülmaschine im Wohn-Bereich/ Zentralküche	
Mundpflege: Becher Nierenschale	Täglicher Wechsel	Spülen mit Seifenlösung		Pflegende
Ausscheidung Steckbecken und Urinflaschen	Benutzen der thermisch desinfizierenden Steckbeckenspüle			Pflegende
Umgang mit Harnblasenkatheter	Siehe eigene Verabredung			
Versehentliche Kontaminationen des Fußbodens mit Stuhl, Urin usw.	Sofort nach erfolgter Kontamination	Flächendesinfektionsmittel	■ Handschuhe anziehen ■ Desinfektion und Reinigung (mechanisch) mit Einmaltuch	Pflegende; es kann nicht auf den Reinigungsdienst gewartet werden
Sauerstoff und Inhalations-Vernebler	Nach Anwendung wechseln	Unter heißem Wasser	Spülen und sorgfältig trocknen	Pflegende
PARI-Boy ■ personenbezogenes Mundstück oder Maske	Zwischen verschiedenen Bewohnern sowie nach Bewohnerwechsel	Vaporisator	Spülen, einlegen, gründlich trocknen, trocken aufbewahren	
Sauerstoff-Befeuchtung	Täglicher Wechsel des Sterilwassers sowie der Sauerstoffsonde und Verbindungsschlauch	Steriles Aqua dest.	Behälter heiß ausspülen und trocken aufbewahren	Pflegende
Absauggerät	Siehe Anhang			
	Spülköcher mit 1 % PVP-Jodlösung	Leitungswasser	Füllen + täglich wechseln	
HIRTZ-Ultraschallvernebler	Täglich Wasserflasche mit Schläuchen wechseln Vernebler und Fünffuß	Seifenreiniger	**Flasche** nach Benutzung spülen und trocknen **Schläuche** in Instrumentendesinfektionsmittel einlegen, gründlich nachspülen, gut trocknen mit sauberem Lappen 1x täglich wischen	Pflegende
Messen, Beobachten Fieberthermometer	Desinfektion mit 70 % Alkohol bei rektaler Messung (abwischen genügt)	Rektal nur mit Hülle benutzen		
Blutdruckmanschette	Bei Bedarf	Instrumentendesinfektionsmittel	Einlegen der Textilhülle, spülen und trocknen	Pflegende
Stethoskop (Ohrstöpsel)		70 %Alkohol	Mit Q-Tip auswischen	
Instrumente	Sofort nach Benutzung einlegen	Instrumentendesinfektionsmittel	Lösung nach Plan ansetzen, 1 h-Wert, anschließend nachspülen, trocknen und sterilisieren	Pflegende
Standgefäß für Tupferklemme	Trocken nur für Einmalgebrauch benutzen		Anschließend sterilisieren	Pflegende
Benutzte Kanülen	Sofort nach Injektion in durchstichfestes Gefäß abwerfen		Kein Zurückstecken in Hülle	Pflegende und Ärzte

Was?	Wann?	Womit?	Wie?	Wer?
Schränke im Wäsche-lager	Einmal monatlich	Seifenlösung	Mit sauberem Lappen	Mitarbeiter der Hauswirtschaft
Lagerungskissen, Felle, Gummiunterlage	Nach Bedarf		Wäscherei	
Rhombofill: Kissen und Matratzen			Chemische Reinigung	
Waschen, Baden Waschschüsselreinigung	Nach jeder Benutzung	Reinigungs-mittel	Bewohnerbezogene Nutzung	Pflegende
Badewanne: Reinigung oder Desinfektion	Nach jeder Benutzung	Seifenlösung oder Flächen-desinfektions-mittel	Siehe eigene Verabredung	
Liftermatte		Flächendesin-fektionsmittel		
Bewohnerwäsche **mit Verschmutzung**		Sammeln in Eimer mit Deckel + Textilsack	Waschen mit Vollwaschmittel in hauseigener Waschmaschine	Pflegende + Hauswirtschaft
Pflegewagen	Ablage täglich, auswaschen bei Bedarf	Seifenlösung	Mit sauberem Lappen	Pflegende

2.

Reinigungs- und Desinfektionsplan, Altenpflegeheim – Pflegebereich

Was?	Wann?	Womit?	Wie?	Wer?
Bewohner Mobiliar und Zimmer Fußbodenreinigung	Täglich	Reinigungsmittel	Mit frisch gewaschenem, oder trockenem Mopp	Mitar- beiter
Mopp-Aufbereitung	Täglich	Waschpulver	Waschmaschine 80 °C	
WC-Reinigung	Täglich	Reinigungsmittel	Mit gekochten frischen **roten** Lappen reinigen	
Waschbecken	Täglich	Dito	Mit gekochten frischen **blauen** Lappen reinigen	
Nachtschrank u.a. Bewohnermöbel	Täglich	Reinigungsmittel	Mit sauberen Lappen reinigen	
	Einmal monatlich		Gründlich reinigen	
Rollstühle	Einmal monatlich und bei Bedarf auf Anforde- rung der Pflegenden			
Bett und Bettseiten- schutz	Einmal monatlich	Reinigungsmittel	Bett abräumen und reinigen	
Spülraum Fußboden und Arbeits- fläche und Spüle	Täglich	Reinigungsmittel		

Ein Verzeichnis der benutzten Reinigungs- und Desinfektionsmittel ergänzt die verschiedenen Hinweise hausbezogen.

3.
Reinigungsnachweis WC und Bäder (Dokumentationsliste)

Verantwortliche Mitarbeiter:

Was?	Womit? Wie?	Häufigkeit	Letzte Reinigung	Datum	Hz.	Datum	Hz.	Datum	Hz.	Datum	Hz.	Datum	Hz.	Datum	Hz.	Datum	Hz.
Waschbecken	Allesreiniger feucht wischen	Täglich	–	–	–	–	–	–	–	–	–	–	–	–	–	–	–
Badewanne Dusche	Allesreiniger feucht wischen	Täglich	–	–	–	–	–	–	–	–	–	–	–	–	–	–	–
	Kalklöser	Bei Bedarf															
Toilette																	
■ Becken	WC-Reiniger	Täglich	–	–	–	–	–	–	–	–	–	–	–	–	–	–	–
■ Brille	Desinfektion, nass wischen, 70 % Alkohol	Täglich/ bei Bedarf	–	–	–	–	–	–	–	–	–	–	–	–	–	–	–
Regale	Allesreiniger, feucht wischen	wöchentlich	–	–	–	–	–	–	–	–	–	–	–	–	–	–	–
Boden	Allesreiniger, feucht wischen	Täglich	–	–	–	–	–	–	–	–	–	–	–	–	–	–	–
Abfalleimer	Leeren und mit Tüte versehen	Täglich	–	–	–	–	–	–	–	–	–	–	–	–	–	–	–
Handtücher	Wechseln	Mo./Mi./Fr.	–	–	–	–	–	–	–	–	–	–	–	–	–	–	–
Waschlappen	Wechseln	Mo./Mi./Fr.	–	–	–	–	–	–	–	–	–	–	–	–	–	–	–
Tür/Türgriff	Allesreiniger	Wöchentlich	–	–	–	–	–	–	–	–	–	–	–	–	–	–	–
Spiegel	Glasreiniger	Wöchentlich	–	–	–	–	–	–	–	–	–	–	–	–	–	–	–
Fenster		Monatlich															

4.
Reinigungs- und Hygieneplan: Haltung eines Therapiehundes

	Wer?	Wie oft?	Was wird genommen?
Händereinigung	Mitarbeiter und Patienten	Nach Hundekontakt, nach Reinigungsarbeiten der Versorgungsutensilien des Tieres	Flüssigseife aus Spender, Seife gründlich abspülen, sorgfältig abtrocknen, Hautpflege beachten
Hygienische Händedesinfektion		Beispiele: nach desinfizierendem Entfernen von Verschmutzungen (Kot, Urin), nach Kontamination[1] (bei grober Verschmutzung vorher diesen mit desinfektionsmittelgetränktem Papiertuch vorsichtig entfernen, Hände waschen, anschl. Desinfektion)	Sterillium (alkoholisches Präparat) ausreichende Menge entnehmen, damit die Hände vollständig benetzt sind, verreiben bis Hände trocken sind. **kein Wasser zugeben!**
Reinigung des Transportkorbes	Ergotherapeuten	Einmal wöchentlich	umweltfreundlicher Reiniger, frischer Lappen
Lagerungsdecke			Waschmaschine und Waschpulver mind. 60 °C
Futter- und Trinkgefäße		Täglich	umweltfreundlicher Reiniger, frischer Lappen oder Spülmaschine 60 °C
Grobe Verschmutzung (Kot, Urin)		Sofort nach Verschmutzung	Schutzhandschuhe anziehen, mit Einmaltuch grobe Verschmutzung aufnehmen, mit Einmaltuch + 70 % Alkohol Fläche desinfizieren
Fußbodenflächen in Büro, Ergotherapie, Ebene U2 Nr. 12., U.212, Raum Nr. 12. U.213, Aufenthaltsraum, Ebene U1, Nummer 12. U.222 und Raum Nr. 12.U.118	Mitarbeiter Reinigungsfirma	Arbeitstäglich	INCIDIN plus 0,5 %, mind. zwei frische Möppe

1 Kontamination heißt Kontakt mit (möglichem) infektiösem Material. **Beachte:** Desinfektionslösungen täglich frisch ansetzen, bei jeder **Anwendung** Schutzhandschuhe tragen. Lösungen nur kalt ansetzen (Vermeide schleimhautreizende Dämpfe).

Beachten Sie bitte Regeln der Berufsgenossenschaft (BGR 206) sowie die Betriebsanweisungen der Produkte. Im Übrigen wird auf das als **Hygieneplan geltende** und auf **Station vorliegende Buch** von Sitzmann, F., **Hygiene.** Springer Berlin 1999, verwiesen.

5.
Küche

Name des verantwortlichen Mitarbeiters: _____

Was?	Womit? Wie?	Häufigkeit	Letzte Reinigung	Datum	Hz.	Datum	Hz.	Datum	Hz.	Datum	Hz.	Datum	Hz.	Datum	Hz.	Datum	Hz.	Datum	Hz.
Kühlschränke	Geschirr-spülmittel																		
innen	feucht wischen	Einmal monatlich																	
Gefrierfach abtauen		Halb-jährlich																	
Thermometer kontrollieren (4–7 °C)		Täglich	–	–	–	–	–	–	–	–	–	–	–	–	–	–	–	–	–
Gefrier-schrank (–21 °C)		Bei Bedarf																	
Hänge-schränke	Allesreiniger,	Viertel-jährlich																	
innen	feucht wischen																		
Unter-schränke	Allesreiniger,	Viertel-jährlich																	
innen	feucht wischen																		
Küchen-geräte	Geschirrspül-mittel, feucht wischen	Nach Gebrauch	–	–	–	–	–	–	–	–	–	–	–	–	–	–	–	–	–
Geschirr-tücher	95 °C Wäsche	Täglich wechseln	–	–	–	–	–	–	–	–	–	–	–	–	–	–	–	–	–
Spüllappen	95 °C Wäsche	Täglich wechseln	–	–	–	–	–	–	–	–	–	–	–	–	–	–	–	–	–
Küchen-schürzen	95 °C Wäsche	Täglicher Wechsel	–	–	–	–	–	–	–	–	–	–	–	–	–	–	–	–	–

Was?	Womit? Wie?	Häufigkeit	Letzte Reinigung	Datum	Hz.	Datum	Hz.	Datum	Hz.	Datum	Hz.	Datum	Hz.	Datum	Hz.	Datum	Hz.	Datum	Hz.	Datum	Hz.	Datum	Hz.	Datum	Hz.
Tür/Türgriffe	Allesreiniger	Wöchentlich	–	–	–	–	–	–	–	–	–	–	–	–	–	–	–	–	–	–	–	–	–	–	–
Schrankoberflächen	Allesreiniger	Vierteljährlich																								
Arbeitsplatte	Allesreiniger	Täglich	–	–	–	–	–	–	–	–	–	–	–	–	–	–	–	–	–	–	–	–	–	–	–
Fußboden	Allesreiniger	Täglich	–	–	–	–	–	–	–	–	–	–	–	–	–	–	–	–	–	–	–	–	–	–	–
Fliesen	Allesreiniger	Wöchentlich																								
Dunstabzug	In der Spülmaschine	Einmal monatlich																								
Mülleimer	Tüten sachgerecht	Täglich	–	–	–	–	–	–	–	–	–	–	–	–	–	–	–	–	–	–	–	–	–	–	–

Grundsätzliche Hygieneregeln für die Arbeit in der Küche

- Vor jeder Tätigkeit im Küchenbereich sind die **Hände gründlich zu waschen**, Einmalhandtücher in Papier- oder Textilqualität stehen zur Verfügung.

- Keine Seifenstücke verwenden! Ausschließlich **Flüssigseife aus dem Spender** benutzen.

- Während der Arbeit in der Küche sind **Schürzen** zu tragen. Bei Verlassen der Küche ist die Schürze abzulegen; sie sind täglich und bei Verschmutzung zu wechseln.

- Auf sorgfältige **Fingernagelpflege** achten, auf Nagellack muss in der Küche verzichtet werden (Abplatzen von Partikeln), **Haare zurückbinden!**

- Lebensmittel **nie auf dem Boden**, lichtgeschützt und nicht offen lagern.

- Lebensmittel, die das aufgedruckte **Haltbarkeitsdatum** überschritten haben, sind grundsätzlich zu verwerfen.

- Evtl. in der Küche **mitwirkende Bewohner** ausreichend über die notwendigen Hygienemaßnahmen informieren und im erforderlichen Maße bei der Einhaltung der Regeln unterstützen.

- Mitarbeiter, die mit Lebensmitteln arbeiten und keine Ausbildung in der Krankenpflege oder Altenpflege mit Erfolg absolviert haben, müssen bei **Arbeitsbeginn eine Bescheinigung nach § 43 IfSG** vorlegen. Sie sind jährlich durch den Arbeitgeber zu schulen.

6.
Trinkwasseruntersuchungen

Datum: _____ Uhrzeit: _____

Pos.	Ent-nahme-ort	Raum-nummer	Zapfstelle Warm/Kalt				Wasser-temperatur	Befund Labor Nachweis von Legionellen
			Erst-wasser	Gebrauchs-wasser	Max. Temp.			

Abnehmender Mitarbeiter: _____

7.
Reinigung und Desinfektion der Badewanne

ist **erforderlich** nach Bädern bei Patienten:

- mit offenen Wunden und mit künstlichem Darmausgang,

- nach Bädern bei Patienten mit Infektions- und Hautkrankheiten,

- nach Bädern bei stuhl- und harninkontinenten Patienten

sonst ist die **Reinigung der Badewanne ausreichend**.

Grundsatz: Einmalhandschuhe tragen!

1. Badewasser **ablaufen lassen**, mit der Dusche Haare usw. wegspülen. Wanne wieder abstöpseln.

2. Acht Liter kalte **Flächendesinfektionslösung** hineingeben (= 0,5%ige Lösung).

3. Mit einem frischen, ausgekochten Wischtuch und der **Lösung die Badewanne vollständig auswischen**, Kopf- und Fußstütze sowie Gummimatte benetzen und in die Lösung legen. Die ausreichende Wirkung wird durch Eintrocknen der Lösung erreicht. Keinesfalls muss die Badewanne mit Desinfektionslösung gefüllt werden: Umwelt und Kosten!

4. Danach mit fließendem Wasser die Badewanne und das Zubehör von Desinfektionsmitteln befreien und mit Neutralseife auswaschen. Gut nachspülen!

Dosiertabelle
Korrekte Dosierung von Desinfektionsmitteln

- ist praktizierter **Umweltschutz**,

- hilft **Krankenhausinfektionen zu reduzieren**,

- **erspart** uns unnötige **Kosten**.

Konzentration in % Liter-Lösung	0,5%	2%
4 Liter	20 ml	80 ml
8 Liter	40 ml	160 ml
10 Liter	50 ml	200 ml
15 Liter	75 ml	300 ml
20 Liter	100 ml	400 ml

Anwendungsbeispiel
INCIDIN plus: Gebrauchsfüllung eines 10 Liter-Eimers (= 8 Liter) 0,5% INCIDIN plus = 40 ml Konzentrat.

8.

Reinigung und Desinfektion des Pumpsystems der Badewanne in der Bäderabteilung

Wurde die Badewanne mindestens einmal wöchentlich durch Patienten benutzt, das Pumpsystem direkt nach dem Badegang desinfizieren.

Vorgehen

- In das Wasser 200 Gramm ADISAN SAP geben

- Pumpsystem 5 Minuten laufen lassen

- Eine Stunde Einwirkzeit verstreichen lassen

- Umwälzpumpe nochmals für 5 Minuten laufen lassen

- Wanne entleeren und

- Mit INCIDIN plus entsprechend der Desinfektionsanweisung INCIDIN plus die Oberfläche der Wanne desinfizierend reinigen.

Bitte die **durchgeführte Desinfektion** in einem kleinen Oktavheft **mit Datum und Namenszeichen dokumentieren.**

9.
Hygieneplan (Vorschläge der TRBA 250)

Ein Hygieneplan setzt sich aus einzelnen fachbezogenen Hygieneanleitungen zusammen, die sowohl zum Schutz der Pflegebedürftigen als auch zum Schutz der Mitarbeiter schriftlich festzulegen und zu beachten sind. Ziel ist die Verhinderung von Infektionen durch Mikroorganismen und schädigende Einflüsse durch erforderliche Reinigungs-, Desinfektions-, Sterilisations-, Ver- und Entsorgungsmaßnahmen.

Entsprechend erforderliche Hygienemaßnahmen können tätigkeitsbereichsbezogen oder abteilungsbezogen festgelegt werden. Nachfolgend als Beispiel eine Inhaltsübersicht einzelner Hygieneanleitungen für einen tätigkeitsbezogenen Hygieneplan. In diesem ist zu regeln, wann welche Maßnahme, wie und von wem durchzuführen ist.

1. Allgemeine Mitarbeiterhygiene

- Definition von und Umgang mit Dienst- und Schutzkleidung
- Durchführung der hygienischen Händedesinfektion
- Händewaschen, Hautpflege
- Tragen von Schutzhandschuhen
- Allgemeiner Infektionsschutz, Sofortmaßnahme bei Verletzungen durch oder Kontakt mit biologischen Flüssigkeiten

2. Allgemeine Desinfektionsmaßnahmen

- Auflistung der zur Verfügung stehenden Reinigungs- und Desinfektionsmittel mit Angaben zur Anwendungskonzentration, Anwendungszweck, Einwirkzeit
- Umgang mit Flächen- und Instrumentendesinfektionsmitteln
- Desinfektion und Sterilisation der Geräte, Instrumente und sonstiger Gebrauchsgegenstände

- Desinfizierende Geschirr-, Wäsche- und Bettenaufbereitung
- Reinigung und Desinfektion von Flächen der Räume einschließlich Einrichtung

3. Spezielle Hygienemaßnahmen in verschiedenen Funktionsbereichen

- Bereichspezifische Dienst- und Schutzkleidung
- Desinfizierende Instrumenten- und Geräteaufbereitung
- Isolierungs-, Schutz- und Desinfektionsmaßnahmen bei übertragbaren Krankheiten

4. Hygienemaßnahmen bei Pflege und Therapie

- Tragen von Schutzkleidung
- Hygienische Händedesinfektion
- Durchführung der Haut- und Schleimhautdesinfektion vor Injektionen, Punktionen
- Hygienemaßnahmen bei speziellen invasiven Eingriffen

5. Ver- und Entsorgungsregelungen

- Lebensmittel- bzw. Speisenversorgung
- Sterilgutversorgung und -lagerung
- Geschirr-, Instrumenten- und Wäscheversorgung einschließlich erforderlicher Entsorgungsmaßnahmen
- Spezielle und allgemeine Abfallentsorgung.

6. Mikrobiologische Diagnostik

- Festlegung notwendiger mikrobiologischer Kontrollen (z.B. zur Prüfung von Waschmaschinen, Sterilisationsgeräten, Steckbeckenspülen)

10.
Verhalten bei Inspektionen des MDK, der Heimaufsicht, des Amtsarztes, des Veterinärmediziners

Einleitung
Im Fokus der Behörden stehen Einrichtungen des Gesundheitswesens. Eine anstehende Inspektion des MDK, des Amtsarztes, des Veterinärmediziners in der Küche kann zur Zitterpartie werden. Hygiene hat auch etwas mit Psychologie zu tun. Wie verhält man sich bei Besichtigungen?

Vorbereitung
Eine gute Vorbereitung ist die beste Grundlage für ein gelungenes Audit. Meist ist bekannt, auf welche Bereiche sich die Besichtigung konzentriert. Da heißt es, sich darauf vorzubereiten mit den Monitoringdaten aus den biologischen Überwachungsuntersuchungen, z. B. die mikrobiologischen Werte der Trinkwasseruntersuchung, die konsistente Dokumentation der Kerntemperaturüberprüfung, der Gefrierschranktemperaturen, Übersicht zu den Schulungen der Mitarbeiter, Hygienepläne u. a.

Selbstverständlich lässt sich z. B. eine mangelnde Qualität in der Herstellungs- und Überprüfungspraxis eines Küchenbetriebes im vergangenen Zeitraumes nicht durch eine gute Vorbereitung ausgleichen. Oftmals ist jedoch die Vorbereitung auf die anstehenden Inspektionen mangelhaft. Relevante Dokumente müssen vorbereitet sein und kurzfristig in korrekter Form übergeben werden können. Selbstverständlich sollten jeweils nur kopierte Dokumente abgegeben werden, damit bekannt ist, was der Behörde vorliegt.

Definition der Beteiligten
Seitens der inspizierten Einrichtung sind die Beteiligten eindeutig zu formulieren. Es sollten nur die wirklich routinierten Personen ausgewählt werden, die auch in den Begleitgesprächen bestehen können.

Diskussionen
Die Beteiligten des institutionseigenen Teams sollten Diskussionen untereinander vor den Inspektoren ausschließen. Wenn eine einheitliche Antwort nicht möglich ist, muss die Diskussion abgebrochen werden und später eine abgestimmte Antwort gegeben werden. Vielfach reden sich die Beteiligten «um Kopf und Kragen», wenn Fehler relativiert werden und mit unsachlichen Hinweisen oder Floskeln banalisiert werden.

Die Behördenvertreter ernst zu nehmen heißt auch, einen Fehler zugeben zu können und die Abhilfe mit adäquaten Erläuterungen und konkreter Terminierung anzukündigen.

Nachbereitung
Ist die Besichtigung vorbei, geht es an die Nachbereitung. Hier gilt es, schnell und effizient zu arbeiten, die Antwort auf den Inspektionsbericht sollte in kürzester Frist erstellt werden. Schuldzuweisungen helfen an dieser Stelle nicht mehr weiter.

Fazit für die Praxis
Inspektionen gehören zur Routine in Einrichtungen des Gesundheitswesens. Ist wenig Erfahrung in der Einrichtung vorhanden, kann es auf dem Gebiet der Hygiene sinnvoll sein, externe Hygieneberater hinzuzuziehen, die bei der Vor- und Nachbereitung sowie bei der Durchführung zur Seite stehen.

11.
Dosiertabelle

Korrekte Dosierung von Desinfektionsmitteln

- ■ ist praktizierter **Umweltschutz**,
- ■ hilft **Krankenhausinfektionen zu reduzieren**,
- ■ **erspart** uns unnötige **Kosten**.

Konzentration in % Liter-Lösung	0,5%	0,75%	1%	1,5%	2%
1 Liter	5 ml	7,5 ml	10 ml	15 ml	20 ml
2 Liter	10 ml	15 ml	20 ml	30 ml	40 ml
3 Liter	15 ml	22,5 ml	30 ml	45 ml	60 ml
4 Liter	20 ml	30 ml	40 ml	60 ml	80 ml
5 Liter	25 ml	37,5 ml	50 ml	75 ml	100 ml
6 Liter	30 ml	45 ml	60 ml	90 ml	120 ml
8 Liter	40 ml	60 ml	80 ml	120 ml	160 ml
10 Liter	50 ml	75 ml	100 ml	150 ml	200 ml
15 Liter	75 ml	112,5 ml	150 ml	225 ml	300 ml
20 Liter	100 ml	150 ml	200 ml	300 ml	400 ml
30 Liter	150 ml	225 ml	300 ml	450 ml	600 ml

Anwendungsbeispiel

Terralin protect: Gebrauchsfüllung eines 10 Liter-Eimers (= 8 Liter) 0,5% Terralin = 40 ml Konzentrat.

1. Flächendesinfektion: TERRALIN 0,5%, Einwirkzeit bis es abgetrocknet ist, mit frischen, gekochten Reinigungsmöppen, Wischlappen oder Leder ausgebracht.

2. Verabredung zur Waschschüssel-Desinfektion: Reinigung und Desinfektion in einem Arbeitsgang mit:

- ■ 4 Liter Flächendesinfektionsmittel TERRALIN 0,5% Lösung (4 Liter kaltes Wasser, 20 ml TERRALIN)

- ■ Gekochter **frischer Lappen** (Schwämme verkeimen trotz Desinfektionsmittel!) innen und außen abwischen, anschließend Lappen trocknen lassen, erst danach in die Schmutzwäsche geben.

- ■ Schüsseln stapeln und kurze Einwirkzeit einhalten.

- ■ Vor jedem Gebrauch mit klarem Wasser ausspülen.

- ■ Saubere Aufbewahrung der Schüsseln.

- ■ Bewohner erhält **täglich** eine desinfizierte Waschschüssel!

Desinfektionsmittel **immer nur mit Handschuhen benutzen!**

12.
Kontrollbericht Lebensmittel

Kontrolle am:	ca. Uhr		mit
❑ Routine	❑ Beschwerde		❑ Schwerpunkt
❑ Erstkontrolle	❑ Nachkontrolle zur Mängelfeststellung vom		

❑ Die Beseitigung der Mängel zu Punkt _____ erfolgte – nicht – sofort.

Sie wurde von Frau/Herrn _____ bis zum _____ zugesagt.

Unterschrift: _____

Kopie an: _____

13.

Kontroll- und Checkliste kontinuierliche Ungezieferprophylaxe

Verantwortliche/Kontakt: _____ Telefon _____

Durchführung der Kontrolle: _____

Durchführung von Schädlingsbekämpfungsmaßnahmen gegen Schaben und Heimchen in den nachstehenden Bereichen

Bereich/Standort	Grundrissplan-Nummer	Biofallen	Gelaktion	Sonstige Aktionen	Datum Auslage: Datum Kontrolle: Bemerkungen
Gemüseküche (hinter Revisionsklappe)	1.226				
Kochgruppe (hinter Revisionsklappe Kühlraumseite)	1.207				
Kochgruppe (hinter Revisionsklappe Fensterseite)	1.207				
Diätküche (hinter Revisionsklappe Kühlraumseite)	1.206				
Trockenlager (hinter Revisionsklappe)	1.237				
Vor Topfspüle (hinter Revisionsklappe rechts)	1.204				
Spülküche unrein (unter Regal)	1.201				

Legende
KB: Kein Befall
LB: Leichter Befall
SB: Schwerer Befall
S: Schaben
H: Heimchen
N: Nager   Unterschrift _____

14.

Merksätze Küchenmitarbeiter zum Vermeiden von Infektionen des Verdauungstraktes

Merksatz: Aufgrund der Abwehrschwäche der Patienten und Bewohner des Krankenhauses und Altenheimes sind Infektionen des Magen und Darmes häufiger möglich.

Merksatz: Normalerweise ist die Abwehr unseres Körpers in bewundernswerter Weise in der Lage, mit der Nahrung aufgenommene Mikroben unschädlich zu machen.

Merksatz: Durchfallerkrankungen während Reisen gehören zu den häufigsten Infektionskrankheiten und stellen nach der Rückkehr zum Arbeitsplatz Küche eine Gefahr dar.

Merksatz: Bei Lebensmittel**infektionen** muss sich der Organismus mit den Mikroben auseinandersetzen, meist sind große Mikrobenmengen für eine Infektion erforderlich. Bei der Lebensmittel**vergiftung** wirken die Bakteriengifte direkt auf den Menschen, die Reaktion erfolgt schnell.

Merksatz: Typische Krankheitserscheinungen (Symptome), bei denen nicht mehr mit Lebensmitteln gearbeitet werden darf sind:

- **Durchfall,** d.h. mehr als drei dünnflüssige Stühle pro Tag, gegebenenfalls mit Übelkeit, Erbrechen und Fieber.

- **Hohes Fieber** mit schweren Kopf-, Bauch- oder Gelenkschmerzen und Verstopfung (erst nach Tagen folgt schwerer Durchfall) sind zum Beispiel Zeichen für Typhus und Paratyphus.

- Typisch für Cholera sind **milchigweiße Durchfälle** mit hohem Flüssigkeitsverlust.

- **Gelbfärbung der Haut und der Augäpfel** mit allgemeinem Schwächegefühl und Appetitlosigkeit weisen auf eine Hepatitis A oder E hin.

- **Wunden** oder offene Stellen von **Hauterkrankungen** können entzündet sein, wenn sie **gerötet, schmierig belegt, nässend oder geschwollen** sind.

Treten bei Ihnen diese Krankheitszeichen auf, suchen Sie unbedingt einen Arzt auf und sagen Sie ihm, dass Sie in einer Küche arbeiten. Gleichfalls muss der Küchenleiter informiert werden!

Merksatz: Die Zahl der Lagen von Toilettenpapier und die korrekte Händehygiene nach dem WC-Besuch sind sehr wichtig zur Vermeidung von Lebensmittelinfektionen!

Merksatz: Köche und andere Mitarbeiter der Küche sind im Krankenhaus am häufigsten von allen Berufsgruppen von Gastroenteritis betroffen!

Auszug aus: Sitzmann, F., Hygiene daheim. Huber Verlag, Bern 2007

15.
Hygieneuntersuchung der Hände

Datum: _____ Uhrzeit: _____

Pflegegruppe/Bereich: _____

Untersuchungsanforderung	Ergebnisse	Beurteilung
1		
2		
3		
4		
5		
6		
7		

Verehrte, liebe Mitarbeiter!
Bei einer Kontrolluntersuchung Ihrer Hände wurden

■ Krankheitskeime gefunden, die wegen der Verbreitung krankenhauserworbener Infektionen von Bedeutung sind

■ zu hohe Keimzahlen an Ihren Händen gefunden.

Die meisten Kreuzinfektionen können durch Händedesinfektion verhindert werden. Ihre Händehygiene ist also unbedingt verbesserungsnotwendig. In vielen Fällen genügt Händewaschen, z. B. nach dem Bettenmachen, vor und nach dem Dienst oder nach WC-Benutzung.

Desinfiziert müssen die Hände **vor** und **nach** infektionsgefährdenden Tätigkeiten (u. a. Manipulationen an Venenkathetern, Trachealtubus, Tracheostoma oder Blasenkatheter, nach dem Umgang mit Inkontinenzeinlagen eines Pflegeabhängigen), nach Niesen und Schnäuzen. Beachten Sie dies bitte zukünftig.

Verehrte, liebe Mitarbeiter,
bei der durchgeführten bakteriologischen Untersuchung Ihrer Hände wurden nur wenige Mikroorganismen festgestellt. Bitte setzen Sie Ihre hygienischen Bemühungen durch sorgfältiges Händewaschen oder -desinfizieren zum Wohle unserer Patienten und Mitarbeiter fort.

Mit freundlichen Grüßen   Datum _____

16.
Hautschutzplan

Gefährdung

Mangelnder Hautschutz und Hautpflege sowie fehlerhaftes Anwenden von Reinigungs- und Desinfektionsmitteln führt zu einer großen Zahl von Berufserkrankungen. **Hauterkrankungen** der Hände sind inzwischen die **häufigste Berufserkrankung** im Gesundheitswesen. In der Pflegearbeit ist es aus Infektionsschutzgründen erforderlich, die Hände häufig zu waschen und zu desinfizieren. Heißes Wasser, entfettende Handwaschmittel, entfettende alkoholische Handdesinfektionsmittel setzen die Widerstandskraft der Haut herab. Es kann zu Abnutzungserkrankungen der Haut (Abnutzungsekzem, chronisches Handekzem) kommen.

Aufgequollene, abgenutzte oder ekzematös veränderte Haut wird durchlässig für Allergene (z. B. Latexeiweiße, Gummiinhaltsstoffe, Formaldehyd, ätherische Öle). Es kommt zum allergischen Kontaktekzem der Hände. Dann reichen geringste Allergenmengen zur wiederholten Auslösung der Ekzemerkrankung.

Hautreinigung

- Nur handwarmes Wasser benutzen (je heißer das Wasser umso stärker die Entfettung der Haut)

- Nur eine erbsgroße Menge *Flüssigseife* nehmen (je mehr Seife umso stärker die Entfettung)

- Hände sorgfältig abtrocknen, dabei benutztes Papierhandtuch zum Abdrehen des Wasserhahns nutzen.

- *Häufigeres Desinfizieren als Waschen der Hände ist verträglicher!*

Hautschutzsalbe
(ohne Schutzhandschuhe)

Vor und während der Arbeit und nach jedem Händewaschen auftragen.

Mittelstark fettende Lotion/Salbe, z. B. *Silonda* für übliche Pflegearbeiten verwenden.

Schutzhandschuhe und Hautschutz

Tragen Sie Schutzhandschuhe bei Arbeiten mit Kontaminations- und Infektionsgefährdung, bei Nass- und Desinfektionsarbeiten.

Latexhandschuhe. Gleichzeitig **keine** fettende Hautschutzsalbe/-lotion verwenden. Fett macht das Latex porös! Bei längerer Tragedauer und der Gefahr der Hautaufweichung Latexalternativen und Hautschutzsalben auftragen.

Kunststoffhandschuhe (als Latexersatz Polyethylen-, Vinyl-, Copolymer- und Nitrilhandschuhe) nutzen: Bei längerer Tragedauer in der Pflegearbeit und der Gefahr der Hautaufweichung Hautschutzsalbe auftragen und Nitril-Schutzhandschuhe mit untergezogenen Baumwollhandschuhen tragen.

Hautpflege

Nach Arbeitsende zur Regeneration der Haut **individuelle Pflegemittel** als intensiv pflegende Handmaske, insbesondere über Nacht, einwirken lassen, z. B. *Silonda lipid, WELEDA Hautcreme.*

Hautschäden oder Hauterkrankungen

Bei Fragen zum Hautschutz den **Hygienebeauftragen oder Betriebsarzt** fragen.

Bei Symptomen wie starker Austrocknung/Schuppung, Rissbildung, Rötung, Bläschenbildung, Juckreiz der Haut an den Händen **Betriebsarzt** aufsuchen.

17.
Wechselrate von Devices

Devices	Differenzierungen	Wechselrate
Harnwege Transurethraler Harnwegs-katheter	Materialabhängig:	Nicht routinemäßig
	■ Latex	< 5 Tage
	■ Silicon	nach Bedarf, abhängig von Inkrustation
Suprapubischer Fistelkatheter		4–8 Wochen
	Verbandwechsel bei reizloser Wunde	alle 72 h
	Ableitungssysteme werden mit Katheter gewechselt	
Venös/arteriell/lumbal Infusionssysteme	Infusion von Fettemulsion	< 24 h
	Aminosäuren, Glucose, Elektrolyte	< 72 h
	Propofol	< 12 h
	Blut, Blutbestandteile	< 6 h
ZVK/periphere Verweilkanüle Verband	Nach bedingt aseptischem Legen	So bald wie möglich
	Bei Entzündungszeichen und fehlender Indikation	
	Gazeverband: wacher Patient Gazeveband: bewusstloser Patient	Keine Empfehlung Täglich
	Folienverband (intakt, sauber)	7 Tage
Arterielles Druckmesssystem	Druckaufnehmer, Schlauchsystem und Spüllösung	< 96 h
Verabreichen von nach dem Vorbereiten	Infusionen/Injektionen an den Patienten	Ohne Zwischenlagerung, d.h. < 1 h
ZVD	Offenes System	< 24 h
	System mit bakteriendichten Filter	Mit Infusionssystem
Port	Nadelwechsel	Keine Empfehlung
	Verband bei Infusion	Siehe ZVK
Periduralkatheter	Filterwechsel	Alle 24 h
	Verband	Siehe ZVK
	Bei Entzündungszeichen, Schmerzen und fehlender Indikation	So bald wie möglich
Atemwege Inhalatoren	Desinfizierende Aufbereitung bei Mukoviszidose	Nach jeder Inhalation
	Zwischen Inhalation trockene Aufbewahrung	Tägliche Aufbereitung
Zubehör endotracheale Absaugung	Sekretauffangbehälter	Tägliche Aufbereitung oder bei Bedarf
Geschlossenes	Absaugsystem	Keine Empfehlung (< 48 h)
Beatmungssystem	Gänsegurgel, HME-Filter	Alle 48 h
	Beatmungsschläuche	> 7 Tage
Atemwegsanfeuchtung	Offenes System mit Schlauch, Sonde Wasserbehälter	Alle 48 h
	Respiflo-Flasche	> 100 Tage
Magen-Darm Sondennahrung	Gekühlt	Max. 24 h
Überleitungssystem		Max. 24 h
PEG Verband	PEG neu angelegt: täglich für eine Woche	
	Reizlose Wundverhältnisse und sauberer Verband	1- bis 2-mal wöchentlich
Aseptische Wunde	Weiterer Verbandwechsel nicht erforderlich	Nach 48 h

Immer ist die **Indikation** des jeweiligen Device infektionspräventiv zu bedenken! Beachten Sie auch bitte die weiteren Ausführungen in www.klinik-hygiene.de

18.
Aufgabenbeschreibung für pflegerische Hygienebeauftragte

Motto/Ziel

- Unterstützen der Bestrebung, krankenhauserworbene Infektionen zu reduzieren; Anzustreben ist, die Aufgabe im folgenden Sinne erweitert sehen zu können:

- Förderung eines erweiterten Hygienegedankens im Sinne der Sozialhygiene (z.B. Umgangssprache, Verhalten und Umgang mit Schwerkranken, Sterbenden und Verstorbenen, Gestaltung der Stationsumgebung)

Aufgaben/Tätigkeiten

- Anregungen geben zur Aktualisierung von Hygieneplänen (in Zusammenarbeit mit Hygieneberater)

- Sich selbst und die KollegInnen auf hygienische Arbeitsweise beobachten und wenn nötig ansprechen und korrigierend einwirken (betrifft Pflegende und Ärzte)

- Durch sach- und fachgerechte Kommunikation/Erklärungen die Motivation der KollegInnen fördern, damit Verhalten durch Einsicht geändert werden kann

- Wissen wo schnellstmöglich fachkompetente Hilfe erhältlich ist (…, Hygienebeauftragter und www.klinik-hygiene.de)

- Eigene Handlungskompetenz ausweiten und der Station zur Verfügung stellen z.B. durch Beteiligung an hausintern angebotener Hygienefortbildung

- Die Terminkoordination zur Durchführung von 1 bis 2 Hygienevisiten übernehmen

- Die pflegerischen Hygienebeauftragten übernehmen die Initiative zu Themenvorschlägen und zur Durchführung von stationsbezogenen Fortbildungen zum Thema Krankenhaushygiene.

Fähigkeiten

- Interesse am Thema Hygiene

- Vorbildhaft gerade in dieser Beziehung arbeiten

- Diesbezüglich den Blick auf die Station und die KollegInnen haben

- Kommunikative Fähigkeit

- Soziale Kompetenz im Sinne des obigen Mottos

Kompetenzen/Befugnisse

- Weisungsrecht im Rahmen der schriftlich fixierten Hygieneverabredungen (siehe z.B. Buch: Sitzmann, F., Hygiene. Springer, Berlin 1999 sowie www.klinik-hygiene.de) den KollegInnen gegenüber (Ärzte auch aufmerksam machen)

Verantwortung

- Weitergabe von Informationen, neuen Bestimmungen an das Team, Begründungen mitliefern (Verhalten kann nur geändert werden, wenn Sinn klar ist)

- Fortbildungen und Treffen zum Thema sind verpflichtend

- Enger Kontakt zum Hygieneberater (…)

- Rechenschaft dem Team und den Paten/PDL gegenüber, wie Aufgabe übernommen wurde

- Kontakt zu Ausbildungsstätten, Schülern bezüglich Neuerungen und Austausch mit Spiegelung durch Hygienebeauftragten und Rücksprache

(Pflegerische Hygienebeauftragte)   (PDL)

19.
Orientierender Angehörigenbrief zum Empfang eines Bewohners mit MRSA

Sehr verehrte liebe Angehörige eines Bewohners, der mit MRSA aus dem Krankenhaus entlassen wurde!

Ihr Angehöriger ist mit MRSA kolonisiert, d. h. der bei vielen Menschen zur normalen Körperflora gehörende Mikroorganismus Staphylococcus aureus ist bei Ihrem Angehörigen gegen eine bestimmte Antibiotikumgruppe widerstandsfähig geworden. Es handelt sich um einen **M**ethicillin-**r**esistenten-**S**taphylococcus-**a**ureus = MRSA.

In der Akutklinik ist es wichtig, dass dieser Keim nur auf die betroffenen Patienten beschränkt bleibt. Die Verbreitung auf Patienten mit geschwächter Immunabwehr ist leicht möglich. Daher wurde Ihr Angehöriger durch verschiedene routinemäßigen Techniken isoliert (u. a. durch Schutzkittel, Schutzhandschuhe, Mund-Nasenschutz, besonders sorgfältige Händehygiene).

Die Art der Besiedlung mit Mikroorganismen ist u. a. stark von der **Umgebung des Menschen,** seiner momentanen Befindlichkeit und natürlich der Antibiotikatherapie abhängig. Bei Besserung des Gesundheitszustandes wird der MRSA nach einiger Zeit von anderen Mikroorganismen überwachsen, genau wie auf der Haut von Gesunden.

Aktuelle Untersuchungen in Alten- und Pflegeheimen sowie in der Allgemeinbevölkerung weisen darauf hin, dass die Verbreitung von MRSA unter Gesunden nur selten zu beobachten ist. Daher ist es möglich, dass MRSA-besiedelte Bewohner ihr Zimmer mit anderen Bewohnern teilen können.

Kein direkter Körperkontakt soll jedoch zu Menschen mit offenen Wunden und Hautekzemen entstehen. Auch der körperlich nahe Kontakt mit Menschen in einem Dialyseprogramm, direkt nach einer Geburt, nach Organtransplantation, Krebserkrankung mit Zytostatikabehandlung oder Bestrahlung sollte vermieden werden. Diese Menschen können in ihrer Abwehr gegenüber Mikroorganismen so beeinträchtigt sein, dass sie erkranken. Eine Infektion mit diesen Keimen kann dann nur noch mit einzelnen Antibiotika behandelt werden.

Es kann förderlich wirken, die Lebensfreude Ihres Angehörigen anzuregen, um die Besiedlung mit MRSA zu beeinflussen. Das kann geschehen, indem Ihr Angehöriger in Begleitung das Haus verlässt, um in unserer schönen ländlichen Umgebung Licht, Luft und Natur zu erleben. Es könnte evtl. auch ein Kinobesuch, der Aufenthalt in einer Gaststätte oder eine Hotelübernachtung sein, die Freude bereitet.

Es gilt also der Grundsatz: Einer Entlassung aus dem Krankenhaus stand die MRSA-Besiedlung nicht im Wege. Sofern es sein Gesundheitszustand zulässt, sollte der MRSA-besiedelte Mensch schnellst möglichst aus einem Akutkrankenhaus entlassen werden, da der MRSA für andere schwer kranke Menschen eine Gefahr darstellt! In unserem Haus kann Ihr Angehöriger an allen Aktivitäten der Gemeinschaft teilnehmen, ohne sich oder andere zu gefährden.

Wir wünschen Ihrem Angehörigen wieder ein gutes Einleben, einen angenehmen Aufenthalt und viel gemeinsame Freude bei Ihren Besuchen.

Mit freundlichen Grüßen

_____, Hygieneberater

PS: Bitte beachten Sie, dass dieses Resistenzproblem von Mikroorganismen leider ein weltweites Phänomen geworden ist und nicht spezifisch für unserer Haus oder das behandelnde Krankenhaus ist.

20.
Persönliche Hygiene im Küchenbereich des _____ -Heimes

_____
(Name der/s Mitarbeiterin/s)

Ich bestätige hiermit, über die Einhaltung der nachfolgenden Hygienemaßnahmen in der Küche durch die Küchenleitung bzw. deren Vertretung belehrt worden zu sein. Ich verpflichte mich, diese korrekt einzuhalten. Über die rechtlichen Folgen bei deren Nichtbeachtung wurde ich unterrichtet.

_____   _____
Datum   Unterschrift des Mitarbeiters

1. Allgemeines

Die bedeutendsten Keimverbreitungswege für Lebensmittelinfektionen sind:

- Die Lebensmittel selbst (z.B. Salmonellen in Fleisch, Eiern, Bacillus cereus in Gewürzen)

- Erkrankte Personen oder Mitarbeiter ohne Krankheitssymptome (z.B. Staphylococcus aureus im Nasen-Rachen-Raum oder in eitrigen Wunden, Haaren)

- Die Arbeitsumgebung (Räume, Geräte, Kochutensilien usw.).

2. Persönliche Hygiene

- Die wichtigsten Maßnahmen sind das Händewaschen und die Händedekontamination, also das gleichzeitige Reinigen und Desinfizieren. Handbürsten sollten nur in Ausnahmefällen (stark verschmutzte Hände) verwendet werden. Fingernägel sind kurz zu halten.

- Benutzen des Händedekontaminationsmittels (z.B. RUTISEPT)

  - Vor Dienstanfang

  - Nach Verschmutzung (z.B. niesen, schnäuzen)

  - Vor Arbeitsplatzwechsel (z.B. vor der Speisenzubereitung, vor Essensausgabe am Portionierband)

  - Nach den Pausen

  - Nach Umgang mit Fleisch, Fisch, Geflügel, Eiern, Gemüse und Salat.

Nach Benutzen der Toilette sind die Hände, nach dem Waschen und gründlichem Abtrocknen, mit einem alkoholischen Desinfektionsmittel (STERILLIUM o.Ä.) auf dem Küchenflur zu desinfizieren. Nur auf vollständig _trockene_ Hände geben! Sorgfältige Händepflege ist hilfreich. Im Winter die Haut vor Kälte schützen.

Schutzhandschuhe (aus Baumwolle, Nitril u.a.)

- Dienen dem eigenen Schutz

- Vermeiden den direkten Kontakt der Hände mit den Lebensmitteln

- Machen Hautschutz unter den Handschuhen erforderlich

- Ausgabe von Essen mit Handschuhen _nur am Portionierband_ unter strenger Beachtung der Sauberkeit

Bei Hautausschlag, Abszessen, eitrigen Hautverletzungen o.Ä. müssen ein wasserabweisender Verband, Handschuhe oder ein Fingerling getragen werden.

Tragen von Schmuck (Ringe, auch Eheringe, Armreife, Armbanduhr)

- Ist verboten (Unfallverhütungsvorschriften)

- Eine korrekte Reinigung der Hände ist sonst nicht möglich, Desinfektionswirkstoffe schädigen darunter eher

Geeignete Schuhe

- Sind aus Sicherheitsgründen erforderlich (Rutschgefahr)
- Regelmäßige Schuhreinigung ist selbst vorzunehmen

Kopfbedeckung

Das Haar muss vollständig bedeckt sein; als Kompromiss wird die Hinterhaarbedeckung akzeptiert, solange keine langen Haarsträhnen aus der Bedeckung hängen.

Arbeits- und Schutzkleidung

- Täglich wechseln
- Kittelwechsel auch bei Arbeitsplatzwechsel erforderlich
- Zum Erkennen des jeweiligen Arbeitsplatzes bitte andersfarbige Arbeitskleidung in der Gemüseküche, beim Tablett abräumen, am Spülband = blaue Kleidung, weiß auf der reinen Seite und an den Kochkesseln tragen

- Bei Schmutzarbeiten (z. B. Gemüseputzen) muss eine Gummischürze getragen werden.
- Schutzkittel müssen auch von Besuchern (Haustechnik u. a.) im Kochbereich getragen werden.

3. Ärztliche Untersuchungen

Mitarbeiteruntersuchungen sind erforderlich:

- Bei Neueinstellung durch den Betriebsärztlichen Dienst
- Nach Auslandsaufenthalt in Südeuropa oder Ländern mit ähnlichen hygienischen Verhältnissen in Form von Stuhluntersuchung (eigenaktiv möglichst vor Dienstantritt auf Enteritis-Salmonellen)
- Bei Durchfall, Erbrechen und Übelkeit: ärztliche Untersuchung mit Stuhluntersuchung nach Meldung an die Küchenleitung

21.
Hygienehinweise zum Verhalten in Kochgruppen

Kochgruppen werden, z. B. in der Psychiatrie aus therapeutischen Gründen eingerichtet. Es sollten nur Patienten zugelassen werden, die auch in der Lage sind, die erforderlichen Hygienemaßnahmen umzusetzen. Da die hergestellte Nahrung auch von Dritten, nicht nur von den Mitgliedern der Kochgruppen verzehrt werden, ist eine besondere Begleitung durch hygienebewusste Pflegende, Küchenmitarbeiter oder Therapeuten als «Supervisor» erforderlich. Gesetzlich begründet ist sonst vorher eine spezielle Hygienebelehrung nach § 43 IfSG.

Mitarbeiter und Patienten
Personen mit Durchfallerkrankungen oder Wunden an den Händen und Armen dürfen nicht in der Küche arbeiten und an den «Kochgruppen» teilnehmen.

Hände waschen

- Vor Arbeitsbeginn

- Zwischen den unterschiedlichen Arbeitsprozessen, insbesondere nach dem Umgang mit Rohwaren

- Nach jedem Toilettenbesuch

- Nach Niesen, Husten, Schnäuzen

Offene Lebensmittel (z. B. Wurst, Käse) und gegarte Speisen nicht mit den Händen anfassen, sondern Zangen, Gabeln etc. benutzen.

Bei der Herstellung von Speisen, die anschließend nicht mehr gekocht werden, soll der direkte Kontakt mit den Händen vermieden werden (z. B. bei der Zubereitung von Salaten Salatbesteck benutzen).

Zum Probieren der Speisen immer neuen sauberen Löffel benutzen. Speisen, bei deren Zubereitung rohe Eier verwendet werden, sollen vor dem Garen nicht probiert werden (z. B. Kuchenteig).

Räume und Geräte
Die Arbeitsflächen müssen sauber gehalten werden. Es soll möglichst häufig eine Zwischenreinigung durchgeführt werden, immer aber nach unterschiedlichen Arbeitsgängen.

- Arbeitsgeräte (Messer, Schneidbretter, Schüsseln) nach den verschiedenen Arbeitsgängen reinigen (Schneidbretter können aus sauberem Holz sein)

- Die Arbeitsutensilien nach Möglichkeit in der Spülmaschine reinigen

- Die Arbeitsflächen immer trocken halten

- Regelmäßige Reinigung des Kühlschrankes und der Lebensmittelschränke, mind. einmal pro Woche

- Küchentücher, Schwämme und Putztücher täglich wechseln, sie können gewaschen werden

- Kühlschranktemperatur soll 4 °C sein, auf keinen Fall höher als 7 °C

Lebensmittel
Begrenzte Vorratshaltung, insbesondere von verderblichen Lebensmitteln. Frisches Fleisch, Salat und Gemüse soll kurzfristig vor der Zubereitung eingekauft oder von der Zentralküche übernommen werden.

Lebensmittel sind überwiegend im Kühlschrank zu lagern. Leicht verderbliche Lebensmittel immer im Kühlschrank und nur für einen begrenzten Zeitraum lagern.

Die Kühlkette nicht länger als 20 min unterbrechen.

Rohe Eier im Kühlschrank lagern (maximal 14 Tage).

Fleisch getrennt von Gemüse und Salat aufbewahren und verarbeiten.

Bereits erhitzte Speisen getrennt von rohen Lebensmittel lagern und verarbeiten.

Tiefgefrorenes Fleisch (Geflügel) im Kühlschrank in einer Stahlschüssel auf einem Siebeinsatz auftauen, das Abtropfwasser unmittelbar nach dem Auftauen wegschütten und die Schüssel gründlich reinigen.

An- oder aufgetaute Tiefkühlkost nicht wieder einfrieren, sondern im Kühlschrank lagern und am gleichen Tag zubereiten und verzehren.

In den Gefrierfächern der Kühlschränke dürfen keine Lebensmittel eingefroren werden.

Fleischgerichte immer durchbraten (insbesondere Geflügel).

Zum Verzehr bereitgehaltene Speisen sollen entweder bei Temperaturen von mindestens 60 °C warmgehalten oder schnell im Kühlschrank auf unter 10 °C gekühlt werden.

Ein Aufwärmen lediglich auf Esstemperatur ist nicht ausreichend, das Essen muss kurz aufgekocht werden.

Bei der Zubereitung in der Mikrowelle sind die Speisen mindestens auf 70 °C zu erhitzen.

Folgende Speisen mit besonderem hygienischen Risiko sollten nicht in Kochgruppen zubereitet werden:

- Rohes Fleisch (Tartar)
- Roastbeef
- Hackbraten
- Putenschnitzel

sowie alle Speisen, die unter Verwendung von rohen Eiern hergestellt werden und anschließend nicht mehr durchgegart werden, wie:

- Dessertspeisen (Tiramisu)
- Selbsthergestellte Mayonnaise

- Saucen mit rohen Eiern (Hollandaise oder Bernaise)
- Backwaren mit nicht durchgebackener Füllung (Buttercreme)
- Spiegeleier
- Verlorene Eier

Folgende Speisen sollen sofort nach der Zubereitung verzehrt werden:

- Eis (nicht mit rohen Eiern, sondern mit Eispulver herstellen)
- Suppen (insbesondere wenn mit Ei-Einlauf)
- Unzureichend erhitzte Eiprodukte (eipulverhaltige Instantprodukte für Backwarenfüllungen und Pudding)
- Geflügelsalat
- Mehlspeisen
- Aufläufe
- Backwaren (z. B. auch Waffeln)
- Klöße, handgemachte Spätzle
- Panade (unmittelbar vor Gebrauch herstellen, den Rest verwerfen)

Im Kühlschrank gelagerte Speisen sollten mit dem Herstellungsdatum versehen werden.

Glossar – Grundbegriffe von A – Z

A

AIDS
Aquired immunodeficiency syndrome als Vollbild der Erkrankung nach HIV-Infektion.

Antibiotika
Antibiotika, griech., bedeutet annähernd «gegen etwas Lebendes». Antibiotika sind natürliche (heute auch synthetisch hergestellt) Stoffwechselprodukte von Bakterien und Pilzen, die andere Mikroorganismen abtöten oder an ihrem Wachstum hindern.

Antigen
Molekül-Struktur, die z.B. an Oberflächen von Mikroorganismen vorhanden ist, und die beim Eindringen des Mikroorganismus in Körperflüssigkeiten oder in Zellen eine Immun-Antwort bewirkt (Bildung von Antikörpern). Die Antikörper können bei einem erneuten Kontakt hochspezifisch und schnell mit dem Antigen reagieren und dieses unschädlich machen.

Antikörper
Antikörper sind bestimmte Eiweißstoffe (Globuline), die vom Immunsystem als Antwort auf das Eindringen eines Antigens gebildet werden.

Antiseptik
Bei der Antisepsis (Antiseptik) werden mit Antiseptika antimikrobielle Maßnahmen am Ausgangsort oder der Eintrittsstelle einer möglichen Infektion vorgenommen zur Abtötung, Inaktivierung, Entfernung oder Wachstumshemmung von Mikroorganismen.

Antiseptikum
Arzneimittel, welches Krankheitskeime auf lebendem Gewebe, wie z.B. Schleimhäuten, beeinflusst.

B

Bakteriostase
Vermehrungshemmung bzw. Wachstumshemmung von Bakterien. Chemische Desinfektionsmittel üben in einem gewissen Konzentrationsbereich eine wachstumshemmende Wirkung gegenüber Bakterien aus. Ein Maß für die wachstumshemmende Wirkung eines Präparates ist der MHK-Wert. Dieser Wert gibt die minimale Hemmkonzentration eines antimikrobiellen Stoffes an. Bei Konzentrationserhöhung erfolgt bei chemischen Desinfektionsmitteln im Allgemeinen der Übergang in den bakteriziden Wirkungsbereich.

Bakterizidie
Abtötung von Mikroorganismen durch thermische, chemothermische und chemische Verfahren.

C

Compliance
Der Begriff meint eigentlich die Bereitschaft des Patienten zur aktiven Mitwirkung an den vom Arzt vorgeschlagenen Maßnahmen. In der Hygiene wird der Begriff auch gebraucht, um die Motivation der Mitarbeiter, z.B. zum Erfüllen standardhygienischer Maßnahmen wie der Händehygiene zu beschreiben.

D

Diarrhö
Unter Diarrhö versteht man eine Zunahme der Menge, der Frequenz (> 3/Tag) und des Wassergehalts des Stuhlgangs, also: zu viel, zu oft, zu flüssig.

Disstress
Disstress kann u.a. durch ein ungesundes und der Persönlichkeit nicht entsprechendes Verhältnis von Anstrengung und Erholung ausgelöst werden. Die Anforderung wird als unangenehm, belastend, überfordernd angesehen, man möchte sie gern umgehen.

Positiv empfundener Stress wird als Eustress bezeichnet.

E

Eintauch-Nährböden
Methode zur Bestimmung der Keimzahl und (begrenzt) der Keimart in Flüssigkeiten. Prinzip:

ein Tauchträger mit Nähragar wird kurz in die Flüssigprobe, z.B. Urin, getaucht und anschließend bebrütet. Die Bestimmung der Keimzahl erfolgt durch Vergleich der Koloniendichte mit Musterbildern.

Eiter

Eiter entsteht durch sich stark vermehrende Bakterien, abgestorbenen Zellen und weiße Blutkörperchen. Durch den Eiter sollen «Fremdlinge» aus der Wunde gespült werden. Das Aussehen und die Menge des Eiters weisen auf das überwiegende Vorkommen eines bestimmten Keimes hin.

Eiweißfehler

Wirkverlust von Desinfektionsmitteln durch Eiweiß (z.B. bei PVP-Jod).

Elimination

Biozide Wirkstoffe werden durch Mikroorganismen und/oder physikalisch-chemische Vorgänge im Abwasser so verändert, dass die bioziden Eigenschaften verloren gehen.

Endemie

Wenn eine Infektionskrankheit in gewissen Regionen nicht zu bekämpfen ist und jahrein, jahraus immer wieder vorkommt, so bezeichnet man diese Erscheinung als Endemie, z.B. die Malaria.

Epidemie

Bei kurzzeitig gehäuftem Auftreten von Infektionen in einem örtlich begrenzten Bereich spricht man von einer Epidemie.

Epidemiologie

Die Epidemiologie (von griech. epi = auf, über; demos = Volk; logos = Lehre) befasst sich mit der Verbreitung und Ursachen von gesundheitsbezogenen Zuständen und Ereignissen in (Volks-) gruppen. Im Bereich der Hygiene befasst sie sich mit Infektionserkrankungen und der Fähigkeit zur Übertragung von Mikroorganismen.

H

HACCP

Hazard Analysis of Critical Control Points: Methode zur Qualitätssicherung mit dem Schwerpunkt Hygiene in der Lebensmittelindustrie und im Großküchenbereich. Mitarbeiter- und Flächenhygiene sind wichtige Bausteine eines HACCP-Konzeptes.

Hände-Dekontamination

Keimreduktion auf den Händen mit Hilfe eines Waschpräparates mit keimabtötenden Eigenschaften. Heute wird dieser Begriff ersetzt durch «desinfizierende Händewaschung» bzw. «hygienische Händewaschung».

Händedesinfektion

Maßnahme zur Keimverminderung auf Händen und Unterarmen mit chemischen Mitteln. Durch die hygienische Händedesinfektion sollen diejenigen Keime unschädlich gemacht werden, die durch Kontakt mit mikrobiell kontaminierten Objekten u.a. auf die Oberfläche der Haut gelangt sind (transiente Flora). Bei der chirurgischen Händedesinfektion sollen zusätzlich die Keime, die natürlicherweise in der Haut angesiedelt sind, weitestgehend unschädlich gemacht werden (residente Flora).

Hautantiseptik

Die Hautantiseptik hat das Ziel, die Keimzahl auf der Haut möglichst stark zu senken. Dies ist vor operativen Eingriffen, Injektionen und Punktionen wichtig, um das Risiko nosokomialer Wundinfektionen zu reduzieren. Als wirksame Hautdesinfektionsmittel haben sich Alkoholpräparate in der Praxis bewährt. Je nach Eingriff wird unterschieden in talgdrüsenarme und -reiche Haut mit den entsprechenden Einwirkzeiten zwischen 15 sec und 10 min.

Healthcare associated infections (HCAIs)

Healthcare associated infections are infections acquired as a result of contact with the healthcare system in its widest sense:

- from care provided in the home

- to primary care

- nursing home care and

- acute care in hospitals (include hospital acquired infections)

(British Medical Association 2006)

Als Healthcare associated infections (HCAIs) werden Infektionen definiert, die als Ergebnis eines Kontaktes mit Einrichtungen des Gesundheitswesens im weitesten Sinne resultieren:

- in der häuslichen Pflege (ambulanten Pflege)
- im Alten- und Pflegeheim
- im Akutkrankenhaus (eingeschlossen NKI = nosokomiale Infektionen)

Als Beispiel kann der cMRSA gelten.

Hepatitis
Durch Mikroben oder nichtinfektiöse Ursachen bedingte Entzündung der Leber.

Hospitalismus
Alle durch bzw. während eines Krankenhaus- oder Heimaufenthaltes auftretenden Schädigungen wie infektiöser Hospitalismus, psychischer Hospitalismus.

I

iatrogene Krankheit
Durch Handlungen oder Äußerungen des Arztes hervorgerufene Krankheit (von griech. iatros = Arzt).

Immunität
Eine Unempfindlichkeit des Menschen für eine Infektion mit krankmachenden Mikroorganismen bezeichnet man als Immunität. Sie kann genetisch vermittelt werden, erworben werden durch Übertragung von Antikörpern durch die Mutter vor und nach der Geburt (Stillen) sowie Impfungen.

Immunsuppression
Als Immunsuppression wird die künstliche Unterdrückung von Immunreaktionen des Körpers bezeichnet. Sie werden verabreicht, z.B. nach Transplantation, damit das transplantierte Organ vom Immunsystem nicht abgestoßen wird.

Infektion
Unter Infektion (lat. inficere = etwas hineintun) ist die Ansiedlung, das Wachstum und die Vermehrung von Mikroorganismen in einem Makroorganismus zu verstehen, auf die er mit Abwehr und/oder Schädigungen reagieren kann.

Infektionskette
Als Faktoren zur Entwicklung einer Infektion existieren:

1. Infektionsquelle: nach der Lage der Infektionsquelle unterscheidet man:

   - Endogene Infektion: hier ist der Einzelne selbst Reservoir bzw. Quelle von Mikroorganismen
   - Exogene Infektion: hier ist die Ursache in anderen Menschen oder im unbelebten Umfeld des Patienten zu suchen (s. Kreuzinfektion).

2. Unbelebtes Umfeld: Katheter, Drainagen, Pharmaka, Nahrung, patientennahe und -ferne Gegenstände

3. Belebtes Umfeld: Personen, mit denen der Patient Kontakt hat.

Infektiosität
Dieser Begriff bestimmt das Maß der Infektionstüchtigkeit einer bestimmten Mikrobe, die sehr verschieden ist.

Inkubationszeit
Zeitraum von der Ansteckung, d.h. Eindringen des Pathogens in den Körper bis zum Auftreten erster Krankheitssymptome.

Isolierung
Die Isolierung von Kranken hat das Ziel, die Übertragung eines Mikroorganismus zu verhindern, z.B. Standardisolierung: Schutz der Umgebung vor einem kontagiösen Patienten oder z.B. Umkehrisolierung: Schutz eines Abwehrgeschwächten vor der Umgebung.

Die einzelnen Isolierungsmaßnahmen richten sich nach den Infektionsquellen und den Übertragungswegen.

K

Kolonisation
Kolonisation bezeichnet die dauerhafte Ansiedlung der Normal- oder Standortflora auf Haut und Schleimhaut mit Mikroorganismen. Beispiele sind die transiente und residente Hautflora.

Für die residente oder «ansässige» Flora des Menschen ist typisch:

- Es zeigt für jeden Menschen eine relativ konstante Population in Keimzahl und Zusammensetzung

- Es besteht ein Gleichgewicht zwischen Abnahme durch Waschen, Abrieb, Absterben sowie Zunahme durch Wachstum

- Meist ist die Keimzahl auf bedeckten Hautpartien größer als auf unbedeckten Arealen

- Sie ist relativ fest an die Haut gebunden, lässt sich kaum fortwaschen und ist zählebig

- Potenziell pathogene, d. h. leidbringende Keimspezies sind selten und in geringer Zahl vorhanden.

Kontagiosität
Damit wird die Ansteckungsfähigkeit des Menschen nach einer Infektion bezeichnet, bei der das Pathogen aktiv oder passiv in die Umgebung verbreitet wird.

Kontamination
Kontamination ist die Verunreinigung von Gegenständen, Untersuchungsproben und Körperteilen mit Mikroben, z. B. kann Spontanurin bei der Gewinnung mit den Schamhaaren in Kontakt geraten. Infolgedessen kann es zur Kontamination der Urinprobe mit E. coli kommen.

Krankheiten, iatrogene
Durch Handlungen des Arztes hervorgerufene Krankheiten.

Kreuzinfektion
Keimverschleppung über Personen, Geräte oder sonstige Gegenstände.

L
Letalität
Mit diesem Begriff wird die «Tödlichkeit» einer Erkrankung bezeichnet.

M
Medizinprodukte
(engl.: medical devices) sind keine Arzneimittel, dienen aber ebenfalls im engeren und weiteren Sinne der menschlichen Gesundheit. Was ein Medizinprodukt ist, wird im § 3 des Medizinproduktegesetzes (MPG) definiert, z. B. Geräte, Verbandsstoffe, Implantate. Mittel zur Desinfektion von medizinischen Instrumenten und Inventar, wie z. B. Endoskope.

Meningitis
Eine durch Viren, seltener durch Bakterien, Spirochäten, Pilze und Parasiten hervorgerufene Entzündung der weichen Häute des Gehirns und Rückenmarks.

Morbidität
Damit wird die Krankheitshäufigkeit ausgedrückt

Mortalität
Bedeutet Sterblichkeit.

MRSA
Methicillin-resistente Staphylococcus aureus. Isolate bzw. Stämme, die gegen β-Lactam-Antibiotika und zum Teil auch die meisten anderen Wirkstoffgruppen resistent sind. Methicillin (bzw. Oxacillin) dient hier als Leitantibiotikum zum Nachweis der Multiresistenz.

Multiresistente Keime
Bakterien, die gegen mehrere Antibiotika resistent geworden sind und deshalb schwierig per Antibiotika bekämpft werden können, wie z. B. Methicillin-resistente Staphylococcus aureus-Stämme (MRSA) oder Vancomycin-resistente Enterokokken-Stämme (VRE).

N
Nosokomiale Infektion
Eine Infektion wird dann als nosokomial bezeichnet, wenn sie, ausgehend von einer (Altenpflegeheim- oder Krankenhaus-)behandlung (kausaler Zusammenhang), weder bei Aufnahme vorhanden noch in der Inkubation war (zeitlicher Zusammenhang).

Ein festes Zeitintervall kann nicht angegeben werden: bei kurzer Inkubationszeit kann eine Infektion bereits am 1. Tag als nosokomial eingestuft werden. Sie kann jedoch auch erst lange nach der Behandlung auftreten.

Es handelt sich um eine Infektion mit lokalen oder systemischen Infektionszeichen als Reaktion auf das Vorhandensein von Mikroorganismen oder ihrer Toxine.

O

Opportunisten (Infektion)
auch als fakultativ pathogene Mikroben bezeichnet. Sie können dem gesunden Menschen nichts anhaben, den immungeschwächten aber krank machen. Um durch sie eine Infektion auszulösen, müssen infektionsbegünstigende Faktoren vorliegen, z. B. kann der zur physiologischen Besiedlung gehörende Staphylococcus epidermidis beim Legen eines Venenkatheters in den Körper eindringen und Krankheiten, z. B. eine Sepsis, verursachen.

P

Pandemie
weitet sich eine Epidemie auf mehrere Kontinente aus, nennt man dies Pandemie.

Parasiten
Unter Parasiten versteht man Lebewesen, die zeitweise oder ständig auf Kosten eines anderen Organismus leben, auch von seiner Nahrung. Unter Umständen wohnen sie auch mit ihm, bei geringer Anzahl töten sie uns Menschen nicht.

Public health
(wörtliche Übersetzung aus dem engl. = öffentliche Gesundheit) ist die Wissenschaft von der Gesunderhaltung der Bevölkerung.

R

Remanenzwirkung
Mikrobistatischer, d. h. keine weitere Vermehrung von Mikroben oder mikrobizider, d. h. abtötender Effekt auf Mikroorganismen, z. B. bei Händedesinfektionsmittel

Residente Flora (Charakteristik)

■ Relativ konstante Population in Keimzahl und Zusammensetzung

■ Gleichgewicht zwischen Abnahme (Waschen, Abrieb und Absterben) sowie Zunahme durch Wachstum

■ I. d. R. Keimzahl auf bedeckten Hautpartien höher als auf unbedeckten Arealen

■ Relativ fest an Haut gebunden, das bedeutet: sie ist schwer zu entfernen

■ Potenziell pathogene, d. h. leidbringende Spezies selten und in geringer Keimzahl vertreten

Resistenz
Widerstandsfähigkeit von Mikroorganismen gegenüber Umwelteinflüssen, physikalischen oder chemischen Abtötungsverfahren. Oft im Zusammenhang mit Antibiotikaresistenz gebraucht.

S

Salutogenese
Entstehung der Gesundheit und des Kohärenzgefühls (Aaron Antonovsky, 1923 – 1994).

Seifenfehler
Wirkverlust von Desinfektionsmitteln durch Seifen.

Sensibilisierung
Fähigkeit des Körpers, gegenüber Stoffen hochspezifische Überempfindlichkeiten auszubilden (Allergie), beispielsweise über Hautkontakt. Alle in Desinfektionsmitteln verwendeten Aldehyde (Formaldehyd, Glutaraldehyd, Glyoxal etc.) sind potenziell sensibilisierend und können zu einem allergischen Kontektekzem führen. Vermeidung durch konsequentes Tragen geeigneter Schutzhandschuhe möglich.

SOP
Eine Standard Operating Procedure, auf deutsch Standardarbeitsanweisung, ist ein Dokument, welches das Vorgehen innerhalb eines Arbeitsprozesses beschreibt. Häufig wiederkehrende Arbeitsabläufe werden textlich beschrieben und den Ausführenden erklärend an die Hand gegeben, z. B. das aseptische Legen eines Blasenverweilkatheters. Als Schritte gehören dazu:

■ Beschreibung eines Ablaufes

■ Prüfung durch zweite Person

■ Information und Schulung der betroffenen Mitarbeiter

■ Änderungsmanagement.

Sporen

Sporen sind äußerst hitze- und austrocknungs-widerstandsfähige Dauerformen, die von den dazu befähigten Bakterien dann gebildet werden, wenn die Lebensbedingungen schlecht werden. Unter verbesserten Bedingungen, auch nach Jahrzehnten, können Sporen wieder «auskeimen», also vegetative Formen bilden.

Standortflora

Als Standortflora, oder Kolonisationsflora, residente Keime oder Kommensale, bezeichnet man Mikroorganismen, die auf inneren und äußeren Körperoberflächen leben, meist ohne eine Infektion hervorzurufen.

Sie unterscheidet sich von Abschnitten des Magens, des Dickdarmes und des Atemtraktes. Vorwiegend handelt es sich um Bakterien, aber auch den Pilz Candida albicans im Darm.

Sterilisation

Vorgang, bei dem ein Gegenstand von allen vermehrungsfähigen Mikroorganismen freigemacht wird, einschließlich der Sporen (irreversible Inaktivierung).

Superinfektion

Auf eine bestehende Infektion «pfropft» sich eine weitere Infektion auf, z. B. eine Influenza wird durch eine bakteriell unterstützte Pneumonie kompliziert.

Symbionten

Unter Symbiose wird das Zusammenleben artverschiedener Organismen zum gegenseitigen Nutzen verstanden, z. B. unsere Darmflora, die beteiligt ist bei der Erneuerung der Darmschleimhaut, eine Überwucherung mit Fremdkeimen verhindert und Vitamin K synthetisiert.

T

Tracheostomie

Bei dieser Öffnung der Luftröhre, die dauerhaft angelegt ist, verschließt sich die Öffnung nicht.

Tracheotomie

Es handelt sich um eine Öffnung der Luftröhre, die sich nach Entfernen der Kanüle wieder von selbst verschließt.

Transitorische oder residente Flora, auch «Anflug»-Flora (Charakteristik)

- Durch Kontakt erworben
- Große Variation nach Art und Zahl
- Locker auf der Haut liegend
- An Hautfett und Schmutz gebunden
- Besonders zahlreich unter den Nägeln
- Insgesamt mehr an unbedeckter (Hände, Gesicht) als an bedeckter Haut
- Leicht zu entfernen durch Waschen oder Reiben an der Kleidung
- Verschwindet zum Teil auch von selbst
- Oft Anpassung an die neue Umgebung, sie wird «resident»

U

Ubiquitär

Keime werden so bezeichnet, die überall vorkommen oder allgemein verbreitet sind.

V

Virulenz

Grad der Aggressivität von Mikroorganismen; virulente Mikroben haben eine hohe krankmachende Kraft.

W

Wischdesinfektion

Flächendesinfektion des Fußbodens, bei der gleichzeitig mit Auftrag des Desinfektionsmittels eine intensive mechanische Reinigung durchgeführt wird (oft noch Scheuerwischdesinfektion genannt). Im Allgemeinen wird dabei reichlich Desinfektionsmittellösung aufgetragen und gewischt, wobei die an der Oberfläche anhaftenden Verunreinigungen in der Desinfektionsmittellösung gelöst werden sollen. Die überschüssige Menge wird dann mit einem feuchten, ausgedrückten Mopp aufgenommen. Zur Anwendung kommen meistens wässrige Desinfektionsmittellösungen. Die Wischdesinfektion wird auch zur Schlussdesinfektion, bei gezielten Desinfektionsmaßnahmen und bei behördlich angeordneter Desinfektion (nach IfSG) angewendet.

Über den Autor

Franz Sitzmann (*1945) ist seit 1966 in Krankenhäusern als Krankenpfleger und Lehrer für Pflegeberufe beschäftigt. Seit 1981 arbeitet er im Gemeinschaftskrankenhaus Herdecke. Bis 1991 war er in der Pflegedienstleitung tätig und engagierte sich anschließend in berufsübergreifenden Entwicklungs- und Organisationsprojekten sowie in der Klinikhygiene und dem Umweltschutz. In diesem Tätigkeitsfeld ist er u.a. tätig für die Gemeinschaftskrankenhäuser Herdecke und Havelhöhe Berlin, die Filderklinik in Filderstadt, das Paracelsuskrankenhaus in Bad Liebenzell, die Rehaklinik in Schloss Hamborn Borchen, sowie in zahlreichen ambulanten Pflegediensten und Altenpflegeheimen.

Neben seiner Autorentätigkeit für dieses Werk ist Franz Sitzmann Mitherausgeber von «THIEMES Pflege». Er ist Autor des zweibändigen Werkes «Mit wachen Sinnen wahrnehmen und beobachten» und schreibt zu den Themen «Sprachkultur in der Pflege» sowie «Trauerarbeit und -begleitung». Er ist Autor der Internetseite www.klinik-hygiene.de.

Sachwortverzeichnis

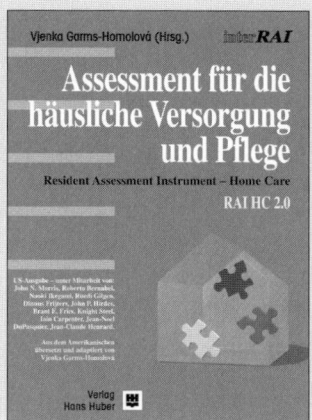

Vjenka Garms-Homolová (Hrsg.)

Assessment für die häusliche Versorgung und Pflege

Resident Assessment Instrument – Home Care (RAI HC 2.0)

Aus dem Amerikanischen übersetzt und adaptiert von Vjenka Garms-Homolová.
2002. 234 S., Großformat, 3 Abb., 16 Tab., Gb
€ 24.95 / CHF 43.90 ISBN 978-3-456-83593-8

Einschätzen, Planen, Dokumentieren leicht gemacht, mit dem RAI HC Assessmentinstrument für die häusliche Versorgung und Pflege.

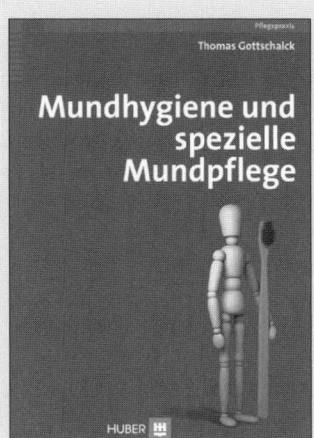

Thomas Gottschalck

Mundhygiene und spezielle Mundpflege

Praxishandbuch für Pflegende und Dentalhygienikerinnen

2007. 232 S., 72 vierfarb. Abb., 20 Tab., Kt
€ 29.95 / CHF 48.90
ISBN 978-3-456-84414-5

«In aller Munde» – das erste Pflegefachbuch für eine evidenzbasierte Mundhygiene und effektive Mundpflege.

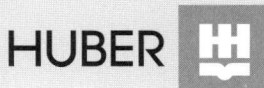